Designing Clinical Research
临床研究设计（第 4 版）

注 意

　　本书提供了药物准确的适应证、副作用和疗程剂量，但有可能发生改变。读者需阅读药商提供的外包装上的用药信息。作者、编辑、出版者或发行者对因使用本书信息所造成的错误、疏忽或任何后果不承担责任，对出版物的内容不做明示的或隐含的保证。作者、编辑、出版者或发行者对由本书引起的任何人身伤害或财产损害不承担任何法律责任。

Designing Clinical Research
临床研究设计（第4版）

原　著　Stephen B. Hulley
　　　　Steven R. Cummings
　　　　Warren S. Browner
　　　　Deborah G. Grady
　　　　Thomas B. Newman

主　译　彭晓霞　首都医科大学附属北京儿童医院
　　　　唐　迅　北京大学公共卫生学院

主　审　姚　晨　北京大学第一医院
　　　　倪　鑫　首都医科大学附属北京儿童医院

译　者　（按姓氏笔画排序）
　　　　吕亚奇　首都医科大学附属北京儿童医院
　　　　刘天怡　首都医科大学附属北京儿童医院
　　　　张　莹　首都医科大学附属北京儿童医院
　　　　聂晓璐　首都医科大学附属北京儿童医院
　　　　彭亚光　首都医科大学附属北京儿童医院
　　　　蔡思雨　首都医科大学附属北京儿童医院

北京大学医学出版社

LINCHUANG YANJIU SHEJI (DI 4 BAN)

图书在版编目（CIP）数据

临床研究设计：第 4 版 /（美）史蒂芬·B. 赫利（Stephen B. Hulley）等原著；彭晓霞，唐迅主译. — 北京：北京大学医学出版社，2017.4（2022.10 重印）

书名原文：Designing clinial research (fourth edition)

ISBN 978-7-5659-1559-8

Ⅰ. ①临…　Ⅱ. ①史…②彭…③唐…　Ⅲ. ①临床医学—研究　Ⅳ. ①R4

中国版本图书馆 CIP 数据核字（2017）第 031205 号

北京市版权局著作权合同登记号：图字：01-2014-6657

Designing Clinical Research，4th edition
Stephen B. Hulley, Steven R. Cummings, Warren S. Browner, Deborah G. Grady, Thomas B. Newman
ISBN：978-1-60831-804-9
© 2013 by LIPPINCOTT WILLIAMS & WILKINS, a WOLTERS KLUWER business. All Rights Reserved.
This is a simplified Chinese translation co-published by arrangement with Lippincott Williams & Wilkins/Wolters Kluwer, Inc., USA
Simplified Chinese translation Copyright © 2017 by Peking University Medical Press. All Rights Reserved.
本书封底贴有 Wolters Kluwer 激光防伪标签，无标签者不得销售。

临床研究设计（第 4 版）

主　　译：彭晓霞　唐　迅
出版发行：北京大学医学出版社
地　　址：（100191）北京市海淀区学院路 38 号　北京大学医学部院内
电　　话：发行部 010-82802230；图书邮购 010-82802495
网　　址：http://www.pumpress.com.cn
E - mail：booksale@bjmu.edu.cn
印　　刷：中煤（北京）印务有限公司
经　　销：新华书店
责任编辑：陈　奋　靳　奕　　责任校对：金彤文　　责任印制：李　啸
开　　本：787 mm×1092 mm　1/16　　印张：23.75　　字数：600 千字
版　　次：2017 年 4 月第 1 版　2022 年 10 月第 9 次印刷
书　　号：ISBN 978-7-5659-1559-8
定　　价：98.00 元

版权所有，违者必究
（凡属质量问题请与本社发行部联系退换）

原著特邀作者

Norman Hearst,MD,MPH

Professor of Family and Community Medicine
School of Medicine,University of California,San Francisco
Attending Physician,University of California Medical Center
San Francisco,California

Michael A. Kohn,MD,MPP

Associate Professor of Epidemiology and Biostatistics
School of Medicine,University of California,San Francisco
Attending Physician,Emergency Department
Mills—Peninsula Medical Center,Burlingame,California

Bernard Lo,MD

President,The Greenwall Foundation
Professor of Medicine,Emeritus
Director of Program in Medical Ethics,Emeritus
University of California,San Francisco

Thomas Edward Novotny,MD,MPH

Professor and Associate Director for Border and Global Health
Graduate School of Public Health
San Diego State University,San Diego,California

序言一

我从事医学统计学教学工作近30年,并为临床医生提供临床研究设计、数据管理与统计分析等方法学支持。但是,一直困扰我的就是市面上缺少一本特别适合临床研究从业人员使用的临床研究设计参考用书。现有教材大多理论讲授多、实践经验少,在指导性、实用性、可操作性上还有所欠缺。直到2006年,我接触到第3版 Designing Clinical Research,全书按照临床研究设计特点与进程构建的框架目录让我耳目一新。通读此书后,我感到终于找到了理想中的临床研究设计参考书。

该书可以让一个没有临床研究经历的临床医生从整体上了解临床研究设计特点,把握规律、指导实践。我曾经尝试借鉴此书的框架和文字特点,结合数十年从事临床研究工作的经验,组织撰写一部针对临床医生的临床研究培训实用教材,可惜初稿完成后,感觉和Stephen B. Hulley等教授编写的《临床研究设计》相比还有较大差距,不敢"误人子弟",最终还是没有交付给出版社。两年前,恰逢彭晓霞、唐迅两位青年学者共同翻译《临床研究设计》第4版,邀请我作为临床研究方法学专家担任此书的主审。我在审阅全部书稿后,看到译著忠实于原著、文笔流畅、易于理解,感到非常高兴,也感谢两位学者完成了我的一个心愿。我相信,中国广大的临床医生和刚刚从事临床研究的初学者,如果将本书作为参考书使用,必将得到很多收获。

《临床研究设计》第1版于1988年出版,距今已经近30年,在世界范围内都有很高的知名度,获得了巨大的成功,成为众多临床研究从业者的指导用书。我想,这主要有以下三个原因:一是实用性强。我们完全可以将此书作为一本实用临床研究设计手册使用,从研究的起点、研究设计切入,逐步过渡到相关理论准备、方法学准备,再转入到实务性知识的介绍。内容涵盖了观察性研究、临床试验、转化医学研究、以患者为导向的研究、行为科学以及卫生服务研究等诸多临床研究领域,各领域的读者都能在书中找到自己感兴趣的内容。二是易于理解和把握。全书运用流行病学和卫生统计学的术语和原则,将相关概念、理论和方法学知识等以易于理解的方式一一提出,语言平实、通俗易懂、娓娓道来。对于一些比较复杂的内容,还辅以案例来帮助读者理解、把握,使读者通读全书后没有晦涩难懂的感觉。此外,本书在每一章节最后都列出小结,将章节中的精华部分高度概括展示,极大地提高了读者的阅读效率。三是兼顾了理论前沿和实务操作。《临床研究设计》每一版本的更新都增加了新的部分来介绍本领域的最新进展,使读者把握学术前沿。第4版结合网络技术的发展,对临床试验、医学检验研究、研究伦理学、数据管理等章节都进行了大量更新。此外,在案例介绍、习题设置部分,有意结合工作生活中会遇到的情况选取案例,帮助读者解决实际问题。

作为中国医师协会循证医学专业委员会第四届主任委员,我本着"先医生之忧而忧,后病人之乐而乐"的理念,为帮助临床医生在实践中发现研究问题、凝炼科学假设、产生医学证据、服务卫生决策，特推荐此书作为在医疗机构中开展临床研究的医生和护士的规范化培训教材，还可用作临床医学和公共卫生专业研究生的教学参考书。对于那些对临床研究感兴趣的医学本科生，相信本书也能为他们打开一片新的天地，指引他们步入临床研究的科学殿堂。同时，参与新药/医疗器械研发的人员也可以将本书作为撰写临床试验方案的实用参考资料之一。此外，临床科研管理人员也可从此书中找到规范临床科研、提高临床研究管理质量的依据。

姚晨

北京大学第一医院医学统计室主任

北京大学临床研究所副所长

中国医师协会循证医学专业委员会主任委员

序言二

现代医学通过科学研究揭示了许多疾病发生、发展及转归的一般规律,构建了临床医学的知识体系。但是,只有解剖学、生理学等知识并不足以成为一名优秀的临床医生。医生是在不断的临床实践中练就的,但临床实践的对象是人,其复杂性势必导致医学现象存在一般规律之外的不确定性。例如,同一种疾病的患者常常有不同的临床表现,对同一种治疗的反应也不尽相同;医生面对同一种疾病的不同患者时,临床决策也不尽相同。这种不确定性使临床医学在某种程度上更像一门艺术,在临床决策过程中,医生的个体经验也似乎更为重要。但我们必须承认:缺乏科学研究证据支持的经验有可能是零散且错误的。

因此,临床医生能够鉴别和解决临床实践中存在的不确定性是其医学专业性的重要体现,医学研究的最大贡献也就在于减少这种不确定性。优秀的临床医生是那些临床能力与科研能力兼备者,只有这样,他们才能在临床中碰到疑难病患时,提出有价值的问题,并科学地设计研究,然后开展研究来找到解决临床问题的最佳决策。从管理的角度来讲,综合实力强的医院一定是医疗、科研与教学并行的。如果医疗是硬实力体现,科研与教学则是软实力的着陆点。

作为一名从事了20多年临床工作的医生,我非常重视临床研究,了解临床研究设计对于产生高质量临床研究证据并完善临床实践的重要性,但也切身感受过临床医生在临床研究中常遇到的困难。为了切实推动首都医科大学附属北京儿童医院的临床科研能力建设,医院在2013年组建了"临床流行病学与循证医学中心",其核心任务是为临床研究提供方法学支持,并为医护人员与学生提供系统的临床研究方法学培训。当中心建议使用 *Designing Clinical Research* 一书作为培训的主要教材时,我发现此书结合了大量临床研究实例,对流行病学与卫生统计学中的专业术语、临床研究设计原理进行了深入浅出的介绍,非常符合临床医生的思维模式,于是建议他们将此书翻译成中文出版。

《临床研究设计》一书除了按照临床研究的一般程序,对设计临床研究的主要方法学原理与概念进行了深入浅出的阐述,还推荐了开展临床研究可能采用的技术,如在线样本量计算、随机分组等;此外,针对如何开展国际间合作研究与社区研究、如何撰写标书申请美国国家卫生研究院(NIH)项目等内容进行了详细介绍。同时,本书辅以研究实例,以便读者更好地掌握临床研究方法,并能设身处地地体会设计与实施临床研究时需要考虑的关键问题。此书不仅为从事临床研究的工作人员提供了一本实用的临床研究设计手册,而且有助于科研管理人员了解国际的临床研究要求,从而从多个层面切实提高我们当前的临床研究水平。

感谢北京儿童医院临床流行病学和循证医学中心用了2年的时间精心翻译此书。审校本书的过程也是我学习的过程,书中多处引用了儿科和其他临床学科领域的经典研究实例,促使我对如何培养优秀的临床医学家与增强医院整体科研实力进行了新的思考。我希望更多的临床科研工作者能够学习这本实操性很强的著作，并以此来指导我们的临床研究，以切实提高我国临床研究水平，为改进我国临床实践提供高质量的证据。

倪鑫
首都医科大学附属北京儿童医院院长
北京儿科研究所所长
中华医学会儿外科分会主任委员

序言三

基于严谨的方法学指导开展临床研究是推动医疗进步的重要源动力。北京协和医院近百年的发展历程告诉我们:高质量的临床研究是实现临床、科研和医学人才培养等方面学术领先所必需的。从2013年开始,北京协和医院与美国加州大学旧金山分校(UCSF)合作开展临床研究人才培训项目。UCSF临床与转化医学研究所(CTSI)将培训课程向我院开放,旨在培养优秀的临床科研骨干,促进转化医学研究发展。北京协和医院首先引入UCSF在线临床研究必修培训课程,包含临床研究选题和设计、研究对象招募、方法选择、样本量估计、数据安全管理及伦理问题等,培训每期8周。

在此项临床研究培训课程中,*Designing Clinical Research* 一书作为核心教材,受到学员好评。这本书最大的特点是从临床问题出发,深入浅出地介绍了临床研究设计与实施过程中可能涉及的方法学原理;更重要的是,与国内现有其他临床流行病学或医学研究方法学等教科书相比,此书结合临床研究实施中的技术,为实际操作提供了建议。以上特点均会让临床科研工作者在阅读此书时有一种"半亩方塘一鉴开,天光云影共徘徊。问渠那得清如许,为有源头活水来"的感觉。确实,临床医生在临床研究设计与实施中遇到的困难往往能在此书中找到相应的解决办法。

当我获悉首都医科大学附属北京儿童医院临床流行病学与循证医学中心有意将此书翻译成中文版时,我代表北京市医学会临床流行病学与循证医学分会和中华医学会临床流行病学与循证医学分会对此给予了高度肯定与大力支持,因为两位主译是我们学会非常优秀的青年工作者,他们既有在大学教授流行病学、临床流行病学以及循证医学的经历,又有多年从事或参与临床研究的经验与体会,我相信他们在学术上是可以胜任的。翻译团队从2014年底开始,历经2年完成初稿,初稿又经过了我国知名临床研究与统计学专家姚晨教授和临床专家倪鑫教授的严格审校。此书译稿在忠实原著的基础上,体现了译者从事多年临床研究后对临床研究设计与实施关键技术的把握,译稿文笔流畅、贴近临床思维、易于理解。

他山之石,可以攻玉,我相信此书的翻译出版会为我国临床流行病学和循证医学的学科发展提供优质的教材,在提高我国临床科研能力培训质量方面起到积极推动作用,从而切实提高我国临床科研水平,帮助我国临床医生在更多的学科上实现学术领先。

刘晓清
北京协和医院感染内科副主任
北京协和医院临床流行病学教研室主任
国际临床流行病学网 INCLEN 临床流行病学(CEU)主任
北京临床流行病学和循证医学分会主任委员
中华医学会临床流行病学和循证医学分会主任委员

译者前言

以 John R. Paul 教授为代表的临床流行病学先驱们从 20 世纪 40 年代起就开始呼吁：医务人员应该运用流行病学的方法，以患者个体或群体为研究对象，研究和解决临床实际工作中遇到的问题。临床流行病学的发展极大地推动了临床研究的进步，并催生了"循证医学"。规范的方法学不仅能在研究设计阶段保证研究设计的科学性，而且能在研究的实施阶段将偏倚风险控制在最低限度，从而获得高质量研究证据，为临床实践的逐步完善提供决策支持。因此，国际范围内都特别重视对临床科研工作者进行研究方法学培训。

工欲善其事，必先利其器。如果科研方法学培训是培养优秀临床科学家的必要课程的话，一本优秀的教科书无异于实现这一目的之利器。2006 年，我有幸阅读了美国加州大学旧金山分校 Stephen B. Hulley 等 5 名教授编写的 *Designing Clinical Research*（第 3 版）一书，此书基于流行病学原理与方法，以实用且易于理解的方式阐述了临床研究设计相关的概念性内容，并基于大量经典临床研究实例，为临床研究设计所涉及的诸多问题提供了常识性的方法学建议。此书最大的优点在于针对临床研究的全过程，为构建研究问题、完成研究设计以及实施研究中存在的共性问题提供了实际操作层面的建议。此书成为我为本科生和研究生讲授临床流行病学、循证医学和医学科研方法学时最重要的参考书。

时隔 7 年，*Designing Clinical Research*（第 4 版）出版，此书已成为全球范围内使用最广泛的临床研究设计教科书。我也感受到国内临床研究工作者对此书的关注。最令我激动的是，在第 4 版中，作者与时俱进地阐述了第 3 版时尚未被关注的问题，如临床试验中的亚组分析、数据收集时基于互联网技术的在线调查设计、针对全基因组测序的应用而产生的衍生设计类型以及二次数据分析方法等。同年，我在首都医科大学附属北京儿童医院组建成立临床流行病学和循证医学中心。在为临床医生提供系统的临床研究方法学培训时，我更加意识到有必要让国内更多的临床科研工作者学习此书。

但要翻译好一本专业书谈何容易？这不仅需要对流行病学的准确把握，而且需要丰富的临床研究经验以及对本学科发展前沿的了解。幸运的是，北京大学公共卫生学院的唐迅博士刚刚结束在杜克大学临床研究中心为期 2 年的研究工作回国，他非常了解此书在培训美国临床科研工作者及指导临床研究设计中所具有的价值。当我邀请他与我一起完成这项工作时，他毫不犹豫地答应了。同时，我国资深临床研究方法学与统计学专家姚晨教授，也是此书的主审，对此项工作给予了极大的关注和支持。

在北京大学医学出版社董采萱博士（本书的责任编辑）的积极推动下，我们获得原著出版方许可并着手翻译此书已是 2014 年岁末。此书翻译过程如下：首先由团队成员完成每一章的翻译初稿；然后召开小组会议，由我进行第二次翻译，对与初稿中不一致之处进行讨论，必要时通过查阅文献和咨询同行专家来达成共识；之后将完成的每一章译稿交给唐迅博士，由其进行第二次审核；接着请姚晨教授和倪鑫教授逐字逐句地审读全稿；最后全体成员对有异议的部分进行充分讨论，达成共识后定稿。

全书包含3个部分，共19章，内容涉及临床研究的基本要素、临床研究设计及实施。正如原书前言所述，此书对于临床医生、药剂师以及公共卫生从业人员而言，是一本设计和实施研究的指导用书；对于医学、护理学、药学以及公共卫生等专业的研究生和住院医师而言，本书能帮助他们获得分析临床研究优点和局限的能力，从而使他们成为具有洞察力的临床决策者；对于医学院的本科生来讲，本书可以引领他们了解临床研究，并培养、激发他们对临床研究的兴趣。我们殷切希望中文版《临床研究设计》的出版能为我国临床研究工作者、医学生们提供一本好书，为我国培养更多的优秀临床科学家做出一份贡献。

感谢首都医科大学附属北京儿童医院为本书的翻译出版提供基金支持，感谢北京大学姚晨教授和首都医科大学附属北京儿童医院倪鑫教授对本书全部章节的审校，感谢北京协和医院刘晓清教授、北京大学公共卫生学院詹思延教授、复旦大学附属中山医院陈思耀教授对本书翻译工作的关注和支持。翻译团队全体成员在近2年的书稿翻译过程中恪守"信、达"原则，努力向"雅"的境界靠近，翻阅了大量参考文献，数易其稿，我在此感谢年轻的团队成员付出的艰辛劳动。我和唐迅博士虽兢兢业业致力完成此书翻译，但仍难免疏漏，恳请读者批评指正。

彭晓霞

首都医科大学附属北京儿童医院临床流行病学与循证医学中心主任

北京临床流行病学和循证医学分会副主任委员

中国医师协会循证医学专业委员会常委

原著前言

《临床研究设计》第 4 版的出版标志着本书的第 1 版已经度过 25 周年了。此书已成为同类教科书中应用最广泛者,销售多达 13 万余册,已被译为西班牙语、葡萄牙语、阿拉伯语、汉语、韩语和日语。我们遵循临床研究特点将其设计为临床研究手册,其中包括临床试验、观察性流行病学、转化科学、以患者为导向的研究、行为科学及卫生服务研究。我们使用流行病学的术语和原则,以实用且易于理解的方式提出了先进的概念性内容,并针对设计一项研究时所涉及的诸多判断提供常识性的方法学建议。

我们的许多读者是医生、护士、药剂师和其他卫生领域的科学家,他们作为学员和初级教师,正处于临床研究职业生涯的发展阶段,他们将本书作为设计和实施其研究的指导用书。另一部分读者中许多人是参加住院医师培训计划的医生和医学、护理学、药学及公共卫生学等专业的博士生,他们使用本书来帮助他们分析那些能为循证临床实践提供信息的研究的优点和局限,从而成为具有洞察力的读者。第三部分读者则为正在准备申请就读医学院校的本科生,他们对在世界范围内领先的临床研究充满兴趣。

第 4 版的实质性修改包括对每一章的文本、图片,以及表格的更新和加强,增加了许多新的案例和参考文献,还增加了新的部分来介绍本领域最新进展。例如:

- 对观察性研究章节进行重新组织,用完整的一章来介绍各种病例对照设计,包括用发病密度的方法来阐明危险因素水平的变化和随访时间的差异。
- 对临床试验章节的非劣效试验部分进行了扩展,因为非劣效试验在疗效比较研究中应用越来越多,并且更充分地阐述了亚组分析和效应修饰。
- 针对不断增长的临床预测规则的开发,医学检验研究一章增加了一个新的部分。
- 关于使用已有数据库开展研究的一章则强调了对初始研究者而言,这种方法可以快速而低成本地发表论文,非常有吸引力。
- 对研究伦理学一章进行了更新,以反映当前关于全基因组测序和其他问题的解决策略,并提供新的案例来说明临床研究中针对伦理学难题的解决方法。
- 随着最新的基于网络的方法出现,我们在数据管理一章进行了大量更新。
- 关于经费申请一章有新的 NIH 基金撰写要求的策略,也有关于基金会和公司赞助基金的更新内容。

与第 4 版同时发行的有一个升级的《临床研究设计》网站,网址为:www.epibiostat.ucsf.edu/dcr/。此网站包含《临床研究设计》的教学材料,如每年向美国加州大学旧金山分校的 300 名学员提供 4 周或 7 周的《临床研究设计》教学模块的大纲链接。还包括各个教学模块的教师笔记,教授这些内容的教师将在此找到有用的内容。网站还链接到美国加州大学旧金山分校的临床研究硕士培训课程,其中有 30 多门课程和相关内容。此外,还有对研究者有用的工具，如精妙的互动式样本量计算器。

第 4 版也有许多方面未做改变。此书仍是一本简单的教科书，摒弃了不必要的细节，将研究者的注意力吸引到重要的事情上：如何找到一个好的研究问题以及如何设计高效、有效且符合伦理的研究。样本量估算一章继续消除过程的神秘感，而使读者通过最少的统计学培训即可自己完成这些计算，而不需要纠结于各种公式。当读者需要与一个或多个长期导师进行合作时，本书仍然是最有指导性的。本书虽然没有阐述如何分析、表达以及发布临床研究结果等重要部分，读者可以通过阅读其他书籍了解这些内容（如参考文献 1—4）。同时，本书仍然在前半部分使用女性代词，而在后半部分使用男性代词，目的（除了避免被动语态外）是为了象征性地表示两个性别的临床研究者。

成为一名独立的临床科学工作者的过程是充满挑战的，尤其是要克服障碍获得首次研究经费资助。但令人欣慰的是，在使用此书进行培训的我们的早期学员中，有很多人已经成功地实现了这一目标。他们喜欢做研究，并开启了一项伟大的事业。对于那些有好奇心的人，追求真理已成为他们毕生的兴趣。对于完美主义者和技术人员，在设计一项精妙的研究中有着无穷的挑战，即如何用可负担的时间和金钱来最终回答大大小小的问题。享受合作的研究者将与同事、员工、学生建立有意义的关系，也会与在远方工作的同一领域的合作者建立友谊。对于那些渴望持续为社会做出贡献的人，可以肯定的是，拥有技术和不屈不挠精神的他们将参与临床和公共卫生实践的进步，而这正是科学的自然规则。

参考文献

1. Vittinghoff E, Glidden DV, Shiboski SC, et al. *Regression methods in biostatistics: linear, logistic, survival, and repeated measures models*, 2nd ed. New York: Springer-Verlag, 2011.
2. Katz MH. *Multivariable analysis: a practical guide for clinicians and public health researchers*, 3rd ed. New York: Cambridge University Press, 2011.
3. Newman TB, Kohn MA. *Evidence-based diagnosis*. Cambridge, MA: Cambridge University Press, 2009.
4. Browner WS. *Publishing and presenting clinical research*, 3rd ed. Philadelphia, PA: Lippincott Williams & Wilkins, 2012.

致谢

感谢 Andrew W. Mellon 基金会在 30 年前促使我们 5 个人聚在一起,让我们用 5 年时间根据教学资料完成第 1 版《临床研究设计》;感谢出版社坚持不懈地邀请我们编写第 4 版,使我们不再犹豫,并提供非常有才华的专业人士帮助我们一起完成此项工作;感谢我们的家人对我们编写此书所给予的耐心支持;感谢美国加州大学旧金山分校的许多同事,他们的思想影响着我们;感谢之前多年来的学生,他们的成就令我们开心,也激发了我们的灵感;同时也感谢使用本书的读者。

目 录

第一部分 基本要素 1

第1章 研究起始：临床研究的"解剖学"与"生理学" 2
第2章 构建研究问题与制订研究计划 14
第3章 选择研究对象：确定、抽样与招募 23
第4章 设计测量：精确度、准确度和真实性 32
第5章 准备估计样本量：假设和基本原则 43
第6章 估计样本量与效能：应用与举例 54

第二部分 研究设计 84

第7章 横断面研究和队列研究设计 85
第8章 病例对照研究设计 96
第9章 增强观察性研究中的因果推断 115
第10章 随机化盲法试验的设计 135
第11章 其他临床试验设计和实施事项 149
第12章 医学检验的研究设计 169
第13章 使用既有数据开展研究 190

第三部分 实施 205

第14章 处理伦理问题 206
第15章 设计问卷、访谈和在线调查 220
第16章 数据管理 234
第17章 实施研究和质量控制 246
第18章 社区和国际研究 264
第19章 撰写标书申请研究基金 273

练习 287
练习题答案 300
专业词汇表 319
索引 345

第一部分

基本要素

第1章

研究起始：临床研究的"解剖学"与"生理学"

Stephen B. Hulley, Thomas B. Newman, and Steven R. Cummings
彭晓霞　唐迅　译

本章主要从两个方面对临床研究进行介绍，并提出贯穿本书始末的一些主题。一方面是研究的"解剖学"——由什么组成。包括研究计划的核心要素：研究问题、研究设计、研究对象、测量方法、样本量计算等。研究者的目的是将研究计划中的每一个部分进行合理安排，以保证研究可行、高效。

另一个方面是研究的生理学——如何起作用。研究只有在产生真实推断的范围内才是有用的，首先了解研究样本中发生的现象，然后考虑如何将这个结果外推到研究以外的人群。目标是减小误差，无论是随机误差还是系统误差，因为误差会影响基于这些推断做出的结论。

正如不了解人体的生理学功能时，其解剖学就没有太大意义一样，将研究的上述两个方面分开也是人为的。但这样划分的优势在于：可以将复杂问题简单化。

■ 研究的解剖学：由什么组成

一个研究项目的结构体现于研究计划书（protocol）——研究的书面计划。众所周知，研究计划书是用于申请研究基金与需要通过伦理审查委员会（Institutional Review Board, IRB）审批的重要文件，但是也具备以下重要科学功能：帮助研究者有逻辑、目标明确、高效地组织科学研究。表1.1概括了一份研究计划书所包含的要素。我们在本章对所有要素进行简单介绍，并在本书后续章节中对每一要素进行详细讲解，最后在第19章将这些要素整合在一份研究计划书中。

研究问题（Research Question）

研究问题是研究的目标，是研究者想要解决的问题。研究问题通常来源于一个普通的问题，但是需要经过凝练，将其转化为一个具体的、可研究的问题。例如，考虑以下普通的问题：

表 1.1 研究的解剖学：研究计划

设计要素	目的
研究问题	研究要解决什么问题？
研究背景及意义	为什么这些问题很重要？
研究设计 　时间框架 　流行病学设计	如何构建研究？
研究对象 　选择标准 　抽样设计	谁是研究对象以及如何选择研究对象？
研究变量 　预测变量 　混杂变量 　结局变量	需要测量什么变量？
统计学内容 　假设 　样本量 　分析方法	样本量有多大以及如何分析？

- 人们应该多吃鱼吗？

这就是一个很好的起点，但在研究计划开始之前，应该将问题聚焦。通常我们会将一个问题拆分成几个具体的要素，然后围绕其中一至两个要素构建研究计划：

- 美国人多长时间吃一次鱼？
- 多吃鱼能降低心血管疾病的发病风险吗？
- 对于老年人来说，增加鱼肉的摄入量是否存在汞中毒的风险？
- 鱼油补充剂与吃鱼对心血管疾病是否具有相同的效应？
- 哪一种鱼油补充剂吃完没有鱼腥味？

一个好的研究问题应该经得起推敲，回答这些问题应该能够帮助我们提高知识水平。"FINER"这一缩写代表了一个好的研究问题应该包含的五个基本特征：可行性（feasible）、趣味性（lnteresting）、创新性（novel）、符合伦理（ethical）、相关性（relevant）（第 2 章）。

研究背景和意义（Background and Significance）

研究计划书中，简短的研究背景和意义部分可以阐明拟开展研究的背景及其理论依据：关于手边的课题，哪些是已知的？研究问题为什么重要？研究可能得到的答案是什么？这部分可以引用之前的相关研究（包括研究者自己的工作），并指出前期研究存在的问题和尚存的不确定性。特别要说明该研究结果将如何有助于解决这些不确定性，产生新的科学知识，或者影响实践指南或公共卫生决策。通常在阐述研究意义时所做的文献回顾和综述将有助于研究者修改研究问题。

研究设计（Design）

研究设计是一件很复杂的事情。首先要决定采用观察性研究（被动地对研究对象进行测量）还是临床试验（主动实施干预并观测其效应）（表1.2）。在观察性研究中，队列研究和横断面研究是经常用到的两种设计。队列研究是对一组研究对象进行观察和随访一段时间，而横断面研究则是在一个时点对研究对象进行观察。队列研究可进一步分为前瞻性研究和回顾性研究。前瞻性研究开始于现在，并在未来一段时间对研究对象进行随访，而回顾性研究则是对过去一段时间收集到的信息进行研究。第三种经常用到的研究方法是病例对照设计，研究者将患有某种疾病或具备某种结局的一组人与未患有该疾病或不具备此结局的另一组人进行比较。在临床试验的选择中，随机化盲法试验（randomized blinded trial）通常是最好的设计，但是对于某些研究问题，非随机或非盲法的设计可能是最可行的。

表1.2 临床研究设计方法的举例：吃鱼是否会降低冠心病的发病风险？

流行病学设计	关键特征	举例
观察性研究		
队列研究	在开始时确定一组研究对象，然后进行一段时间的随访	研究者测量一组研究对象鱼肉摄入的基线水平，通过定期随访，观察吃鱼多的人发生冠心病事件是否更少
横断面研究	在同一时间点对一组研究对象进行调查	调查了一组研究对象现在和过去的鱼肉摄入情况，以及冠心病病史和现在的冠状动脉钙化积分
病例对照研究	根据结局发生与否，选择两组研究对象	调查冠心病患者（病例组）与非冠心病患者（对照组）的既往鱼肉摄入情况，进行比较
临床试验设计		
随机化盲法试验	将研究对象随机分为两组，并进行盲法干预	将研究对象随机分为两组，分别给予外观相同的鱼油补充剂和安慰剂，随访几年，观察两组人群的冠心病发病情况

没有哪一种研究方法永远是最好的，对于每一个研究问题，需要判断哪一种设计是获得满意答案的最有效的方法。随机化盲法试验通常被认为是建立因果关系和评价干预效果的最佳设计。但在很多情况下，观察性研究却是更好的选择或唯一可行的选择。病例对照研究的研究成本相对较低，适合对罕见结局开展研究，因此对某些问题来说是更好的选择。至于诊断试验的研究设计则另当别论。这些内容将会在第7—12章单独讨论，每一章介绍一种特定类型的研究设计。

对某一问题进行研究通常以所谓的描述性（descriptive）的观察性研究开始。这类研究会先弄清楚基本情况——例如，描述健康相关特征和疾病在人群中的分布：

- 有冠心病（CHD）病史的美国人平均每周吃多少鱼肉？

描述性研究之后通常会进行分析性研究，评估可以进行因果关系推断的关联：

- 冠心病患者中，吃鱼多的人是否比吃鱼少者有更低的心肌梗死复发风险？

　　最后一步通常是开展临床试验（clinical trial），以确定干预的效果。

- 给予鱼油胶囊治疗是否会降低冠心病患者的总死亡率？

　　对于一个特定的研究问题，临床试验往往放在一系列研究相对靠后的阶段，因为临床试验的实施更困难、成本更高，并且它通常用来最终回答那些从观察性研究结果中产生的更加具体、明确的问题。

　　有必要用一句话概括一项研究，对研究设计和研究问题进行总结。如果一个研究分为两个主要阶段，针对每一阶段都应提及相应的设计。

- 这是一项关于50～69岁有冠心病病史患者的饮食习惯的横断面研究，随后开展前瞻性队列研究，以调查鱼肉摄入是否能够降低继发冠心病事件的风险。

　　对于一份研究计划书来说，上面这个句子类似于住院医生报告一个新入院患者的入院志："62岁白人女警察，入院前两小时突发胸痛，放射至左肩。"

　　某些研究设计类型并不能轻易地归入上述分类中，用一句话说清楚它们的分类极其困难。但这种努力是值得的，对研究设计和研究问题进行简明扼要的描述，不仅有助于阐明研究者的想法，也有助于同事和专家确定研究的方向。

研究对象（Study Subjects）

　　在选择研究对象时主要考虑两个方面（第3章）。第一是明确研究对象的入选和排除标准（inclusion and exclusion criteria），即定义目标人群：选择适合研究问题的对象。第二是如何从可获得的研究人群的子集中招募到足够数量的研究对象。例如，在研究冠心病患者鱼肉摄入量时，要选择在电子病历记录中编码为心肌梗死、血管形成术、冠状动脉旁路移植术的门诊患者。决定纳入哪些患者常常需要权衡，从全国范围内（或至少是几个不同的州和医疗服务站）随机抽样获得的冠心病患者会提高研究的可外推性，但同时也增加了实施的难度和成本。

变量（Variables）

　　研究设计中还要考虑选择哪些测量变量（第4章）。例如在研究膳食中鱼肉摄入水平时，可能会涉及ω-3脂肪酸含量不同的各类鱼肉，调查的问题包括份量大小、炸鱼还是烤鱼，以及鱼油补充剂的使用情况。

　　在分析性研究中，研究者通过研究变量之间的关联预测结局，并进行因果推断。在考虑两个变量之间的关联时，首先出现或基于生物学基础判断可能为原因的变量称为预测变量（predictor variable）；另一个即为结局变量（outcome variable）[①]。大部分观察性研究有多个预测变量（年龄、种族、性别、吸烟史、鱼肉和鱼油补充剂的摄入情况）和几个结

---

　　① 预测变量有时也被称为自变量，而结局变量则被称为因变量，但是这些术语的意义缺乏自明性，因此本书中回避了这种用法。

局变量（心脏病、脑卒中、生存质量、不良异味）。临床试验评价干预（intervention）的效果，这里的干预是一种由研究者人为控制的预测变量，例如给予鱼油胶囊治疗。这种设计可以采用随机化（randomization）的方法减少混杂变量（confounding variables）的影响，以观察结局变量产生的效应。所谓混杂变量是与预测变量（鱼肉摄入）有关联，而且会影响研究结果解释的其他预测变量，例如吸烟或收入水平。

统计学内容（Statistical Issues）

研究者必须制订样本量估算、数据管理和统计分析的计划，这通常关系到对研究假设的详细说明（第 5 章）。

> **研究假设**：在 50～69 岁患冠心病的女性中，服用鱼油补充剂者较未服用者心肌梗死复发风险更低。

这种对研究问题的转换，可以为检验研究结果的统计学意义（statistical significance）提供基础。研究假设也是研究者计算样本量（sample size）的前提。样本量是指在合理概率即效能（power）下，观察到各研究组之间效应的预期差异所需要的研究对象的数量（第 6 章）。单纯的描述性研究（如冠心病患者中使用鱼油补充剂的比例是多少？）并不涉及统计学意义的检验，因此不需要研究假设；但为了得到均数、构成比以及其他描述性统计量的更加精确的置信区间，也需要计算样本量。

■ 研究的生理学：如何起作用

临床研究的目的是基于研究结果推断的一般规律。研究解释涉及两部分推断（图 1.1 从右到左所示）。推断♯1 关乎内部真实性（internal validity），即研究得出的结论与该研究中真实情况的一致程度。推断♯2 关乎外部真实性（external validity）［也称外推性（generalizability）］，即研究得出的结论可恰当地应用到研究之外的人群和事件的程度。

当研究者在计划一项研究时，采用相反的过程，正如图 1.1 下半部分所示从左到右实施，以保证每一项研究推断的真实性。研究者拟订研究计划，包括选择研究问题、研究对象和测量方法，可以提高研究的外部真实性，也有助于研究的实施，并获得高度的内部真实性。在接下来的部分我们将先介绍研究的设计，然后介绍实施，最后介绍影响推断真实性的误差。

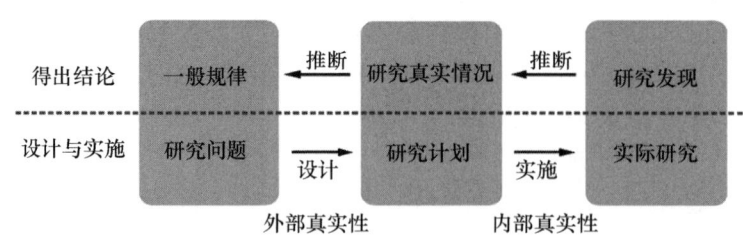

图 1.1 按照研究设计与实施的过程将研究结果的讨论转化为确切的结论的步骤分为几个阶段

研究设计（Designing the Study）

请考虑这个简单的描述性问题：

- 在冠心病患者中，每日摄入鱼油补充剂者所占比例是多少？

这个问题很难准确回答，因为我们不可能研究所有的冠心病患者，而且我们掌握的判断一个人是否患有冠心病以及是否摄入鱼油的方法并不完善。因此研究者提出了一个可研究的相关问题：

- 在研究者所在门诊接受诊疗的既往诊断为冠心病患者，且回复信访问卷调查的应答者中，报告每天摄入鱼油补充剂者所占比例是多少？

图 1.2 说明了从研究问题转化为研究计划的过程。其中一个主要因素是选择能够代表总体（population）的研究样本（sample）。因为研究整个总体存在现实上的障碍，所以研究方案中确定的一组研究对象可能仅仅是目标总体的一个样本。通过电子病历记录系统从研究者所在门诊确定研究对象是一个折中的方法。这是一个可行的方法，但其弊端是研究得出的服用鱼油者所占比例可能不同于所有冠心病患者。

另一个主要因素是选择能够代表所关注现象（phenomena of interest）的变量。在研究计划中定义的变量通常是所关注现象的替代指标。一般来说，采用自我报告的问卷调查评估鱼油使用情况是一种快捷廉价的信息收集方式，但不可能获得完全准确的信息，因为人们通常不会准确地记住或记录他们在某一周内吃了多少鱼。

总之，图 1.2 中所示的研究问题与研究计划中的每一个差别，其目的都是为了使研究更符合实际，但是提高可行性的代价是使研究设计的选择面临得出错误或误导性结论的风险，这是因为设计方案中所回答的问题在某种程度上与所关注的研究问题存在一些差异。

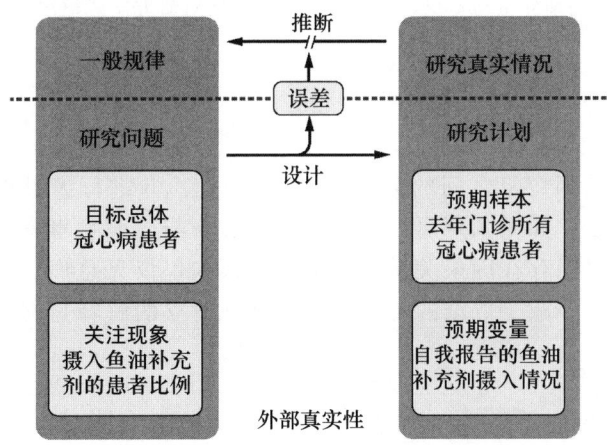

图 1.2 设计误差与外部真实性：如果预期样本与变量不足以代表目标总体和所关注现象，存在的误差会歪曲对总体实际情况的推断

研究实施（Implementing the Study）

回到图 1.1，右侧展示了研究计划与实际研究之间的匹配程度以及如何实施（implementation）研究。这里的主要争议是对研究问题的错误回答可能是因为样本的实际抽取方式，或测量方式在某些重要方面不同于研究设计（图 1.3）。

实际的研究对象常常不同于设计的预期样本。例如当我们计划研究所有符合标准的门诊冠心病患者时，可能会因为电子病历记录中缺少完整诊断、调查表邮寄地址错误，以及患者拒绝参加而打乱研究计划。取得联系并且愿意参加的研究对象与那些无法联系或不感兴趣的研究对象之间，鱼油使用率可能并不相同。除了这些研究对象本身的问题，实际测量与预期测量之间也可能存在一些差异。如果问卷格式不清楚，令研究对象感到困惑，从而选择错误的选项或可能简单地遗漏了这个问题。

研究计划与实际研究之间的差异可能会改变研究问题的答案。图 1.3 中解释了研究设计与实施过程中可能出现的误差，这些误差会导致错误的或误导性的答案。

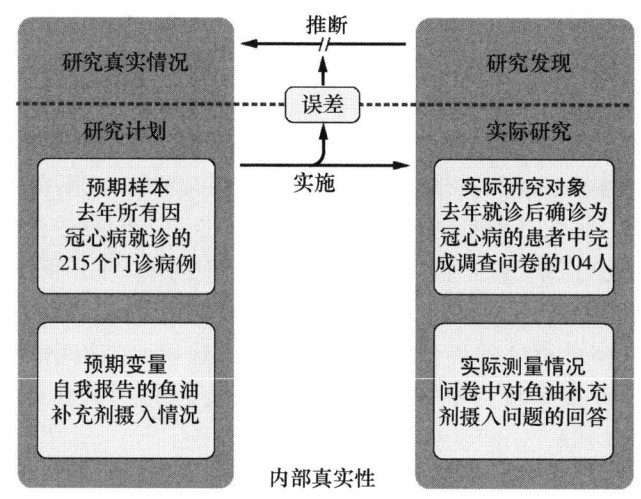

图 1.3　实施误差与内部真实性：如果实际的研究对象与测量不足以代表预期样本与变量，存在的误差会歪曲对研究实际情况的推断

因果推断（Causal Inference）

检验预测变量与结局变量之间的关联（association）并进行因果推断的研究中存在一种特有的真实性的问题。如果队列研究发现了鱼肉摄入与冠心病事件之间存在关联，那么这种关联是代表二者之间存在因果关系，还是鱼肉摄入仅仅只是病因网络中其他变量之外的一个无关紧要的因素？减少混杂的可能性以及其他对立的解释是观察性研究设计面临的主要挑战之一（第 9 章）。

研究误差（The Errors of Research）

我们应该认识到，没有哪一种研究可以完全避免误差，我们的目的是在从研究样本中的观察结果向总体中实际发生的情况外推时，尽可能增加真实性。虽然在研究的分析阶段也可以处理错误推断，但是就实用性而言，更好的策略是关注研究设计和实施（图1.4），在源头上防止误差的产生。

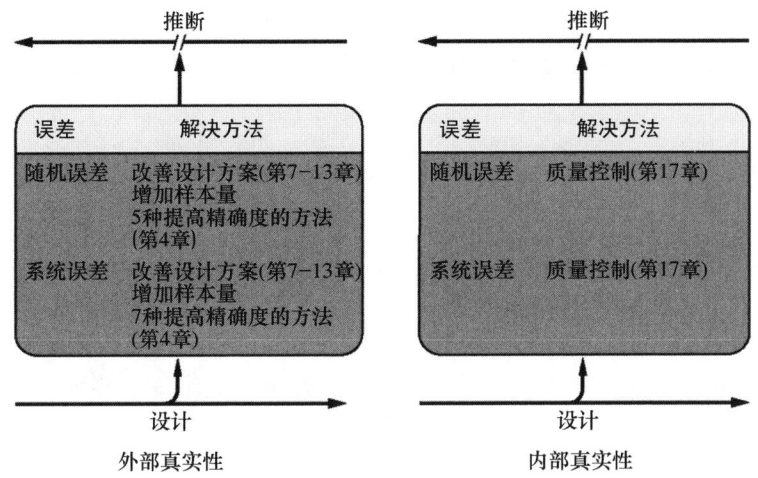

图1.4 研究误差图中放大了图1.2和1.3中关于误差的一些细节，并且给出了在研究的设计和实施阶段中控制随机误差和系统误差的方法

在研究推断的过程中，存在两类主要的误差，即随机误差和系统误差。对这两个概念进行区分是非常重要的，因为减少两类误差的措施完全不同。

随机误差（random error）是由于偶然（chance）造成的结果——随机误差会影响测量的大小，但没有方向性。如果在研究者所在门诊调查的几百位50～69岁的冠心病患者中，实际摄入鱼油补充剂者为20%，经过良好设计的抽样所得的100名患者中，应该正好包含20位使用鱼油补充剂的患者。然而在多数情况下，样本包含的例数在20左右波动，比如18、19、21或22。偶尔，偶然性也会产生明显不同的数字，比如12或28。在几种能够降低随机误差的技术中（第4章），最简单的就是增加样本量。大样本研究通过提高估算的精确度（precision）——每一次抽样获得的比例都在20%左右，来消除得到错误结果的可能性。

系统误差（systematic error）是由于偏倚（bias）导致的错误结果——偏倚会歪曲研究结果，并具有方向性。正如图1.2中所示，在研究者所在门诊对患者开展研究时，研究者的兴趣会反映在当地的治疗模式上，研究者的同事较其他普通医生更有可能推荐患者服用鱼油，这样，增加样本量并不能减少系统误差。要提高准确性（accuracy）——接近真实值的程度，最好的方法是在设计过程中尽量减少各种偏倚的影响。或者，研究者可以通过查找其他信息对可能产生的偏倚的重要性进行评估。例如，可以将从其他医疗机构中抽取的患有冠心病的患者作为第二个样本，比较心血管专科门诊患者与普通门诊患者的研究结果是否不同。

在上述两段中，随机误差和系统误差的例子都属于抽样误差（sampling error），抽样误差会影响研究样本到总体的推断。随机误差和系统误差也可以来源于测量误差，影响研究测量到结果的推断。患者在不同的情境下填写膳食问卷时所给出的答案存在不同是一种随机测量误差。由于调查问题不清晰，而导致对鱼油使用比例的低估是系统测量误差。我们将在第3章和第4章中详细介绍控制这些误差的策略。

图 1.5 总结了前几页给出的概念。在研究设计和实施中，减小误差的影响是研究问题获得正确答案的关键。

■ 设计研究（Designing the Study）

研究计划（Study Plan）

制订研究计划的过程由研究问题开始，研究问题用一句话定义研究的主要预测变量、结局变量和人群。我们依次给出 3 个版本的研究计划，每一个比前一个更长、更具体。

- **研究大纲（study outline）**：见表 1.1 和附录 1。1 页左右的设计概要以标准清单的方式提醒研究者列出所有的研究要素。同样重要的是，有逻辑地组织这些要素有助于研究者阐明思路。

- **研究方案（study protocol）**：研究方案通常将研究大纲扩展为 5～15 页，用于计划研究和申请伦理审查委员会批准以及经费支持。研究方案的讨论贯穿于本书，并在第 19 章加以总结。

- **操作手册（operations manual）**：包括具体的程序性说明、问卷和其他资料的合集。操作手册可以保证在研究实施中执行统一和标准的方法，从而能够更好地对整个研究进行质量控制（第 4 章和第 17 章）。

在研究早期阶段就应该确定研究问题，拟订研究大纲。将想法落实到纸面上可以把一些模糊的想法变成具体的计划，为获得同事和专家的建议提供具体的文本。虽然这件事充满挑战（谈论一个想法比写下来要容易得多），但是拟订一份研究计划有利于更快更好地开展研究项目。

附录 1 是一份研究大纲示例。一页的大纲更多的是阐述研究的解剖学（表 1.1），而不是研究的生理学（图 1.5），因此，研究者必须提醒自己要注意从研究结果推断总体的过程中可能出现的误差。通过剖析研究可能回答的问题与真正研究的问题之间的差异，且考虑到招募研究对象和测量计划，以及实施过程中可能出现的问题，可以揭示研究的优点与不足。

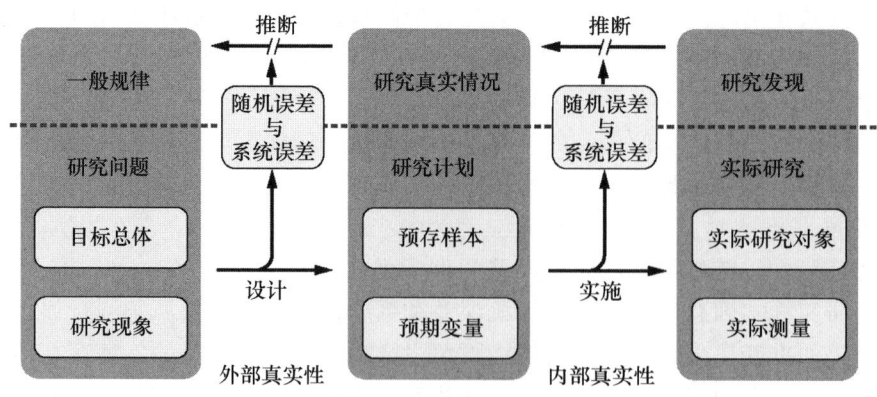

图 1.5 研究的生理学——如何起作用

当拟订研究大纲并有成熟的推断构想时,研究者可以着手制订方案细节,包括从同事那里获得建议,起草具体的招募和测量方法,考虑研究的科学性和伦理的恰当性,根据需要修改研究问题和大纲,对招募和测量方法进行预实验,不断修改,集思广益等。这一反复修改与完善的过程就是研究设计的本质,同时也是本书其他部分的主题。

权衡(Trade-offs)

遗憾的是,误差是所有研究的固有部分。核心问题是误差是否大到足以在某些重要方面改变结论。在研究设计时,研究者就像正在权衡一份新合同的工会职员,首先列出一个愿望清单——更短的时间、更多的收入、卫生保健福利等。然后必须做出让步,坚持最重要的事情,放弃不必要、不现实的事情。谈判的最后阶段也是最关键的步骤:她看着手中能签署的最好的合同,然后决定这份合同是否有价值。

当研究者将研究问题转化为研究计划并考虑实施过程中的潜在问题时,同样需要做出妥协。一方面要考虑研究的内部真实性和外部真实性,另一方面也要考虑研究的可行性。工会谈判者有时会忽略这个最后的步骤。一旦开始制订研究计划,研究者必须要确定研究是否能够充分地阐明研究问题,以及是否在允许的误差范围内开展研究。答案通常是否定的,那么就需要重新开始以上过程。但是请振作精神!一个优秀的科研人员之所以优秀,不仅仅因为他们有独特的、好的研究思路,更在于他们可以及时摒弃那些无法实现的想法,并转移到一个更好的研究问题上去。

■ 小结

1. 研究的解剖学(anatomy)包括了研究计划中一系列切实可行的组成部分:研究问题(research question)及其意义(significant)、研究设计(the design)、研究对象(study subjects)、测量方法(measurement approaches)。主要的挑战在于要保证上述各部分的设计相对经济且便于实施(inexpensive and easy to implement)。

2. 研究的生理学(physiology)是指研究如何起作用。研究结果用于对研究样本[内部真实性(internal validity)]和外界发生的事件[外部真实性(external validity)]进行推断。此处的挑战在于设计和实施的过程中,要对随机误差(random error,偶然性)和系统误差(systematic error,偏倚)这两类影响推断的主要因素进行控制。

3. 在研究设计时,研究者可以参考图1.5,从中了解研究问题(research question,研究者想要回答的问题)与研究计划(study plan,研究设计用来回答的问题)和实际研究(actual study;考虑到研究实施过程中所能预料到的误差,研究实际回答的问题)之间的关系。

4. 制订研究计划的好方法是用一句话定义研究问题,确定主要变量和人群,再将其扩展为一页左右的按标准顺序列出研究要素的研究大纲(outline),之后将大纲中的内容扩展为研究方案(protocol)和操作手册(operations manual)。

5. 在设计过程中,进行权衡(trade-off)并确定项目可行性时,需要研究者的判断以及同事给出的建议(advice)。

附录 1
研究大纲

这份一页纸的研究大纲是 Valerie Flaherman 医生负责实施的一个项目,这是她在加州大学旧金山分校担任全科儿科医生时设计的。在大部分研究设计的初学者看来,观察性研究的实施更容易,但是在这个案例中,样本量大小和研究规模适中的随机临床试验是可行的,并且还是唯一能够阐明研究问题,并最终获得成功的设计类型——参见 Flaherman 等[1]发表的研究结果,它如果被确证,可能会影响到如何更好地推行母乳喂养的政策。

■ 题目:早期限量使用配方奶对母乳喂养的影响

研究问题:

在出生 36 h 之内体重下降超过出生时体重 5% 的新生儿中,正常泌乳前每次母乳喂养后给予 10 ml 配方奶,是否能够提高随后母乳喂养成功的可能性?

研究意义:

1. 分娩后 2~5 天成熟乳汁分泌之前的母乳量很少。
2. 一些母亲担心成熟乳汁分泌延迟以及婴儿体重大幅度下降,导致她们在第一周内放弃母乳喂养。增加母乳喂养成功比例的策略对母亲和婴儿有很多健康和社会心理学方面的益处。
3. 观察性研究已经发现在婴儿出生早期,给予限量的配方奶与缩短母乳喂养持续时间存在关联。尽管这可能是由于指示变量导致的混杂偏倚的影响(第 9 章),但这一研究结果仍促使世界卫生组织和美国疾病预防控制中心制订了旨在减少出生住院期间配方奶使用的指南。
4. 但是少量配方奶搭配母乳喂养及咨询,可能使早期母乳喂养经验更积极,并增加母乳喂养成功的可能性。因此,需要开展临床试验来评估该策略可能的获益和风险。

研究设计:

采用非盲法随机对照试验,但对研究结局的评估采用盲法。

研究对象:

- **入选标准**:选择 24~48 h 的健康新生儿,出生后 36 h 内体重下降超过出生时体重 5% 及以上者。
- **抽样设计**:从北加州两家研究型医学中心连续纳入同意参加的研究对象。

预测变量，随机分配但不采用盲法：

- 对照组：教授父母婴儿安抚技术。
- 干预组：正常泌乳前，教授父母在每次母乳喂养后用注射器给予 10 ml 配方奶。

结局变量，采用盲法评估：

1. 1 周、1 个月、2 个月、3 个月配方奶喂养情况
2. 1 周、1 个月、2 个月、3 个月母乳喂养情况
3. 最低体重

主要的无效假设：

早期限量配方奶不影响前 3 个月母乳喂养的比例。

参考文献

1. Flaherman VJ, Aby J, Burgos AE, et al. Effect of early limited formula on duration and exclusivity of breastfeeding in at-risk infants: an RCT. *Pediatrics*, in press.

第 2 章

构建研究问题与制订研究计划

Steven R. Cummings, Warren S. Browner, and Stephen B. Hulley

彭晓霞　唐迅　译

研究问题（research question）是研究者通过开展研究想要解决的问题。好的研究问题从来不缺，即使在我们成功解决一些问题之后，仍然能够提出其他问题。例如临床试验验证了（通过芳香化酶抑制剂）阻断雌二醇合成的疗法能够降低乳腺癌早期阶段女性的发病风险[1]。但是又产生了新的问题：治疗应该持续多久；该治疗能帮助携带 BRCA1 和 BRCA2 突变的患者预防乳腺癌吗；以及预防骨质疏松（该药物的不良反应）的最佳方式是什么。除了这些问题，还有一级预防的问题：这些治疗对于健康的女性能够安全有效地预防乳腺癌吗。

发现一个研究问题的难点在于是否能够将其转化为一个合理可行的研究计划（study plan）。本章将主要阐述构建研究问题的策略。（图 2.1）

■ 研究问题的来源

对于有经验的研究者来说，最好的研究问题通常来源于自己的前期研究以及同行研究的发现和问题。新的研究者没有这样的经验基础。虽然新的视角有时也可以帮助有创造性的人，采用新方法解决老问题，但缺乏经验始终是一个障碍。

理清研究问题（research question）和研究兴趣（research interest）之间的差异是开始构建研究问题的一种有效途径。思考下列研究问题：

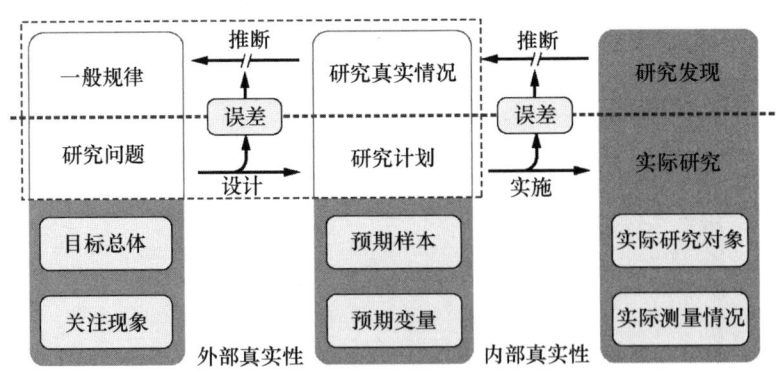

图 2.1　本章重点关注虚线内的区域，选择一个研究问题的挑战在于保证该问题既有趣又可以被一个可行的研究计划解决

- 如果从中美洲新移民来的女性参加团体咨询会议,是否可以减少家庭暴力的可能性?

那些对团体咨询的效果(或预防家庭暴力,或改善新移民健康状况)感兴趣的人都可能提出上述问题。研究问题和研究兴趣的区别至关重要,因为某些特定的研究问题并不能被转化为可行的研究计划,但研究者仍然可以换一个问题阐述其研究兴趣。

当然,如果你根本不确定自己的研究兴趣(不知道自己应该有一个研究兴趣),就不可能构建出研究问题。假如真是这样,你并不孤单:因为很多新研究者都没有发现让自己感兴趣的课题,并且会受到他们能够设计出可行的研究计划的影响。你可以通过以下途径找到研究兴趣,思考在阅读学术期刊时,哪一类研究最能激发你的兴趣。或者你曾经被某个特定的患者困扰,他的治疗看起来不够好或不合适:有什么不同的办法可能会改善其结局?或者一个主治医生告诉你,低钾血症总是会导致干渴,而另一个医生却武断地持相反意见。

熟悉文献

熟悉某一个研究领域已发表的文献是非常重要的:学术背景(scholarship)是好的研究的先决条件。一个新研究者应该全面检索研究问题相关领域内已发表的文献,并且精读重要的原创论文。接下来,开展一项系统综述(systematic review)是建立和扩展研究领域内专业知识的重要步骤,并且基础文献综述可以作为基金标书和研究报告的背景。某领域内活跃的研究者的最新研究进展往往需要一段时间才能发表,因此参加学术交流并与该领域专家(experts)建立联系对于掌握学术内容至关重要。

关注新思想和新技术

除了医学文献可以作为研究问题的来源之外,参加展示新研究成果的学术会议也是有帮助的。在茶歇期间及海报交流时与其他科学家有非正式交流的机会,与正式报告的机会同等重要。一个新研究者利用茶歇机会与发言者沟通,可以充分地提升经验,偶尔还会结识到新的资深合作者。更进一步的建议,如果事先了解到研究问题与发言者的专业领域特别相关,最好先查阅其最近发表的论文,并提前联系以在会议期间安排会面。

对习以为常的观点持怀疑态度(skeptical attitude)可以激发出好的研究问题。例如,普遍认为伤及真皮层的撕裂伤需要缝合,以保证伤口的快速愈合和满意的美容效果。然而,Quinn 等人根据自身经验和病例系列报告的证据指出,不管伤口边缘是否闭合,中等程度的伤口都可以自我修复[2]。他们开展了一项随机试验,对一些手部撕裂伤长度小于 2 cm 的患者进行伤口冲洗,并给予 48 h 的抗生素敷药。一组被随机分到伤口缝合组,另一组不进行缝合。缝合组的患者遭受了更多痛苦,并且在急诊室里花费了更多时间进行治疗,但盲法评估显示两组的伤口愈合时间和修复效果相似。现在不缝合已作为标准方法应用于临床实践。

新技术(new technologies)的应用往往会使人们针对熟悉的临床问题产生新的想法和问题,反过来会产生新的范式(paradigms)[3]。例如,影像学、分子和遗传技术的进展推动了一系列转化研究,从而产生改变临床医学的新治疗和检测技术。同样的,将某一领域的新概念、技术或发现应用于其他领域,可以产生好的研究问题。例如,低骨密度是骨折的危险因素。研究者将骨密度测量应用于研究其他结局时发现,骨密度降低的女性,认知水平下降的比例较高[4]，从而激发了对同时导致骨密度下降和记忆功能衰退的因素，如低水平内源性雌激素开展研究。

保持想象力

仔细观察（observation）患者可以产生许多描述性研究，是研究问题的丰富源泉。教学（teaching）也是灵感来源；在准备讲稿或与擅长提问的学生讨论时经常闪现出研究想法。由于没有足够的时间立刻整理好这些想法，有必要将它们记录在电脑文档（computer file）或是笔记本上以供将来参考。

创造性（creativity）在构建研究问题、思考解决老问题的新方法、整理思路的过程中至关重要。一些富有创造的想法可能是在吃午饭时与同事聊天中迸发出来的；有些是在小组内讨论近期研究或自己的想法时产生的。很多灵感是在你准备讲稿、洗澡、上网或是坐着思考问题时的灵光一现。害怕批评或被视为异类会将新想法扼杀在摇篮里。诀窍是将未解决的问题清晰地提出来，允许自由思考。同时，还需要不屈不挠的韧性（tenacity），不停地反复思考直到想出解决方案。

选择一个导师合作

在构思研究问题和完善研究计划时，经验是不可替代的，经验可以引领你做出判断。因此，对于一个新研究者，必要的策略是追随有经验，且有时间和兴趣同她一起定期工作的导师（mentor）。

一个好的导师应该定期参加会议和非正式讨论，鼓励富有创造性的想法，基于经验给出一些建议，帮助研究者把握研究进度，提供申请基金和团队协作的机会，鼓励其独立开展工作，只要条件允许，把新研究者放在基金申请和论文的第一署名。有时需要代表不同学科的多个导师。同导师建立良好关系有助于获得研究者需要的资源——办公场地、临床病例、数据库和标本库、专业实验室、资金支持以及一个研究团队等。

另一方面，不称职的导师可能成为障碍，导师可能会阻碍新研究者的职业生涯。例如，利用新研究者的发现争名夺利，在发表或报告研究结果时把自己放在核心位置。更常见的，导师太忙以至于忽视了新研究者的需求。不管出现以上哪种情况，如果和导师的讨论没有效果，建议找一个更适合的人（如一位中立的资深研究者）来帮助协调。更换导师（changing mentors）是有一定风险的，因此首先强调选择一位好导师的重要性，这可能是新研究者要做出的最重要决定。

你的导师可能给你一个数据库，要求你提出一个研究问题。在这种情况下，重要的是确认：（1）数据库信息是否符合自己的研究兴趣，（2）数据库质量。如果数据库与研究兴趣不相符或是数据库有不可修复的缺陷，考虑换一个项目。

■ 好的研究问题的特征

可以转化为好的研究计划的研究问题应该具备以下特点：可行（Feasible）、有趣（Interesting）、创新（Novel）、符合伦理（Ethical）、相关（Relevant）（缩写为"FINER"；表2.1）。

表 2.1　好的研究问题及研究计划的"FINER"标准

可行性
　　足够数量的研究对象
　　足够的技术专长
　　可支配的时间和金钱
　　研究范围可控
　　有资金支持

趣味性
　　寻求答案的过程能激起研究者及其同事的兴趣

创新性
　　提出新的发现
　　验证、反驳或拓展已有的发现
　　能够引起健康和疾病、医学实践或研究方法学相关概念的创新

符合伦理
　　研究能够获得伦理审查委员会批准

相关性
　　有可能对科学知识、临床实践或卫生政策产生重要影响
　　可能影响未来研究的方向

可行性

　　最好尽早了解研究实施的限制以及可能存在的问题，以免浪费不必要的时间和精力。

- **研究对象数量（number of subject）**：很多研究因为不能纳入足够的研究对象而无法达到预期目标。初步计算研究所需要的样本量是十分有帮助的（第 6 章），同时估计可获得的研究对象数量，被排除或拒绝参加的人数，以及可能失访的人数。即使认真计划，也常常做出过于乐观的估计，研究者应该确保有足够的合格且愿意参加研究的对象。有时需要开展预调查或者核查病历来确保这一点。如果研究对象数量不足，研究者可以考虑以下几个应对措施：放宽入选标准、去掉不必要的排除标准、延长招募研究对象的时间、获取其他来源的研究对象、开发更准确的测量方法、邀请同事参加多中心研究，以及采用不同的研究设计。

- **技术专长（technical expertise）**：研究者必须具备设计研究、招募研究对象、测量变量、管理和分析数据的技能、设备和经验。对研究者不熟悉的技术，顾问可以帮助提供支持，但在研究的主要部分，最好邀请有经验的同事作为共同研究者加入；例如，明智的做法是在研究设计开始就邀请统计师加入研究组，最好使用熟悉和已建立的方法，因为开发新的方法和技术需要投入大量时间，且具有不确定性。如果需要新方法（如检测一项新的生物标志物），应该去寻找能完成这项创新的专业技术。

- **时间和金钱成本（cost in time and money）**：估计项目每一部分的成本是十分重要的，记住，研究所需要的时间和金钱通常会超出预算。如果项目成本超出可获得的基金，唯一的选择是考虑使用低成本的设计或找到其他资金来源。尽早意识到研究的时间和金钱成本太高，可以帮助我们在投入大量研究精力之前，修订或放弃研究计划。

- **范围（scope）**：当研究者试图回答太多的研究问题，尝试做很多工作，对一大组研究对

象进行多次重复测量时，会产生很多问题。解决方法是缩小研究范围，让研究聚焦在最重要的目标上。很多科学家发现放弃回答有趣的分支问题非常困难，但这样做是为了更好地回答主要问题。

- **经费（fundability）**：很少有研究是由个人或机构来源的经费支持的，尤其是研究需要招募和随访研究对象，或者需要用到昂贵的测量方法时。如果没有人资助的话，再完美的研究计划也不可行。第 19 章将讨论经费来源。

趣味性

研究者致力于研究某个特定问题，可能有很多原因：因为经费可以提供支持，因为它是职业生涯中不可或缺的一步，或者因为获得问题的真相是有趣的。我们喜欢最后一个；兴趣会随着研究的进展而不断增加，从而为人们提供无穷无尽的动力，以克服研究过程中的障碍和挫折。但是，你需要确认不只你一个人认为这个问题是有趣的。在投入大量精力制订一个同行和资金基助机构毫无兴趣的研究计划或标书之前，你需要同导师、专家、潜在基金资助者代表，如 NIH 项目官员进行交流。

创新性

好的临床研究能够产生新的信息。如果一个研究项目仅仅是重复已有的结论，那么这个项目是不值得为之耗费精力的，也不可能得到基金支持。通过全面检索文献，咨询专家（她了解尚未发表的正在开展的研究），使用美国 NIH 基金在线查询网站（RePORT，http：//report．nih.gov/categorical_spending.aspx）检索相关领域已获得资助项目的摘要，可以确定一个研究是否具有创新性。递交到 NIH 的研究计划创新性在其项目评估中占很大权重，这样成功的研究结果通过使用新的概念、方法或是干预，改变了研究范式或临床实践（第 19 章）。虽然创新性是一条重要的评判标准，但研究问题也不必是完全原创的——回答一个已有的研究是否可以被重复，或在某个人群中的发现是否适用于另一人群，或是一种新的测量方法是否能够阐明已知危险因素与疾病之间的关系也是有价值的。如果验证性研究克服了前期研究的弱点，或是验证了一个意料之外的结果，那它是很有用的。

符合伦理

好的研究问题必须符合伦理。如果研究会造成不可接受的身体风险（physical risks）或侵犯个人隐私（第 14 章），研究者必须寻找其他方法来回答问题。如果不确定研究是否符合伦理，在研究设计的早期阶段同伦理审查委员会代表讨论这一问题，是有帮助的。

相关性

决定研究相关性的一个好方法是设想研究可能出现的各种结局，考虑每一种结局如何增加科学知识、影响实践指南和卫生政策、或指导未来研究的可能性。NIH 项目评审者强调研究的意义（significance）：问题的重要性，研究项目将如何完善科学知识，研究结果将如何改变概念、方法或临床服务。

■ 制订研究问题与研究计划

在研究的早期阶段,把研究问题和研究计划(study plan)的简明大纲(1页纸)写下来是非常有帮助的(附录1)。这需要自律,但是它可以迫使研究者阐明其研究计划的想法,并发现需要注意的特殊问题。研究大纲也可为征求同事的具体建议提供基础。

问题与方法

在制订研究问题时,两种互补的方法需要特别强调。

第一是获得合理建议(advice)的重要性。我们推荐研究团队中囊括研究所涉及的主要学科的代表,其中至少有一位资深科学家。此外,咨询专家是一个好的想法,这些专家可以指导相关主题的前期研究发现,以及测量技术的选择和设计。有时本单位的专家(expert)可以解决以上问题,但联系其他机构中曾发表过相关研究的专家常常更有意义。一个新研究者在给《美国医学会杂志》的作者写信或打电话时,或许会感到紧张,但大部分科学家会非常友好地回应并给出建议。

第二是通过反复过程(iterative process)使研究计划逐渐清晰起来,对研究设计进行逐步修改,估计样本量,与同事讨论,对关键要素进行预先测试,并不断修正。一旦这一页纸的研究大纲确定下来,同事的正式评议常常会使研究计划得到重要完善。当研究计划初步完成后,预实验中足够数量的研究对象的可获得性及其意愿可能导致招募计划的改变。理想的测试可能被证实过于昂贵,而必须选择较便宜的替代方法。

主要与次要问题

很多研究都不止有一个研究问题,试验常常阐明干预对多个结局产生的效果;例如,妇女健康倡议(the Women's Health Initiative)曾设计用来确定减少饮食中脂肪的摄入是否能够降低乳腺癌的发病风险,但是一个重要的次要假设是检验减少饮食中脂肪的摄入对冠心病事件的影响[5]。几乎所有的队列研究和病例对照研究都会研究几个危险因素对每一个结局的影响。涉及几个研究问题的研究设计的优点是可以提高研究效率,通过一个研究就可以回答几个问题。而缺点是增加研究设计和实施,以及存在多个假设时进行统计推断的复杂性(第5章)。合理的策略是将研究计划和样本量估算聚焦在一个单一的主要研究问题(single primary research question)上,加上其他可能产生有价值结论的与预测变量或结局相关的次要研究问题(secondary research questions)。

■ 转化研究

转化研究(translational research)指的是那些将象牙塔中的发现转换至"真实世界",确保科学创造对公共卫生会产生积极影响的研究。转化研究[6]有两个重要方面:(图2.2)

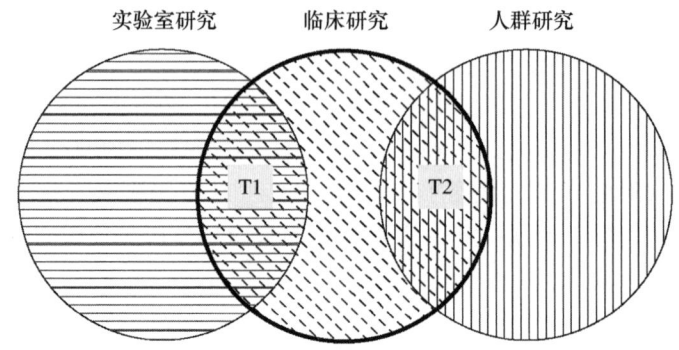

图 2.2 转化研究是临床研究与基础科学研究（T1）或人群研究交叉的部分（T2）

- 将实验室研究得到的基础科学发现应用于患者的临床研究（有时缩写为 T1 研究），和
- 将临床研究发现应用于改变社区健康行为（有时缩写为 T2 研究）

这两种形式的转化研究都需要确定一个"转化"时机。正如文学翻译者首先需要找到一篇值得翻译的小说或诗歌一样，转化研究者首先必须锁定可能对临床研究、实践、或公共卫生有重要影响的科学发现或新技术作为目标。在做出挑战性选择的策略中，密切关注同事们讨论的新发现，全国会议上关于新方法的报告，以及已发表的报告中推断的机制都是有帮助的。

从实验室到临床研究的转化（T1）

很多研究工具（tools）可用于临床研究，包括 DNA 测序、基因表达芯片、分子成像和蛋白组学。从临床研究者的观点看，这些新的测量方法、技术或检验结果从流行病学角度看并无差异。有关测量的章节在研究计划涉及这些测量方法时是有用的（第 4 章），同时也为研究设计（第 7—12 章）、人群样本（第 3 章）、样本大小（第 6 章）提供参考。有关基因组学和其他"组学"的测量尤其需要考虑多重假设检验（第 5 章）。

与常规的临床研究相比，成功的 T1 转化研究者通常需要额外的技能，或与具备相关技能的合作者共事。"从实验台到病床旁"的转化研究要求研究者对基础科学有全面的了解。尽管很多临床研究者相信她们能掌握这些知识——正如许多实验室研究者认为开展临床研究不需要特殊训练一样——事实上，这两部分技能鲜有交集。例如，假设一位基础研究的科学家确定了一个影响小鼠昼夜节律的基因。一位睡眠专业的临床研究者（clinical investigator）有一个关于睡眠周期的队列研究以及储存 DNA 的样本库，想研究人类等位基因变异与睡眠是否存在关联。为了提出一个这种关联的 T1 研究，她需要一些熟悉该基因以及各种基因分型方法优缺点的合作者。

同样的，设想实验室研究人员（laboratory-based investigator）已经从乳腺癌患者的异常病理组织中发现了基因表达的独特模式。如果没有与懂得临床研究内容（如重测信度、抽样和盲法、疾病先验概率对研究结果适用性的影响）重要性的人合作，她也无法提出用这项检测预测乳腺癌复发风险的研究。好的转化研究需要不止一个领域的专业知识，因此致力于新药试验的研究团队往往需熟悉分子生物学、药代动力学、药效动力学、Ⅰ期和Ⅱ期临床试验以及医学相关领域实践模式的科学家。

从临床到人群研究的转化（T2）

旨在将临床试验的发现应用到更大和更多的不同人群（diverse populations）的研究，常常需要确定高危人群或缺少卫生服务的人群，理解筛检和诊断的差别，知道如何应对卫生保健系统的变化。在实际操作层面上，这类研究通常需要有大样本人群（或临床医生）的参与，例如在卫生计划或大型医疗中心招募的研究对象。在制订研究计划时，来自部门主管（the department chair）、附属医院的医务主管（the chief of the medical staff at an affiliated hospital）、健康保险机构的领导（the leader of a managed care organization）或社区组织的代表的支持和建议也很有帮助。

有些研究者在进行此类转化研究时会走捷径，只是将在自己诊所开展的研究扩展到其同事服务的患者中（如学术性医疗中心的家庭医生门诊），而没有包括社区里的医生。这有点像将阿里斯托芬（Aristophanes）的作品翻译为现代希腊语一样——对于英语国家的读者来说这仍然没有太大的意义。第18章强调了尽可能开展社区研究的重要性。

在更大的人群中检验研究发现时，通常需要调整研究方法以便于实施。例如，欲研究新的工作餐与锻炼项目在社区是否有效时，不可能随机分配个体的患者，一个解决方法是按医生随机分配。这就需要与整群抽样和聚类分析的专家合作。很多旨在改善医疗保健的T2研究项目使用替代的"过程"指标作为结局。例如，如果临床试验已经确定某种新的治疗方法能够减少脓毒血症的病死率，在比较两种新的治疗方法的转化研究中不一定把死亡作为结局。而是仅仅比较接受新治疗的脓毒血症患者所占的比例。将研究从设计指定的机构转移到设计为医疗护理或其他目的的机构，需要灵活和创造性地应用这些原则，以尽可能保证研究结果的真实和精确。

■ 小结

1. 所有研究都应该从提出研究者想知道的研究问题（research question）开始。目标是找到一个可以转化为研究计划（study plan）的问题。

2. 学术背景（scholarship）是发现有价值研究问题的基础。对研究兴趣相关领域的研究进行系统综述（systematic review）是好的开始。参加学术会议（conferences）并对新的研究结果保持警觉，有助于研究者积累已发表论文以外的经验。

3. 新研究者要做的最重要的一个决定是选择一个或两个资深科学家作为导师（mentors）：可以花时间面谈（meet）、提供资源（resources）、帮助联系（connections）其他合作者、鼓励创新（creativity）、提高新研究者独立（independence）思考能力和提升视野的有经验的研究者。

4. 好的研究问题可能在会议（conferences）中寻找新合作者，对临床实践和问题进行批判思考，论法将新方法（new methods）应用于旧问题，或是在教学（teaching）、冥想（daydreaming）、执著追求（tenacious pursuit）等解决疑难问题的方法时出现。

5. 在投入大量时间和精力写出研究计划书并实施研究计划之前，研究者应该考虑研究问题和研究计划是否具备"FINER"的特点：可行（Feasible）、有趣（Interesting）、创新（Novel）、符合伦理（Ethical）、相关（Relevant）。基金将优先资助有创新性以及对科学和健康有重要影响（significant impacts）的研究计划书。

6. 在设计初期，应该先将研究问题写成一页纸的研究大纲（study outline），具体描述研究需要多少研究对象、如何选择研究对象，以及需要测量哪些指标等问题。

7. 制定研究问题和设计方案是一个反复过程（iterative process），包括咨询专家和同事、不断熟悉文献，以及进行招募和测量的预实验（pilot studies）。

8. 大多数研究有一个以上的研究问题，在研究设计和实施时聚焦于一个单一的主要问题（single primary question）是有好处的。

9. 转化研究（translational research）是临床研究的一种，包括将基础科学发现应用于患者的临床研究（T1）以及如何将这些发现应用于社区以改善医疗实践（T2）。这需要实验室研究人员（laboratory-based investigatiors）和人群研究者（population-based investigatiors）共同合作，并采用本书介绍的临床研究方法（clinical research methods）。

参考文献

1. The ATAC Trialists Group. Anastrazole alone or in combination with tamoxifen versus tamoxifen alone for adjuvant treatment of postmenopausal women with early breast cancer: first results of the ATAC randomized trials. *Lancet* 2002;359:2131–2139.
2. Quinn J, Cummings S, Callaham M, et al. Suturing versus conservative management of lacerations of the hand: randomized controlled trial. *BMJ* 2002;325:299–301.
3. Kuhn TS. *The structure of scientific revolutions.* Chicago, IL: University of Chicago Press, 1962.
4. Yaffe K, Browner W, Cauley J, et al. Association between bone mineral density and cognitive decline in older women. *J Am Geriatr Soc* 1999;47:1176–1182.
5. Prentice RL, Caan B, Chlebowski RT, et al. Low-fat dietary pattern and risk of invasive breast cancer. *JAMA* 2006;295:629–642.
6. Zerhouni EA. US biomedical research: basic, translational and clinical sciences. *JAMA* 2005;294:1352–1358.

第 3 章

选择研究对象：确定、抽样与招募

Stephen B. Hulley，Thomas B. Newman，and Steven R. Cummings

刘天怡　彭晓霞　唐迅　译

研究对象选择得好，其重要目的在于确保研究中的发现能够准确代表所关注的总体（population）中的现象。研究计划书必须确定研究对象的样本（sample），以保证有适当的时间和经费完成研究（即数量适中、并方便获得），然而还需要足够大的样本以控制随机误差，并有足够的代表性可以将研究结果外推到关注的人群。这里有一个重要原则，外推性（generalizability）不是简单的"是"或"否"的问题，而是基于研究者选择的总体人群与抽样设计完成的综合定性判断。

我们将在第 6 章涉及如何选择适当数量的研究对象的内容。本章我们重点介绍选择具有代表性并且可行的研究对象的确定（specifying）和抽样（sampling）过程（图 3.1）。也将讨论招募（recruiting）这些人参与研究的策略。

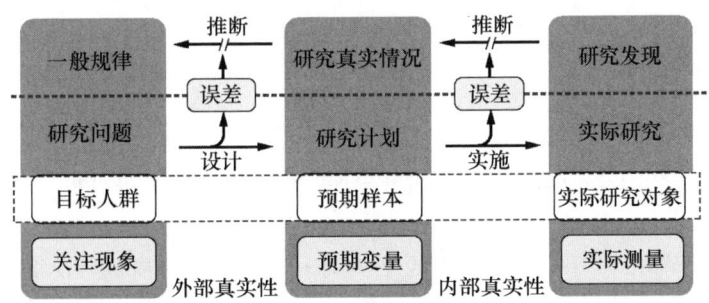

图 3.1　本章聚焦于选择能够代表研究问题所关注的总体人群的研究样本

■ 基本术语与概念

总体与样本

总体（population）是指具有特定特征的全部人群的全集，样本（sample）是总体的一个子集。一般情况下，采用地理分布来定义总体的特征——如加拿大人群。在研究中，还可以用临床特征、人口学特征和时间特征定义总体：

- 目标总体（**target population**）是根据临床与人口学特征定义的，即研究结果可外推到世界范围内的人群集合——如患有哮喘的青少年。

- 可获得总体（accessible study sample）是根据地理和时间特征定义研究可获得的目标总体的子集——今年居住在研究者所在城镇并患有哮喘的青少年。
- 预期研究样本（intended study sample）是可获得总体中研究者希望入选研究的子集。
- 实际研究样本（actual study sample）是实际参与研究的一组研究对象。

研究结果的外推

经典的 Framingham 研究是一个早期案例，通过科学地设计研究，实现了将样本中观察到的结果应用于总体的推断（inferences）（图 3.2）。

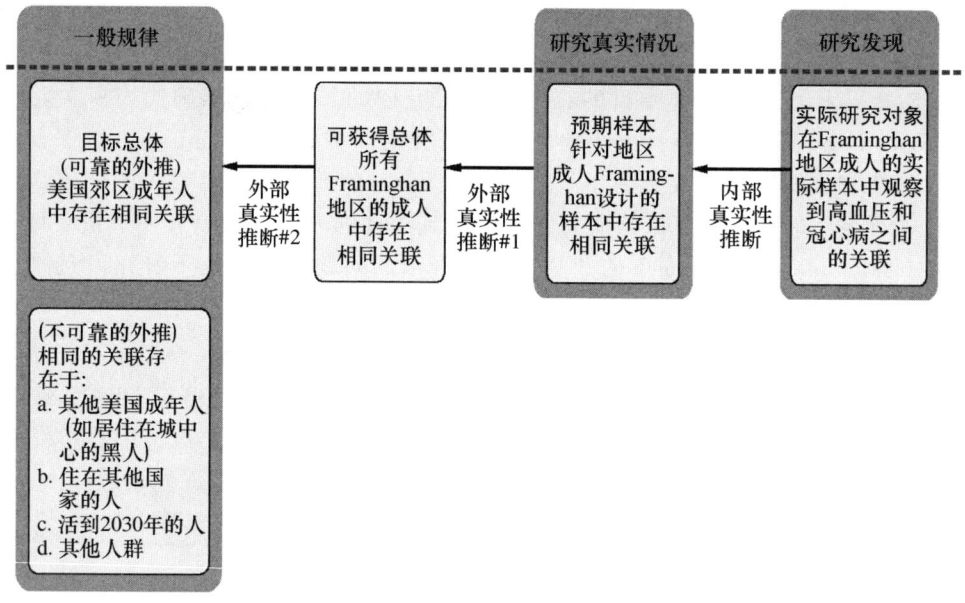

图 3.2　自右向左从研究对象推广到目标总体的推断过程

抽样设计要求确认 Framingham 地区至少有一位 30～59 岁成年人的所有家庭，按照地址将这些家庭排序，然后三个家庭分为一组，邀请前两个家庭中符合年龄标准的人参加研究。虽然这种"系统"抽样设计并不像通过随机过程选择每一位研究对象那样可以防止干扰（正如在本章后面讨论到的），但需要更加慎重考虑的两个问题是，研究选择的 Framingham 居民中有 1/3 拒绝参加研究的事实，以及研究者接受了那些符合年龄标准，虽然没有被抽中但自愿参加研究的居民[1]。

由于应答者通常比非应答者更健康，特别是志愿者，因此实际样本的特征无疑会不同于预期样本的特征。每一个样本都会存在误差，但问题是误差会产生多大的影响。将研究观察到的危险因素关系——例如，高血压是冠心病的危险因素——外推到所有的 Framingham 居民，Framingham 研究的抽样误差并不足以影响研究结论的真实性。

下一步要考虑的是将从 Framingham 地区居民可获得总体中得到的"高血压是冠心病的危险因素"这个结论外推到其他地区目标总体的真实性。这个推断更主观。因为选择 Framingham 并没有通过科学抽样设计，仅仅因为它是一个比较典型的美国中产阶级白人社区，同时方便研究者开展研究。将 Framingham 研究建立的风险关系外推到该国其他人群时的真实性要考虑以下原则,通常情况下,可以阐明生物学联系的分析性研究和临床试验的结果比旨在研究特征分布的描述性研究有更好的可外推性。因此,Framingham 地区的白人与市内的美国黑人相比,高血压作为冠心病危险因素的关联强度是相似的,但后者的高血压患病率更高。

研究计划书中获取研究对象的步骤

图 3.2 展示了从右到左的推断过程,这个顺序用于解释一项完整研究的结果。研究者进行研究设计时恰恰相反,需要从左侧开始(图 3.3)。首先根据研究问题确定目标总体的临床和人口学特征,然后用地理标准(geographle criteria)和时间标准(temporal criteria)确定既有代表性又有可行性的研究样本。

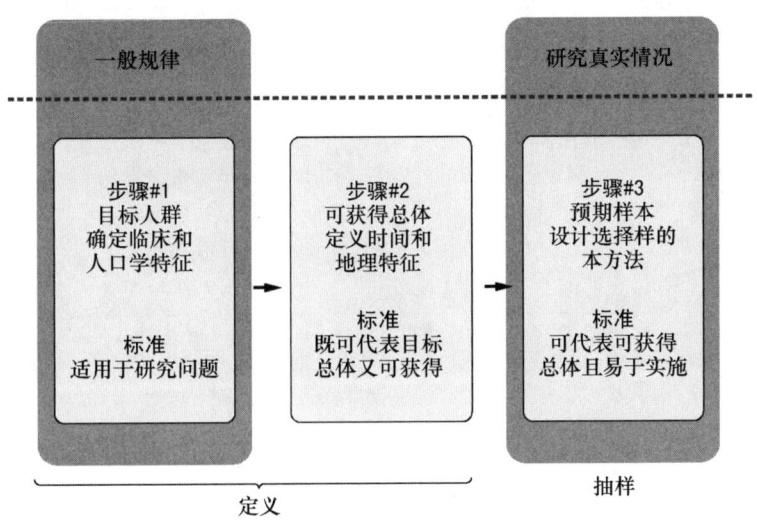

图 3.3 研究计划书中选择研究对象的步骤

■ 选择标准

如果研究者想研究绝经后女性补充低剂量睾酮较安慰剂增强性欲的效力,可以从定义研究对象的选择标准开始。

建立选择标准

入选标准(inclusion criteria)会根据研究问题定义目标总体的主要特征(表 3.1)。年龄通常是要考虑的重要因素,在该研究中研究者可能会重点关注 50 岁的女性,假设药物的利弊比在这个年龄组人群是最好的;另一个研究可能会采取不同的决定而关注更老的女性。为了提高外推性,研究者也可能入选美国黑人、西班牙裔或亚裔女性。这通常是一个好主意,但需要注意的是如果已有其他证据显示效应存在种族差异,这种提高可外推性是不可靠的。在这种情况下,研究者需要在每个种族都收集足够多的女性才能进行效应修饰作用(effect modification)(在一个种族的效应不同于在其他种族,也称为"交互作用"；第 9 章）的统计学检验；通常情况下，研究所需的样本量很大，而大部分研究没有足够的统计学效能检验出效应修饰作用。

表 3.1　为一项临床试验（低剂量睾酮较安慰剂增强绝经后女性性欲）设计选择标准

	设计特征	举例
入选标准（需具体）	根据研究问题和研究效率确定总体：	
	人口学特征	50～59 岁的女性
	临床特征	身体健康
		有性伴侣
		担心性欲降低
	地理学（行政）特征	研究者所在医院的就诊患者
	时间特征	在某一年 1 月 1 日至 12 月 31 日之间
排除标准（需谨慎）	定义不能参与研究的总体子集：	
	失访可能性高	酗酒
		计划搬出本地
	无法提供好的数据	无判断力
		有语言障碍*
	有较高的潜在不良反应风险	有心肌梗死或卒中病史

*当有语言障碍的研究对象数量很大，并且对研究问题很重要时，可以考虑不排除有语言障碍的研究对象，但是可以考虑使用其他替代方法，如收集不用语言表达的数据，或是使用双语工作人员和问卷。

用地理和时间特征定义可获得总体的入选标准时常常需要在科学性和实际目标之间进行权衡。研究者可能发现自己所在医院的患者是易获得且经济的研究对象来源。但她必须考虑当地转诊模式的特点是否会影响研究结果向其他人群的外推。关于入选标准的决定无所谓对错，最重要的是做出合理的决定，这可以贯彻于整个研究，同时能够清楚地告诉其他人便于他们决定将研究结论应用到相应的人群中。

在选择研究对象时确定临床特征往往涉及困难的判断，不仅要判断哪些因素对于研究问题是重要的，而且要考虑如何定义这些因素。例如，研究者如何将"身体状况良好"的标准转化为可操作的标准？她可能决定不入选自我报告有任何疾病的人，但这么做有可能排除了一大批实际上适合研究问题的研究对象。

更合理的做法是只排除那些患有某种疾病，可能影响随访的患者，如肿瘤转移患者。这是"排除标准"（exclusion criteria）的一个例子，指那些符合入选标准并且适合研究的个体，且没有会影响随访，数据质量或随机分配治疗的可接受性的特征（表 3.1）。英语交流困难，有心理问题、酗酒和严重疾病都是排除标准的例子。临床试验（clinical trials）不同于观察性研究，考虑到干预对于特定患者的安全性更有必要设定排除标准，例如孕妇的用药（第 10 章）。一般原则是尽可能少地设计排除标准，这样能使事情简单化并且保证有足够数量的潜在研究对象。

临床与社区人群

如果研究问题涉及某种疾病的患者，比较容易找到的是住院或门诊病例，但决定谁来医院或者门诊的选择因素会对研究对象的代表性产生重要影响。例如，三级医院的专科门诊病例多为危重患者，他们的特征和预后都不同于普通门诊，从初级卫生服务机构抽样会是更好的选择。

选择样本时另一个通常的选项是从社区选择代表健康人群的研究对象。通常采用信件、电子邮件、互联网广告、广播或是平面媒体招募研究对象，但他们并不能完全代表一般人群，因为有一些人比其他人更愿意参加研究或更经常使用互联网和电子邮件。招募真正的"基于人群"的样本是困难且昂贵的，但对指导公共卫生和社区临床实践是有用的。最大也是最好的例子之一是国家健康与营养调查项目（National Health and Nutrition Examination Survey，NHANES），它是一个美国居民的代表（representative）性样本。

与其他城市的同行合作，或是使用已有的数据库（如 NHANES 或医疗保险 Medicare 数据）可以增加样本大小和多样性。来自公共卫生机构、卫生保健提供组织和医疗保险公司的可获取的电子数据库（electronically accessible data sets）已在临床研究中得到广泛应用，这些数据可以更好地代表全国人口，同时较其他途径更节省时间（第 13 章）。

■ 抽样（Sampling）

通常满足选择标准的人数太多，因此需要选择总体的一个样本（sample）（子集）进行研究。

非概率抽样（Nonprobability Samples）

在临床研究中，研究样本通常由满足入选标准并且容易获得的研究对象组成。这叫做方便样本（convenience sample）。方便样本在成本和组织工作方面有明显优势，对于某些研究问题来说是好的选择。

连续样本（consecutive sample）通过连续选择满足入选标准的研究对象从而减少志愿者偏倚和其他选择偏倚。当我们需要足够长的一段时间收集整个可获得总体，而季节变化或其他时间变化对研究问题有重要影响时，这种方法尤其适用。

基于任何样本进行推断，真实性是前提，为了回答研究问题，样本应该能够充分代表可获得总体。如果采用方便样本，则需要主观判断。

概率抽样（Probability Samples）

有时，尤其是描述性研究问题，需要有将研究结果从样本外推到总体的科学依据。概率抽样是保证外推性的金标准，即通过随机过程保证研究总体中的每一个抽样单元有特定的概率被选进样本。这种科学方法为从样本观察到的现象外推到总体时的可信度估计提供了坚实基础，同时为统计学假设检验和置信区间计算提供依据。这种方法有以下几种类型：

- **简单随机抽样（simple random sample）** 是列举总体中的所有人，然后随机选择一个子集。在临床研究中，当研究者希望从比她需要的人群大得多的总体中选择一个有代表性的子集时，常常使用这种方法。例如，为了从所在医院获得白内障手术患者的随机样本，研究者要列出研究期间内所有需要手术的患者名单，然后使用随机数字表选择个体进入研究（附录3）。

- **系统抽样（systematic sample）**的第一步与简单随机抽样相似，列举总体名单，但不同之处是系统抽样是按照预先设定好的抽样间隔进行样本选择（如Framingham研究方法就是从按住址排序的小镇家庭列表中选择每三个家庭中的前两个）。系统抽样容易因人群自然周期影响而产生误差，而且它允许研究者预测并可能操纵哪些人成为样本。相对于简单随机抽样，系统抽样并不具备逻辑优势，在临床研究中很少会成为较好的选择。
- **分层随机抽样（stratified random sample）**的第一步是将总体按照性别或种族等特征划分为亚组，然后从每一层进行随机抽样。对于在总体中不常见但研究者特别感兴趣的亚组，这些分层的次级样本可以按权重进行非等比例抽样。例如，在研究妊娠期毒血症发病率时，研究者可以按照种族将总体分层，然后从每一层抽取等量的样本，少数民族样本将会具有较大的代表性权重，从而使每一个种族的估计发病率的精确度具有可比性。
- **整群抽样（cluster sample）**是针对总体中由个体组成的自然组（群）的随机抽样。当总体分布范围很广、无法列出名单和针对所有要素进行抽样时，整群抽样是有用的。例如，考虑从全州范围内的出院诊断数据库随机选择肺癌病例进行访视的问题；可以随机选取一部分医院并从这些医院中选择病例以减少成本。社区调查通常使用两阶段整群抽样：从地图上列举的城区中随机选择，并由现场团队对抽中的城区进行访问，列出每一个城区的所有地址，再通过第二轮随机过程选择地址的次级样本。整群抽样的缺点是自然形成的群组在关注的变量上通常比总体更具有同质性；例如，每一个城区的居民往往都有相似的社会经济地位。这意味着有效样本量（在调整组内一致性后）将会在某种意义上低于所需的研究对象人数，统计学分析时需要考虑群组因素。

抽样设计选项小结

运用统计描述和统计学意义检验从研究样本的观察结果推断总体是基于概率抽样的假设。但在临床研究中，从整个目标总体中获得随机样本几乎是不可能的。方便抽样（最好是连续抽样设计）是适宜可行的方法。关于提出的抽样设计是否满意的决定需要研究者做出判断（judgement）：对于目前的研究问题，从研究样本观察到的结论会与可获得总体的一个真实的概率抽样所获得样本的研究结果一致吗？除此之外，该结论是否适用于目标总体？

■ 招募（Recruitment）

招募目标

选择可获得总体和抽样方法时需要考虑的一个重要因素是招募研究对象的可行性。包括两个主要目的：（1）招募能够充分代表（represents）目标总体的样本，减少由于系统误差（偏倚）导致错误结论的可能性；（2）招募到足够的样本量（sample size），减少由于随机误差（偶然性）导致错误结论的可能性。

获得有代表性的样本

在研究设计的开始阶段，随着目标总体、可获得总体以及抽样方法的确定，如何获得有代表性的样本的招募方法也就被确定了。招募方法将贯彻研究始终，保证应用入选标准纳入研究对象时不犯错误，从而保证研究成功推进。

无应答（nonresponse）是需要特别关注的问题，尤其是在描述性研究中[①]。同意参加研究者在选择出的研究对象中所占的比例（应答率）影响着根据入选样本推断总体的真实性。那些很难联系到的以及虽然取得联系但拒绝参加研究的人常常不同于参加研究的那些人。无应答对外推性的影响程度取决于研究问题本身以及无应答的原因。25%的无应答率，在许多情况下已经很好了，但当疾病本身会导致无应答时，这将严重影响疾病患病率的估计。

无应答偏倚对描述性研究结论的影响程度，可以通过获得无应答样本的额外信息对其进行估计。但是，处理无应答偏倚最好的方法是减少无应答的人数。设计一系列不同方法（信件、电子邮件、电话、家访）尝试反复联系，可以减少联系不到纳入研究对象的可能性。对那些已经取得联系的研究对象，以下措施可以减少拒绝参加研究的可能性，提高效率并增加项目本身吸引力：避免有创和不适的检查的设计，使用小册子和个体讨论缓解紧张和不适，采用奖励机制，如报销交通费用和提供检查结果，通过雇佣双语工作人员和翻译的调查问卷克服语言障碍。

招募足够数量的研究对象

招募率不足是临床研究中最常见问题之一。计划研究时，最好假设满足入选标准并同意参加的研究对象比预期的人数少，有时仅仅是预期人数的几分之一。解决这个问题的方法是根据预实验结果对招募难度进行经验性估计，计划一个远大于实际必需人群数量的可获得总体，同时制订应变计划以解决出现需要额外研究对象时带来的问题。在招募进行过程中，密切监控招募过程是否达到招募目标，并列出没有完成目标的原因是非常重要的。了解在各个阶段研究对象丢失的原因可以帮助我们制订减少丢失的策略。

有时招募涉及选择已认识研究团队成员的研究对象（如在研究者门诊就诊患者中开展新治疗的研究）。这时主要考虑的是给研究对象提供均等参与的机会，说明利弊。当研究者与患者讨论是否参加研究，必须认识到，作为患者的医生给出的建议与作为研究者的兴趣发生冲突时，会面临伦理学难题（第 14 章）。

招募通常需要与不认识研究团队成员的研究对象取得联系。如果研究团队中至少有一个成员具有先前联系过预期研究对象的经验，是有帮助的。这些包括在工作场所或公共场所（如大型购物中心）进行筛检，按照诸如驾照持有者名单寄出大量邮件，在互联网上做广告，从临床医生那里邀请转诊者，对既往记录进行回顾，以及检查在门诊和医院看到的患者名单。这些方法中的一些，尤其是最后两个，如果涉及侵犯参与者个人隐私的内容，

[①] 在以估计特定人群的变量分布为主要目标的描述性研究中，研究对象招募过程（本章主题）中的无应答是主要问题。在任何需要对队列随访一段时间的研究中，随访过程中的无应答常常是主要问题，尤其是在干预措施本身会影响应答率的临床试验中（第 10 章）

必须得到伦理审查委员会审批。

获得重要部门的支持有助于招募工作的准备。例如，研究者可以与医院管理者开会讨论基于门诊的抽样，或是与社区领导、医学会和区域卫生部门讨论从而制订社区筛检项目的执行方案，还可以给医生寄信。在申请基金时，以附件的形式提交书面支持文件。对于大型研究来说，通过做公众讲座或通过电台、电视、报纸、宣传单、网页和大量信件来做宣传广告营造一种良好的社区氛围也是有帮助的。

■ 小结

1. 大部分临床研究是基于用样本（sample）代表总体（population）的方式，无论是哲学层面还是实践层面。

2. 抽样的优点是高效（efficiency）：允许研究者花费相对较少的时间和精力通过检验样本的子集推断总体。不足是在抽样过程中会产生误差（error）：针对研究问题，如果样本没有足够的代表性，研究结果将不能很好地外推（generalize）到目标总体，并且如果样本量不够大，就不能充分减少偶然（chance）对结果的影响。

3. 在设计抽样时，研究者要通过定义一系列入选标准（inclusion criteria）明确目标总体（target population）。从而使研究对象的人口学特征或临床特征适合于研究问题。

4. 接下来要选择合适的可获得总体（accessible population），即地理和时间特征都便于研究，同时谨慎地定义一系列排除标准（exclusion criteria），以减少不符合伦理或是不适于参与研究的对象。

5. 下一步是设计抽样（sampling）方法。在一些研究问题的研究初期，方便抽样（convenience sample）是可取的，但连续样本（consecutive sample）常常是更好的选择。在必要时采用简单随机抽样（simple random sampling）可以减少样本量，其他概率抽样（other probability sampling）的策略如分层（stratified）抽样和整群（cluster）抽样则有其特定的适用条件。

6. 最后，研究者必须设计和实施招募研究对象的计划，从而保证样本能够充分代表（representative）目标总体以控制系统误差，并且样本数量要足够大（large enough）以控制随机误差。

附录 3

这个表格提供了一个简单的纸质版方法，用来从随机数字表中选择 10% 的随机样本。首先列举（列出并计数）出待抽样总体中的每一个人。然后确定获得一系列合适数字的规则；例如，如果你列出 741 个元素（从 1 到 741 标号），你的规则可以是竖着读表中的每一列，使用每个数的前三位数字（从左上角开始，选取的数字是 104，223，以此类推），选择前 74 个落在 1 到 741 范围内的不同数字。最后随机选择一个数字作为起始点（闭上眼睛用铅笔在表中挑选数字就是一种方法），并开始使用规则。现在使用计算机产生随机数字的现代方法，工作原理与之基本相同。

表 3.2　从随机数表中选择随机样本

10 480	15 011	01 536	81 647	91 646	02 011
22 368	46 573	25 595	85 393	30 995	89 198
24 130	48 390	22 527	97 265	78 393	64 809
42 167	93 093	06 243	61 680	07 856	16 376
37 570	33 997	81 837	16 656	06 121	91 782
77 921	06 907	11 008	42 751	27 756	53 498
99 562	72 905	56 420	69 994	98 872	31 016
96 301	91 977	05 463	07 972	18 876	20 922
89 572	14 342	63 661	10 281	17 453	18 103
85 475	36 857	53 342	53 998	53 060	59 533
28 918	73 578	88 231	33 276	70 997	79 936
63 553	40 961	48 235	03 427	49 626	69 445
09 429	93 969	52 636	92 737	88 974	33 488
10 365	61 129	87 529	85 689	48 237	52 267
07 119	97 336	71 048	08 178	77 233	13 916
51 085	12 765	51 821	51 259	77 452	16 308
02 368	21 382	52 404	60 268	89 368	19 885
01 011	54 292	33 362	94 904	31 273	04 146
25 162	53 916	46 369	58 569	23 216	14 513
07 056	97 628	33 787	09 998	42 698	06 691
48 663	91 245	85 828	14 346	09 172	30 163
54 164	58 492	22 421	74 103	47 070	25 306
32 639	32 363	05 597	24 200	38 005	13 363
29 334	27 001	87 637	87 308	57 731	00 256
02 488	33 062	28 834	07 351	19 731	92 420
81 525	72 295	04 839	96 423	24 878	82 651
29 676	20 591	68 086	26 432	46 901	20 949
00 742	57 392	39 064	66 432	84 673	40 027
05 366	04 213	25 669	26 422	44 407	44 048
91 921	26 418	64 117	94 305	26 766	25 940

参考文献

1. www.framinghamheartstudy.org/about/background.html，accessed7/23/12.

第 4 章

设计测量：精确度、准确度和真实性

Stephen B. Hulley，Thomas B. Newman，and Steven R. Cummings

刘天怡　彭晓霞　唐迅　译

测量是指用可以进行统计分析的术语描述现象，一项研究的真实性依赖于研究设计的变量如何很好地反映研究现象（图 4.1）。例如，便携式血糖测量仪的测量结果如何；失眠问卷是否能很好地反映睡眠时间和质量？

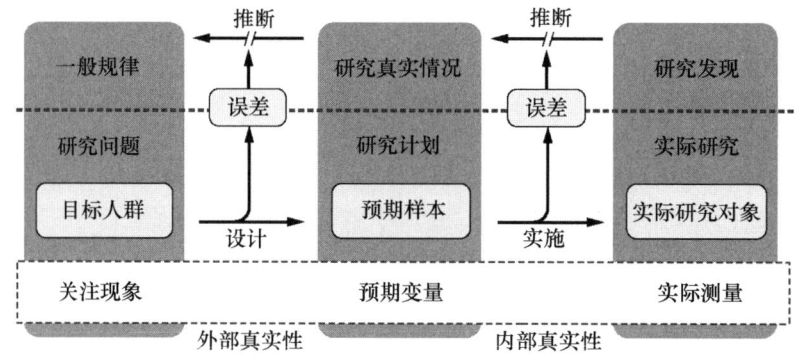

图 4.1　设计可以反映研究现象的测量方法

本章从考虑测量尺度（measurement scale）的选择会如何影响测量获得的信息开始。然后将目标集中于减小测量误差：即如何设计相对精确（precise）（避免随机误差）和准确（accuracte）（避免系统误差）的测量，以此增强根据测量结果推断研究现象的合理性。在考虑临床研究与转化研究的一些因素之前，我们首先阐明真实性（validity）的概念，即与准确性的定性关系，尤其关注预先储存标本进行后续测量的优点。

■ 测量尺度（Measurement Scales）

表 4.1 给出了测量尺度的简化分类及其相应的测量结果。分类十分重要，因为某类变量比其他变量能提供更多信息（more informative），从而增加研究效能或减少样本量需求，揭示更详细的分布模式。

表 4.1 测量尺度

测量类型	变量特征	举例	统计描述	统计效能
分类				
二分类	两类	生存状态（存活或死亡）	计数、构成比	低
名义	无序分类	种族、血型	计数、构成比	低
有序	区间无法定量的有序分类	疼痛程度、社会阶层	计数、构成比、中位数	中等
数值				
连续或离散[+]	带有量化间隔的排序谱	体重、每日吸烟数量	计数、构成比、中位数、均数、标准差	高

[+] 连续变量有无限的测量值（如体重），而离散数值变量相对有限（如每日吸烟数量）。有大量可能测量值的离散变量，类似于连续变量，可以满足统计效能和分析的实际目标。

数值变量（Numeric Variable）：连续（Continuous）和离散（Discrete）

数值变量（numeric variables）可用反映多少的数字进行定量。连续变量（continuous variables）是基于无限尺度定量多少，如体重可能的测量值数目仅受限于所用测量仪器的敏感性。连续变量能够提供丰富的信息。离散数值变量（discrete numeric variables）是用有固定单位的尺度定量多少，通常是整数，如女性妊娠次数。在统计分析中，具有相当多测量值的离散数值变量类似于连续变量，可以满足相同的测量设计目的。

分类变量（Categorical Variables）：二分类（Dichotomous）、名义（Nominal）和有序（Ordinal）

不适合定量的现象可以通过分类进行测量。有两个测量值（如死亡或存活）的分类变量（categorical variables）称为二分类（dichotomous）。多于两个分类的变量（多分类变量）可以根据其包含的信息类型进一步划分。其中，名义变量（nominal variables）的分类是无序的；如 O 型血与 B 型血相比没有数量上的差异；名义变量倾向于有绝对的定性特征从而使测量更直接。有序变量（ordinal variables）的分类之间有次序，如重度、中度和轻度疼痛。相对于名义变量，有序变量的优势在于可以提供更多的信息，但由于有序变量不能明确一种分类与相邻分类之间的数量上或统一的差别，因此有序变量所包含的信息少于离散或连续数值变量。

选择测量尺度（Choosing a Measurement Scales）

选择测量尺度时，一个好的通用准则是，连续变量优先于分类变量（prefer continuous over categorical），因为连续变量包含更多信息从而能够提高统计效率。例如，在比较几种治疗的降压效果的研究中，用毫米汞柱测量血压允许研究者观察到每个参与者的变化幅度，而仅将参与者定义为高血压或正常血压则会限制对疗效的评估。连续变量包含更多信息，其结果是使研究有更高效能和（或）减少样本量需求（第 6 章）。

与分类变量相比，连续变量还允许我们更灵活地使用数据拟合变量的性质或关联的情况，尤其是复杂模式的关系。例如，研究维生素 D 与各种肿瘤的关系时，为了检测到可能的 U 型模式（U-shaped pattern），即维生素 D 水平低或高的参与者死亡率高于中等水平的参与者死亡率，需要将维生素 D 水平作为连续变量进行测量[1]。此外，在研究低出生体重婴儿预测因素时，应该记录真实的出生体重而不是只记录高于或低于常规的 2500 g 的阈值（threshold）；这样做允许我们进行更多的分析，如改变定义低出生体重的截点值，或研发一个能将出生体重划分为几类的有序尺度（如 >2500 g, 2000～2499 g, 1500～1999 g, <1500 g）。

同样的，面临使用有序变量设计应答分类的数目选择时，如询问食物喜好，通常采用包含从"极其反感"到"特别喜欢"的 6 个分类选项。这些结果在以后也可以按照喜欢和不喜欢转换为二分类变量，反之则不然。

许多特征，尤其像疼痛这类症状或生活方式的某些方面，很难用分类变量或数值变量描述。但这些现象通常在诊断和治疗决策中往往具有重要作用，试图对其进行测量是描述和分析的科学方法的基本要素。以 SF-36 简表为例，采用评估生活质量（quality of life）的标准调查问卷可以产生离散数值评分[2]。分类和测量的过程中，如果完成得好，可以提高我们对知识的客观性，减小偏倚，并提供一种交流方式。

■ 精确度（Precision）

变量的精确度是指可重复的程度，即每次测量可以得到几乎相同的数值。杆秤可以非常精确地测量体重，而采用访谈的形式测量生活质量，其测量值会随着观察者或时间的改变而改变。精确度对研究效能有重要影响。测量越精确，在既定样本量前提下估算均值并检验假设的统计学效能越高（第 6 章）。

精确度，又称可重复性（reproducibility）、可靠性（reliability）和一致性（consistency），与随机误差（random error）有关（随机变异），误差越大，测量精确度越低。测量过程中的随机误差来源主要有以下 3 种：

- 观察者变异（observer variability）来源于观察者，包括在访谈中的措辞选择和测量仪器的操作水平。
- 仪器变异（instrument variability）来源于仪器，包括环境因素的改变（如温度），仪器零件的老化，不同的试剂批次等。
- 研究对象变异（subject variability）来源于研究对象自身的生物学变异，而与研究变量无关，例如由于在一天中测量时间不同或距离末次进食或用药的时间不同而造成的变异。

精确度评估

常常采用重复测量的可重复性（reproducibility）评价精确度，包括比较同一个人（观察者内可重复性）或不同人（观察者间可重复性）的多次测量结果。同样的，也可以对同一仪器或仪器间进行评价。连续变量的可重复性通常用参与者内标准差或变异系数

(coefficient of variation)（用参与者内标准差除以均数）表示①。对于分类变量，常使用百分比一致性，组间相关系数和 kappa 值[3-5]。

提高精确度的策略

有 5 种方法可以减少随机误差并增加测量精确度（表 4.2）：

表 4.2　减小随机误差以提高精确度的策略，以降压治疗研究为例

减小随机误差的策略	随机误差来源	随机误差的实例	避免随机误差的策略举例
1. 在操作手册里标准化测量方法	观察者	由于气囊放气速度不同导致的血压（BP）值变异（通常是气囊放气过快）	规定气囊放气速度为 2 mmHg/s
	参与者	由于参与者在测量前静坐时间长短不同导致的血压值变异	规定参与者在测量血压前至少在安静的房间内静坐 5 min
2. 培训并认证观察者	观察者	由于观察者技术不同导致的血压值变异	按照标准技术规范培训观察者
3. 改进工具	仪器和观察者	由于血压计故障导致的血压值变异	购买新的高质量的血压计
4. 自动化仪器	观察者	由于观察者技术不同导致的血压值变异	使用自动血压测量仪
	参与者	由于参与者对观察者的情绪反应导致血压值变异	使用自动血压测量仪
5. 重复测量	观察者、参与者和仪器	所有测量以及各种来源的变异	使用两次或多次测量的平均值

1. 标准化测量方法（standardizing the measurement methods） 所有研究方案都应该包括具体的测量说明，即操作定义（operational definitions）。其中可能包括一系列书面的用法说明，解释如何准备环境和参与者，如何开展和记录访谈结果，如何校准仪器等（附录 4）。作为操作手册（operations manual）的一部分，这一套材料是大型的复杂研究必需的，小型研究则推荐使用。即使研究中只有一个观察者，针对每一次测量制订具体的书面说明将有助于观察者在整个研究期间做到统一，从而为发表研究结果时的方法学描述提供基础。

2. 培训并认证观察者（training and certifying the observers） 培训能够提高测量技术的一致性，特别是研究涉及多个观察者时。在操作手册中设计对相关技术熟练程度的正式测试，并且对已经达到预期水平的观察者进行认证是比较合理的（第 17 章）。

3. 改进工具（refining the instruments） 使用机械和电子测量仪器可以减少变异。同样的，问卷和访谈可以通过书写记录以增加明确性，并避免模棱两可的用词（第 15 章）。

---

① 如果每个参与者的连续变量有两种测量方法，可以试图采用相关系数反映它们之间的一致性。但是，由于相关系数对离群值（outliers）[3-4] 极其敏感，更好的方法是 "Bland-Altman" 图，这种方法将两种测量之间的差值为纵坐标，以均数为横坐标进行绘图。如果测量方法之间的差值的绝对值倾向于随均数增长而呈线性增加趋势，那么相较于参与者内部标准差而言，变异系数是更好的描述变异的方法。

4. 自动化仪器（automating the instruments） 使用自动化仪器设备和自填式问卷可以避免人工观察测量所导致的变异。

5. 重复（repetition） 通过重复测量，并使用两次或多次读数的均数可以减少任何来源的随机误差所产生的影响。这种策略可以切实提高精确度，而其主要局限性在于增加成本和重复测量的实际操作难度。

对于研究中的每一项测量，研究者必须决定如何尽力实施以上这些策略。决策依据包括：变量的重要性、对潜在研究问题的精确度要求，以及策略的可行性和成本。一般来说，前两种策略（标准化和培训）总是应该采用，当具备可行性与支付能力时，第 5 种方法（重复）是保证提高精确度的一种选择。

■ 准确度（Accuracy）

变量的准确度（accuracy）是指测量值与真实值的符合程度。

表 4.3 展示了准确度与精确度的不同之处，它们之间并没有必然联系。例如，用标准方法重复测量血清胆固醇水平，如果无意中将其稀释了两倍，那么结果将不准确但仍然精确（一致性地降低了 1/2）。图 4.2 进一步解释了这个概念。然而，准确度和精确度常常是密切相关的，在某种意义上，提高精确度的策略也将改善准确度。

表 4.3 测量的精确度与准确度

	精确度	准确度
定义	对同一变量进行几次测量，几次读数的相似程度	测量值与真实值的符合程度
最好的评价方法	重复测量结果的比较	与"金标准"比较
对研究的价值	提高识别效果的效能	提高结论的真实性
影响因素	由以下因素造成的随机误差（偶然性） 观察者 研究对象 仪器	由以下因素造成的系统误差（偏倚） 观察者 研究对象 仪器

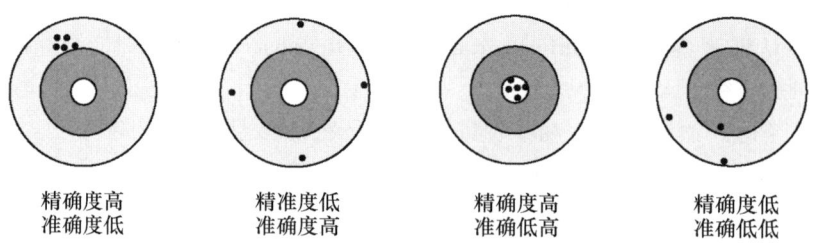

精确度高　　　精确度低　　　精确度高　　　精确度低
准确度低　　　准确度高　　　准确度高　　　准确度低

图 4.2 精确度与准确度之间的差异

准确度与系统误差（systematic error），即偏倚有关：误差越大，准确度越低。在前面有关精确度的部分已提到 3 种主要的测量误差，与以下偏倚相对应：

- **观察者偏倚（observer bias）** 是观察者在感知或报告测量结果时有意或无意的失真。也可能代表仪器操作所产生的系统误差，例如，在血压测量时倾向于向下取整或在访谈参与者时采用诱导性问题。
- **仪器偏倚（instrument bias）** 是由于测量仪器的功能缺陷引起的。近期没有被校准的标尺可能向下滑动，导致体重读数始终偏低。
- **参与者偏倚（subject bias）** 是由被研究者造成的测量失真，例如，在报告事件时产生的应答偏倚和回忆偏倚。例如，相信饮酒是癌症病因的乳腺癌患者可能夸大地报告其饮酒量。

只要有可能，评价测量准确度的最佳方式是与"金标准"比较。"金标准"（Gold standard）——是由公认的能够反映某种特征真实值的测量技术制订的基准测量。决定哪一种测量方法作为金标准可能是研究者需要做出的困难的判断，取决于该领域的前期工作。

对于连续变量的测量，准确度可以表示为研究中的测量与金标准差值的均数。对于二分类变量的测量，可以用测量结果与金标准比较的灵敏度和特异度表示（第 12 章）。对于多于两个选项的多分类变量，可以计算每部分的百分比正确率。

提高准确度的策略

提高准确度的主要方法包括上述精确度相关策略的前 4 条，再加上额外的 3 条：（表 4.4）

表 4.4　减小系统误差以提高准确度的策略，以降压治疗研究为例

减小系统误差的策略	系统误差来源	系统误差实例	预防系统误差的策略举例
1. 在操作手册中标准化测量方法	观察者	使用声音开始模糊时的值会导致舒张压始终偏高	规定舒张压的操作定义为声音完全听不到的那一点
	研究对象	在参与者爬楼梯到诊室后就测量血压会导致读数始终偏高	规定参与者测量前至少在安静的房间内坐 5 min
2. 培训并认证观察者	观察者	不遵守操作手册明确规定的方法会导致血压读数始终偏高	培训者使用双头听诊器检查观察者的读数准确性
3. 改进工具	仪器	对胳膊粗的参与者使用标准袖带测量血压会导致血压读数始终偏高	对肥胖患者使用超宽的血压袖带
4. 自动化仪器	观察者	对随机分配到治疗药物组的患者，观察者有意或无意地倾向于读低血压值	使用自动血压测量仪
	研究对象	由于接近有魅力的技术人员而导致血压升高	使用自动血压测量仪
5. 使用不被察觉的测量方法	研究对象	参与者倾向于高估研究药物的依从性	测量尿中的研究药物水平
6. 校准仪器	仪器	使用没有校准的血压计会导致血压读数始终偏高	每月定期校准
7. 盲法	观察者	对于实际治疗组，观察者有意或无意地读低血压值	采用双盲安慰剂对照以隐藏研究分组
	研究对象	得知自己在服用治疗药物的参与者倾向于过度报告药物副作用	采用双盲安慰剂对照以隐藏研究分组

1. 标准化测量方法（standardizing the measurement methods）
2. 培训并认证观察者（training and certifying the observers）
3. 改进工具（refining the instruments）
4. 自动化仪器（automating the instruments）
5. 使用不被察觉的测量（making unobtrusive measurements） 有时可能设计不让被研究者觉察的测量，以此消除他们有意识地影响变量的可能性。例如，评价在医院餐厅放置洗手消毒液和张贴洗手卫生海报的效应时，观察者与餐厅顾客混在一起，不易被察觉[6]。
6. 校准仪器（calibrating the instrument） 许多仪器的准确度可以按照金标准定期校准得以提高，特别是那些机械或电子仪器。
7. 盲法（blinding） 经典的策略不能确保测量的完全准确，但可以消除差异性偏倚（differential bias），这种偏倚对一个研究组的影响大于其他组。在临床双盲试验中，参与者和观察者不知道该组使用的是实际治疗还是安慰剂，那么两组中对任何结果测量的不准确都将是相同的。

正如在前面精确度部分提到的一样，针对每次测量，决定如何尽力实施以上 7 条策略依赖于研究者的判断。需要考虑的是预期不准确程度对研究结论将产生的潜在影响，策略的可行性及其成本。前两种策略（标准化和培训）是始终要用到的，对于任何可能随时间发生改变的仪器，校准是必需的，同时只要可行，盲法也是必要的。

■ 真实性（Validity）

真实性（validity）与准确度（accuracy）相似，但我们通常认为真实性在考虑测量如何更好地代表研究现象时，增加了一个定性维度。例如，血液中肌酐和半胱氨酸蛋白酶抑制剂 C（由肾分泌的两种化学物质）的测量可能同样准确（如在真实水平的 1% 内），但半胱氨酸蛋白酶抑制剂 C 可能更真实地反映肾功能，因为肌酐水平还受到肌肉量的影响[7]。在图 4.2 中，我们可以认为真实性是描述靶心是否正中圆心。

真实性通常不适于用金标准进行评价，尤其不适用于对主观和抽象现象的测量，如疼痛和生活质量。社会学家发明了定性的和定量的方法以阐明这些测量方法的真实性。

- 内容效度（content validity） 检验测量如何更好地代表研究现象的各个方面；例如，评估生活质量时应包括社会、身体、情感和智力功能等方面的问题。
- 表面效度（face validity） 描述测量是否存在内在的合理性，如使用 10 分制量表测量疼痛，或用家庭收入代表社会阶层。
- 结构效度（construct validity） 是特定测量工具与理论概念之间的符合程度；例如，智商测试能够区分理论上或其他测量提示的具备不同智力水平的人。
- 预测效度（predictive validity） 是测量指标能预测结局的能力；例如，通过一个问卷评估抑郁预测失业或自杀情况。
- 效标效度（criterion-related validity） 是指一项新的测量与已有的普遍接受的测量之间的相关程度。

测量主观和抽象现象的常用方法是从检索文献和咨询专家开始，试图找到一个适合的并已经被验证的工具（通常是一份问卷）。使用这种工具的优点是使新研究的结果与该领域早期研究的结果具有可比性，并且可以简化和加强申请基金和发表研究结果的过程。但是，其缺点在于验证过程可能欠佳，就地取材的测量工具可能过时，或不适用于研究问题。

如果已有的测量工具不能满足研究需求，那么研究者可能会决定研发一种新的测量方法并亲自验证。这将会是一个有趣的挑战，甚至会产生有价值的成果，但这通常需要大量时间和精力（第 15 章）。公平地说，这个过程与"验证"相比，通常不具有决定性。

■ 测量方法的其他特征

测量应该足够灵敏（sensitive）以发现某些特征的差异，这些特征差异对研究者而言是重要的。对灵敏程度的要求取决于研究问题。例如，研究某种新药是否能帮助人们戒烟时，采用每日吸烟的具体数量作为结局变量就不太灵敏。另一方面，如果研究问题是减少香烟中尼古丁含量对吸烟数量的影响，那么采用每日吸烟的具体数量作为结局变量，即使对日常吸烟很少的人也是灵敏的。

理想的测量应该是特异（specific）的，即只代表研究现象的特征。例如，采用呼气中的 CO 水平测量吸烟习惯仅仅具有中等程度的特异性，因为呼气中的 CO 水平还受到其他暴露的影响，如汽车尾气。增加一些不受空气污染影响的指标（如自我报告和血清可替宁水平）可以提高吸烟习惯评估的特异性。

测量还应该适合（appropriate）于研究目标。例如，在关于压力是心肌梗死诱因的研究中，制订压力测量的操作定义之前，就需要考虑我们要研究的是哪一种压力（心理的还是身体的，急性的还是慢性的）。

在研究样本中，测量应该提供足够的响应分布（distribution of response）。如果功能状态的测量值在一些参与者中高，而在其他参与者中低，那么这种测量是最有用的。开展预实验的主要原因是为了确保真实的响应并没有全部集中在可能的响应范围的一端（第 17 章）。

在任何可能的情况下，应该用尽量减小主观判断的方式设计测量。通过减少观察者的参与并使用自动化仪器可以提高测量的客观性（objectivity）。然而这些策略的一个风险是如此"管中窥豹"必然限制了观察范围以及发现意料之外的现象的能力。在设计主要的客观和定量测量的同时，可以通过设计开放式问题，获得主观和定性数据以改善上述局限性。

在研究设计中，人们倾向于不断增加一些并非研究问题核心但可能感兴趣的条目。确实，额外的测量会增加有趣发现的可能性，包括那些研究开始时没有预料到的发现。然而，谨记效率（efficiency）和简约（parsimony）是十分重要的。设计整套测量指标时，应考虑在可承受的经费和时间成本基础上收集有用的数据。一个常见错误就是企图收集太多的信息，这样会使参与者感到疲惫，同时会压垮测量团队，使数据管理和分析陷入混乱。结果导致研究不仅会花费更多经费，也不利于回答主要研究问题。

■ 储存资料的测量

临床研究涉及人体各个领域的测量。一些测量只能在与研究参与者接触的过程中获得，但许多测量可以后续开展，如对储存的生物标本（specimens）进行化学或遗传学分析，或者采用放射科的影像（images）和其他电子记录完成（表 4.5）。

表 4.5　基于储存资料的常用测量类型

测量类型	举例	后期测量的数据与标本库
病史	诊断、用药、手术、症状、体征	纸质或电子病历记录
社会心理因素	抑郁、家族史	谈话录音、录像带
人体测量	身高、体重、身体成分	照片
生化检查	血清胆固醇、血浆纤维蛋白原	血清、血浆、尿样、病理标本
遗传/分子测试	单核苷酸多态性	DNA
图像	骨密度、冠状动脉钙化	X 射线、CT 扫描、核磁共振
机电检查	心律失常、先天性心脏病	心电图、超声心动

储存样本的一个优点是为降低研究成本提供了机会，即只测量在随访过程中发生了关注结局的个体。巢式病例对照设计就是一种非常好的方法（第 8 章），特别是当我们可以在单一的分析批次中进行配对样本的盲法测量时，可以减少由于批次之间的差异带来的随机误差。这种方法还有一个优点是：研究开始多年后的科学进步可以让我们采用新的思路和测量技术，获得新的基金资助。

对转化研究（translational research）（第 2 章）的日益关注推动了新测量的利用，从而进一步扩展到临床研究中，例如，在遗传和分子流行病学（genetic and molecular epidemiology）[8-9]和影像学（imaging）领域。含有 DNA 标本的测量（如唾液和血液）可以提供基因型信息，这些信息有助于病因研究或改变患者对治疗的反应。血清学测量指标可用于研究疾病的分子机制或疾病结局；例如，炎症标志物为很多疾病的病理生理学提供了有用信息。为了保证样本质量并在其后得到最广泛的使用，就样本收集与储存条件咨询专家是很重要的。同样的，获得参与者的知情同意也是很重要的，知情同意应涵盖样本的潜在使用范围。

小结

1. 变量类型可分为数值（numerical）或分类（categorical）。数值变量分为连续变量（continuous）（基于无限尺度的定量）和离散变量（discrete）（基于有限尺度如整数的定量）；分类变量分为名义（nominal）（无序）变量和有序（ordinal）变量，只有两种分类的变量称为二分类（dichotomous）。

2. 包含更多信息（information）的变量，可提供更高的统计效能和（或）需要更小的样本量，按照信息从多到少的顺序（hierarchy）：连续变量＞离散数值变量＞有序变量＞名义和二分类变量。

3. 测量的精确度（precision）［即重复测量的可重复性（reproducibility）］是决定效能和样本量的另一个主要因素。来自观察者、研究对象者和仪器的随机误差（random error）会降低精确度。

4. 每项研究都要采取的提高精确度（increasing precision）策略需要在操作手册（operations manual）中明确操作定义（operationally define）和标准化的操作方法（standardized methods）。其他有用的策略包括培训并认证观察者（training and certifying the ob-

servers)、改进或使用自动化测量仪器（refine and automating the instruments）以及重复（repetition）——使用重复测量的均数。

5. 测量的准确度（accuracy）是测量结果接近金标准的程度。来自观察者、参与者和仪器的系统误差（systematic error）会降低准确度。

6. 提高准确度的策略（the strategies of increasing accuracy）包括在精确度中提到的除外重复后的其他4条。此外，可以通过使用不被察觉（unobtrusive）的测量、校准仪器（calibration）和盲法（blinding）（组间比较时）提高测量的准确度。

7. 真实性（validity）是测量结果反映实际情况的程度；更多用于评价抽象和主观的变量，评价指标有：内容效度（content validity）、表面效度（face validity）、结构效度（construct validity）、预测效度（predictive validity）和效标效度（criterion-related validity）。

8. 个体测量应该灵敏（sensitive）、特异（specific）、适合（appropriate）并客观（objective），应该产生一个测量值范围（range of values）。总的来说，个体测量应该是广泛（broad）而又简约（parsimonious）的，围绕研究问题花费适当的时间和经费。

9. 研究者应该考虑为后续测量储存影像（storing images）和其他材料（materials），这样就可以利用发明的新技术（new technologies）的优势和巢式病例对照（nested case-control）设计的效率。

附录 4

■ 握力测量的操作定义

本操作手册（operations manual）描述了研究中所有测量的实施方法和结果记录方法。以骨质疏松性骨折研究的操作手册为例，描述了使用一种测力计测量握力的方法。为了给不同的检查者和不同的参与者提供标准化的指引，本研究方案包括了一份便于参与者阅读的说明书。

■ 使用测力计测量握力的方案

将对双手进行握力测量。为了使参与者舒服地握住测力计，应调整测力计的手柄。把测力计放在右手，表盘对着手掌。参与者手臂应以肘为圆心弯曲 90°，前臂与地面平行。

1. 向参与者演示测试。在演示过程中，使用以下描述："这个仪器能够测量您的手臂和上肢力量。我们将测量您的双臂握力。我将演示如何操作。把您的肘部弯曲 90°，前臂与地面平行。手臂不要碰到身体一侧。把测力计放低，当我数到三时，用最大力气攥住它。一旦您的手臂完全伸展开，您就可以松开它了。"
2. 每只手臂各练习一次，如果是右利手，就从右手开始。第二次测量时，记录握力公斤数，以最接近的 0.5 kg 为准。
3. 重置表盘，用另一只手臂重复以上过程。

手臂不要碰到身体。慢慢握紧，持续加压而不是突然发力。

参考文献

1. Michaelsson K, Baron JA, Snellman G, et al. Plasma vitamin D and mortality in older men: a community-based prospective cohort study. *Am J Clin Nutr* 2010;92:841–848.
2. Ware JE, Gandek B Jr. Overview of the SF-36 health survey and the International Quality of Life Assessment Project. *J Clin Epidemiol* 1998;51:903–912.
3. Bland JM, Altman DG. Measurement error and correlation coefficients. *BMJ* 1996;313:41–42; also, Measurement error proportional to the mean. *BMJ* 1996;313:106.
4. Newman TB, Kohn M. Evidence-based diagnosis. New York: Cambridge University Press, 2009.
5. Cohen J. A coefficient of agreement for nominal scales. *Educ Psychol Meas* 1960;20:37–46.
6. Filion K, Kukanich KS, Chapman B, et al. Observation-based evaluation of hand hygiene practices and the effects of an intervention at a public hospital cafeteria. *Am J Infect Control* 2011;39:464–470.
7. Peralta CA, Shlipak MG, Judd S, et al. Detection of chronic kidney disease with creatinine, cystatin C, and urine albumin-to-creatinine ratio and association with progression to end-stage renal disease and mortality. *JAMA* 2011;305:1545–1552.
8. Guttmacher AE, Collins FS. Genomic medicine: a primer. *NEJM* 2002;347:1512–1520.
9. Healy DG. Case–control studies in the genomic era: a clinician's guide. *The Lancet Neurology* 2006;5:701–707.

第 5 章

准备估计样本量：假设和基本原则

Warren S.Browner，Thomas B.Newman，and Stephen B.Hulley

彭亚光　彭晓霞　唐迅　译

在研究者确定了参与者，研究内容和研究设计之后，就必须确定样本纳入多少参与者。如果样本量太小，即使执行最严格的研究，也可能无法回答研究问题。另一方面，如果研究样本量过大，将产生更多的困难与不必要的花费。样本量计划的目的是根据既定的研究设计确定适当数量（appropriate number）的参与者。

尽管是一个有用的指导，样本量计算仍然会给统计的客观性造成一种假象。样本量计算仅仅建立在其依据的数据和预计上，但这些往往都是猜测。样本量计划（sample size planning）最好看做是采用数学方法进行的近似估计。它通常会提示研究设计不可行或需要不同的预测变量或结局变量。因此，应该在研究设计的早期阶段估算样本量，此时如果出现问题，还来得及纠正。

在第 6 章展示如何为几种常用的研究设计选择特定的样本量计算方法之前，我们将花一些时间考虑基本原则（underlying principles）。对这些原则感到困惑的读者将会很高兴地发现样本量计算并不需要他们对这些内容完全精通。然而，就像厨师对原材料稍微熟悉时，菜谱就会更有意义一样，如果研究者了解基本概念，那么样本量计算将会比较容易。即使你打算请一位统计师帮你计算样本量，你对样本量计算过程的理解将会让你更主动地参与考虑样本量计算中涉及的假设和估计。

■ 假设（Hypotheses）

首先用研究假设（research hypothesis）重新阐述研究问题，总结研究的主要元素——样本、预测变量和结局变量。例如，假设你的研究问题是经常做填字游戏的人是否发生痴呆的风险较低。你的研究假设需要明确样本（如居住在退休社区有正常认知功能的居民），预测变量（平均每周至少做一次填字游戏），和结局变量（随访两年后的标准认知功能测试评分异常）。

描述性研究本身不需要假设，因为只描述人群中的特征分布，如退休社区中认知功能异常的患病率（但是这并不意味着描述性研究不需要进行样本量估计，只是估计方法不同，第 6 章介绍）。在比较组间研究结果，并需要检验统计学显著性的研究中则需要建立假设，如定期做填字游戏的老年人患痴呆的可能性是否更小。因为大多数观察性研究和所有的实验研究旨在阐明涉及比较的研究问题，因此，大多数研究需要明确至少一个假设。

如果在研究问题中出现下面任何一个术语,那么这个研究就不是简单的描述性研究,应该构建一个研究假设:大于、小于、更可能,有关联、与……比较、关于、相似、与……相关、原因以及导致。

好的研究假设的特征

好的研究假设必须基于好的研究问题。研究问题应该简单、明确,并事先陈述。

简单与复杂

简单假设(simple hypothesis)包括一个预测变量和一个结局变量:

在 2 型糖尿病患者中,久坐的生活方式与蛋白尿发生风险增加存在关联。

复杂假设(complex hypothesis)则包括一个以上的预测变量:

在 2 型糖尿病患者中,久坐的生活方式和饮酒与蛋白尿发生风险增加存在关联。

或包括一个以上的结局变量:

在 2 型糖尿病患者中,饮酒与蛋白尿和神经病变发生风险增加存在关联。

这类复杂假设很难通过单一的统计学检验进行验证,将其拆分为两个或多个简单假设处理会容易一些。但是,有时可以用复合的预测变量或结局变量:

在 2 型糖尿病患者中,饮酒与微血管并发症(如蛋白尿、神经病变或视网膜病变)的发生风险增加存在关联。

在最后一个例子中,研究者决定的是参与者是否有并发症,而不关心是哪一类并发症。

明确与模糊

一个明确的假设(specific hypothesis)不会模棱两可地定义参与者和变量以及将来要应用的统计学显著性检验。明确的假设一般采用简明的操作定义总结参与者来源和性质,以及如何测量变量:

在 Longview 医院的心肌梗死住院患者中,先前使用过三环类抗抑郁药物至少 6 周的患者比因肺炎住院的患者更常见。

这个句子很长,但它用一种清晰的方式交代了研究性质,最大限度地减少了在验证研究发现时检测到微弱差异的机会。在研究分析阶段,不考虑多重假设检验的问题(本章最后一部分讨论的主题),而替换预测变量的测量是不正确的,如采用自我报告的抑郁。通常情况下,应保持研究假设的简明性,其他细节应在研究计划中明确而不在研究假设中陈述。但在研究者的概念中,他们总是清晰的,并在研究方案中加以阐述。

通常情况下,从研究假设可以明确预测变量和结局变量是二分类变量、连续变量还是分类变量。如果不明确,那么应该定义研究变量类型:

在 35~59 岁非肥胖男性中进行十年随访,至少每周参加一次保龄球社团活动与肥胖风险增加（BMI＞30 kg/m²）之间存在关联。

此外，如果研究假设过于冗长，定义可以省略，只要在其他地方加以明确说明即可。

事先假设与事后假设

应该在研究一开始便对假设进行书面说明。这将使得研究始终聚焦在主要目标上。与检查数据之后才形成的几个假设相比，一个提前确定的假设也会为结果解释创造更强有力的基础。在检查数据之后构建的假设是一种多重假设检验，可能导致对研究发现的重要性给予过度解释。

无效与备择假设（The Null and Alternative Hypothesis）

警告：如果你从没有接受过统计学的正规培训，或把学过的全都忘记了，你第一次读下面几段时，可能无法完全明白它们的含义。试着去理解这些术语，即使它们看起来如此晦涩难懂。

该过程首先要做的是将研究假设重新陈述为假设比较组之间没有差异。在研究结束后分析数据时，这种重新陈述，所谓的无效假设（null hypothesis），将成为检验统计学显著性的基础。通过假设总体之间确实没有关联，统计学检验将有助于估计由于偶然性而观察到关联的概率。

例如，假设你的研究问题是饮用未经净化的自来水是否与消化性溃疡发病风险增加有关联（也许是因为有更大的幽门螺旋杆菌污染的可能性）。你的无效假设——在总体中预测变量和结局变量之间没有关联——可能是：

柬埔寨金边地区饮用自来水的居民与饮用瓶装水的居民具有相同的消化性溃疡发病风险。

存在关联的命题被称为备择假设（alternative hypothesis）（柬埔寨金边地区饮用自来水的居民患消化性溃疡的风险高于饮用瓶装水的居民）。备择假设是不能被直接验证的；如果统计学显著性检验拒绝了无效假设，才可以默认为接受备择假设（见后）。

另一个令人困惑的术语也是需要理解的。备择假设可以是单侧或双侧的。单侧备择假设（one-sided alternative hypothesis）明确了预测变量和结局变量之间的关联方向。喝自来水增加患消化性溃疡的风险（与瓶装水相比）的假设就是一个单侧假设。双侧备择假设（two-sided alternative hypothesis）仅说明存在关联，并没有指定的方向。例如，与饮用瓶装水相比，喝自来水与消化性溃疡的发病风险有关联——可能增高或降低。

在某些特定的情况下，单侧假设可能更适合，例如只有单方向的关联才具有临床重要性和生物学意义时。单侧假设的一个例子是某种新降压药比安慰剂更容易引起皮疹，药物比安慰剂引起更少的皮疹通常是不值得检验的（但是，如果药物有抗炎作用时就另当别论！）。当前期研究提供强有力的证据表明关联不可能表现为另外一个方向时，单侧假设也是适合的，例如在试图验证吸烟是否会影响脑肿瘤发病风险的研究中。因为吸烟与其他许多种肿瘤的发病风险增加有关，设立单侧备择假设就足够了（如吸烟增加脑肿瘤的发病风险）。但是，研究者应该清醒地意识到，许多证据十足的假设在随机试验中往往被证明是错误的（如β-胡萝卜素治疗会降低肺癌发病风险，或可以减少心室异位搏动次数的药物会减少室性心律失常患者的猝死）。的确，在这两个案例中，做得很好的研究显示了有统计学意义的研究效应，但它们与研究者希望得到的结果却方向相反[1-3]。总之，我们认为绝大多数备择假设应该是双侧的。

牢记研究假设（通常是单侧的）与备择假设（计划样本量时使用，大多数情况下是双侧的）之间的差异是非常重要的。例如，假定研究假设是儿童时期反复使用抗生素与炎性肠病的发病风险增加有关联。这个假设明确了预期效应的方向，因此是单侧的。在估计样本量时为什么要使用双侧备择假设呢？答案是因为大多数情况下，备择假设的双侧（如风险增加或降低）都是有意义的，无论研究结果是哪个方向，研究者都想发表其研究结果。统计学的严谨需要研究者在数据分析前选择单侧或双侧备择假设，通过从双侧备择假设转换为单侧备择假设来降低 P 值是不正确的（见后）。此外——这可能是人们更常使用双侧备择假设的真正原因——大多数基金和论文评阅者期望双侧假设，而对单侧假设持批评态度。

■ 基本的统计学原则

一个研究假设在真实世界中可能是对的也可能是错的，如对于中年女性糖尿病患者，每天坚持运动 15 min 以上与降低平均空腹血糖水平存在关联。因为研究者不能研究所有的中年女性糖尿病患者，必须通过目标人群的一个样本来检验假设。如图 1.5 所示，我们总是需要从样本观察到的事件去推论总体现象。不幸的是如果对整个总体进行研究，由于偶然性，样本发生的现象有时并不能反映总体的真实情况。

在某些方面，研究者的问题类似于陪审团判断被告是否犯罪时所面临的问题（表 5.1）。关于被告是否犯罪的绝对事实常常不能确定。相反，陪审团先从假设无罪开始：即被告没有犯罪。陪审团必须决定是否有足够的证据可以拒绝被告无罪（reject the presumed innocence）的假设；该标准被称为排除合理怀疑（beyond a reasonable doubt）。但是，陪审团也可能犯错，宣判无罪的被告有罪或不能宣判真正的罪犯有罪。

表 5.1 陪审团判决和统计学检验的类比

陪审团判决	统计学检验
无罪：被告人没有印假钞	无效假设：膳食胡萝卜素与人群结肠癌发病率没有关联
有罪：被告人确实印假钞	备择假设：膳食胡萝卜素与人群结肠癌发病率有关联
驳回无罪的标准：排除合理怀疑	拒绝无效假设的标准：统计学显著性水平（α）
正确判断：宣判印假钞者有罪	正确推断：在总体中膳食胡萝卜素与结肠癌确实有关联时得出存在关联的结论
正确判断：宣判无罪者无罪	正确推断：在总体中膳食胡萝卜素与结肠癌确实没有关联时得出没有关联的结论
错误判断：宣判实际无罪者有罪	错误推断（Ⅰ类错误）：在总体中膳食胡萝卜素与结肠癌确实没有关联时得出有关联的结论
错误判断：宣判实际有罪者无罪	错误推断（Ⅱ类错误）：在总体中膳食胡萝卜素与结肠癌确实有关联时得出没有关联的结论

同样的方式，研究者从无效假设开始，即总体的预测变量和结局变量之间没有关联。根据从样本中收集的数据，使用统计学检验来确定是否有足够的证据拒绝无效假设（reject the null hypothesis）而接受备择假设，即在总体中存在关联，检验的标准是统计学显著性水平（level of statistical significance）。

Ⅰ类和Ⅱ类错误

像陪审团一样，研究者可能得出错误结论。有时由于偶然性，样本不能代表总体，从而使样本结果无法反映总体的真实情况，导致错误推断。Ⅰ类错误（type Ⅰ error），又称假阳性，指研究者拒绝了在总体中实际正确的无效假设；Ⅱ类错误（type Ⅱ error），又称假阴性，指研究者没有拒绝总体中实际错误的无效假设。尽管Ⅰ类错误和Ⅱ类错误不可能完全避免，研究者可以通过增加样本量来减少错误发生的可能性（样本量越大，样本与总体之间存在实质性差异的可能性越小）或用我们将讨论的其他方式调整研究设计或测量。

在本章和下一章，我们只处理由于随机变异导致的Ⅰ类错误和Ⅱ类错误（也称为随机误差）。偏倚（bias）也可能导致假阳性和假阴性结果，但偏倚导致的错误通常不能称为Ⅰ类错误和Ⅱ类错误，这种错误是很麻烦的，因为它们很难识别，而且无法用统计学方法量化，也不能通过增加样本量避免。（见第1、3、4和7—12章关于减少由于偏倚导致误差的方法。）

效应值（Effect Size）

通过样本检测到预测变量和结局变量之间关联的可能性取决于总体中这种关联的实际强度。如果强度很大（如空腹血糖相差20 mg/dl），那么在样本中很容易检测到这种差异。相反，如果关联强度较小（2 mg/dl的差异），那么就很难在样本中检测到。

不幸的是，研究者几乎不知道关联的确切大小；而研究的目标之一就是估计效应大小。相反，研究者必须选择她希望在样本中能够检测到的总体关联强度。这个量即为效应值（effect size）。选择恰当的效应值是样本量计划过程中最困难的一步[4]。研究者应该尽力从相关领域的前期研究中获取数据，对可能的效应值进行合理的估计。此外，可以从自身观点出发，选择具有临床意义的最小效应值作为备选方案之一（如空腹血糖水平降低10 mg/dl）。

当然，从公共卫生的角度来讲，空腹血糖即使降低2或3 mg/dl也很重要，特别是这个目标容易实现。效应值的选择总是很武断，可行性的考虑常常是首要的。实际上，当可获得或可负担的参与者数量有限时，研究者必须根据她能获得的参与者数量重新确定预期能观察到的效应值（第6章）。

许多研究有几个效应值，因为他们测量多个不同的预测变量和结局变量。设计一项研究时，应该基于最重要假设的期望效应值确定样本量；然后，估计其他假设相关的效应值。如果有同等重要的几个假设，研究样本量应该基于假设中所需要的最多的样本。

α、β和效能（Power）

研究完成后，研究者使用统计学检验试图拒绝无效假设并接受备择假设，正如检察官试图说服陪审团拒绝无罪而宣判有罪一样。根据无效假设在目标总体中是正确还是错误，并且假设研究不存在偏倚，有4种可能的情况（表5.2）。其中两种情况，样本发现与总体

表 5.2 总体的真实情况和研究样本的结果：四种可能

研究样本的结果	总体的真实情况	
	预测变量与结局变量存在关联	预测变量与结局变量不存在关联
拒绝无效假设	正确	Ⅰ类错误
不拒绝无效假设	Ⅱ类错误	正确

真实情况一致，即研究者的推断是正确的。另外两种情况，无论发生了Ⅰ类错误还是Ⅱ类错误，推断将是不正确的。

研究者事先设定了能够接受的犯Ⅰ类错误和Ⅱ类错误的最大可能性。犯Ⅰ类错误的最大概率为 α（alpha）（即拒绝了实际正确的无效假设），也称为统计学显著性水平（level of statistical significant）。

例如，如果一项旨在观察运动对空腹血糖水平影响的研究，设定 α 为 0.05，那么研究者就设定了在无效假设正确的前提下，错误地拒绝无效假设的最大概率是 5%（推断运动与空腹血糖水平存在关联，事实上没有关联）。这是研究者在研究完成后应用统计学检验分析数据时愿意接受的合理怀疑水平。

犯Ⅱ类错误的概率为 β（beta）（没有拒绝实际错误的无效假设）。($1-\beta$) 的值称为效能（power），即总体的真实效应等于（或大于）特定效应值时，正确拒绝无效假设的概率。

如果 β 值设为 0.10，那么表示研究者决定愿意接受 10% 的可能性漏掉实际存在的有特定效应值的关联。这代表着 0.90 的效能；也就是说，有 90% 的机会能够发现有特定或更大效应值的关联。例如，假设运动确实导致女性糖尿病患者总体的空腹血糖水平平均降低 20 mg/dl。如果研究者在相同的 90% 的效能下多次重复研究，我们可以预计在 10 次研究中应该有 9 次研究，她能够在特定的 α 水平下（0.05）正确地拒绝无效假设，并推断运动与空腹血糖水平存在关联。这并不意味着研究者将无法检测到总体中相对较小的效应值，如减少 15 mg/dl，而仅仅意味着这样做的可能性低于 90%。

理想情况下，设 α 和 β 接近于 0，以减少假阳性和假阴性结果的发生概率。但是减少假阳性和假阴性需要增加样本量或使用第 6 章提到的其他策略。样本量计划旨在选择足够数量的参与者以保证 α 和 β 在可接受的低水平，同时不增加不必要的研究费用和困难。

许多研究将 α 设为 0.05，将 β 设为 0.20（即效能是 0.80）。这些均是人为设定的值——有时也用到其他值：α 的常用范围为 0.01~0.10，β 的范围为 0.05~0.20。通常情况下，当避免Ⅰ类错误（假阳性）对研究问题特别重要时，研究者应该用较低的 α 值——例如，检验具有潜在危险的药物效力的研究中。当避免Ⅱ类错误（假阴性）对研究问题特别重要时，研究者应该用较低的 β 值（和小效应值）——例如，向公众保证居住在有毒废弃物垃圾场附近是安全的。

P 值

现在是回到无效假设（null hypothesis）的时候了，它的目的最终将清晰起来。无效假设只有一个功能：扮演稻草人的角色。人们假定无效假设是正确的，是为了通过统计学检验证实它是错误的,从而拒绝无效假设。在数据分析时,用统计学检验确定 P 值(P value),它是一个能看得见的概率——仅考虑偶然性——如果无效假设确实正确,在研究中可以看到相同大小或更大的概率。关键是要了解如果无效假设成立,即在总体中确实没有差异,那么偶然性是导致在样本中发现差异的唯一原因。

如果偶然性小,那么可以拒绝没有差异的无效假设,而接受备择假设,即存在差异。偶然性小的意思是 P 值小于 α,即事先设定的统计学显著性水平。

但是,"没有统计学显著性的结果(nonsignificant result)"——即 P 值大于 α,并不意味着两者在总体而没有关联,仅仅意味着在样本中观察到的结果的发生概率小于偶然发生的概率。例如,研究者可能发现参加校际运动会的女性在生命后期接受髋关节复位的可能性是不参加运动女性的两倍,但因为研究中接受髋关节复位人数有限,从而表现出来的效应的 P 值只有 0.08。这意味着即使在总体中体育运动和髋关节置换没有关联,由于偶然性,研究者也可能有 8% 的概率发现这种关联。如果研究者将统计学显著性水平设为双侧 $\alpha=0.05$,她有可能基于样本得出关联"没有统计学意义"的结论。

研究者可能试图改变她们的想法,调整到单侧 P 值,报告"$P=0.04$"的结果。更好的选择是报告研究结果的 95% 置信区间并给出结论"这些结果,虽然提示存在关联,但没有统计学意义($P=0.08$)。"这种做法保留了原始的双侧假设检验设计的完整性,也承认了统计学意义不是全或无的情况。

备择假设的选择

回忆一下,备择假设实际上有两种选择,可以使用单侧或双侧[①]统计学检验(one or two-sides statistical tests)进行验证。当使用双侧统计学检验时,P 值包括在每一个方向上发生 I 类错误的概率,这时的概率是单侧统计学检验时的两倍。从单侧 P 值转换为双侧 P 值是容易的,反之亦然。例如单侧 P 值是 0.05,通常与双侧 P 值 0.10 相同(由于一些统计学检验是不对称的,所以我们才说"通常情况下。")。

在极少数情况下,研究者只对备择假设的一个方向感兴趣(如设计一项非劣效试验以验证一种新抗生素的疗效不比当前使用的抗生素差,见第 11 章),可根据具体情况计算样本量。但是,不应该仅仅为了减少样本量而使用单侧假设。

统计学检验类型

样本量计算公式基于数学假设,每一个统计学检验所用的公式都不同。在计算样本量之前,研究者必须决定分析数据的统计学方法。选择何种统计学方法主要取决于研究的预测变量和结局变量类型。表 6.1 列出了数据分析中常用的统计学方法,并且第 6 章将针对采用这些统计学方法的研究,提供相应的样本量估算方法。

[①] 有时也根据统计学分布的尾(极端值区域)被称为单尾和双尾检验

■ 补充要点

变异（Variability）

不仅效应值的大小是重要的，效应值的变异（variability）也非常重要。统计学检验取决于比较组间能显现出来的差异。参与者中结局变量的变异越大（分布越分散），各组间的测量值就越容易重叠，从而越难显示出组间的总体差异。由于测量误差会造成总体变异增大，因此精确度越低的测量就需要越大的样本量[5]。

一项研究欲比较两种不同膳食（低脂和低碳水化合物）在 20 位肥胖患者中的减重效果。如果所有摄入低脂膳食的患者体重减轻约 3 kg，而低碳水化合物摄入的患者体重几乎没有下降（效应值为 3 kg），那么低脂膳食可能真的优于低碳水化合物（图 5.1A）。另一种情况，如果低脂膳食组平均体重减轻 3 kg，而低碳水化合物组平均减轻 0 kg，但是在两组间有大量的重叠数据（图 5.1B），那么变异越大，就越难检测到两组之间的差异，所需样本量也就越大。

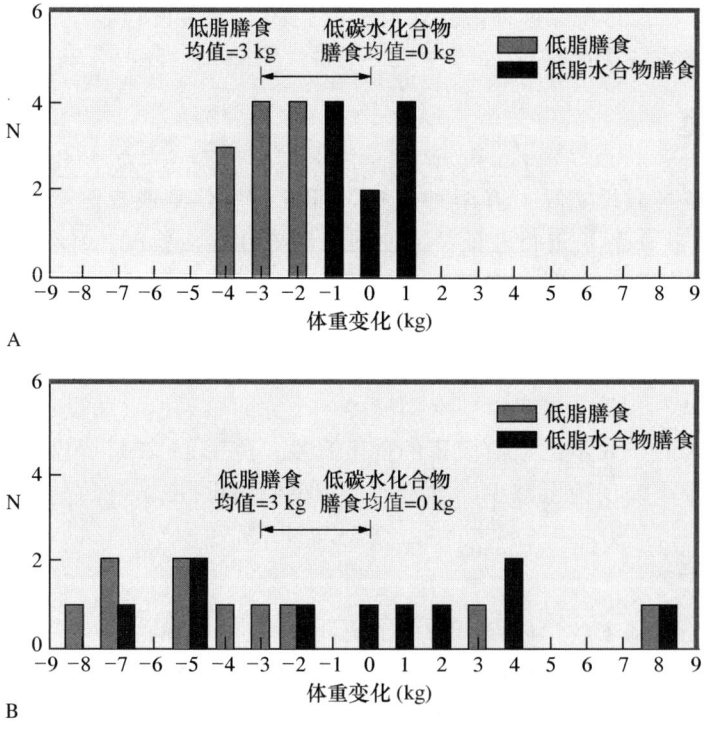

图 5.1 **A**：两种膳食引起的体重降低。所有低脂膳食的参与者体重减轻 2~4 kg，而低碳水化合物膳食参与者的体重变化为 −1~+1 kg。由于两组间没有重叠，所以可以合理地推断低脂膳食的减重效果优于低碳水化合物膳食（经 t 检验验证，P 值小于 0.0001）。**B**：两种膳食引起的体重降低。两组间的体重变化存在大量重叠。虽然效应值与 A 图所示相同（3 kg），但几乎没有证据能证明一种膳食的减重效果优于另一种（经 t 检验验证，$P=0.19$）。

当估算样本量所用到的变量是连续变量时（如图 5.1 中的体重），研究者需要估算该变量的变异程度（详见第 6 章 t 检验部分）。在其他情况下，代入样本量计算公式和表格的其他参数已包含了变异，因此不需要特别说明。

多重假设和事后假设

当一个研究涉及多个假设时，尤其是一些假设是在数据分析完成后才形成的（事后假设），在随机发生的前提下，至少出现一个具有统计学意义结果的可能性将增加。例如，如果在 $\alpha=0.05$ 水平下，完成 20 次独立的假设检验，至少有 1 个假设由于偶然性而具有统计学意义的可能性是确实存在的 [64%；$(1-0.95^{20})$]。一些统计学家建议在一项研究中要进行多次假设检验时，应对显著性水平进行调整。从而在所有的发现都是随机发生的前提下，将接受任一项备择假设发生概率设定在特定水平。例如，旨在探索成千上万个与疾病关联的基因型的基因组学研究，需要采用 α 远小于 0.05 的显著性水平，否则将面临许多假阳性关联的风险。

有种方法是以数学家 Bonferroni 的名字命名的，这种方法将显著性水平（即 0.05）除以假设检验的次数。例如，如果有 4 个假设，每一个假设的显著性水平 $\alpha=0.0125$（即 $0.05 \div 4$）。这种方法会明显增加以 $\alpha=0.05$ 为显著性水平时所需的样本量。因此，对于任何特定假设，Bonferroni 校正是以增加 II 类错误的风险或需要更大样本量为代价，从而降低 I 类错误的可能性。如果经 Bonferroni 校正后研究结果仍然有统计学意义，那么效能的损失就不是问题。但是，在 Bonferroni 校正后研究结果失去了统计学意义，可能意味着不能支持总体中实际存在的关联（II 类错误），这是一个大问题的。

特别是在这些案例中，采用多大的显著性水平更多地依赖于每个假设的先验概率（prior probability）而不是假设检验的个数，关于这个问题，我们普遍认为在多重假设检验时，盲目使用 Bonferroni 校正通常过于严格。这就好像是使用可能有帮助的诊断试验时所遇到的情况[6-7]。在解释诊断试验结果时，临床医生会考虑被检测的患者确实患某种疾病的可能性。例如，在健康人中即使是中等程度异常的检验结果（血清碱性磷酸酶水平高出正常值上限 15%），也有可能是没有太多临床意义的假阳性结果。同样，对于一个不可能的假设，即使 P 值为 0.05，也可能是假阳性结果。

但是，血清碱性磷酸酶水平比正常值上限高出 10 或 20 倍不可能是偶然现象（尽管有可能是实验室误差）。因此，太小的 P 值（如小于 0.001）不可能是偶然发生的（尽管可能是由于偏倚导致的）。即使疾病或假设的先验概率非常低②，人们也很难将一个非常异常的检验结果判断为假阳性，或将非常小的 P 值仅仅归因于偶然性。

再者，预约多少次检验或检验多少假设本身并不总是那么重要。对于一位痛苦的关节肿胀患者，血清尿酸水平升高的解释不应该依赖于医生是否预约了 1 项化验（尿酸水平）或拿到了 20 项测试的检验结果。同样，针对一个有意义的研究假设的统计检验 P 值进行解释，与研究者要检验几种不可能的假设并无关系。最重要的是研究假设的合理性：即研究假设确实有正确的先验概率（prior probability）[在贝叶斯（Bayesian）方法里，通常是基于其他来源的证据做出的主观评判]。在研究设计过程中形成的研究假设满足这个要

---

② 在一些遗传学研究中是例外，会检验数百万甚至上亿的关联。

求，否则研究者为什么要投入时间和精力设计并实施这项研究？

在研究结果的收集和分析过程中，如果出现了意外的关联会怎么样呢？这个过程有时被称为假设产生（hypothesis generation），或者不太恰当地称为"数据挖掘"，或是"钓鱼式探索"。在数据分析阶段，很多非正式的比较其实是一种多重假设检验形式。在数据分析过程中重新定义变量或用亚组的方式表达结果时，也会产生类似的问题。在研究设计阶段没有考虑 P 值，但基于数据产生的假设，即使 P 值有统计学意义，大部分情况也是由于偶然性造成的。我们对此应该持怀疑态度，考虑在未来研究中将其作为潜在研究问题的来源。

然而，研究者有时并不能事先明确一个特定的假设，尽管在数据分析时假设看起来很合理。这有可能发生，例如，如果有人在研究进行时发现了一个新的危险因素，或者在研究设计过程中研究者碰巧没有想到某个特定的假设。是否在研究开始前形成研究假设并不那么重要，但是，是否能基于其他已证实假设是正确的获得合理的先验概率才是最重要的[6-7]。

计划研究时，构建多个研究假设的获益是明确的。采用多个不相关假设（multiple unrelated hypothesis）可以增加研究效率，可能一个研究可以回答多个问题并一次性发现总体中存在多种真实关联。构建几个相关假设也是一个好主意，如果研究结果是一致的，可以得到更有力的研究结论。针对心力衰竭患者的研究发现，使用血管紧张素转换酶抑制剂有益于减少入院率和心血管死亡率及总死亡率。如果只对其中一个假设进行检验，基于这些研究的推论将更有限。但是，当对多个假设进行检验时，需要注意没有免费的午餐。假设对这些相关的并且预先陈述的假设进行检验后，只有一个假设是有统计学意义的。那么研究者必须决定（并尽量说服编辑和读者相信）有意义的结果、无意义的结果，或这一系列结果是否是正确的。

主要假设和次要假设

有些研究，特别是大型随机对照试验，会将一些假设定义为"次要假设"（secondary hypothesis）。这通常发生在研究已经设计了一个主要假设（primary hypothesis），但研究者还对其他一些相对不太重要的研究问题感兴趣的情况下。例如，一项锌补充剂试验的主要结局可能是因上呼吸道感染入院或急诊的就诊情况，次要结局是自我报告的误工或休学的天数。如果研究是为了通过药物审批，应选择对监管机构意义重大的结局作为主要结局。当检验假设时，提前建立次要假设可以增加结果的可信度。

尤其是对临床试验而言，一个好的准则是事先建立尽可能多的有意义的假设，但仅指定其中的一个作为主要假设，可直接对这个假设进行统计学检验不需要讨论是否需要对多重假设检验进行调整。更重要的是，设定一个主要假设有助于将研究聚焦于主要目的，并且为样本量计算提供清晰的基础。

很多统计学家和流行病学家不再强调假设检验和 P 值的重要性，而是用置信区间报告研究结果的精确度[8-10]。的确，很多作者认为在假设的基础上进行样本量计划的过程有误导性，某种程度上，因为它取决于未知的数量（效应值）或人为设定的数量（α 和 β）[11]。然而，我们所概述的方法是实用的，在临床研究设计中仍然是标准的。

小结

1. 样本量计划（sample size planning）在分析性和描述性研究中是十分重要的部分。应该在研究设计早期估计样本量，以便能够及时进行适当修正。

2. 为了后续的统计检验（statistical tests），分析性研究与实验需要有一个明确的假设（hypothesis），预先假设主要预测变量与结局变量之间的关联。单纯的描述性研究，没有涉及比较时，不需要假设。

3. 好的假设应该明确（specific）如何进行抽样以及测量变量，且简单（simple）（只有一个预测变量和一个结局变量），并且是提前构建（formulated in advance）的。

4. 无效假设（null hypothesis）指假设预测变量与结局变量之间不存在关联，是统计学显著性检验的基础。备择假设（alternative hypothesis）则假设两个变量存在关联。统计学检验试图通过拒绝没有关联的无效假设，从而接受存在关联的备择假设。

5. 备择假设可以是单侧（one-side）（只检验一个方向的关联）或双侧（two-side）（检测两个方向的关联）。单侧假设只在特殊情况使用，即只有一个方向的关联有临床或生物学意义时。

6. 对于分析性研究和实验研究，样本量估计是在指定的Ⅰ类错误（type Ⅰ error）（假阳性）和Ⅱ类错误（type Ⅱ error）（假阴性）可能性下，基于预期效应值（effect size）和变异（variability）观察到某种关联所需要的参与者数量。Ⅰ类错误发生的最大可能性为 α，Ⅱ类错误发生的最大可能性为 β，$(1-\beta)$ 称为效能（power），即如果总体中实际存在关联，基于预期效应值或大于预期效应值时可以在样本中观察到关联的可能性。

7. 通常希望预先设定一个以上的假设，但研究者应明确一个主要假设（primary hypothesis）作为核心并以此估计样本量。对样本进行多重假设（multiple hypothesis）检验获得的结果进行解释时，包括从数据中获得的意外发现，应基于对先验概率（prior probability）的判断，它们可以反映总体中的真实现象。

参考文献

1. The Alpha-Tocopherol, Beta Carotene Cancer Prevention Study Group. The effect of vitamin E and beta carotene on the incidence of lung cancer and other cancers in male smokers. *N Engl J Med* 1994;330:1029–1035.
2. Echt DS, Liebson PR, Mitchell LB, et al. Mortality and morbidity in patients receiving encainide, flecainide, or placebo. The Cardiac Arrhythmia Suppression Trial. *N Engl J Med* 1991;324:781–788.
3. The Cardiac Arrhythmia Suppression Trial II Investigators. Effect of the antiarrhythmic agent moricizine on survival after myocardial infarction. *N Engl J Med* 1992;327:227–233.
4. Van Walraven C, Mahon JL, Moher D, et al. Surveying physicians to determine the minimal important difference: implications for sample-size calculation. *J Clin Epidemiol* 1999;52:717–723.
5. McKeown-Eyssen GE, Tibshirani R. Implications of measurement error in exposure for the sample sizes of case-control studies. *Am J Epidemiol* 1994;139:415–421.
6. Browner WS, Newman TB. Are all significant *P* values created equal? The analogy between diagnostic tests and clinical research. *JAMA* 1987;257:2459–2463.
7. Newman TB, Kohn, MA. *Evidence-based diagnosis*. New York: Cambridge University Press, 2009. Chapter 11.
8. Daly LE. Confidence limits made easy: interval estimation using a substitution method. *Am J Epidemiol* 1998;147:783–790.
9. Goodman SN. Toward evidence-based medical statistics. 1: The P value fallacy. *Ann Intern Med* 1999;130:995–1004.
10. Goodman SN. Toward evidence-based medical statistics. 2: The Bayes factor. *Ann Intern Med* 1999;130:1005–1013.
11. Bacchetti P. Current sample size conventions: flaws, harms, and alternatives. *BMC Med.* 2010;8:17.

第 6 章

估计样本量与效能：应用与举例

Warren S. Browner，Thomas B. Newman，and Stephen B. Hulley

彭亚光　彭晓霞　唐讯　译

第 5 章介绍了样本量计算的基本原则。为了应用这些原则为研究项目估算样本量，本章将提供一些菜谱式的方法。第一部分介绍如何为分析性研究和实验研究估算样本量（sample size estimates for an analytic study or experiment），包括在这些研究中涉及的一些特殊问题，如多元分析。第二部分介绍描述性研究（studies that are primarily descriptive）。接下来的部分介绍针对有固定样本量（fixed sample size）的研究，如何使研究效能最大化（maximizing the power）的策略，以及当信息不足（insufficient information）时如何估算样本量。本章最后介绍如何避免常见错误（common errors）。

本章最后，在附录里提供了几种基本的样本量估算方法会用到的表格和公式。此外，在我们的网站（www.epibiostat.ucsf.edu/dcr/）中有一个计算器，并且还有许多网站可以提供即时的样本量计算；试着搜索"样本量计算器"。大部分统计包也可为常见的研究设计估算样本量。

■ 分析性研究与实验研究的样本量估算方法

在分析性研究或实验研究中，样本量估算的步骤有些差别，但通常都遵循以下步骤：

1. 阐述无效假设（null hypothesis）并定义单侧或双侧备择假设（one-or two-sided alternative hypothesis）。

2. 根据假设中预测变量和结局变量的类型，从表 6.1 中选择恰当的统计检验（statistical test）方法。

表 6.1　用于估算样本量的简单统计检验方法

预测变量	结局变量	
	二分类变量	连续性变量
二分类变量	卡方检验[1]	t 检验
连续性变量	t 检验	相关系数

* 有序变量或计划使用其他统计检验方法分析数据时，参看"其他注意事项和特殊问题"。
[1] 卡方检验通常是双侧的，单侧即使用 Z 检验。

3. 选择合理的效应值（effect size）[或必要时选择变异度（variability）]。
4. 设定 α 和 β。除非明确说明备择假设是单侧的，否则一律设定双侧 α。
5. 使用附录中合适的表格或公式，在线计算器，或统计包估算样本量。

即使不能确定一个或几个要素的精确值，在研究设计阶段尽早估计样本量仍然十分重要。等到最后一分钟才计算样本量可能会让你追悔莫及：因为当重新考虑研究的任何一个要素时，意味着要重新设计整个研究。这是本书及早介绍该部分的原因。

不是所有的分析性研究都恰好适用于下面描述的 3 种主要样本量计算方法：如果预测变量和结局变量都是二分类时使用卡方检验，只有一个变量是二分类而其他是连续性变量时使用 t 检验，当两个都是连续性变量时使用相关系数。极少数特殊情况将在"其他注意事项和特殊问题"部分讨论。

t 检验

t 检验（有时称"Student's t 检验"，是以提出 t 检验的学者笔名命名的）常常用于判断一组连续性变量的均值是否与另一组的差异有统计学意义。例如，比较患者接受两种不同抗抑郁药物治疗后的抑郁评分均值，或者比较有糖尿病和没有糖尿病者的平均身高、体重指数时可以用 t 检验。t 检验假设两组中每组变量分布均近似正态（钟形）。然而，t 检验是十分强大的，除非样本量小（小于 30~40）或存在极端异常值，它几乎可用于任何分布。

虽然 t 检验通常用于比较连续性结局变量，但在结局变量是二分类变量，预测变量为连续性变量的研究中（如病例对照研究），也可以用 t 检验。在这种情况下，t 检验用于比较病例组与对照组之间的预测变量均值。

对于用 t 检验比较连续性结局变量均值的研究，估算样本含量时研究者必须：

1. 规定无效假设并定义备择假设是单侧或双侧。
2. 估计效应值（E），即研究组间连续性变量的均值差异。
3. 用标准差（S）估计变量的变异程度。
4. 计算标准化效应值（E/S），即效应值除以结局变量的标准差。
5. 设定 α 和 β。

效应值（effect size）和变异度（variability）估计常常通过参考先前研究的文献或咨询专家完成。有时，必须通过一个小样本预实验估算变量的标准差（参见"信息不足时如何估算样本量"部分）。当结局变量在连续测量中出现变化时（如在研究期间体重发生变化），研究者应该使用变量变化值的标准差（不是变量本身的标准差）估算样本量。变量变化值的标准差一般比变量本身的标准差小，因此，样本量也将更小。

有时，研究者无法获得关于变量标准差的有意义信息。在那种情况下，使用标准化效应值（standardized effect size）估算样本量是可行的，标准化效应值是一个无单位的定量值，同时也简化了不同变量效应值之间的比较。标准化效应值简单定义为效应值除以变量标准差。例如，血清胆固醇水平差异为 10 mg/dl，人群血清胆固醇水平标准差为 40 mg/dl，可得出标准化效应值为 0.25。标准化效应值越大，所需样本量越小。对于大多数研究而言，标准化效应值均大于 0.1。标准化效应值小于 0.1 时，既难以发现相关关联（需要非常大的样本量）又没有临床意义。

附录 6A 给出了对应不同 α 和 β 值与几个标准化效应值所需要的样本量。使用表 6A 时，先看最左侧一列的标准化效应值。接下来，横着读表 6A，选择对应的 α 和 β 值确定需要的样本量。（表 6A 的数字假设两组样本量相等；如果两组样本量不相等时，可使用表下方的公式、统计包、或在线程序估算样本量。）

当研究对象大于 30，且效能设为 0.80（$\beta=0.20$）并且 α 值（双侧）为 0.05 时[1]，用 t 检验估算样本量有一个方便的捷径（shortcut）。公式为：

$$样本量（每组样本量相等）=16\div（标准化效应值）^2$$

例 6.1，样本量的简便估算为：$16\div 0.2^2=400$，即每组需要 400 名患者。

> **例 6.1 使用 t 检验时的样本量计算**
>
> 问题：研究问题是沙丁胺醇与异丙托品的治疗哮喘的效力是否不同。研究者计划开展随机对照试验比较药物治疗后 2 周，FEV_1（1 秒内用力呼气量）的结果。已有研究报告经治疗的哮喘患者 FEV_1 均值为 2.0 L，标准差为 1.0 L。研究者预期观察到两个治疗组间 FEV_1 均值差在 10% 或以上。在 α（双侧）=0.05，效能=0.80 时每组（沙丁胺醇与异丙托品）需要多少患者？
>
> 样本量估算的要素如下：
>
> 1. 无效假设：经沙丁胺醇和异丙托品治疗两周后，两组哮喘患者的 FEV_1 均值相等。
>   备择假设（双侧）：经沙丁胺醇治疗两周后，哮喘患者的 FEV_1 均值不等于异丙托品治疗组。
> 2. 效应值=0.2 L（10%×2.0 L）
> 3. FEV_1 标准差=1.0 L
> 4. 标准化效应值=效应值÷标准差=0.2 L÷1.0 L=0.2
> 5. α（双侧）=0.05；$\beta=1-0.80=0.20$（$\beta=1-$效能）
>
> 查表 6A，从最左侧找到标准化效应值 0.20 所对应的行，以及 α（双侧）=0.05；$\beta=0.20$ 所对应的列，可见每组需要 394 例患者。这是完成实验所需要的每组病例数；考虑到脱落，需要纳入更多病例。若这个样本量缺乏可行性，研究者应该重新考虑研究设计，或者勉强接受能观察到的更大效应值。查看配对 t 检验部分（例 6.8）或许会有解决方法。

卡方检验（the Chi-Squared Test）

卡方（χ^2）检验（the chi-squared test）可用于比较两组研究对象的结局变量比例。例如，比较使用叶酸人群患冠心病的比例与安慰剂组患冠心病的比例。卡方检验通常是双侧的；单侧假设检验即使用单侧 Z 检验（one-sided Z test）。

在实验或队列研究中，效应值常常定义为 P_1（一组人群中发生期望结局的研究对象所占的比例，即结局的风险）与 P_2（另一组人群中发生期望结局的研究对象所占比例）之间的差异。例如，采用队列研究比较男性和女性高血压患者发展为终末期肾病的风险时，P_1 是患有终末期肾病的患者的比例，P_2 是患有终末期肾病的患者的比例。变异度是 P_1 和 P_2 的函数，因此不需要说明。

相反，为病例对照研究计算样本量，P_1 和 P_2 的定义就不同了。它们是指病例组和对照组暴露于某个二分类预测变量的比例。（如终末期肾病患者中男性的比例）。因此，在病例对照研究中，P_1 表示病例组中暴露于某一特定变量的比例（如预测因素的发生率），P_2 表示对照组中暴露于某一特定变量的比例。

为使用卡方检验或 Z 检验比较两个比例的研究估算样本量，研究者必须：

1. 阐述无效假设，决定备择假设是单侧还是双侧。
2. 估计效应值和变异度，即 P_1（一组结局发生的构成比）和 P_2（另一组结局发生的构成比）。
3. 设定 α 和 β。

附录 6B 给出了 P_1 和 P_2 的取值范围下，对应不同 α 和 β 时的所需的样本量。估算样本量时，从表 6B.1 或 6B.2 中最左侧一列找 P_1 和 P_2 中的较小值（必要时，距离 0.05 最近的值）。接着，横向查找 P_1 和 P_2 之间的差值。根据所选择的 α 和 β 值，表中的读数就是每组所需要的样本量。

研究者常常用两组研究对象发生结果的相对危险度（relative risk）或风险比（risk ratio）来定义效应值。例如，研究者研究口服避孕药的女性患心肌梗死的风险是否至少是未服用者的两倍。在队列研究（或实验研究）中，最直接的做法是对相对危险度和两个构成比（P_1 和 P_2）进行相互转化，因为相对危险度就是 P_1 除以 P_2 得出的（反之亦然）。

但是，对于病例对照研究，情况就有点复杂，因为相对危险度必须用比值比（odds ratio，OR）近似估计：

$$OR = \frac{[P_1 \times (1-P_2)]}{[P_2 \times (1-P_1)]}$$

研究者必须明确比值比（OR）与 P_2（对照组中暴露于预测变量的比例）。那么 P_1（病例组中暴露于预测变量的比例）为

$$P_1 = \frac{OR \times P_2}{(1-P_2) + (OR \times P_2)}$$

例如，如果研究者期望 10% 的对照暴露于口服避孕药（$P_2 = 0.1$），并且期望观察到暴露比值比为 3，那么

$$P_1 = \frac{(3 \times 0.1)}{(1-0.1) + (3 \times 0.1)} = \frac{0.3}{1.2} = 0.25$$

例 6.2 使用卡方检验时的样本量计算

问题：研究问题是练习太极的人群患背痛的风险是否低于慢跑锻炼的人。文献综述发现，慢跑者两年发生背痛的风险为 0.30。研究者希望观察到太极至少将其发生的风险降低 0.10。在 α（双侧）＝0.05，效能＝0.80 时，需要多少研究对象能证明练习太极的两年背痛发病率为 0.20（或更低）？

答案：样本量计算要素如下：

1. 无效假设：练习太极与慢跑人群的背痛发病率相同。
备择假设（双侧）：练习太极与慢跑人群的背痛发病率不同。
2. P_2（慢跑锻炼人群发病率）＝0.30；P_1（太极练习人群发病率）＝0.20。较小值为 0.20，二者之间的差值为 (P_1-P_2)＝0.10。
3. α（双侧）＝0.05，β＝1－0.80＝0.20。

查表 6b.1，从左侧列找到 0.20 所在行，再找到对应预期差值为 0.10 的列，α（双侧）＝0.05，β＝0.20 时所在中间的数值即为所需样本量，即研究需要 313 个慢跑锻炼和 313 个练习太极的人。

相关系数（the Correlation Coefficient）

相关系数（correlation coefficient，r）在样本量计算中并不常用，但是可以在预测变量和结局变量都是连续性变量时用到。相关系数是测量两个变量间线性相关强度的一种方法。相关系数取值范围为 －1 到 ＋1。负值表示随着一个变量增加，另一个变量减小（如儿童的血铅水平与智力水平）。相关系数的绝对值越接近 1，关联越强；越接近 0，关联越弱。例如，在一些人群中，成人身高和体重呈高度相关，$r \approx 0.9$。然而，这么高的 r 值并不常见；很多生物学关联的相关系数要小得多。

某些临床研究领域常用相关系数，例如行为医学，但是使用相关系数估算样本量存在不足：相关系数很少有直观意义。相关系数的平方（r^2）代表一个预测变量可以解释与之存在线性关联的结局变量变化的比例大小，反之亦然。这也正是为什么如果样本量足够大时，小的 r 值，如 $r \leq 0.3$，有统计学意义，但并没有临床意义或科学意义，因为它仅仅能解释 9% 的变异。

对于预测变量和结局变量都是连续性变量的研究，另一种方法——通常是更好的样本量估算方法，是将其中的一个变量转化为二分类变量（比如说根据中位数）并使用 t 检验。这样做的优点在于将效应值表达为两组之间的差值（因为相关系数不能表达效应值，更为模糊）。为有相关系数分析的研究估算样本量，研究者必须：

1. 阐明无效假设，决定备择假设是单侧还是双侧。
2. 用研究者能够观察到的最小相关系数绝对值来估计效应值。（变异度是 r 的函数，已经包含在表格和公式中。）
3. 设置 α 和 β。

> **例 6.3 采用相关系数的横断面研究的样本量计算**
>
> 问题：研究问题是尿可替宁水平（一种即时吸烟强度的测量）是否与吸烟者骨密度相关。前期研究发现报告吸烟量（每日几支）与骨密度（g/cm³）存在中等程度相关（$r=-0.3$）；研究者期望尿可替宁水平与骨密度至少是相关的。在 α（双侧）$=0.05$，$\beta=0.10$ 水平下，需要招募多少吸烟者？
>
> 答案：样本量计算的要素如下：
>
> 1. 无效假设：吸烟者的尿可替宁水平与骨密度不相关。
> 备择假设：吸烟者的尿可替宁水平与骨密度相关。
> 2. 效应值（r）$=|-0.3|=0.3$。
> 3. α（双侧）$=0.05$；$\beta=0.10$。
>
> 使用表 6C，从最左侧一列找到 $r=0.3$，并找到对应于 α（双侧）$=0.05$；$\beta=0.10$ 的数值，需要招募 113 名吸烟者。

在附录 6C 中，从表最左侧一列找效应值（r）。接下来，根据 α 和 β 选择对应横行的值，即可获得所需总样本量。表 6C 给出了研究者希望拒绝无效假设时（预测变量与结局变量之间不相关，如 $r=0$）的适宜样本量。如果研究者希望确定研究的相关系数是否等于某个除外 0 的值（如 $r=0.4$），那么她应该在表 6C 下找到适用的方法。

■ 其他注意事项和特殊问题

脱落（Dropouts）

统计分析时应纳入每一个样本；计算样本量时不要纳入那些不能明确结局状态的研究对象［例如脱落（dropouts）］。如果研究者预期有的研究对象可能无法随访（这种情况时常发生），那么就应该估计可能丢失的研究对象所占比例并相应增加样本量。例如，如果研究者估计 20% 的研究对象可能失访，那么样本量应该根据系数适当增加为 $[1\div(1-0.20)]$，或乘以 1.25。

分类变量（Categorical Variables）

鉴于数学推理，根据假设检验估算有序变量的样本量可能不太恰当，实际上人们常常把有序变量当作连续变量处理，尤其是分类个数比较多（6 个以上），并且计算变量的均值是有意义的时候。

在其他情况下，最好的策略是稍微改变一下研究假设，将分类变量转化为二分类变量。例如，假设研究者正在研究糖尿病患者一年看足科医生的时间和次数是否与英语是第二外语有关。看医生的次数不是平均分布的：很多人可能一次都没有，有些人看过一次，只有少数人看过两次或以上。因此，研究者可以把结局变量看作是二分类变量（无和一次或以上）来估算样本量。

生存分析（Survival Analysis）

当研究者希望比较生存或其他时间相关事件数据时，例如比较两种治疗方法，哪一种可以更有效地延长进展期乳腺癌女性患者的生命，生存分析是比较适用的分析技术[2-3]。尽管结局变量（存活的月数）看上去是连续变量，但 t 检验并不适用，因为这些数据实际上并不是时间（连续变量），而是在每一个时间点存活的患者比例（二分类变量）。类似的，研究者可能要比较两组的结局发生率（每 100 人年）。通过简单估计每组中研究对象发生预期结局的比例，可以用卡方检验计算样本量。然而，如果在大多数人中会发生预期结局，如研究进展期乳腺癌的死亡，更好的策略（可以减少总的样本量）是以随访过程中有大约一半研究对象发生预期结局那一时点的每组预期结局发生比例来估算样本量。例如，比较标准治疗和试验治疗后两组乳腺癌患者的无病生存期，假设标准治疗组的两年预期死亡率为 60%，而试验治疗的两年预期死亡率为 40%，则使用两年存活率作为二分类结局估算样本量。

整群抽样（Cluster Samples）

一些研究设计涉及整群抽样（cluster samples），即以组为单位进行抽样（第 11 章）。例如，研究对临床医生进行持续医学教育是否可以提高其患者戒烟率。假设 20 位临床医生被随机分配到干预组，另外 20 位医生被分配到对照组。一年以后，研究者计划从每一个诊所随机抽取 50 位在基线调查时吸烟的患者，评估其病历以判断有多少人戒烟。样本量应该是 40（医生人数）还是 2000（患者人数）？答案在两者之间，具体大小取决于同一诊所患者与所有患者的相似程度（即他们戒烟的可能性）。这个数值的估算通常需要预实验数据，除非其他研究者已经做过类似的研究。对于需要进行整群抽样的研究，有几种样本量估算的方法[4-7]，但它们具有挑战性，通常需要统计学家的帮助。

匹配（Matching）

由于各种原因，研究者可能会选择使用匹配设计（第 9 章）。除非是暴露（在匹配病例对照研究中）或结局（在匹配队列研究中）与匹配因素强相关，本章中提到的方法，尽管没有涉及匹配设计，但所提供的样本量估算方法是合理的。研究者也可以使用标准的方法[8]、统计软件，或基于网络程序进行更精确的估算，但需要确定暴露和结局在匹配好的对子中表现出的相关性。

多变量校正和其他特殊的统计分析（Multivariate Adjustment and Other Special Statistical Analyses）

当设计观察性研究时，研究者需要了解一个或多个混杂因素会影响预测变量和结局（第 9 章），并计划在分析结果时使用统计方法校正混杂因素（confounders）。当在主要研究假设包含这些校正，样本量估算需要考虑这一点。

校正混杂变量的分析方法通常会增加样本量需求[9-10]。增加的程度取决于以下几个方面，包括混杂因素的发生率，预测变量与混杂因素之间的关联强度，以及混杂因素与结局之间的关联强度。这些影响十分复杂，需要具体问题具体分析。

统计学家提出了多元统计分析方法,例如多元线性回归和多元 logistic 回归,这些方法允许研究者校正混杂变量。其中一种被广泛应用的统计方法是 Cox 比例风险分析(Cox proportional hazards),这种方法能够对混杂因素和不同的随访时间进行校正。如果要使用以上这些方法进行数据分析,就需要相应的方法估算样本量[3,11-14]。对于其他研究设计,也有相应的样本量估算方法,例如研究潜在的遗传危险因素或候选基因[15-17]、经济学研究[18-20]、剂量反应研究[21],或涉及两组以上的研究[22]。再者,对这些更复杂的方法,互联网是有用的资源(例如检索"样本量"和"logistic 回归")。

选用一种更简单的分析方法(例如卡方检验或 t 检验)会使样本量估算过程变得更容易,至少对初期研究者来说是这样的。此外,简单的样本量估算方法也是对更复杂的估算方法所得结果进行核查的一种方式。例如,假定一位研究者正在设计一项病例对照研究,以观察脑肿瘤(二分类变量)与血清胆固醇水平(连续变量)是否存在关联。即使计划最终使用 logistic 回归分析数据,也可以用 t 检验粗略估算样本量。事实证明,简化的方法通常可以得到与更精确的方法相类似的估算结果。然而,如果涉及大量经费的申请基金的大草案,应该咨询有经验的生物统计学家;因为评审专家希望你能使用更精确的方法估算样本量,尽管他们知道样本量的估算是依据猜测的结局风险、效应值和其他参数。由统计学家估算样本量代表着你已经和统计学家合作,他们将参与研究数据的管理和分析。的确,生物统计学家能够在研究设计和实施的很多方面做出贡献。但毫无疑问的是生物统计学家更愿意与对研究问题有深思熟虑的临床研究者合作,他们至少在对样本量估算进行了初步尝试。

等效和非劣效试验(Equivalence and Non-Inferiority Trials)

有时,研究的目的是为了排除预测变量与结局变量之间的某种关联。等效试验(equivalence trials)旨在检验一种新药是否与已有药物有同等效力。这种情况给样本量估算带来挑战,因为预期的效应值是零或非常小。非劣效试验(non-inferiority trials)是单侧检验设计,旨在检验新药至少不比已有的药疗效更差(第 11 章)。

这些设计的样本量计算比较复杂[23-26],有经验的统计学家的建议十分有帮助。一种可行的方法是使研究设计有足够的效能来拒绝无效假设(即 0.90 或 0.95),这时效应值足够小,不具有临床意义(如平均空腹血糖水平差异为 5 mg/dl)。如果这样一项效能较高的研究结果显示无效(即空腹血糖水平差值的 95% 置信区间不包括预先设定的 5 mg/dl),那么研究者可以合理地认为两种药有相似的效应。然而,等效和非劣效试验的一个问题是过高的效能和较小的效应值通常需要非常大的样本量;就这两种设计而言,非劣效试验有单侧检验的优势,意味着可以使用相对较小的样本量或是较小的 α 值。

在此类设计中,另一个问题是会损失无效假设所固有的安全界限,它能够帮助比较阳性药物与安慰剂疗效的传统研究避免 I 类错误(错误地拒绝无效假设)。这种问题还会产生研究设计和实施中的一系列问题,比如使用不精确的测量或过多的失访,从而使拒绝无效假设更困难。在以拒绝无效假设为目的的传统研究中,研究者有强烈的意识将研究做得更好。而对于非劣效试验,研究的目的旨在发现没有差异,因此这些安全界限就不适用了。

■ 描述性研究的样本量估算方法

描述性研究,包括诊断试验的样本量估算也是基于不同的原理。这些研究没有预测变量和结局变量，也不比较不同组间的统计学差异。因此，效能、无效假设和备择假设的概念并不适用。相反，研究者计算的是描述性统计量，例如均数和构成比。然而，描述性研究（诊所的老年患者中抑郁症的患病率是多少？）常常被用于提出分析性问题（在这些患者中，引起抑郁的因素是什么？）。在这种情况下，也应该按照分析性研究的方法估算样本量，以避免一个常见的问题发生，即没有足够的效能证明最主要的问题。

描述性研究通常报告置信区间（confidence intervals），即关于样本均数或构成比的数值范围。置信区间用于表示样本估计的精确度。研究者设定置信水平，例如 95% 或 99%。置信水平越高（99%），置信区间越宽，相对于较低的置信水平（90%），它更可能包含真实的总体值。

置信区间的宽度依赖于样本量。例如，研究者希望估计使用网络课程教学的医学生在美国职业医师考试中的平均分数。以 50 位学生为样本，估计到的所有学生的总体平均分为 215，95% 置信区间为 205~225。用一个更小的样本，如 20 位学生，可能得出同样的平均分，但肯定会有更宽的 95% 置信区间。

在估算描述性研究的样本量时，研究者应该明确置信区间的预期水平和宽度，根据设定的数值，可以从附录中的表格和公式得到相应的样本量。

连续变量

如果感兴趣的变量是连续变量，那么通常报告变量均值及其置信区间。为了估计置信区间下的样本量，研究者必须

1. 估算变量的标准差
2. 确定置信区间的预期精确度（整个宽度）
3. 选择区间的置信水平（如 95% 或 99%）

使用附录 6D，标准化区间的宽度（用区间宽度除以变量标准差），然后查看表 6D 左侧一列找到预期的标准宽度。接下来按照选择的置信水平在表中找到样本量。

例 6.4 计算描述性研究中连续变量的样本量

问题：研究者想确定城区三年级学生的血红蛋白平均水平，其 95% 置信区间为 ±0.3 g/dl。前期研究显示相似城市的血红蛋白值标准差为 1 g/dl。

解决方法：样本含量计算的要素如下：

1. 变量的标准差（SD）=1 g/dl。
2. 区间宽度=0.6 g/dl（上下波动 0.3 g/dl）。
   标化区间宽度=总宽度÷SD=0.6÷1=0.6。
3. 置信水平=95%

从表 6D 的最左侧一列找到标化区间宽度为 0.6，然后根据 95% 的置信水平，在表中确定所需要的样本量为 43 个三年级学生。

二分类变量

在二分类变量的描述性研究中，结果可以表达为某一类研究对象的估计构成比及其置信区间。这类变量包括诊断试验的灵敏度（sensitivity）和特异度（specificity），它们乍一看是连续变量，但实际上是二分类变量，用百分比表达的构成比（第12章）。为了估计置信区间下的样本量，研究者必须：

1. 估计总体中感兴趣变量的预期构成比。（如果多于一半的人群预期有某种特征，那么根据没有预期特征的人群估算样本量）。
2. 确定置信区间的预期精确度（整个宽度）。
3. 选择区间的置信水平（如95%）。

在附表6E中，最左侧一列表示感兴趣的变量的预期构成比。然后在对应的横行中选择置信水平和宽度，从而确定所需样本量。

例6.5提供了研究诊断试验灵敏度的样本量计算实例，需要得到某种疾病患者的数量。当研究试验的特异度时，研究者需要得到确实没有患病者的人数。也有针对受试者工作曲线（ROC）[27]、似然比[28]、可靠度[29]进行样本量估计的方法（第12章）。

例6.5 计算描述性研究中二分类变量的样本量

问题：研究者希望确定一种新的胰腺癌诊断试验的灵敏度。根据预实验，预计有80%的胰腺癌患者检测结果呈阳性。那么估计测试的灵敏度及其95%置信区间为0.80 ± 0.05时，需要多少患者作为样本？

解决方案：计算样本量的要素如下：

1. 预期构成比＝0.20。（由于0.80已经超出0.50，因此根据预期的假阴性结果估算样本量，即0.20）
2. 总宽度＝0.10（上下波动0.05）
3. 置信水平＝95%

查表6E，从最左侧一列找到0.20，在对应行中选择置信区间宽度为0.10，在多个数中选择中间的（代表95%置信区间），即所需样本量为246位胰腺癌患者。

■ 样本量固定时做什么

尤其是在做二次数据分析时，样本大小已经在设计研究之前就确定了。即使可以重新设计研究，通常会发现可获得或负担得起的参与者数量是有限的。确实，大多数研究者，会承认他们通常从一个固定的或者现实的样本出发，去反推在合理的效能前提下的效应值。这也是为什么说一成不变地要求估算样本量是愚蠢的部分原因。

当研究者必须从固定的样本量进行反推时（例6.6），她会在给定的效能（通常是

80%）的前提下估计可能的效应值。不太常见的情形是根据既定效应值估计效能。研究者可以使用本章附录的样本量表，必要时可以进行修改，或使用附录中估算效应值时提到的样本量公式进行估算。

> **例 6.6** 在样本量固定时，计算可发现的效应值
>
> 问题：研究者估计在研究期间可以获得 200 位分娩双胞胎的母亲。根据小样本预实验，估计一大半女性（100 人）愿意参加研究，评价 6 周的冥想练习项目与发放介绍放松的宣传册（对照组）相比是否可以缓解压力。如果对照组和治疗组的压力评分标准差均为 5 分，那么在 α（双侧）$=0.05$ 和 $\beta=0.20$ 水平下，研究者能观察到的效应差是多少？
>
> 解决方案：在表 6A 中，从 α（双侧）$=0.05$，$\beta=0.20$ 对应的一列（即中间区域最右侧的一列），当标化效应值为 0.6（对应的得分为 $0.6\times 5=3$ 分）时，每组需要 45 名患者。每组有 50 个患者时当研究者能够观察到两组间有至少 3 分的差异。

一般原则是研究应该有 80% 或更高的效能发现合理的效应值。80% 这个数字本身并没有什么特殊含义：有时研究者即使在有限的效能下也可以幸运地发现有统计学意义的结果（即使效能低至 50%，也能提供一半的机会在样本中观察到在总体中确实存在的有统计学意义的效应）。因此，如果研究经费有限，开展效能低于 80% 的研究也是值得，例如采用已收集的数据进行分析。并且有一些研究——例如，一项显示新的治疗对长期难治性肺动脉高压患者可以降低至少 50% 的肺动脉压的研究——那么，在这样的研究中，2 个或 3 个研究对象就提示可以开展进一步的研究（关于临床结局的安全性和有效性）。

然而，研究者应该时刻谨记，如果研究因为效能不够而不能发现关联时，研究者将面临对研究结果解释（或发表）的困难；从小样本得到的较宽的置信区间，将提示在总体中存在效应的可能性。重要的是要理解"低效能"的研究在非常幸运地得到有统计学意义的结果时可能会招致批评，因为评审员会怀疑研究者是否真的找到了特定的关联，还是在进行了大量假设检验后，挑选了达到有统计学意义的 P 值的数据。

■ 减少样本量和增加效能的策略

当估计样本量大于实际可获得的研究对象时，研究者应该采取以下几个步骤。第一，检查计算过程，因为在此过程中容易犯错误。接下来，审核各项要素。效应值是否不合理地过小或变异是否过大？α 和 β 是否过小？置信水平是否太高或置信区间是否太窄？

这些技术性调整通常是有用的，但重要的是要认识到统计学检验最终依赖于数据所包含的信息。要素的许多改变，如将效能从 90% 降到 80%，并不能提高所收集数据的质量或数量。然而，有几种策略可以用于减少样本需求或提高既定样本量前提下的效能，这些策略确实提高了收集到的数据所包含的信息量。这些策略的许多方面都涉及研究假设的修改，研究者应该认真考虑新的假设是否仍然能够回答预期的研究问题。

使用连续变量

当我们可以选择连续变量时，需要的样本量通常小于二分类变量。例如，血压可以用毫米

汞柱值（连续变量）表达，也可以用是否为高血压（二分类变量）表达。采用前者，可以在既定效能的前提下，需要较少的样本量，或在已知样本量的情况下，获得更高的效能。

例 6.7，用连续变量反映营养添加对老年人肌肉力量的影响。人们考虑采用二分类变量反映至少有一点肌肉力量的研究对象的构成比，这个指标可能是潜在跌倒相关症状发生率的更有效的替代指标。

例 6.7 连续变量和二分类变量的使用

问题：用安慰剂对照试验确定营养添加对养老院老人的肌肉力量性的效果。前期研究显示股四头肌力量［用牛顿·米 N·m 表示的扭矩峰值］的分布近似正态，均数为 33 N·m，标准差为 10 N·m，有 10% 的老年人肌肉力量非常弱（力量 < 20 N·m）。如果长达 6 个月的营养添加与日常饮食相比可以增加肌肉力量达 5 N·m，就说明营养添加是值得的。这个改变可以根据老人股四头肌力量的分布，估计老人力量改变的平均值，意味着将非常虚弱的老人的比例降低到 5%。

一种设计可以把力量作为二分类变量处理：非常虚弱和不太虚弱。另一种设计可以使用测量所包含的所有信息，将力量作为连续变量处理。在 α（双侧）= 0.05 和 β = 0.20 的水平下，每种设计各需要多少样本量？

解决方案：使用二分类结局变量（dichotomous outcome variable）（非常虚弱与不太虚弱）计算样本量的要素如下：

1. 无效假设：养老院老人接受 6 个月营养添加后，非常虚弱（股四头肌最大扭矩 < 20 N·m）的比例与日常饮食的老人相同。

备择假设：养老院老人接受 6 个月营养添加后，非常虚弱（股四头肌最大扭矩 < 20 N·m）的比例与日常饮食的老人不同。

2. P_1（日常饮食组中肌肉力量非常虚弱的比例）= 0.10；P_2（营养添加组中肌肉力量非常虚弱的老人的比例）= 0.05。两个值中较小的是 0.05，差值是（$P_1 - P_2$）为 0.05。

3. α（双侧）= 0.05；β = 0.20。

使用表 6b.1，从最左侧找到 0.05，在对应行中找到预期差值为 0.05 的列，其中 3 组数字的中间数字［对应 α（双侧）= 0.05，β = 0.20］表示设计需要的每组样本量为 473 人。

使用连续结局变量（股四头肌最大扭矩值）计算样本量的要素如下：

1. 无效假设：养老院老人接受 6 个月营养添加后，平均股四头肌力量（用 N·m 表达的最大扭矩）与日常饮食的老人相同。

备择假设：养老院老人接受 6 个月营养添加后，平均股四头肌力量（用 N·m 表达的最大扭矩）与日常饮食的老人不同。

2. 效应值 = 5 N·m
3. 股四头肌力量的标准差 = 10 N·m
4. 标准化效应值 = 效应值 ÷ 标准差 = 5 N·m ÷ 10 N·m = 0.5
5. α（双侧）= 0.05，β = 0.20

使用表 6A，查找标准化效应值为 0.50，对应行中找到 α（双侧）= 0.05 和 β = 0.20，这种设计需要的样本量为 64 人。［在此案例中，之前提到的样本量估算简便算法为 16 ÷（标准效应值）^{2}，或 16 ÷（0.5）^{2}，结果也是每组 64 人］。可见使用连续结局变量可以切实地减少样本量。

使用配对测量

在一些使用连续变量的实验或队列研究中,每个研究对象都会经历配对测量——基线时测量一次,研究结束时测量一次。两次测量间结局变量是变化的。在这种情况下,可用配对测量的 t 检验比较两组均数变化。这种方法通常需要较小的样本量,因为通过对研究对象本身的比较,消除了研究对象之间的基线差异对结局变异的影响。例如,节食导致的体重改变的变异比最终体重的变异要小,因为最终体重与最初体重高度相关。用常规方法估计这类 t 检验的样本量时(例 6.8),要注意这里的标化效应值(表 6A 中的 E/S)是预期的差值除以差值的标准差。

例 6.8 使用配对的测量 t 检验

问题:回顾例 6.1,研究者在研究哮喘治疗时,感兴趣的是沙丁胺醇与异丙托溴铵相比是否能使 FEV_1 提高 200 ml。样本量计算提示,每组需要 394 位患者,比实际可获得的患者人数多。幸运的是,一位研究者指出治疗前哮喘患者之间的 FEV_1 差异较大。研究对象之间的差异可能会影响到治疗后 FEV_1 的变异程度,从而影响治疗效果,研究者建议使用(两样本)配对 t 检验比较两组 FEV_1 的变化。预实验发现 FEV_1 变化的标准差仅有 250 ml。在 α(双侧)$=0.05$;$\beta=0.20$ 水平下,每组需要多少研究对象?

解决方案:样本量计算的要素如下:

1. 无效假设:治疗两周后,使用沙丁胺醇患者与使用异丙托溴铵患者的 FEV_1 变化相同。

   备择假设:治疗两周后,使用沙丁胺醇患者与使用异丙托溴铵患者的 FEV_1 变化不同。

2. 效应值=200 ml
3. 结局变量的标准差=250 ml
4. 标化效应值=效应值÷标准差=200 ml÷250 ml=0.8
5. α(双侧)$=0.05$;$\beta=1-0.80=0.20$

查表 6A,这个设计需要每组 26 位参与者,比例 6.1 中每组 394 人更合理。在此案例中,样本量估算可以简化为 16÷(标化效应值)^2,或 16÷(0.8)^2,得出每组需要 25 位患者。

简短的技术性说明:

本章总是提到两样本 t 检验(two sample t tests),这种方法用来比较两组研究对象的连续变量的均值。如果比较两组的变量本身的话,两样本 t 检验是可以不配对的(unpaired)(例 6.1),如果比较的是配对(paired)测量的变量改变,即干预前后的变化,则使用配对 t 检验(例 6.8)。

第三种 t 检验称为单样本配对 t 检验(one sample paired t test),比较一组研究对象配对测量的平均差值是否为零。这类分析通常用于时间序列设计(第 11 章),前后对照的方法检验难以随机分配的治疗的效果（例如评价选择性子宫切除术对生存质量的影响，几乎没有女性愿意通过抛硬币决定选择何种治疗）。然而，单组配对设计因果论证强度较弱，因为缺少对照组使我们很难了解研究对象不接受治疗的情况。当设计一项计划用单样本 t 检验的研究时，总的样本量恰恰等于每组样本量的一半，见附表 6A。例如，在 α（双侧）$=0.05$ 和 $\beta=0.20$ 水平下，要观察到标化效应值为 0.5 时，需要 $64/2=32$ 位研究对象。附表 6F 提供了使用和误用单样本和两样本 t 检验其他信息。

使用更精确的变量

因为使用更精确的变量可以减小变异，所以能够减少分析性研究和描述性研究的样本量。即使中等程度的精确度改变也可以对样本量产生切实影响。例如，在估算 t 检验所需样本量时，将结局变量的标准差降低 20% 可以使所需样本量减少 36%。提高变量精确度的方法（例如重复测量）参见第 4 章。

每组使用不同的样本量

在既定研究对象数量前提下，每组样本量相等通常会使效能最大，因此附表 6A、6B.1 和 6B.2 均假设两组的样本量相等。然而，研究对象在两组间的分布有时并不相等，或其中一组研究对象的招募更容易或成本较低。例如，研究者为比较队列中 30% 的吸烟者和 70% 的不吸烟者估算样本量。或者，在病例对照研究中，病例组人数可能较少，但可能找到更多的对照人群。一般来说，一组的样本量是另外一组的两倍时，效能的提高是显而易见的；是另一个组的 3 倍或 4 倍时，那么效能的提高就不那么明显。各组间样本量不相等时，可以根据附表 6A 和 6B 的公式，或利用统计软件和互联网估算样本量。

这里介绍一种有用的方法[30]，解决在预测变量和结局变量均为二分类变量的病例对照研究中，每个病例设置 c 个对照时的样本量估算（例 6.9）。如果 n 代表每个病例仅需要一个对照时的病例数（α，β 和效应值已知），那么所需病例数（n'）和对照组人数（cn'）的近似值为：

$$n' = [(c+1) \div 2c] \times n$$

例如，每个病例需要两个对照 $c=2$，那么 $[(2+1) \div (2\times 2)] \times n = 3/4 \times n$，也就是只需要之前 75% 的病例数。$c$ 越大，n' 越接近于 n 的 50%（如 $c=10$，$n'=11/20\times n$）。

例 6.9 在病例对照研究中给每个病例设置多个对照

问题：研究者正在研究家用杀虫剂暴露是否是再生障碍性贫血的危险因素。最初的样本量计算当病例与对照相等时，需要 25 个病例。假设研究者只获得了 18 个病例，那么接下来研究者该怎样做？

解决方案：研究者应该考虑给每个病例设置多个对照（毕竟，研究者能找到更多的未患有再生障碍性贫血的研究对象）。例如，假设每个病例设置 3 个对照，那么所需的病例数大概为：$[(3+1) \div (2\times 4)] \times 25 = 17$

> **例 6.10 使用更常见结局**
>
> 问题:假设研究者要比较抗菌漱口液与安慰剂预防上呼吸道感染的效力。初步计算提示预期的 200 名大学生志愿者不够,部分原因是研究者预计在随访 3 个月期间大约只有 20% 的研究对象会患上呼吸道感染。建议适当调整研究计划。
>
> 解决方案:有以下 3 种可能的解决方案:(1)以儿科实习生和住院医师为研究对象,相对于大学生,他们的上呼吸道感染发病率可能更高;(2)在冬天开展研究,这时感染更常见;(3)延长随访时间,即改为 6 或 12 个月。以上这些解决方案都可能涉及研究假设的修订,但是没有一个方案足以影响到总的研究问题,即评价抗菌漱口液的疗效。

使用更常见结局

在设计结局变量是二分类变量的研究时,结局发生的频率越高,达到 0.5 左右时,效能就会越大。因此更改结局定义是增加效能的最佳方法之一:如果结局发生频率越高,检测到预测变量的机会就越大。确实,效能更依赖于发生了特定结局的研究对象数量,而不是研究的总人数。针对罕见结局的研究,像健康女性的乳腺癌发病,需要非常大的样本量才能有足够的效能。

提高结局发生频率的最佳方法之一是纳入高危人群(如有乳腺癌家族史的女性)。其他方法还有延长随访时间,以便有更长的时间可以累积结局,或放宽结局定义(如乳腺导管内癌),然而,所有这些方法都可能使研究问题发生改变,因此应该谨慎使用。

■ 信息不足时如何估算样本量

研究者通常会发现在计算样本量时缺少一个或几个要素,从而阻碍她完成研究计划。这种问题尤其在研究者使用工具时完成研究设计时更易发生(如使用一份新的问卷比较压力性尿失禁和急迫性尿失禁对女性生存质量的影响)。那么研究者应该如何决定哪部分评分的标准差具有临床意义呢?

第一种策略是对相似研究问题的前期研究和相关发现进行系统检索(extensive search),有可比性的情况和普通的发现就很好了。例如是否有其他尿路问题或相关疾病的(如结肠造口术)患者的生存质量数据?如果文献回顾没有得到有效信息,可以与其他研究者联系进行咨询,询问他们是否知道有未发表的相关研究。

如果仍然没有得到信息,可以考虑在开展研究前先通过小样本预实验(pilot study)或二次分析获得缺少的要素。确实,对于涉及新工具、测量方法或招募策略的研究强烈推荐开展预实验。开展预实验可以使研究者更好地做好研究计划,从而节约时间。预实验对于估计测量对象的标准差(standard deviation)或具有特征的研究对象所占比例是有用的。但是,符合钟型分布的连续分布,我们可以在忽略极值后,采用最常出现的高值和低值间差值的 1/4 估计标准差。例如,如果大多数研究对象的血钠水平在 135~143 mEq/L

之间，血钠的标准差大概为 2 mEq/L（1/4×8 mEq/L）。

当连续变量的均数和标准差或分类变量不明确时，另一个策略是将其转化为二分类（dichotomize）变量。将分类变量归为两组，用均数或中位数将连续变量分为两类。例如，虽然研究者必须估计两组研究对象中高出中位数的部分的构成比例，但是将生存质量划分为"高于中位数"或"低于或等于中位数"可以避免估计其标准差。然后使用卡方检验估算样本量，虽然结果偏高，但还比较合理。

然而，研究者经常必须根据她认为有临床意义（clinically meaningful）的值选择可观察到的效应值。在这种情况下，研究者应与该领域的同行进行讨论。例如假设正在研究一种新的用于治疗严重难治性胃轻瘫的介入性疗法，此类患者最多有 5% 会自发好转。如果治疗显示有效，她的消化科同行表明她们最多愿意治疗 5 个患者，以保证其中有 1 人可持续获益（因为治疗的副作用明显，而且费用昂贵，治疗人数不应该超过 5 人）。风险差 20% 则需治疗人数（number needed to treat，NNT）为 5（NNT=1/风险差），因此研究者应根据比较 P_1=5% 与 P_2=25% 来计算样本量（如在 β=0.80 和 α=0.05 水平下每组需要 59 例）。

如果以上提到的方法都不行，研究者应该基于经验（educated guess）对缺失要素的可能取值进行估计。对问题和预期发现深思熟虑的过程常常会产生合理的估计，这也是如何对样本量进行估算的。在没有任何依据时，设计 α（双侧）=0.05 和效能为 80% 的前提，又设定两组间的标准化效应值为 0.5（n=64，每组）；这样的设计是行不通的，几乎没有基金评审者会接受这种完全武断的决定。

▇ 避免常见错误

很多缺乏经验的研究者在估算样本量时会犯错误（甚至有经验的研究者也会如此），最常见的错误如下：

1. 一个常见错误是在研究设计的后期估算样本量。应趁研究设计还可以进行根本性改变的时候尽早估算样本量。

2. 将二分类变量表达为百分比和率时，二分类变量可能被当作连续变量。例如，用存活百分比表示生存状态（存活或死亡）时，可能会被误解为连续变量。相似的，在研究对象未全部死亡的生存分析中，二分类结局可能被看做是连续变量（例如生存月中位数）。对于以上提到的情况，结局变量本身确实是二分类变量（构成比）时，最简单的适用方法是按照卡方检验估算样本量。

3. 样本量估算的是得到结局数据需要的研究对象人数，而不是需要招募的人数。研究者应该考虑到脱落与缺失数据。

4. 本章最后的表格假设两组样本量相等，但很多时候并不是这样；例如，在研究使用维生素补充剂是否能减少晒伤风险的队列研究中，不可能纳入相同的使用或不使用维生素的研究对象。如果样本量不相等，可以用表后面的公式、在线计算器或统计软件进行计算。

5. 使用 t 检验估算样本量时，结局变量的标准差是关键因素。因此，如果结局是连续变量的变化值，研究者应该使用差值的标准差而不是变量本身的标准差。

6. 格外注意整群数据。如果研究出现两个"水平"的样本量（如医生和患者），那么整群可能是一个问题，附表在此情况下并不适用。

7. 如果你发现自己在估算样本量时有困难，要确保你的研究假设符合前面章节讨论过的标准（简洁、明确、事先说明）。

小结

1. 当估算分析性研究（analytic study）的样本量时，需遵循以下步骤：

（1）阐述无效假设和备择假设（null and alternative hypotheses），明确假设是单侧还是双侧（number of sides）；

（2）根据预测变量和结局变量的类型，选择用于数据分析的统计检验（statistical test）[两者都是二分类变量时用卡方检验（chi-squared test）；一个二分类变量与一个连续变量时用 t 检验（t test）；两者都是连续变量时用相关系数（correlation coefficient）]；

（3）估算效应值（effect size）[必要时还有（变异度 variability）]；

（4）根据避免Ⅰ类错误和Ⅱ类错误（type Ⅰ and type Ⅱ errors）的相对重要性，设置适当的 α 和 β 值。

2. 在估算分析性研究的样本量时，需要考虑的其他方面包括：调整潜在脱落（dropouts）；处理分类变量（categorical variables）、生存分析（survival analysis）、整群抽样（clustered samples）、多元校正（multivariate adjustment），以及等效和非劣效试验（equivalence and non-inferiority trials）的特殊统计方法。

3. 描述性研究（descriptive studies），通常没有假设，估算样本量的步骤为：

（1）估算二分类变量结局发生的构成比（proportion）或连续变量结局的标准差（standard deviation）；

（2）确定预期的精确度[置信区间（confidence interval）的宽度]，并且

（3）确定置信水平（confidence level）（如95%）。

4. 在样本量被提前确定（predetermined）的情况下，研究者可以反推估计效应值（effect size），或在少数情况下，反推效能（power）。

5. 减少样本量的策略包括使用连续变量（continuous variables），更精确的测量（precise measurements），配对测量（paired measurements）以及更常见的结局（common outcomes），也可以增加病例对照研究的对照例数。

6. 没有足够的信息支持样本量估算时，研究者应该复习相关领域的文献（literature），并咨询同事（colleague），帮助她确定有临床意义的效应值。

7. 应避免的错误包括样本量估算太晚（too late），将构成比误解为百分比（misinterpreting proportions expressed as percentages），不考虑丢失的研究对象和缺失数据（missing subject and data），不能恰当地处理整群和配对数据（clustered and paired data）。

附录 6A
使用 t 检验比较连续变量均数时每组所需样本量

表 6A　比较两组均数时每个研究组需要的样本量

E/S^*	单侧 $\alpha=$ 双侧 $\alpha=$ $\beta=$	0.005 0.01			0.025 0.05			0.05 0.10		
		0.05	0.10	0.20	0.05	0.10	0.20	0.05	0.10	0.20
0.10		3565	2978	2338	2600	2103	1571	2166	1714	1238
0.15		1586	1325	1040	1157	935	699	963	762	551
0.20		893	746	586	651	527	394	542	429	310
0.25		572	478	376	417	338	253	347	275	199
0.30		398	333	262	290	235	176	242	191	139
0.40		225	188	148	164	133	100	136	108	78
0.50		145	121	96	105	86	64	88	70	51
0.60		101	85	67	74	60	45	61	49	36
0.70		75	63	50	55	44	34	45	36	26
0.80		58	49	39	42	34	26	35	28	21
0.90		46	39	32	34	27	21	28	22	16
1.00		38	32	26	27	23	17	23	18	14

* E/S 是标准化效应值，计算方法是用 E（预期效应值）除以 S（结局变量的标准差）。要估算样本量，从标准化效应值对应的行中，找到确定的 α 和 β 值，即可得到每组所需样本量。对单样本 t 检验，总样本量是表中数字的一半。

■ 计算变异度（variability）

变异度通常用标准差或均数的标准误（SEM）表示。要计算样本量，变量的标准差是最有用的参数。幸运的是，两者间的转换是比较容易的：标准差是标准误乘以 N 的平方根，N 是用于计算均数的研究对象总数。假设研究报告食用低纤维饮食的 25 位参与者体重降低的平均数是 10 ± 2 kg（均数±标准误），那么标准差是 $2\times\sqrt{25}=10$ kg。

■ 其他值的一般公式

计算其他值,如 E、S、α 和 β 或是组间样本量不相等时,使用下面的公式:

$Z_\alpha = \alpha$ 的标准正态离差(如果备择假设是双侧的,$\alpha = 0.01$ 时 $Z_\alpha = 2.58$,$\alpha = 0.05$ 时 $Z_\alpha = 1.96$,$\alpha = 0.10$ 时 $Z_\alpha = 1.645$。如果备择假设是单侧的,那么 $\alpha = 0.05$ 时 $Z_\alpha = 1.645$)

$Z_\beta = \beta$ 的标准正态离差($\beta = 0.20$ 时 $Z_\beta = 0.84$,$\beta = 0.10$ 时 $Z_\beta = 1.282$)

q_1 = 第一组中研究对象所占的比例

q_2 = 第二组中研究对象所占的比例

N = 所需研究对象总例数

那么:

$$N = [(1/q_1 + 1/q_2) S^2 (Z_\alpha + Z_\beta)^2] \div E^2$$

不想用这些公式进行手工计算的读者可以从我们网站的计算器上迅速得到答案(www.epinopstat.ucsf.edu/dcr/)。(由于该公式成立的基础是将 t 值近似看成 Z 值,因此在 N 小于 30 时,会略微低估样本量。在表 6A 中使用 t 值估计样本量。)

附录 6B
用卡方值或 Z 检验比较二分类变量的构成比时每组需要的样本量

表 6B.1 对两个构成比进行比较时每组所需样本量

上：$\alpha=0.05$（单侧）或 $\alpha=0.10$（双侧）；$\beta=0.20$
中：$\alpha=0.025$（单侧）或 $\alpha=0.05$（双侧）；$\beta=0.20$
下：$\alpha=0.025$（单侧）或 $\alpha=0.05$（双侧）；$\beta=0.10$

P_1 和 P_2 中的较小值	P_1 和 P_2 的差值									
	0.05	0.10	0.15	0.20	0.25	0.30	0.35	0.40	0.45	0.50
0.05	381	129	72	47	35	27	22	18	15	13
	473	159	88	59	43	33	26	22	18	16
	620	207	113	75	54	41	33	27	23	13
0.10	578	175	91	58	41	31	24	20	16	14
	724	219	112	72	51	37	29	24	20	17
	958	286	146	92	65	48	37	30	25	21
0.15	751	217	108	67	46	34	26	21	17	15
	944	270	133	82	57	41	32	26	21	18
	1252	354	174	106	73	53	42	33	26	22
0.20	900	251	121	74	50	36	28	22	18	15
	1133	313	151	91	62	44	34	27	22	18
	1504	412	197	118	80	57	44	34	27	23
0.25	1024	278	132	79	53	38	29	23	18	15
	1289	348	165	98	66	47	35	28	22	18
	1714	459	216	127	85	60	46	35	28	23
0.30	1123	300	141	83	55	39	29	23	18	15
	1415	376	175	103	65	48	36	28	22	18
	1883	496	230	134	88	62	47	36	28	23
0.35	1197	315	146	85	56	39	29	23	18	15
	1509	395	182	106	69	48	36	28	22	18
	2009	522	239	138	90	62	47	36	28	23
0.40	1246	325	149	86	56	39	29	22	17	14
	1572	407	186	107	69	48	35	27	21	17
	2093	538	244	139	90	62	46	34	26	21
0.45	1271	328	149	85	55	38	28	21	16	13
	1603	411	186	106	68	47	34	26	20	16
	2135	543	244	138	88	60	44	33	25	19

表 6B.1　对两个构成比进行比较时每组所需样本量（续）

P_1 和 P_2 中的较小值	上：$\alpha=0.05$（单侧）或 $\alpha=0.10$（双侧）；$\beta=0.20$ 中：$\alpha=0.025$（单侧）或 $\alpha=0.05$（双侧）；$\beta=0.20$ 下：$\alpha=0.025$（单侧）或 $\alpha=0.05$（双侧）；$\beta=0.10$ P_1 和 P_2 的差值									
	0.05	0.10	0.15	0.20	0.25	0.30	0.35	0.40	0.45	0.50
0.50	1271	325	146	83	53	36	26	20	15	—
	1603	407	182	103	66	44	32	24	18	—
	2135	538	239	134	85	57	42	30	23	—
0.55	1246	315	141	79	50	34	24	18	—	—
	1572	395	175	98	62	41	29	22	—	—
	2093	522	230	127	80	53	37	27	—	—
0.60	1197	300	132	74	46	31	22	—	—	—
	1509	375	165	91	57	37	26	—	—	—
	2009	495	216	118	73	48	33	—	—	—
0.65	1123	278	121	67	41	27	—	—	—	—
	1415	348	151	82	51	33	—	—	—	—
	1883	459	197	106	65	41	—	—	—	—
0.70	1024	251	108	58	35	—	—	—	—	—
	1289	313	133	72	43	—	—	—	—	—
	1714	412	174	92	54	—	—	—	—	—
0.75	900	217	91	47	—	—	—	—	—	—
	1133	270	112	59	—	—	—	—	—	—
	1504	354	146	75	—	—	—	—	—	—
0.80	751	175	72	—	—	—	—	—	—	—
	944	219	88	—	—	—	—	—	—	—
	1252	286	113	—	—	—	—	—	—	—
0.85	578	129	—	—	—	—	—	—	—	—
	724	159	—	—	—	—	—	—	—	—
	958	207	—	—	—	—	—	—	—	—
0.90	381	—	—	—	—	—	—	—	—	—
	473	—	—	—	—	—	—	—	—	—
	620	—	—	—	—	—	—	—	—	—

用 Z 值估计单侧假设检验的样本量

　＊P_1 表示在一组中会发生预期结局的研究对象所占构成比；P_2 表示其在另一组中的比例（在病例对照研究中，P_1 表示病例组中暴露于预测变量者所占的比例，P_2 表示对照组暴露于预测变量者所占的比例）。估算样本量时，从所对应的行中找到预期 P_1 和 P_2 的差值。3 个数字分别代表不同 α 和 β 值所对应的每组所需样本量。

　P_1 和 P_2 在 0.01 至 0.10 之间的情况见表 6B.2

表 6B.2 比较两个构成比时，较小的一个构成比在 0.01 至 0.10 之间时每组所需样本量

上：$\alpha=0.05$（单侧）或 $\alpha=0.10$（双侧）；$\beta=0.20$
中：$\alpha=0.025$（单侧）或 $\alpha=0.05$（双侧）；$\beta=0.20$
下：$\alpha=0.025$（单侧）或 $\alpha=0.05$（双侧）；$\beta=0.10$

P_1 和 P_2 中的较小值	P_1 和 P_2 的差值									
	0.01	0.02	0.03	0.04	0.05	0.06	0.07	0.08	0.09	0.10
0.01	2019	700	396	271	204	162	134	114	98	87
	2512	864	487	332	249	197	163	138	120	106
	3300	1125	631	428	320	254	209	178	154	135
0.02	3205	994	526	343	249	193	157	131	113	97
	4018	1237	651	423	306	238	192	161	137	120
	5320	1625	852	550	397	307	248	207	177	154
0.03	4367	1283	653	414	294	224	179	148	126	109
	5493	1602	813	512	363	276	220	182	154	133
	7296	2114	1067	671	474	359	286	236	133	172
0.04	5505	1564	777	482	337	254	201	165	139	119
	6935	1959	969	600	419	314	248	203	170	146
	9230	2593	1277	788	548	410	323	364	221	189
0.05	6616	1838	898	549	380	283	222	181	151	129
	8347	2308	1123	686	473	351	275	223	186	159
	11 123	3061	1482	902	620	460	360	291	242	206
0.06	7703	2107	1016	615	422	312	243	197	163	139
	9726	2650	1272	769	526	388	301	243	202	171
	12 973	3518	1684	1014	691	208	395	318	263	223
0.07	8765	2369	1131	680	463	340	263	212	175	148
	11 076	2983	1419	850	577	423	327	263	217	183
	14 780	3965	1880	1123	760	555	429	343	283	239
0.08	9803	2627	1244	743	502	367	282	227	187	158
	12 393	3308	1562	930	627	457	352	282	232	195
	16 546	4401	2072	1229	827	602	463	369	303	255
0.09	10 816	2877	1354	804	541	393	302	241	198	167
	13 679	3626	1702	1007	676	491	377	300	246	207
	18 270	4827	2259	1333	893	647	495	393	322	270
0.10	11 804	3121	1461	863	578	419	320	255	209	175
	14 933	3936	1838	1083	724	523	401	318	260	218
	19 952	5242	2441	1434	957	690	527	417	341	285

*单侧假设估算时使用 Z 值

■ 其他值的一般公式

使用 Z 值计算研究所需总样本量（N）的一般公式如下，P_1 和 P_2 值的定义如前（参看附录 6A 中关于 Z_α 和 Z_β 的定义）。

q_1＝第一组中研究对象所占构成比
q_2＝第二组中研究对象所占构成比
N＝研究对象总数
$P = qZ_1P_1 + q_2P_2$

那么

$$N = \frac{[Z_\alpha \sqrt{P(1-P)(1/q_2)} + Z_\beta \sqrt{P_1(1-P_1)(1/q_1) + P_2(1-P_2)(1/q_2)}]^2}{(P_1 - P_2)^2}$$

不想用这些公式进行手工计算的读者可以从我们网站的计算器上迅速得到答案（www.epinopstat.ucsf.edu/dcr/）。（这个公式不包括 Fleiss-Tytun-Ury 连续校正，因此会低估所需样本量约 10％。表 6B.1 和 6B.2 包括了连续校正。）

附录 6C
使用相关系数（r）所需样本量

表 6C 确定相关系数是否不为零所需样本量

单侧 α= 双侧 α= β= r*	0.005 0.01 0.05		0.10	0.20	0.025 0.05 0.05	0.10	0.20	0.05 0.1 0.05	0.10	0.20
0.05	7118	5947	4663	5193	4200	3134	4325	3424	2469	
0.10	1773	1481	1162	1294	1047	782	1078	854	616	
0.15	783	655	514	572	463	346	477	378	273	
0.20	436	365	287	319	259	194	266	211	153	
0.25	276	231	182	202	164	123	169	134	98	
0.30	189	158	125	139	113	85	116	92	67	
0.35	136	114	90	100	82	62	84	67	49	
0.40	102	86	68	75	62	47	63	51	37	
0.45	79	66	53	58	48	36	49	39	29	
0.50	62	52	42	46	38	29	39	31	23	
0.60	40	34	27	30	25	19	26	31	16	
0.70	27	23	19	20	17	13	17	14	11	
0.80	18	15	13	14	12	9	12	10	8	

*估算总体样本量时，从 r（预期相关系数）找到相应的行，然后按照确定的 α 和 β 找到对应的样本量。

■ 其他值的一般公式

计算其他值，如 r、α 和 β 的一般公式如下（关于 Z_α 和 Z_β 的定义见附录 6A）：

r＝预期相关系数

$C=0.5 \times \ln[(1+r)/(1-r)]$

N＝所需研究对象总数

那么

$$N=[(Z_\alpha+Z_\beta) \div C]^2+3$$

■ 比较两个相关系数的样本量计算

如果检验相关系数 r_1 是否不等于 r_2 （如无效假设 $r_1=r_2$；而备择假设 $r_1 \neq r_2$），
$C_1 = 0.5 \times \ln [(1+r_1)/(1-r_1)]$
$C_2 = 0.5 \times \ln [(1+r_2)/(1-r_2)]$
那么
$$N = [(Z_\alpha + Z_\beta) \div (C_1 - C_2)]^2 + 3$$

附录 6D
使用连续变量的描述性研究的样本量

表 6D　W/S * 常用值所对应样本量

W/S	置信水平		
	90%	95%	99%
0.10	1083	1537	2665
0.15	482	683	1180
0.20	271	385	664
0.25	174	246	425
0.30	121	171	295
0.35	89	126	217
0.40	68	97	166
0.50	44	62	107
0.50	31	43	74
0.70	23	32	55
0.80	17	25	42
0.90	14	19	33
1.00	11	16	27

* W/S 是置信区间的标化宽度，用 W（预期总宽度）除以 S（变量的标准差）计算得出。估算样本量，从横标目找到标化宽度对应的行，然后找到确定的置信水平即可获得样本量。

■ 其他值的一般公式

根据 W、S，以及置信水平（$1-\alpha$），所需研究对象的总数（N）为：
$$N = 4Z_\alpha S^2 \div W^2$$
（Z_α 的定义参见附录 6A）

附录 6E
使用二分类变量的描述性研究的样本量估算

表 6E 构成比的样本量

	上：90%置信水平 中：95%置信水平 下：99%置信水平						
预期构成比（P）*	置信区间总宽度（W）						
	0.10	0.15	0.20	0.25	0.30	0.35	0.40
0.10	98 138 239	44 61 106	— — —	— — —	— — —	— — —	— — —
0.15	139 196 339	62 87 151	35 49 85	22 31 54	— — —	— — —	— — —
0.20	174 246 426	77 109 189	44 61 107	28 39 68	19 27 47	14 20 35	— — —
0.25	204 288 499	91 128 222	51 72 125	33 46 80	23 32 55	17 24 41	13 18 31
0.30	229 323 559	102 143 249	57 81 140	37 52 89	25 36 62	19 26 46	14 20 35
0.40	261 369 639	116 164 284	65 92 160	42 59 102	29 41 71	21 30 52	16 23 40
0.50	272 384 665	121 171 296	68 96 166	44 61 107	30 43 74	22 31 54	17 24 42

*估算样本量时，在预期构成比对应的行中找到置信区间的预期总宽度所对应的值。3个数字分别代表置信水平为90%、95%和99%时所对应的样本量。

■ 其他值的常用公式

计算其他值,如 P、W 和置信水平 $(1-\alpha)$ 的一般公式如下,P,W 定义如前。

Z_α = 双侧 α 的标准正态差,$(1-\alpha)$ 是置信水平(如 $\alpha=0.05$ 时置信水平为 95%,$Z_\alpha=1.96$;置信水平为 90% 时,$Z_\alpha=1.645$;置信水平为 99% 时,$Z_\alpha=2.58$)。

那么所需研究对象总数为:

$$N = 4Z_\alpha^2 P(1-P) \div W^2$$

附录 6F
t 检验的使用和误用

两样本 t 检验被用于比较两组研究对象的均值,这是本章的核心内容。采用预测变量定义两个组——随机试验中的采用阳性药物与安慰剂,或队列研究中暴露或不暴露于某危险因素,或像病例对照研究一样用结局变量定义。如果仅针对一次测量进行两组间比较,那么两样本 t 检验可以是不配对的,如果比较两组间在两个时点的测量值的变化,即干预前后的两组数值,则是配对的。第三类 t 检验,即单样本 t 检验比较一组研究对象在两个时点的测量变化均值是否等于零或某一特定的值。

表 6F 阐明了在进行组间比较的研究设计中误用单样本配对 t 检验的案例——用于评价一种新安眠药片对生存质量影响的随机化盲法试验。在这种情况下,一些研究者用两次独立的单样本 t 检验——治疗组与安慰剂组的每一个样本(甚至发表了)。

在表中,用"+"标记的 P 值是单样本配对 t 检验的结果。第一个 P 值(0.05)显示研究中治疗组的生存质量变化有统计学意义;第二个 P 值(0.16)显示对照组的变化无统计学意义。然而,这些分析无法进行组间差异的推断,如果给出治疗效果有统计学意义的结论将是错误的。

用"*"标记的 P 值表示两样本 t 检验结果是正确的。前两个 P 值(0.87 和 0.64)是两样本不配对 t 检验的结果,显示研究初始和末次测量的生存质量组间差异没有统计学意义。最后的 P 值(0.17)是两样本配对 t 检验,这个结果比研究结束的 P 值(0.64)更接近于 0.05,因为配对均差的标准差更小。然而,治疗组生存质量的改善(1.3)与安慰剂组(0.9)并无区别,正确的结论是该研究并没有发现治疗是有效的。

表 6F 分析配对数据时正确(和不正确)的方法

测量时间	生存质量(均数±标准差)		
	治疗组($N=100$)	对照组($N=100$)	P 值
基线数据	7.0±4.5	7.1±4.4	0.87*
研究结束	8.3±4.7	8.0±4.6	0.64*
P 值	0.05+	0.16+	
差异	1.3±2.1	0.9±2.0	0.17*

* 治疗组与对照组的比较
+ 基线数据与末次测量的比较

参考文献

1. Lehr R. Sixteen S-squared over D-squared: a relation for crude sample size estimates. *Stat Med* 1992;11:1099–1102.
2. Barthel FM, Babiker A, Royston P, Parmar MK. Evaluation of sample size and power for multi-arm survival trials allowing for non-uniform accrual, non-proportional hazards, loss to follow-up and cross-over. *Stat Med* 2006;25(15):2521–2542.
3. Ahnn S, Anderson SJ. Sample size determination in complex clinical trials comparing more than two groups for survival endpoints. *Stat Med* 1998;17(21):2525–2534.
4. Donner A. Sample size requirements for stratified cluster randomization designs [published erratum appears in *Stat Med* 1997;30(16):2927]. *Stat Med* 1992;11:743–750.
5. Kerry SM, Bland JM. Trials which randomize practices II: sample size. *Fam Pract* 1998;15:84–87.
6. Hemming K, Girling AJ, Sitch AJ, et al. Sample size calculations for cluster randomised controlled trials with a fixed number of clusters. *BMC Med Res Methodol* 2011;11:102.
7. Jahn-Eimermacher A, Ingel K, Schneider A. Sample size in cluster-randomized trials with time to event as the primary endpoint. *Stat Med* 2013;32(5):739–751.
8. Edwardes MD. Sample size requirements for case–control study designs. *BMC Med Res Methodol* 2001;1:11.
9. Drescher K, Timm J, Jöckel KH. The design of case–control studies: the effect of confounding on sample size requirements. *Stat Med* 1990;9:765–776.
10. Lui KJ. Sample size determination for case–control studies: the influence of the joint distribution of exposure and confounder. *Stat Med* 1990;9:1485–1493.
11. Latouche A, Porcher R, Chevret S. Sample size formula for proportional hazards modelling of competing risks. *Stat Med* 2004;23(21):3263–3274.
12. Novikov I, Fund N, Freedman LS. A modified approach to estimating sample size for simple logistic regression with one continuous covariate. *Stat Med* 2010;29(1):97–107.
13. Vaeth M, Skovlund E. A simple approach to power and sample size calculations in logistic regression and Cox regression models. *Stat Med* 2004;23(11):1781–1792.
14. Dupont WD, Plummer WD Jr. Power and sample size calculations for studies involving linear regression. *Control Clin Trials* 1998;19:589–601.
15. Murcray CE, Lewinger JP, Conti DV, et al. Sample size requirements to detect gene-environment interactions in genome-wide association studies. *Genet Epidemiol* 2011;35(3):201–210.
16. Wang S, Zhao H. Sample size needed to detect gene-gene interactions using linkage analysis. *Ann Hum Genet* 2007;71(Pt 6):828–842.
17. Witte JS. Rare genetic variants and treatment response: sample size and analysis issues. *Stat Med* 2012;31(25):3041–3050.
18. Willan AR. Sample size determination for cost-effectiveness trials. *Pharmacoeconomics* 2011;29(11):933–949.
19. Glick HA. Sample size and power for cost-effectiveness analysis (Part 2): the effect of maximum willingness to pay. *Pharmacoeconomics* 2011;29(4):287–296.
20. Glick HA. Sample size and power for cost-effectiveness analysis (Part 1). *Pharmacoeconomics* 2011;29(3):189–198.
21. Patel HI. Sample size for a dose-response study [published erratum appears in *J Biopharm Stat* 1994;4:127]. *J Biopharm Stat* 1992;2:1–8.
22. Day SJ, Graham DF. Sample size estimation for comparing two or more treatment groups in clinical trials. *Stat Med* 1991;10:33–43.
23. Guo JH, Chen HJ, Luh WM. Sample size planning with the cost constraint for testing superiority and equivalence of two independent groups. *Br J Math Stat Psychol* 2011;64(3):439–461.
24. Zhang P. A simple formula for sample size calculation in equivalence studies. *J Biopharm Stat* 2003;13(3):529–538.
25. Stucke K, Kieser M. A general approach for sample size calculation for the three-arm 'gold standard' non-inferiority design. *Stat Med* 2012;31(28):3579–3596.
26. Julious SA, Owen RJ. A comparison of methods for sample size estimation for non-inferiority studies with binary outcomes. *Stat Methods Med Res* 2011;20(6):595–612.
27. Obuchowski NA. Sample size tables for receiver operating characteristic studies. *AJR Am J Roentgenol* 2000;175(3):603–608.
28. Simel DL, Samsa GP, Matchar DB. Likelihood ratios with confidence: sample size estimation for diagnostic test studies. *J Clin Epidemiol* 1991;44:763–770.
29. Sim J, Wright CC. The kappa statistic in reliability studies: use, interpretation, and sample size requirements. *Phys Ther* 2005;85(3):257–268.
30. Jewell NP. *Statistics for epidemiology*. Boca Raton: Chapman and Hall, 2004, p. 68.

第二部分

研究设计

第 7 章

横断面研究和队列研究设计

Stephen B. Hulley，Steven R. Cummings，and Thomas B. Newman
聂晓璐　彭晓霞　唐迅　译

观察性研究（observational studies）有两个主要目的：其一为描述（descriptive），即了解预测因素和结局在人群中的分布；其二为分析（analytic），即检验预测变量和结局变量之间的关联。本章中，我们将介绍根据测量的时间框架（time frame）分类的两种基本的观察性研究设计。

在横断面（cross-sectional）研究中，研究者在某一时点或短时期内完成所有测量。研究者从总体中抽样并且观察样本中各变量的分布，有时根据其生物学合理性和历史信息将其指定为预测变量和结局变量。例如如果研究者想研究体重和血压间的关系，她可以在一次门诊访视中测量每个研究对象的这些变量，并调查体重较大的研究对象是否更可能患高血压。

在队列研究（cohort study）中，研究者在一段时期内对研究开始时即确定的一组参与者（"队列"）进行测量。因此，队列研究的特点可以定义为纵向（longitudinally）随访一组自研究开始就确定（assembled at the outset）的研究对象。例如，研究者可以在初次门诊访视时测量一组队列研究对象的身高和血压，随后对其随访 5 年以确定基线体重与高血压发病之间的关系。本章中，我们将讨论前瞻性（prospective）和回顾性队列（retrospective cohort）研究设计以及多重队列（multiple-cohort）设计。同时我们也将重点阐述统计分析（statistical analysis）的方法，以及随访中优化队列维持（cohort retention）的重要性。

■ 横断面研究

在横断面研究中，所有的测量大致在同一时间完成，没有后续的随访时期（图 7.1）。横断面研究设计非常适合描述变量及其分布特征。例如，在 20 世纪 70 年代早期，美国全国健康与营养调查（National Health and Nutrition Examination Survey，NHANES）对年龄在 1~74 岁的整个美国人群的代表性样本进行调查和体检。这项横断面研究是当年调查美国人群健康与生活习惯的主要信息来源，提供了如不同人口学特征组人群的吸烟率估计等许多信息。随后 NHANES 还周期性地开展了多次横断面调查，并且所有 NHANES 研究数据集均向公众开放使用（www.cdc.gov/nchs.nhanes.htm）。

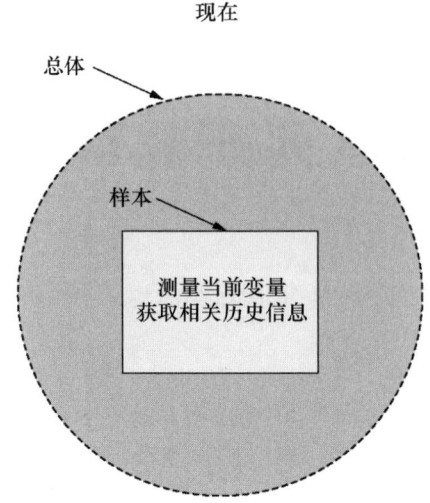

图 7.1　横断面研究的步骤
- 定义样本的选择标准并从总体中招募研究对象。
- 测量预测变量和结局变量的当前值，通常可以补充一些历史信息。

横断面研究可用于了解变量间的关联，但选择何种变量为预测变量或结局变量取决于研究者的因果假设而非研究设计。这种选择对固有变量如年龄、种族和性别而言是比较容易的，由于其不会随其他变量变化而改变，因此通常作为预测变量。然而，其他变量则既可以做预测变量又可以做结局变量。例如，NHANES Ⅲ期横断面研究显示儿童肥胖与看电视时间存在关联[1]。将肥胖或看电视时间作为预测变量还是结局变量取决于研究者的因果假设。

与具有纵向时间维度且可以估计发病率（incidence）（在一定时期内发生某种疾病或状态的比例）的队列研究不同，横断面研究提供患病率（prevalence）信息，即某一时点患某种疾病或状态的比例。患病率对临床医生比较重要，因为他们必须估计门诊患者患某种特定疾病的可能性；患病率越高，疾病的"先验概率"越大（在获得各种诊断试验结果之前的概率，第 12 章）。这就可以解释为何更多的膝关节痛患者是关节炎而非复发性风湿病。患病率对健康计划制订者有着同样重要的意义，因为他们想知道多少人患有某种疾病，从而为其分配足够的医疗资源。在分析横断面研究数据时，可比较具有或不具有某种暴露的两组人群结局的患病率，从而得出结局的相对患病率（relative prevalence），与相对危险度有相同意义（详见附录 8A 的实例）。

有时，横断面研究描述曾经暴露的人数的比例、已患疾病或状态的患病率。在这种情况下，确保暴露组和非暴露组的随访时间相同是非常重要的。详细说明见例 7.1，它是一项旨在研究儿童尝试吸烟的比例是否与接触到有演员吸烟的电影有关的横断面研究。当然，年龄大的孩子看电影多，尝试吸烟的风险也大，因此，在多因素分析中对年龄进行调整尤为重要（第 9 章）。

横断面研究的优缺点

横断面研究主要的优点在于无需等待结局发生。因此，横断面研究具有快速、经济，以及避免失访产生的问题的特点。另一个优点是横断面研究可作为队列研究或临床试验的第一步，而不增加费用。人群基线的人口学和临床特征的研究结果有时会提示作者感兴趣的关联。

> **例 7.1 横断面研究**
>
> Sargent 等[2]想研究暴露于（观看）有演员吸烟的电影是否与开始吸烟有关。研究步骤如下：
>
> 1. 定义选择标准并招募研究人群。研究者随机电话调查了 6522 名 10~14 岁美国儿童。
> 2. 测量预测变量和结局变量。研究者确定了 532 部有演员吸烟的流行影片，随机选出 50 部组成子集，要求每位研究对象随机抽取一个子集，调查他们是否看过这些影片。同时，还询问了研究对象一系列协变量，如年龄、种族、性别、父母吸烟情况和教育水平、寻求刺激特征（如"我喜欢做危险的事情"）和强调自尊（如"我希望我成为某个人"）。结局变量为儿童是否曾尝试吸烟。
>
> 曾尝试吸烟的发生率在 2%（在看过有演员吸烟的电影数为第一四分位数时）到 22%（在看过有演员吸烟的电影数为第三四分位数时）之间变化。经调整年龄和其他混杂因素后，这些差异具有统计学意义；作者估计 38% 的开始吸烟的原因可归因于暴露于演员吸烟的影片。

然而，如前所述，基于横断面研究的数据通常难以建立因果关联。横断面研究也不适用于罕见疾病的研究，除非样本来自患病人群而非一般人群。这种疾病使用病例系列（case series）研究来描述疾病特点，而不是分析患者与健康人之间的差异，尽管其与前期经验的比较有时可以发现关联较强的危险因素。例如，在开始纳入 1000 名艾滋病患者的病例系列中，727 人为同性恋或双性恋男性，236 人为静脉吸毒者[3]。这种情况下，并不需要一组正常对照就能得出哪一组患病风险增加的结论。而且，在一组患病人群中也可以建立某种关联，例如，艾滋病患者中同性恋者比静脉吸毒者患卡波西肉瘤的风险更高。

由于横断面研究仅能测量疾病的患病率而非发病率，因此在对病因、预后或疾病自然史进行推断时应慎重使用，这一点非常重要。与疾病患病有关的因素可能是疾病发生的原因，但也可能仅仅与疾病病程有关。例如，慢性肾衰竭的患病率不仅受到其发病率的影响，同时也与生存率有关。假设观察到肾透析患者中肥胖者生存率较高[4]，那么慢性肾衰竭预测因素的横断面研究可能会高估肥胖与肾衰竭之间的关联。

系列调查

有时，调查者在同一总体人群中进行一系列的横断面研究，如每 5 年开展一次。这种设计可以用于推断情况随时间变化的模式。例如，Zito 等[5]利用每年横断面调查数据，报告亚特兰大中部医保人群中使用处方类精神药物的青少年（＜20 岁）在 1987—1996 年间增加 3 倍。系列横断面调查（serial cross-sectional surveys）具有纵向的时间框架，但它不同于队列研究，每一次调查均在一个新的样本中进行，因此无法测量个体变化，结果会受到有人进入和离开该人群的情况的影响（如出生、死亡和迁移）。

■ 队列研究

前瞻性队列设计

队列（cohort）最初来源于罗马术语，表示一队行军的士兵，而临床研究中的队列指在研究开始时选择一组特定的研究对象并随访一段时间。在前瞻性队列研究（prospective cohort study）中，调查者在研究开始时选择一组研究对象样本（图 7.2），同时测量每个研究对象的某些可预测结局发生的特征变量，随后随访一段时间定期测量结局指标（例 7.2）。

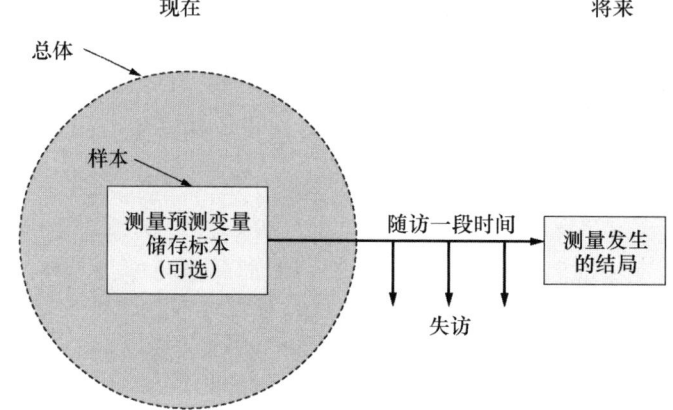

图 7.2 在前瞻性队列研究中，步骤如下：
- 定义选择标准并在人群中招募样本（"队列"）。
- 测量预测因素，如果可以，测量结局变量的基线水平。
- 考虑为后期分析预测因素储存标本和影像等。
- 随访队列一段时间，尽量减少失访。
- 随访过程中测量结局变量。

前瞻性队列研究的优缺点

不同于横断面研究设计，队列设计（cohort design）的一个主要优点在于可以计算发病率（incidence），即一段时间内某状态的新发例数（表 7.1）。在结局发生前测量预测变量可以建立变量间的时间顺序，从而可以加强某种关联的因果关系推断的强度。这种前瞻性的方法同时也防止预测变量的测量受到结局发生的影响，与回顾性地收集可能影响结局的变量相比，该方法可提高变量测量的完整性和准确性。这一点对于诸如饮食习惯等研究对象较难准确回忆的变量来说尤为重要。当回顾性地研究某些致命疾病时，关于死者的预测变量的测量只能间接通过医疗记录或亲友得到。

所有队列研究均具有观察性研究共有的缺点（相对于临床试验而言），其因果关系的解释可能会受到混杂因素的影响（第 9 章）。另外，前瞻性设计在收集罕见结局时花费较大且效率较低。即使某些我们认为相对常见的疾病，例如乳腺癌，因其发生率低，也需要长期对大样本人群进行随访，观察到足够的结局才能得出有意义的结果。与连续性结局变量相比，二分类结局变量更为常见和直接，采用队列设计具有较高效率。

> **例 7.2** 前瞻性队列研究
>
> 经典的护士健康研究调查了解女性常见疾病的发生率和危险因素。该研究具体步骤如下：
>
> 1. 确定入选标准并招募队列：1976 年，调查人员获得来自美国人口较多的 11 个州的年龄在 25~42 岁的注册护士的名单，通过邮件邀请她们参加该研究。其中同意参加的人员组成了队列。
> 2. 测量预测变量，包括潜在的混杂因素：调查者向护士邮寄调查表，其内容包括体重、体育锻炼以及其他潜在的危险因素，最终有 121 700 名护士完成了调查。随后定期向研究对象询问额外的危险因素，更新之前测量的一些危险因素情况。
> 3. 随访队列和测量结局：定期随访采用的调查问卷包含研究者所关注的一系列疾病结局的发生情况。
>
> 前瞻性方法允许调查者对研究指标进行基线测量并且收集随后发生结局的数据。大样本队列和长时间随访为研究肿瘤和其他疾病的危险因素提供更大的统计学效能。
>
> 例如，研究者为验证体重增加可增加更年期后女性乳腺癌风险这一假设；设计了一项研究[6]。研究对象在先前调查表中报告了 18 岁时的体重，在随后调查中报告了随访体重。研究者成功随访了 95% 的女性，其中 1517 人在随后的 12 年间确诊患有乳腺癌。体重更高的女性在更年期后有更高患乳腺癌的风险，那些体重较 18 岁增加 20 kg 的女性，患乳腺癌风险增加 2 倍（RR=2.0，95%CI：为 1.4~2.8）。调整潜在的混杂因素后该结果仍未改变。

表 7.1 观察性研究中疾病频率的统计分析

研究类型	统计量	定义
横断面研究	患病率	某时点患有某种疾病或状态的人数 / 有患病风险的总人数
队列研究	发病率	新发某种疾病或状态的人数 / 有患病风险的总人数×时间

回顾性队列设计

回顾性队列（retrospective cohort）研究设计（图 7.3）与前瞻性队列设计区别在于，其队列的募集、基线测量以及随访均发生在过去。这种类型的研究通常仅在因其他研究目的而纳入队列的研究对象具有足够的预测变量的数据的情况下才具有可行性，如临床电子记录或管理数据库（例 7.3）。

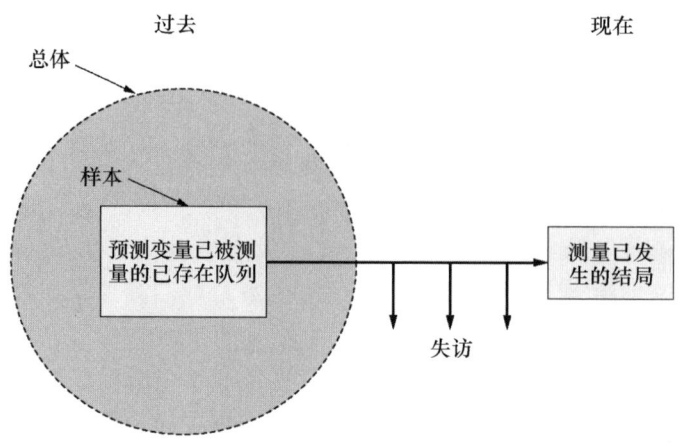

图 7.3 在回顾性队列研究中，队列的选择和随访均发生在过去，因此步骤如下：
- 确定已记录预测因素信息的已有在队列。
- 评估已发生的失访。
- 测量已发生的结局变量。

例 7.3 回顾性队列研究

Pearce 等利用英国国家卫生服务中心注册登记数据描述儿童头颅 CT 扫描与白血病和脑肿瘤发生风险的关联[7]。该研究具体步骤如下：

1. 确定合适的既有队列：该队列包含 1985—2002 年间接受头颅 CT 扫描的 178 604 名年龄＜22 岁的儿童和青年。

2. 收集预测变量数据：研究者回顾登记记录以收集性别、年龄、人数、放射操作类型等变量的数据并估计辐射剂量。

3. 收集结局变量数据：为避免纳入与肿瘤诊断有关的 CT 扫描，研究者选择从 2008 年起在首次 CT 至少 2 年后发生白血病的患者与在首次 CT 扫描至少 5 年后发生脑肿瘤的患者。

儿童 CT 扫描显著增加了白血病和脑肿瘤发生的风险，并且风险增加与剂量相关。累积剂量达 50~60 mGy 时，发生白血病和脑肿瘤的风险增加 3 倍。但是，绝对风险增加较少，即每 10 000 次头颅 CT 扫描可出现 1 个病例。因此，研究者指出 CT 扫描的优势超过其风险，但建议儿童 CT 扫描的辐射剂量应尽可能保持低剂量水平，另外如有可能应考虑避免电离辐射的替代操作。

回顾性队列研究的优缺点

回顾性队列研究（retrospective cohort studies）具有前瞻性队列研究的许多优点，另外由于研究开始时研究对象已选定、基线测量已完成，且随访已经开始，因此该种设计可节约时间和经济花费。由于研究者在选择研究对象和随访过程中的控制措施和基线测量的质量受限以及自然因素的影响，已有数据对于解答研究问题来说可能存在不完整、不准确以及测量方法不够理想等缺点。

多重队列研究和外部对照

多重队列研究由两组或多组独立的研究对象组成：通常一组暴露于潜在的危险因素中，另一组或多组未暴露或较低剂量暴露于潜在危险因素中（图7.4）。在确定暴露于不同水平的相关预测因素的合适队列后，研究者测量其他预测变量，随后像其他类型的队列研究一样进行随访并观察评估结局变量。（例7.4）

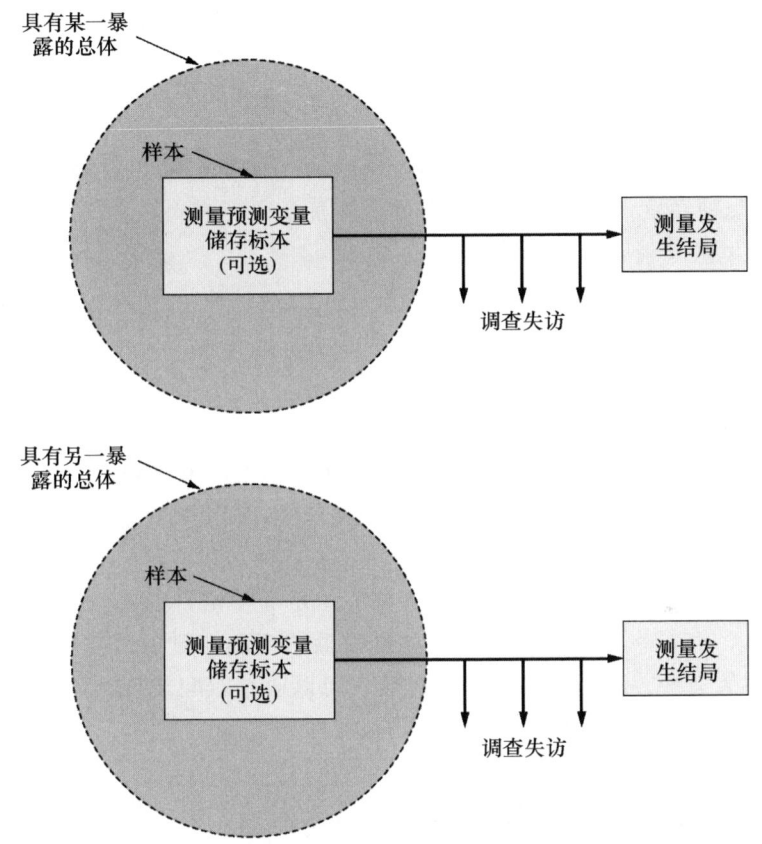

图7.4 在双重队列研究（可以是前瞻性或回顾性）中，步骤如下
- 从不同暴露水平（主要预测因素）的人群中选择两个或多个队列。
- 测量其他的预测因素。
- 随访中测量结局变量。

需注意双重队列设计（double-cohort design）中采用两组不同的研究样本应区别于病例对照设计中的两组样本（第8章）。在双重队列设计中两组研究对象的选取根据某个预测因素的水平进行选择，而在病例对照研究中，两组研究对象则是根据结局变量是否存在来确定。

多重队列设计的变化在于，队列中的结局发生率可以与不同人群的普查或注册登记（census or registry）数据所得的结局发生率进行比较。例如，在铀矿工人是否更易发生肺癌的一项经典研究中，Wagoner等[10]比较了3415名铀矿工人与当地生活的白种人的呼吸系统肿瘤发生率。结果发现矿工具有较高的肺癌发生率，从而认为职业暴露于电离辐射是肺癌发生的重要原因。

> **例 7.4 多重队列研究**
>
> 为确定新生儿黄疸或脱水对于神经发育是否有副作用，来自加州大学旧金山分校和北加州 Kaiser Permanente 医疗机构的研究人员实施了一项三重队列研究。该研究具体步骤如下：
>
> 1. 确定不同暴露的队列：研究人员利用电子数据库确定足月新生儿和接近足月新生儿需满足下列条件之一：
>   (1) 最大总血清胆红素水平≥25 mg/dl；
>   (2) 因脱水再入院，血钠≥150 mEq/L 或体重降低≥出生体重的 12%；
>   (3) 从出生队列中随机选取。
> 2. 收集结局变量数据：研究者在电子数据库中检索的诊断患有神经系统疾病并在 5 岁时已完成全套神经发育检查的患儿，且同意参加该研究（对于参与者属于上述 3 个队列的具体信息设盲）。
>
> 结果显示，高胆红素血症和脱水症状均未发现与不良结局存在关联。

多重队列设计的优缺点

多重队列设计可能是研究罕见的潜在职业和环境暴露危害的唯一可行方法。将普查或注册登记数据作为外部对照组，具有以人群为基础且经济易行的额外优点。另外，这种设计方法同时也具有其他队列研究的优点。

混杂（confounding）的问题在多重队列研究中更为突出，因为它是从不同人群中选择纳入队列的样本，会在一些重要方面存在差别（除了预测变量的暴露情况以外），从而可能影响结局。尽管有些差异，例如年龄和种族，可以通过匹配或统计学调整而消除，其他一些特征则可能无法测量而在解释所发现的关联时产生问题。

■ 队列研究的统计方法

风险（risks）、比值（odds）和率（rates）是针对随访一段时间的研究对象的二分类结局频率的估计指标。这三种指标密切相关，都有相同的分子——即发生二分类结局的研究对象的数目。在这三种指标中隐含着"风险"这一概念，即在研究开始时研究对象还没有发生所关注的结局。在研究糖尿病预测因素的前瞻性研究中，基线患有糖尿病的女性因其已发生所研究的结局而不具有风险。另一方面，一些偶发疾病，如因心脏衰竭需要入院等，其中研究结局可以是新发偶然事件的出现，也可以发生在那些已有该病的患者身上。

例如，对 1000 人随访两年观察肺癌发生情况的一项研究中，每年新发 8 例肺癌，据此，某风险、比值和率的计算如表 7.2。

表 7.2 对 1000 人进行为期 2 年随访，每年新发 8 例肺癌病例的研究中风险、比值和率的计算

统计量	公式	举例
风险	新发研究结局人数 / 具有发病风险的总人数	$\frac{16}{1000} = 0.016$
比值	发生研究结局人数 / 未发生某种结局的人数	$\frac{16}{984} = 0.0163$
率*	发生研究结局人数 / 具有风险的总人时	$\frac{16 \text{例}}{1992 \text{人年}} = 0.008$ 例/人年

*率的计算分母为第一年的风险人年（1000）加第二年的风险人年（992）

三种指标中，风险最易理解，因为比较常见——上例中 2 年得肺癌的风险为 16‰。比值从直觉上来说较难理解——发生肺癌的比值为 16：984。幸运的是，罕见结局（如本例）中比值在数值上与风险接近，且没有特殊优势。在罕见结局比较中，比较两组的比值比（odds ratio）与风险比（risk ratio）相类似。这种现象在两种情况下具有重要意义：比值是 logistic 回归计算的基础，并且可以在病例对照研究中用来估计相对危险度（附录 8B）。率（rates）用以表示某段时间内事件发生的累积程度，用事件发生数除以具有患病风险的总人时（person-time）——即每个研究个体随访的总时长，只要研究个体在研究进行过程中还存活且未发生结局事件。

一些队列研究失访（loss to follow-up）较为严重，或有不同的随访或由于死亡或其他事件妨碍对可能发生的结局事件的确认。在这些情况下，比较组间的发病率（incidence rates）较为有用——发生结局的人数除以具有风险的人时。每个研究对象从进入队列到发生关注的结局或因失访、死亡而删除（censored）都可贡献数月或数年的人时。每组的研究结局发生率计算是用该组中发生结局的人数除以该组具有风险的总人时。因为对于风险比（risk ratio）（或称相对危险度），率比（rate ratio）可以认为是具有某危险因素的人数与不具有该危险因素的人数的比值。Cox 比例风险模型提供了对这种形式的数据（有时被称为"时间-事件"数据）进行多变量分析的方法。它也可以估计危险比（hazard ratios），是类似于率比的一种在 Cox 回归分析（Cox regression analyses）中广泛用于衡量关联的指标。

■ 队列研究的其他问题

队列研究的标志是需要在随访开始前定义研究对象的队列。研究对象应适合研究问题并能够随访。他们应该能够充分代表结果可外推的人群。研究对象的数量需要提供足够的效能。

研究的质量取决于预测因素和结局变量的测量的准确性和精确性（第 4 章）。因果关联的推断能力取决于研究者对潜在的混杂因素（potential confounders）的测量程度（第 9 章）。研究结果在亚组人群中的外推能力则取决于研究者对所有来源效应修饰（sources of effect modification）的测量程度。预测因素可能在研究中发生改变；是否测量某种结局或重复测量的频率应取决于成本、所测变量可能的改变程度以及观察该结局变化对研究问题

的重要程度等。结局评估需要用标准方法，并且当评估可能会受到对关键危险因素认识的影响时，评估时对相应的预测变量设盲，对正确评估会有所帮助。

整个队列随访（follow-up of the entire cohort）十分重要，前瞻性研究需要采取多种措施完成这一目标（表 7.3）。在研究过程中计划搬出或由于其他原因随访困难的对象应该在研究开始时排除。研究者应该及早收集用于寻找搬出或死亡的研究对象的信息，包括住址、电话号码、邮箱地址、私人医生，以及至少 2 位不在一起同住的亲属朋友的信息等。手机号码和个人电子邮箱地址特别有用，因为这些信息在研究对象、朋友或家庭搬家或更换工作时通常保持不变。如果可行，获得研究对象的社会保障号码，可以帮助确定那些失访者的重要状态，还可以通过社会保障管理部门获得医保患者的出院信息等。每年 1 次或 2 次定期与研究对象联系，可以与他们保持联系并且可及时和准确地获得研究结局信息。对研究对象随访评估有时需要持久重复地通过信件、电子邮件、电话，甚至是上门随访保持联系。

表 7.3　随访过程中减小失访的策略

招募阶段
1. 排除可能失访的对象
 a. 计划搬出的人
 b. 不确定可以返回的人
 c. 健康状况较差或患有与研究问题无关的危重疾病
2. 为进行随访追踪收集信息
 a. 研究对象的地址、电话号码（手机号码特别有用）和电子邮箱地址
 b. 社会保障/保险号码
 c. 不与研究对象同住的好朋友或亲属的姓名、地址、电话号码和电子邮箱地址
 d. 私人医生的姓名、地址、电话号码和电子邮箱地址

随访阶段 *
1. 定期与研究对象联系以收集信息、提供结果和支持
 a. 通过电话：可以在周末或晚上联系
 b. 通过邮件：重复使用电子邮箱或贴了邮票的带回信地址的明信片
 c. 其他途径：新闻简报、带标志的礼物
2. 对那些无法通过电话或邮件联系的对象：
 a. 联系其朋友、亲属或医生
 b. 通过邮政服务找到转发地址
 c. 通过其他公共途径，比如电话号码簿和网络，甚至信用机构搜索寻找地址
 d. 对于医保对象，可以通过社会保障部门来收集出院信息
 e. 通过卫生部门或全国死亡指数来确定人口动态统计信息

全过程
1. 热情对待并尊重研究对象，帮助他们理解研究问题，使他们愿意参与研究，从而使研究能顺利进展

* 假定研究参与者知情并同意收集跟踪信息和后续随访联系。

小结

1. 在横断面（cross-sectional）研究中，在单一时点测量所有变量，且在预测变量和结局变量间没有结构差异。由于预测变量无法先于结局出现，因此相对于队列研究而言，

2. 横断面研究对提供患病率（prevalence）的描述性信息十分有价值。其优点在于可节约时间、花费并避免失访的问题（avoiding the time, expense, and dropout problems）；通常作为队列研究或实验第一阶段的设计，并且可将独立抽样的系列调查（serial surveys）连接起来，揭示人群随时间的变化。

3. 在一般人群中研究罕见疾病和变量时，采用横断面研究设计需要大量样本，但在罕见病的病例系列（case series）研究中采用横断面研究设计则十分有用。

4. 队列研究（cohort studies）是在研究起始时确定一组研究对象，并随访观察一段时间以描述某种状态的发病率（incidence）或自然史，以便发现不同结局的预测因素（危险因素）。在结局发生前测量预测因素可建立时间发生的时序，也可控制测量时偏倚的发生。

5. 前瞻性队列（prospective cohort）研究起始于随访开始，可能需要大量研究对象和较长的随访时间。这一缺点可以被预测变量已被测量的回顾性队列克服。

6. 多重队列（multiple-cohort）设计用来比较预测变量［暴露（exposure）］水平不同的队列中的结局事件的发生率，适用于研究罕见和职业暴露的效应。

7. 风险（risks）、比值（odds）和率（rates）是估计随访过程中二分类结局的发生频率的三种方法。其中，发病率（incidence rates）需要考虑研究中存活和未发生结局的参与者的人时因素，也是用 Cox 比例风险模型这类高级方法计算多变量风险比（multivariate hazard ratios）的基础。

8. 通过测量和调整所有可识别的潜在混杂因素，可以增强因果（cause and effect）推断的力度。通过标准化（standardizing）测量方法，以及盲法（blinding）评估那些受预测因素影响的结局变量，可以避免结局评估中的偏倚。

9. 队列设计的优势可能由于对研究对象随访（follow-up）不完全而破坏。通过在研究开始时排除无法进行随访的研究对象、在基线（baseline information）调查收集有利于追踪随访的信息，以及定期与所有研究对象保持联系（staying in touch）等方法，实现失访最小化。

参考文献

1. Andersen RE, Crespo CJ, Bartlett SJ, et al. Relationship of physical activity and television watching with body weight and level of fatness among children: results from the Third National Health and Nutrition Examination Survey. *JAMA* 1998;279(12):938–942.
2. Sargent JD, Beach ML, Adachi-Mejia AM, et al. Exposure to movie smoking: its relation to smoking initiation among US adolescents. *Pediatrics* 2005;116(5):1183–1191.
3. Jaffe HW, Bregman DJ, Selik RM. Acquired immune deficiency syndrome in the United States: the first 1,000 cases. *J Infect Dis* 1983;148(2):339–345.
4. Kalantar-Zadeh K, Abbott KC, Salahudeen AK, et al. Survival advantages of obesity in dialysis patients. *Am J Clin Nutr* 2005; 81: 543–554.
5. Zito JM, Safer DJ, DosReis S, et al. Psychotropic practice patterns for youth: a 10-year perspective. *Arch Pediatr Adolesc Med* 2003;157(1):17–25.
6. Huang Z, Hankinson SE, Colditz GA, et al. Dual effect of weight and weight gain on breast cancer risk. *JAMA* 1997;278:1407–1411.
7. Pearce MS, Salotti JA, Little MP, et al. Radiation exposure from CT scans in childhood and subsequent risk of leukemia and brain tumors: a retrospective cohort study. *Lancet* 2012;380:499–505.
8. Newman TB, Liljestrand P, Jeremy RJ, et al. Outcomes of newborns with total serum bilirubin levels of 25 mg/dL or more. *N Engl J Med* 2006;354:1889–1900.
9. Escobar GJ, Liljestrand P, Hudes ES, et al. Five-year neurodevelopmental outcome of neonatal dehydration. *J Pediatr* 2007;151(2):127–133, 133 e1.
10. Wagoner JK, Archer VE, Lundin FE, et al. Radiation as the cause of lung cancer among uranium miners. *N Engl J Med* 1965;273:181–187.

第8章

病例对照研究设计

Thomas B. Newman, Warren S. Browner, Steven R. Cummings, and Stephen B. Hulley

聂晓璐 彭晓霞 唐迅 译

我们在第七章中介绍了队列研究,其测量顺序与因果发生顺序一致:首先测量预测变量,然后通过随访观察结局。相反,在病例对照(case-control)研究中,研究者的工作是由果及因的。研究开始时选择一组发生结局的样本人群(病例)和另一组未发生结局的样本人群(对照),然后比较两组的预测变量水平以探索哪些预测变量与结局存在关联。例如,病例对照研究会选择患有眼黑色素瘤的患者组成病例组和一组健康对照,然后收集每组之前暴露于电焊的数据,以估计该种暴露如何影响眼黑色素瘤的发病风险。病例对照设计相对经济(inexpensive)且在研究罕见疾病(rare diseases)时具有独特的效率(efficient)。

本章同时介绍基于上述提及的简单病例对照设计所衍生出的几种方法。巢式病例对照(nested case-control)设计对队列中新发病例与队列中其他未患病人群的随机抽样组成的对照进行比较;如果预测变量的测量花费较大,可以采用队列研究开始时收集的生物标本或影像,因此巢式病例对照研究可以控制抽样误差和测量偏倚,并且节约费用。发病密度病例对照(incidence-density case-control)可以分析风险关系,但必须考虑危险因素水平随时间发生变化以及失访因素。巢式病例队列(nested case-cohort)设计还可以从整个队列中随机抽样,抽取不同病例组的相应对照。本章最后会就如何选择第7章和第8章中讨论到的观察性研究设计提出建议。

■ 病例对照研究

由于大部分疾病相对少见,因此以一般人群作为样本的队列研究和横断面研究是昂贵的,需要上千位研究对象才可以确定罕见疾病(如胃癌)的危险因素。正如第7章提到的,基于一般人群中危险因素患病率的先验知识,可以通过某种疾病患者的病例系列(case series)研究发现显著的危险因素(如静脉吸毒与艾滋病)。然而,对于大多数危险因素,有必要设置参照组,从而比较患有疾病(病例组)和未患有疾病(对照组)两组的危险因素暴露情况。

病例对照研究是回顾性的(retrospective)(图8.1)。研究首先选取一组患病人群和另一组未患病人群,然后回顾性地寻找两组暴露于预测变量的差异,从而解释病例组与对照组患病差异的原因(例8.1)。

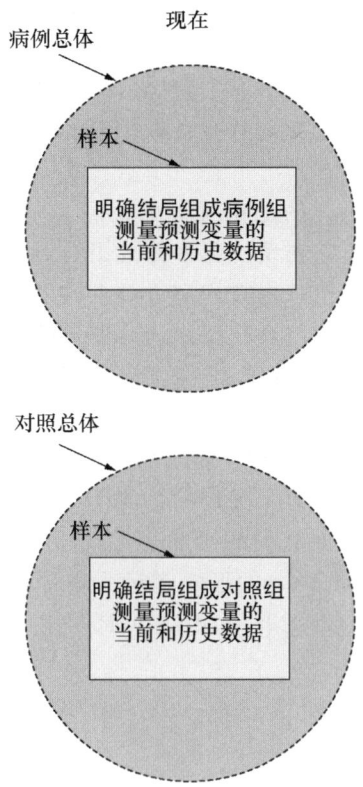

图 8.1 病例对照研究步骤如下
- 定义选择标准,从病例总体中招募病例以及从对照总体中抽样组成对照。
- 测量相关变量的当前数据,通常用历史信息作为补充。

例 8.1 病例对照研究

在美国,新生儿要常规给予维生素 K 肌内注射,因此当两项研究报告发现接受肌内注射维生素 K 的儿童发生儿童肿瘤的风险是未接受维生素 K 注射儿童的两倍时,引起极大轰动[4-5]。为进一步研究这种关联,德国的研究者开展了如下研究[6]。

1. 选择病例样本。从德国儿童肿瘤注册登记系统中选择 107 名患有白血病的儿童。

2. 选择对照样本。根据当地政府的居民注册记录,以性别和出生日期为匹配因素,从与患儿确诊时居住在同一城镇的儿童中随机选取 107 名儿童。

3. 测量预测变量。复查病历记录,确定哪些病例与对照曾在新生儿时期接受过维生素 K 肌内注射。

作者发现 107 名病例中有 69 人(64%)接受过维生素 K 肌内注射,107 名对照中有 63 人(59%)接受过维生素 K 肌内注射,比值比为 1.3(95%CI 为 0.7~2.3)(计算过程见附表 8A)。因此,该研究并未证实新生儿时期接受维生素 K 肌内注射与后来发生儿童白血病存在关联。点估计值和 95%CI 上限引起了人们对该人群患白血病风险增加的临床关注,但是另外几项研究,以及在上述研究使用另外的对照组,仍无法确定两者间关联[7-8]。

病例对照研究开始用于流行病学研究是为了识别疾病的危险因素。基于此原因并简化后续的讨论，我们通常将"病例"作为患有某种疾病的人。然而，病例对照设计也可用于其他罕见结局的研究，比如患者中残疾发生情况。此外，当不利结局是常规发生而非偶然时，病例对照研究中的病例可以是少数具有良好结局的人，例如从致死性疾病中得到康复的人。

在研究设计中，病例对照研究的地位犹如葡萄酒名单中的"干红葡萄酒"：相对于其他选择更加温和且有点冒险，但它花费少得多而效果有时出奇的好。由于偏倚发生机会较高，因此病例对照设计具有挑战性，但有许多设计良好的病例对照研究实例也产出了重要结果。其中包括母亲使用己烯雌酚与女儿患阴道腺癌风险关系的研究（一个仅通过7个病例得出确定性结论的经典研究！）[1]，以及婴儿俯卧位睡姿与急性猝死综合征的关系[2]，简单的结果挽救了成千的性命[3]。

病例对照研究并不能用来估计疾病的发病率或患病率，因为研究对象中患病的比例是由研究者抽样选出多少病例和多少对照决定的，而不是人群总体中的比例。病例对照研究能够提供病例特征的描述信息，并且更重要的是它能估计每个预测变量与结局的关联强度。这些估计以比值比（odds ratios）的形式表示，当暴露组和非暴露组研究对象的疾病风险相对较低时（约10%或更低，参见附录8B）时，比值比约等于相对危险度（relative risk）。

病例对照研究的优点

对于罕见结局的效率

病例对照研究的主要优势之一是快速，从相对较少的研究对象中得到大量信息，比如包皮环切术预防阴茎癌的效果研究。这种肿瘤在包皮环切的男性中非常罕见，但在未进行包皮环切的男性中也比较罕见，其终生累积发病率约为0.16%[9]。若进行队列研究，假设有80%的机会发现一个非常强的危险因素（即相对危险度为50），在进行和未进行包皮环切的研究对象比例近似相等的前提下，将需要对超过6000个男性随访多年。在出生时进行包皮环切的随机对照试验也需要相同的样本量，但是研究开始后出现病例的中位时间为67年——将需要三代研究者进行随访！

现在针对同一问题考虑使用病例对照研究。在具有相同机会发现相同的相对危险度时，仅需要16个病例和16个对照（研究者无需投入太多时间或精力）。对于罕见病或潜伏期长的疾病，在研究暴露与疾病的关系时，病例对照研究不仅比其他设计更高效，而且常常是唯一可行的选择。

用于产生假设

病例对照研究是回顾性研究方法，可以检验大量的预测变量，因而在针对新疾病暴发的病因假设时大有用处。例如，一项病例对照研究发现海地儿童服用当地制造的对乙酰氨基酚糖浆与急性肾衰竭死亡的比值比高达53。进一步研究发现肾衰竭是由于二甘醇中毒所致，而对乙酰氨基酚糖浆被二甘醇污染了[10]，不幸的是这一问题后来再次发生[11]。

病例对照研究的缺点

病例对照研究有许多优点，但也存在重要的缺点。首先，每次仅能研究一个结局

（发生或未发生疾病是两组研究对象的入选标准），而队列研究和横断面研究（和临床试验）可以研究多个结局变量。其次，如前所述，病例对照研究获得的信息有限：无法直接估计疾病的发病率或患病率，以及归因危险度或超额危险度，除非研究者了解确切的总体和疾病发生的时间。病例对照研究最大的缺点在于易发生偏倚（susceptibility to bias）。偏倚主要有两个来源：病例组和对照组的独立抽样（separate sampling），以及预测变量的回顾性测量（retrospective measurement）。这两个问题和处理策略是以下两节讨论的重点。

抽样偏倚及其控制

病例对照研究的抽样始于病例。理想情况下，病例样本应该包括患所研究疾病的所有个体或从这些病例中随机抽样。但此时立刻出现一个问题：我们如何得知哪些人群有病哪些没病？在横断面研究和队列研究中，病例是从所有研究人群中系统地搜寻得到的，而在病例对照研究中病例组必须从那些可获得的，并已确诊的患者中抽样。这个样本可能无法代表所有的患者，因为不太可能包括那些尚未诊断、误诊、无法参与研究或死亡的患者（图 8.2）。

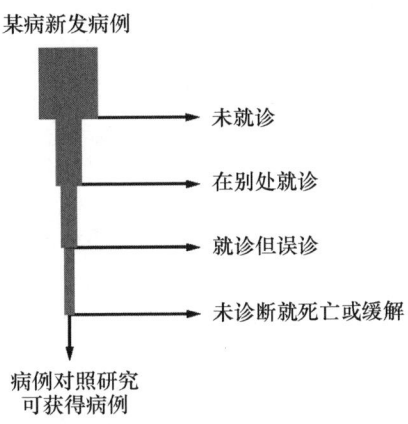

图 8.2 病例对照研究中的病例无法代表所有病例的一些原因

通常，抽样偏倚在病例样本不能代表所研究的危险因素时尤为重要。对于总是需要住院治疗和可以直接诊断的疾病，如髋部骨折和创伤性截肢，从已诊断和可获得的病例中抽样是安全的，至少在发达国家是这样。另一方面，病例对照研究涉及未就诊的疾病时更为困难，因为病例选择先于诊断完成。例如，因孕早期自发流产到妇科门诊就诊的女性很可能与发生过自发流产的女性总体有所不同，后者中许多人未能就诊。因此，有不孕史的女性在基于门诊的抽样中代表性过强，相反，那些不能得到产前保健的女性则代表性不足。如果要研究的预测变量与人群中妇科保健有关［如曾使用宫内节育器（IUD）］，从门诊病例抽样可能是重要的偏倚来源。另一方面，如果预测变量（如血型）与妇科保健无关，那么基于门诊病例的抽样就不太可能有代表性的差异。

尽管考虑这些问题比较重要，但病例的选择常常受限于可获得研究对象的来源。病例样本不可能完全有代表性，但可能是研究者不得不用的样本。然后，研究者在设计病例对照研究时面临的困难决定是如何选择合适的对照。通常的目标是从病例产生的源人群中选择对照。对照的抽样有以下四种策略：

- **基于诊所或医院的对照**。基于诊所或医院获取病例时，控制可能的选择偏倚的策略是从相同的机构或多个机构选择对照。例如，一项关于过去使用宫内节育器是否为自发流产的危险因素的研究，对照可以从同一妇科门诊选取因为其他问题（如宫颈炎）前来就诊的女性。与同一地区随机抽样的女性相比，这些对照可能更好地代表那些曾因自发性流产而就诊的病例组样本。

  但是，用代表性不好的对照样本补偿代表性不好的病例样本是有问题的。如果危险因素引起了对照组就医的医学问题，对照组的危险因素暴露率可能虚高，从而减弱或颠倒危险因素和结局之间的关联。例如，对照组中的许多女性到诊所看病与曾经使用宫内节育器有关（如由于旧款宫内节育器导致不育），那么在对照组中可能会有过多的旧款宫内节育器使用者，从而降低了曾经使用宫内节育器和自发流产的关联强度。

  因为基于医院和诊所的对照通常与研究的危险因素有关，因此，这类对照可能会产生误导性的发现。故有必要考虑使用医院或门诊来源的对照所带来的便利，是否值得以危害研究的真实性为代价。

- **基于人群的病例和对照**。对地理区域内的人群和健康计划覆盖人群进行疾病注册登记的快速增长，使现在针对许多疾病开展基于人群的病例对照研究成为可能。从这样的注册登记中获得的病例通常可以代表该地区某种疾病患者的总体，因此可以简化对照组的选择——即对照组应该是注册登记系统覆盖人群的"未患病"样本。在例 8.1 中，所有城镇居民在当地政府登记注册，可以直接从中选择样本。

  当注册登记数据可利用时，基于人群的病例对照研究是最恰当的设计。考虑到疾病登记的完整性和所覆盖人群的稳定性（没有迁入或迁出），基于人群的病例对照研究是将病例对照研究嵌套在队列研究或临床试验中，前提是可以确认并招募对照。当总体人群已清楚且研究者可获得这些记录时，如例 8.1 描述的维生素 K 和白血病研究，招募对照的任务相对简单。缺乏这种注册登记的记录时，通常使用的方法是在注册登记系统覆盖的地区范围内使用带区号的随机数字电话号码（固定电话）进行随机抽样（使用这种方法选择对照时，需要排除那些没有固定电话的病例）。随着越来越多的家庭只使用移动电话，这种方法也遇到了问题[12]。随机数字拨号可以包含手机号码，但必须谨慎使用，如果接听者正在开车以及为了避免接听付费会立即挂断电话[13]。

  然而，因为一些研究对象（如那些不说英语或存在听力障碍的人）被纳入的可能性较小，从而认识到在任何时间联系研究对象获取信息时都可能带来偏倚是至关重要的。类似的问题在需要知情同意时也会发生。

- **使用两个或多个对照组**。因为对照组的选择较为复杂，尤其当病例不是所有患者的代表性样本时，建议采用不同的方法选择两个或多个对照组。例如，瑞氏综合征与药物治疗的公共卫生服务研究[14]就使用了四种对照：急诊室对照（与病例在同一急诊室），住院患者对照（与病例收治于同一家医院），学校对照（与病例在同一学校或幼儿园），以及社区人群对照（通过随机数字拨号系统确认）。病例组与各组对照相比，使用水杨酸的风险比值比最低为 30，且有显著的统计学意义。使用不同对照组（可能会存在不同的抽样偏倚）均一致地发现强关联，加强了人群中存在真实关联的因果推断。

可惜很少有关联的 OR 值能达到这么大，由于不同的对照选择策略产生的偏倚可能导致采用不同对照组时，发现的研究结果相互矛盾，因此揭示了对某一特定研究问题采用病例对照设计的固有弱点。当这种现象发生时，研究者应该寻找额外的信息（如基于诊所的对照组的主诉），以尽量确定每个对照组存在的潜在偏倚的大小（第 9 章）。无论如何，在答案不确定时，不一致的结果和结论要好于仅采用一个对照组而得到错误结论。

- **匹配**。匹配是一种简单的方法，可以确保病例和对照在与疾病有关但不是研究者关心的主要变量上可比。例如，年龄和性别与很多的危险因素和疾病有关，如果这两个变量在病例和对照间不可比时，导致研究结果缺乏可信性。避免这一问题的一种方法是将这些固有的预测变量与病例匹配后选择对照。但是，匹配也确实存在缺点，尤其是匹配因素为可变化的预测因素时，如收入或血清胆固醇水平。其原因以及其他一些通常用于匹配的变量将在第 9 章讨论。

差异性测量偏倚及其控制

病例对照研究的第二个主要缺点是由于测量误差（measurement error）导致偏倚的风险。这是由于采用回顾性的方法测量预测变量所造成的：病例和对照组被询问来回忆多年前发生的暴露。遗憾的是，人们对于过去暴露的记忆可能是不准确的。如果病例和对照的不准确程度相似，所产生的问题被称为暴露的非差异性错分（nondifferential misclassification），这种错分将导致研究结果难以发现关联（在流行病学术语中，OR 值将趋向 1）。然而，更大的问题是，疾病诊断将导致病例组想起或报告其暴露的不准确程度不同于对照；这种暴露的差异性错分（differential misclassification），称为回忆偏倚（recall bias），对研究的关联会产生无法预测的效应。

例如，关于日光暴露与恶性黑色素瘤关系的广泛报道，可能导致被确诊的病例在回忆日光暴露史时与对照有所不同。Cockburn 等[15]进行肿瘤发病不一致的双生子研究时发现一些证据：询问患有肿瘤的双胞胎谁在孩童时期暴露于更多日光下，结果发现匹配的 OR 值为 2.2（95%CI 为 1.0～4.7），但询问均未患肿瘤的双胞胎相同问题时，其匹配的 OR 值仅为 0.8（95%CI 为 0.4～1.8）。但是，对于一些其他问题，如双胞胎中哪个孩子更容易晒黑或晒伤时，没有发现回忆偏倚。

队列研究不会发生回忆偏倚，因为在疾病诊断之前已经询问过研究对象的暴露情况。一项巢式病例对照研究，嵌套于多年前已收集了日光暴露数据的队列研究中，对回忆偏倚进行了直接检验：研究者比较了病例组和对照组在病例被诊断为恶性黑色素瘤前后的自我报告的日光暴露水平[16]。研究者发现病例组和对照组均存在一些暴露回忆信息不准确的情况，但几乎没有回忆偏倚[16]。因此，考虑如何避免回忆偏倚很重要，因为它并非不可避免[17]。

除了第 4 章提到的控制测量偏倚的方法（标准化变量的操作定义，选择客观的测量方法，从其他来源数据补充关键变量等），这里提供两个在病例对照研究中避免暴露测量偏倚的策略：

- **使用结局发生前记录的数据**。例如，在研究肌内注射维生素 K 是否是肿瘤发生的危险因素的病例对照研究中，如果可能，可以通过检查围产期病历记录收集数据。这种很好的策略在某种程度上依赖于疾病危险因素的记录信息是可信且可获得的。例如，病历中常常缺少维生素 K 的使用信息,如何处理这些缺失信息,影响了一些关于维生素 K 与肿瘤发生风险的研究结果[8]。
- **设盲**。我们在第 4 章中讨论了设盲的一般方法,但这里需要说明一些在病例对照研究中设计调查时的特定问题。理论上,研究可以对观察者和研究对象设盲,使他们不清楚每个研究对象的病例对照状态以及所研究的危险因素;因此,有四种可能的盲法(表 8.1)。

表 8.1　病例对照研究中设盲的方法

设盲对象	对病例对照状态设盲	对危险因素测量设盲
研究对象	在病例组和对照组患有某种与危险因素有关的疾病时可行	引入"虚拟"的危险因素,若其在病例组和对照组间不一致则值得怀疑 如果是公认的疾病危险因素则可能不起作用
观察者	当病例看上去与对照无明显差异时可行,但研究对象的细微症状和自我陈述可能使设盲比较困难	如果调查者不是研究者时可行,但很难持续设盲

理想情况下,无论是研究对象还是观察者都不应该知道谁是病例谁是对照。实际上,通常情况下很难做到。研究对象知道他们自己是生病或健康,因此只有在对照也患有他们认为与所研究危险因素相关的疾病时,才能对病例、对照状态设盲。对调查者设盲常常被一些疾病的明显特征所阻碍(如果研究对象是黄疸或接受过喉头切除术,研究者很难无所觉察),并且研究者可以通过研究对象的反应找到线索。

通常情况下,对研究中特定的危险因素设盲比对病例、对照状态设盲简单。病例、对照研究通常是调查疾病的第一步,因此不可能仅调查一个危险因素。因此,通过纳入与疾病没有关联的可疑危险因素的"虚假"问题,可以保证研究对象和调查者不了解研究假设。例如,在一项研究蜂蜜消费是否是婴儿肉毒中毒的危险因素研究中,调查中可以包含同样详细的有关酸奶和香蕉的问题。这类设盲不能避免差异性偏倚,但可以估计差异性偏倚是否造成影响;如果病例组报告更多的蜂蜜而没有其他食品的增加的暴露,那特么不太可能存在差异性测量偏倚。如果食用蜂蜜和婴儿肉毒中毒的关联在之前已众所周知,或一些虚拟的危险因素已被证明是真实的,那么这个策略就没有作用了。

对观察者隐藏研究对象是病例,还是对照的状态,是一种很好的实验室测量(laboratory measurements)策略,如血液检测和 X 线检查。在这些情况下,盲法是容易执行的,也应该执行,仅需要让不知道每一份编码标识的标本(或患者)的人进行测量即可。15 项病例对照研究比较了髋部骨折患者与对照之间骨量的测量,说明了盲法的重要性;那些未实施盲法测量的研究所得结果与实施盲法测量的研究相比,差异更大[18]。

■ 巢式病例对照研究,发病密度巢式病例对照研究和病例队列研究

巢式病例对照(nested case-control)设计是将病例对照研究"嵌套"于已有的队列中

(图 8.3)。这里所说的队列可能已由研究者定义为正式队列研究中的一部分,通常包括储存生物标本、影像等用于将来结局发生后的分析。另外,研究者也可以基于尚未定义的队列新设计一项巢式病例对照研究,在这种情况下首先需要定义一个队列。

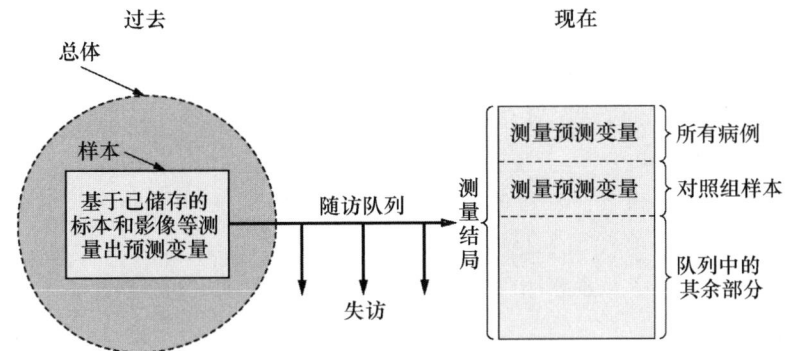

图 8.3 巢式病例对照研究可以是前瞻性的也可以是回顾性的,回顾性巢式病例对照研究步骤如下:
- 在已储存的标本、影像和其他数据的人群中建立队列。
- 测量结局变量以区分病例组和对照组。
- 在所有病例组和非病例(对照)组中,基于队列建立时已储存的标本、影像和其他数据测量预测变量。

研究者从确定一组具有结局发生风险的队列开始,该队列的数量大到可以获得足够的病例数来回答研究问题,并且能提供测量暴露的能力,由于事先已储存了生物标本或可以获得暴露信息的医疗记录。正如第 7 章所描述的,队列的定义包括针对有风险的人群的入选和排除标准。此外,每个研究对象必须有明确的进入队列的日期(date of entry)。可以是固定日期(如满足入选标准的人均在 2008 年 1 月 1 日参加保健计划),或者在具备风险期间内可变的日期(如队列研究招募对象的日期或在心肌梗死复发危险因素研究中的首次心肌梗死发作日期)。

研究者接下来要描述定义研究结局发生的标准,所有病例均发生在进入队列后、随访结束前。如果结局罕见,随访接近完成,仅有基线暴露的测量就足够了,这种情况比较简单。研究者在随访结束时确定队列中所有发生结局的个体(病例),然后从队列中没有发生结局的研究对象(对照)中进行随机抽样。然后研究者测量病例组和对照组的预测变量,并比较病例组和对照组样本的危险因素水平。这就是简单的巢式病例对照研究(例 8.2)。

如果随访有变化或不完全(incomplete),或者关注的暴露因素随时间发生改变(varies over time),那么在建立队列时对病例组和对照组完成的单次测量将是不够的。这种情况下,最好设计为发病密度巢式病例对照研究(incidence-density nested case-control study),从风险集(risk sets)中选择对照,针对每个病例,对照定义为那些在队列中经过相同长度的随访时间后仍然没有成为病例的研究对象(图 8.4)。正如其他病例对照匹配形式,这种对随访时间的匹配需要在分析时加以考虑。

例 8.2 简单的巢式病例对照设计

为确定较高水平的性激素是否增加乳腺癌的发病风险，Cauley[19]及其同事开展了一项巢式病例对照研究。研究的基本步骤如下：

1. 确定队列。研究者使用了骨质疏松性骨折研究的队列。这是个很好的选择，因为在基线检查时，该队列成员的血清样本已由相同的研究者收集并冻存于−190 ℃，这正符合该研究设计的要求。

2. 随访结束时确定病例。根据随访问卷的答案和死亡证明复核，研究者在3.2年随访期内确定了97例首次发生乳腺癌的患者。

3. 选择对照。研究者从队列中的在随访期内没有发生乳腺癌的人群中，随机抽取了244位女性作为对照。

4. 测量预测变量。使用基线检查时冻存的血清标本，检测了病例组和对照组的性激素水平，包括雌二醇和睾酮。对实验室检查设盲，使其不清楚样本来源于病例组还是对照组。

无论是雌二醇还是睾酮，性激素水平高的女性后续诊断出乳腺癌的风险相对于低水平女性增加了三倍。

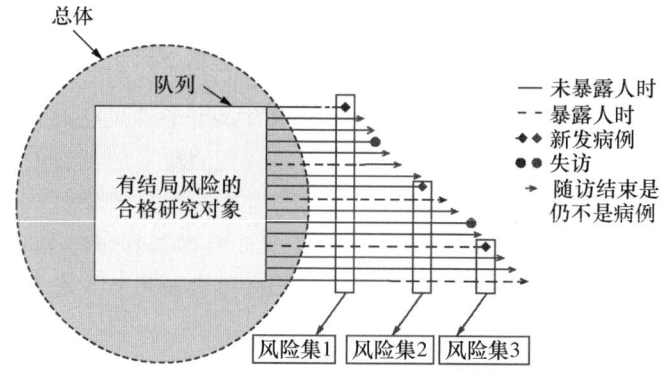

图 8.4 发病密度巢式病例对照研究可以是前瞻性的也可以是回顾性的，前瞻性研究步骤如下：
- 定义选择标准并从人群中招募队列。
- 定义队列中每个成员的进入日期以对随访时间进行排序。
- 储存标本、影像等用于后期分析。
- 随访队列以确认病例及其诊断时间。
- 从"风险集"中为每一个病例抽取一个或多个对照，"风险集"定义为在队列一中，与病例经过相同长度的随访时间后仍然没有成为病例、死亡或失访的研究对象。
- 使用基线时保存的标本、影像等在病例和匹配的对照中测量预测变量，以及其他当前变量。

例如，进入队列的时间为固定日期（如2008年1月1日），对于在2009年7月1日诊断的病例来说，对照应该从那些截止到2009年7月1日还未发生结局的研究对象中抽取。如果进入队列的时间是变化的，对于进入队列后在18个月时确诊的病例，对照应在那些随访满18个月仍未发生疾病的研究对象中抽样。根据研究者的研究假设，病例组和对照组在入组时或入组后同一时点的暴露测量值应该是可比的。

根据风险集抽样会增加研究的复杂性，即同一个研究对象可能在随访早期被选为发生病例的对照，但后来可能由于其暴露变量发生改变，而本身又成为病例。实际上，这种设计（借助合理的统计分析）需要按顺序考虑不同单元的风险暴露人时，对每一单元暴露人时使用预测变量来预测该单元人时的情况下疾病发生风险，每一单元人时的划分界线由病例的发生来定义。这种设计称为发病密度（incidence-density）设计（例 8.3）。

例 8.3 "发病密度"巢式病例对照设计

为了解口服降糖药吡格列酮（Actos®）与膀胱癌的可能的关联，来自蒙特利尔[20]的研究者开展了一项嵌套于英国全科医学研究数据库（United Kingdom General Practice Research Database，GPRD）的病例对照研究，该数据库包含了来自英国 600 多家全科医疗门诊的 1 千多万人口的完整的初级保健医疗记录。研究步骤如下：

1. 确定队列和风险暴露时期。研究者纳入了在 1988 年 1 月 1 日到 2009 年 12 月 31 日首次处方使用口服降糖药的成人，在处方前他们在数据库中已随访至少 1 年，且处方时其年龄在 40 岁及以上。首次开具降糖药处方的时间便是进入队列的时间。然后随访参与者直到诊断膀胱癌、任何原因的死亡、在全科门诊结束登记，或在 2009 年 12 月 31 日结束研究、排除之前有膀胱癌病史的患者。

2. 确定病例，包括病例发生日期。研究者使用"读码"（在全科医学研究数据库中使用的诊断编码系统[21]）识别膀胱癌新发病例。考虑到研究者认为吡格列酮对癌症的作用不会在短期内立刻发生，研究者排除了进入队列后第一年内诊断膀胱癌的患者。最终获得 376 例膀胱癌病例。

3. 根据每个病例从"风险集"中选择匹配的对照样本。研究者根据出生年份、进入队列的年份、性别和随访持续时间进行匹配，为每一个病例找到最多 20 个对照，即截止到病例的诊断日期还没有诊断患膀胱癌的研究对象。匹配对照的总数为 6699（每个病例的对照数平均为 17.8）[①]。

4. 定义并测量预测变量。研究关注的主要预测变量为使用吡格列酮或罗格列酮（与吡格列酮属同一类的另外一种降糖药）的处方记录。风险集中的病例的处方至少需要在诊断前一年。定义四种暴露水平：单用吡格列酮、单用罗格列酮、吡格列酮和罗格列酮同时使用、均未使用。

作者（较为恰当地）使用了条件 logistic 回归分析数据；因为是风险集抽样，考虑到数据匹配的性质，可以估计调整的率比[22]。他们发现单用吡格列酮的调整的率比为 1.83（95%CI 为 1.10～3.05），单用罗格列酮的调整的率比为 1.14（95%CI 为 0.78～1.68），同时使用上述两种药物的调整的率比为 0.78（95%CI 为 0.18～3.29）。[最后一组的置信区间较宽反映了较小的样本量（病例组 2 人，对照组 56 人）]。他们还发现使用吡格列酮与膀胱癌存在剂量反应关系：累积剂量为 28 g 或更多时，调整的率比为 2.54（95%CI 为 1.05～6.14），剂量反应关系的趋势检验 P 值为 0.03。

---

① 我们将在第 9 章中指出为每个病例匹配超过 4 个对照时增加的检验效能很小，但在本例中由于使用的是已经获得的电子数据，产生的额外费用较低。即使为每个病例匹配 20 个对照的巢式病例对照方法与回顾性队列研究相比仍有更高的计算效率。

巢式病例队列（nested case-cohort）设计与简单的巢式病例对照设计相似，只有一点不同，在巢式病例队列研究中，研究者在队列的所有研究对象中（不考虑其是否发生结局）进行随机抽样组成对照，不论是否发生结局。随机样本中的一小部分研究对象可能已发生结局（结局不常见时该数量很小）。病例队列设计的优点在于一个队列的随机样本就可以为几个不同结局的病例对照研究提供对照。另外，队列的随机样本可以提供该队列中危险因素的总体流行率信息。

优点

巢式病例对照与巢式病例队列研究特别适用于在研究开始已经留存了可用于后期分析的、检测费用较高的血清和其他标本或影像的情况。因为对所有病例和一部分对照样本进行费用较高的测量，所需费用远低于对整个队列进行测量。

这种设计保留了队列研究的所有优点，即在结局发生之前收集预测变量。另外，又可避免传统的病例对照研究由于不能对死亡病例进行测量，以及从不同总体中选择病例和对照所带来的潜在偏倚。

缺点

这些设计同样具有其他观察性设计的某些缺点：观察到关联的可能性取决于未测量的或测量不准确的混杂因素所产生的影响，而且轻微的亚临床状态可能影响基线测量。

其他注意问题

巢式病例对照设计和巢式病例队列设计的应用并没有理想中那么广泛。研究者计划大样本前瞻性研究时应该考虑到要储存花费较多的生物标本（如冷冻血清标本库）或影像、病历记录，用于后续巢式病例对照研究分析。研究者应该确保储存条件，为多年后的研究保留基础。同时在随访过程中收集新的标本或信息也是有用的，这些数据也可以被用于病例组、对照组的比较。

■ 病例交叉研究

病例交叉设计是病例对照设计的衍生类型，对于研究间断暴露产生的短期效应十分有用。与常见的病例对照研究一样，这种回顾性研究开始需要确定一组病例：即有研究结局的人。然而，有别于传统的病例对照研究中对病例组和对照组的暴露情况进行比较，在病例交叉研究中每个病例即为其自身对照。比较结局发生的某一时点（或之前）病例的暴露，与该病例在其他一个或多个时点的暴露。

例如，McEvoy 等[23]研究了由于使用移动电话而在车祸中受伤的病例。通过使用电话公司的记录，研究者比较了在车祸前 10 分钟与车祸发生 24 小时前、72 小时前和 7 天前同一时点的研究对象使用手机的情况。他们发现，在车祸前 10 分钟使用手机相对于其他时段来说，OR 值约为 4。病例交叉研究的分析类似于匹配的病例对照研究，只是对照的暴露在这里是病例在不同时段的暴露情况，而并非匹配对照组的暴露情况。这一点将在附录 8A，情景 4 中介绍。病例交叉设计已被用于大样本人群中暴露随时间改变的情况（如大气污染暴露水平）；已发现心肌梗死[24-25]、呼吸系统疾病急诊就医[26]、甚至婴儿死亡率[27]与大气污染存在关联。

■ 观察性设计的选择

表 8.2 总结了第 7 章和第 8 章提及的主要观察性设计的优缺点。这些我们已在之前详细阐述，因此这里仅总结一下。在这些设计中，没有最好最差之分；每一种设计都有其地位和目的，取决于研究问题和具体情况。

表 8.2 主要观察性设计的优缺点

设计	优点	缺点*
	横断面设计	
	持续时间相对较短	无法建立事件发生的先后顺序
	是队列研究或临床试验的第一阶段	不适用于罕见预测变量或罕见结局
	可以获得多个预测变量和结局的流行率	无法计算发病率
	队列设计	
所有的	可确定事件发生顺序	通常需要大样本
	可以研究多个预测变量和结局	不适用于罕见结局
	结局事件总数随时间延长而增加	
	可以计算发病率、相对危险度、超额危险度	
前瞻性队列	可更好地控制研究对象的选择和测量	随访时间可能很长
	避免测量预测变量时产生的偏倚	通常花费较大
回顾性队列	随访已经完成	不易控制研究对象的选择和测量
	花费相对较低	
多重队列	适用于不同的队列有不同或罕见暴露时	从不同总体中抽样会产生偏倚和混杂
	病例对照设计	
	适用于研究罕见结局	从两个总体中抽样可产生偏倚和混杂
	持续时间短、所需样本量小、花费较低	差异性偏倚
		仅限于研究单一的结局变量
		事件发生顺序不清楚
		除非嵌套于队列，否则无法计算患病率、发病率或超额危险度
	混合设计	
巢式病例对照	有回顾性队列研究的优点，且预测变量测量费用较高时可以节约费用	如果不能基于已储存的标本、影像，或预测变量的测量已经完成，那么测量危险因素时可能产生偏倚；通常需要已存在的队列
发病密度巢式病例对照	考虑到危险因素水平随时间变化和存在失访的情况，允许研究者分析风险关系	需要测量随访期间不同时点的危险因素水平和发病率；通常需要已存在的队列
巢式病例队列	与巢式病例对照一样，一组对照可用于不同结局的病例对照研究	同巢式病例对照
病例交叉	病例作为其自身对照，减少随机误差和混杂	需要暴露有立即产生的短期效应

*（与随机化试验相比）所有这些观察性设计都容易受到混杂因素的影响——见第 9 章。

小结

1. 在病例对照研究（case-control study）中，要比较发生研究结局的样本［病例组（the cases）］与未发生研究结局样本［对照组（the controls）］的危险因素的流行率。这种设计分别对患病与未患病人群进行抽样，它相对经济（inexpensive）并且是研究罕见疾病（rare diseases）的唯一有效率的（efficient）方法。

2. 病例对照研究的一个问题是容易产生抽样偏倚（sampling bias）。减少抽样偏倚的四种方法为：（1）采用相同的方式（same way）抽取对照和病例（虽然不具有代表性）；（2）开展基于人群（population-based）的研究；（3）采用不同抽样方法设立多组（several）对照；以及（4）对病例和对照进行匹配（match）。

3. 病例对照研究的另一个主要问题是回顾性设计，可能会带来测量偏倚（measurement bias），从而对病例组和对照组产生不同影响。通过在结局发生前测量预测变量（measurements of the predictor made prior to the outcome）以及对研究对象和观察者设盲（blinding）可以降低这种偏倚。

4. 避免抽样和测量偏倚（avoid both sampling and measurement bias）的最好方法是设计巢式病例对照研究（nested case-control study），从发生结局的大样本队列研究中随机抽取病例组和对照组。除了控制上述两种偏倚，采用巢式病例对照研究允许在研究结束时对一小部分研究对象（small number of study subjects）进行昂贵的血清学测量、影像学检查等。

5. 发病密度病例对照设计（incidence-density case-control design）允许研究者在考虑到危险因素（risk factor）水平随时间改变（changes over time）和随访可行性（availability of follow-up）时进行风险关系分析。

6. 巢式病例队列设计（nested case-cohort）使用整个队列而不是在非病例组进行随机抽样作为对照；可以为研究多个结局（more than one outcome）提供对照组，并且可以提供整个队列中危险因素的总体流行率的直接信息。

7. 病例交叉研究（case-crossover studies）是匹配的病例对照设计的衍生，将每个病例在两个或多个时点的观察作为其自身对照。

附录 8A
关联指标的计算

1. **横断面研究**。Reijneveld[28]开展了一项横断面研究，调查母亲吸烟是否是婴儿疝气的危险因素。部分结果如下：

表 8A.1

预测变量	结局变量		
	婴儿疝气	无婴儿疝气	合计
母亲每天吸烟15～50根	15 (a)	167 (b)	182 ($a+b$)
母亲不吸烟	111 (c)	2477 (d)	2588 ($c+d$)
合计	126 ($a+c$)	2644 ($b+d$)	2770 ($a+b+c+d$)

吸烟母亲中的婴儿疝气患病率$=a/(a+b)=15/182=8.2\%$
不吸烟母亲中的婴儿疝气患病率$=c/(c+d)=111/2588=4.3\%$
合计婴儿疝气患病率$=(a+c)/(a+bc+d)=126/2770=4.5\%$

$$相对患病率^2 = \frac{8.2\%}{4.3\%} = 1.9$$

$$超额患病率^2 = 8.2\% - 4.3\% = 3.9\%$$

换言之，吸烟母亲的孩子中，婴儿疝气的风险是不吸烟母亲孩子的大约 2 倍（1.9 倍），增加约 4% 的风险②。

2. **病例对照研究**。例 8.1 的研究问题为维生素 K 肌内注射是否与儿童白血病存在关联。结果发现，69/107 的白血病病例和 63/107 的对照曾接受过维生素 K 注射。研究结果的 2×2 表如下：

表 8A.2

预测变量：治疗史	结局变量：诊断	
	儿童白血病	对照
维生素 K 肌内注射	69 (a)	63 (b)
无维生素 K 肌内注射	38 (c)	44 (d)
合计	107	107

$$相对危险度 \approx 比值比 = ad/bc = 69 \times 44 / 63 \times 38 = 1.27$$

---

② 横断面研究的相对患病率和超额患病率类似于相对危险度和超额危险度。

因为疾病（此例中为白血病）罕见，可以用比值比估计相对危险度（RR）。因此，接受维生素 K 肌内注射后白血病的发病风险为 1.3 倍，但没有统计学意义[③]。

3. 匹配的病例对照研究

（为说明匹配的病例对照研究与病例交叉研究的相似性，这里我们将采用相同的例子）

研究问题是在移动电话用户中使用移动电话是否增加车祸的发生风险。传统的匹配病例对照研究可能将在行驶过程中使用移动电话的频率作为危险因素。然后，以发生车祸的人作为病例组，与对照组（未发生车祸的人）在匹配了年龄、性别、移动电话区号之后进行比较。然后询问病例组和对照组是否曾在行驶过程中使用了移动电话（对于此例简单来说，根据驾驶过程中用使或未用移动电话将暴露分为两组）。然后将每个病例/对照配对划分为 4 组都是使用者，都不是使用者，或病例是使用者而对照不是，或对照是使用者而病例不是。如果有 300 对，那么结果如下：

表 8A.3

匹配的对照	病例（发生车祸外伤的人）		
	使用者	未使用者	合计
使用者	110	40	150
未使用者	90	60	150
合计	200	100	300

表 8A.3 中显示，有 90 对病例曾在驾驶过程中使用移动电话而对照未使用；有 40 对为对照曾使用移动电话而病例未使用。注意这个 2×2 表不同于问题 2 中非配对维生素 K 研究的 2×2 表，后者表中每一个单元格的数为研究对象人数。在匹配的病例对照研究中，每个单元格的数为研究对象的对子数；表 8A.3 中的总人数为 600（300 个病例和 300 个对照）。此表中比值比简化为两种不一致的情况的对子数的比值；在表 8A.3 中，OR 值为 90/40＝2.25。提示在使用移动电话的研究对象中，有超过 2 倍的概率发生车祸。

4. 病例交叉研究

现在用病例交叉研究探讨相同的问题。McEvoy 等的研究数据如下。

表 8A.4

车祸前 7 天	车祸发生时段		
	驾驶时使用移动电话	未使用移动电话	合计
驾驶时使用移动电话	5	6	11
未使用移动电话	27	288	315
合计	32	294	326

[③] 作者实际上进行了适合匹配设计的多变量匹配分析，但是在此案例中简单未匹配的 OR 值与本研究报告的 OR 值几乎一样。

对于病例交叉研究，表中每个格子中的数字为研究对象人数，而不是对子数，但是每个格子代表同一研究对象的 2 个时间段：在车祸发生前的时间段和 7 天前的同一时间段。因此，表格中左上格子的 5 表示有 5 位司机在发生车祸时和 7 天前的同一时间段均使用过移动电话，而其下的 27 提示有 27 个人发生车祸时正在使用移动电话但在 7 天前同一时点未使用移动电话。同样的，有 6 名司机在车祸发生时未使用移动电话而在 7 天前同一时点用过。比值比是不一致时间段的数值比，本例中为 27/6＝4.5，意味着在开车时使用移动电话发生车祸的风险是没有使用移动电话的 4.5 倍。

附录 8B
为什么病例对照研究中 OR 值可用于估计相对危险度

病例对照研究中的数据代表两个样本：从患病总体中抽取的病例组和未患病总体中抽取的对照组。测量预测变量（危险因素），结果可以总结为以下 2×2 表：

	病例	对照
存在危险因素	a	b
不存在危险因素	c	d

如果这个 2×2 表中的数据来自队列研究，那么暴露于危险因素者的疾病发病率为 $a/(a+b)$，相对危险度为 $[a/(a+b)]/[c/(c+d)]$。然而，在病例对照研究中并不适合用同样的方法计算发病率或相对危险度，因为两个样本并非是从人群中等比例抽样。通常，研究样本中病例组和对照组的人数大约相等，但实际上总体的病例比对照少得多。然而，病例对照研究的相对危险度可以用比值比近似估计，在 2×2 表中的交叉乘积计算为 ad/bc。

这种非常有用的方法虽然很难从直觉上理解，但通过代数容易证明。考虑整个人群的情况，用 a'、b'、c' 和 d' 代表。

	病例	未患病
存在危险因素	a'	b'
不存在危险因素	c'	d'

这里暴露于危险因素的人群发病风险为 $a'/(a'+b')$，未暴露于危险因素的人群发病风险为 $c'/(c'+d')$，相对危险度为 $[a'/(a'+b')]/[c'/(c'+d')]$。我们已经讨论过 $a'/(a'+b')$ 不等于 $a/(a+b)$。但是，如果疾病在暴露或未暴露于某危险因素的人群中均相对罕见，那么 a' 比 b' 要小得多，同时 c' 比 d' 也小得多。这意味着 $a'/(a'+b')$ 与 a'/b' 近似约等，$c'/(c'+d')$ 近似约等于 c'/d'。因此，人群的相对危险度可近似计算为：

$$\frac{a'/(a'+b')}{c'/(c'+d')} \approx \frac{a'/b'}{c'/d'}$$

后者公式为人群的比值比（字面理解，暴露于危险因素的患病与未患病比 $[a'/b']$ 与未暴露于危险因素的患病与未患病比 $[c'/d']$ 的比值）。可以重新排列为交叉乘积：

$$\left(\frac{a'}{c'}\right)\left(\frac{d'}{c'}\right) = \left(\frac{a'}{c'}\right)\left(\frac{d'}{b'}\right)$$

然而，如果病例能代表总体中的所有病例（即病例与对照有相同的危险因素暴露比例），那么，总体的 a'/c' 等于样本的 a/c。同样，如果对照可以代表总体，则 b'/d' 等于样本中的 b/d。

因此，最后公式中的总体参数可以由样本统计量替代，那么如果疾病罕见，用样本观察到的比值比（ad/bc），可以近似等于总体中的相对危险度 $[a'/(a'+b')]/[c'/(c'+d')]$。

参考文献

1. Herbst AL, Ulfelder H, Poskanzer DC. Adenocarcinoma of the vagina. Association of maternal stilbestrol therapy with tumor appearance in young women. *N Engl J Med* 1971;284(15):878–881.
2. Beal SM, Finch CF. An overview of retrospective case–control studies investigating the relationship between prone sleeping position and SIDS. *J Paediatr Child Health* 1991;27(6):334–339.
3. Mitchell EA, Hutchison L, Stewart AW. The continuing decline in SIDS mortality. *Arch Dis Child* 2007;92(7):625–626.
4. Golding J, Greenwood R, Birmingham K, Mott M. Childhood cancer, intramuscular vitamin K, and pethidine given during labour. *BMJ* 1992;305(6849):341–346.
5. Golding J, Paterson M, Kinlen LJ. Factors associated with childhood cancer in a national cohort study. *Br J Cancer* 1990;62(2):304–308.
6. von Kries R, Gobel U, Hachmeister A, et al. Vitamin K and childhood cancer: a population based case–control study in Lower Saxony, Germany. *BMJ* 1996;313(7051):199–203.
7. Fear NT, Roman E, Ansell P, et al. Vitamin K and childhood cancer: a report from the United Kingdom Childhood Cancer Study. *Br J Cancer* 2003;89(7):1228–1231.
8. Roman E, Fear NT, Ansell P, et al. Vitamin K and childhood cancer: analysis of individual patient data from six case-control studies. *Br J Cancer* 2002;86(1):63–69.
9. Kochen M, McCurdy S. Circumcision and the risk of cancer of the penis. A life-table analysis. *Am J Dis Child* 1980;134(5):484–486.
10. O'Brien KL, Selanikio JD, Hecdivert C, et al. Epidemic of pediatric deaths from acute renal failure caused by diethylene glycol poisoning. Acute Renal Failure Investigation Team. *JAMA* 1998;279(15):1175–1180.
11. Fatal poisoning among young children from diethylene glycol-contaminated acetaminophen - Nigeria, 2008–2009. *MMWR Morb Mortal Wkly Rep* 2009;58(48):1345–1347.
12. Puumala SE, Spector LG, Robison LL, et al. Comparability and representativeness of control groups in a case–control study of infant leukemia: a report from the Children's Oncology Group. *Am J Epidemiol* 2009;170(3):379–387.
13. Voigt LF, Schwartz SM, Doody DR, et al. Feasibility of including cellular telephone numbers in random digit dialing for epidemiologic case–control studies. *Am J Epidemiol* 2011;173(1):118–126.
14. Hurwitz ES, Barrett MJ, Bregman D, et al. Public Health Service study of Reye's syndrome and medications. Report of the main study. *JAMA* 1987;257(14):1905–1911.
15. Cockburn M, Hamilton A, Mack T. Recall bias in self-reported melanoma risk factors. *Am J Epidemiol* 2001;153(10):1021–1026.
16. Parr CL, Hjartaker A, Laake P, et al. Recall bias in melanoma risk factors and measurement error effects: a nested case-control study within the Norwegian Women and Cancer Study. *Am J Epidemiol* 2009;169(3):257–266.
17. Gefeller O. Invited commentary: Recall bias in melanoma—much ado about almost nothing? *Am J Epidemiol* 2009;169(3):267–270; discussion 71–72.
18. Cummings SR. Are patients with hip fractures more osteoporotic? Review of the evidence. *Am J Med* 1985;78(3):487–494.
19. Cauley JA, Lucas FL, Kuller LH, et al. Elevated serum estradiol and testosterone concentrations are associated with a high risk for breast cancer. Study of Osteoporotic Fractures Research Group. *Ann Intern Med* 1999;130(4 Pt 1):270–277.
20. Azoulay L, Yin H, Filion KB, et al. The use of pioglitazone and the risk of bladder cancer in people with type 2 diabetes: nested case–control study. *BMJ* 2012;344:e3645.
21. Hassey A, Gerrett D, Wilson A. A survey of validity and utility of electronic patient records in a general practice. *BMJ* 2001;322(7299):1401–1405.
22. Essebag V, Platt RW, Abrahamowicz M, et al. Comparison of nested case-control and survival analysis methodologies for analysis of time-dependent exposure. *BMC Med Res Methodol* 2005;5(1):5.
23. McEvoy SP, Stevenson MR, McCartt AT, et al. Role of mobile phones in motor vehicle crashes resulting in hospital attendance: a case-crossover study. *BMJ* 2005;331(7514):428.
24. Bhaskaran K, Hajat S, Armstrong B, et al. The effects of hourly differences in air pollution on the risk of myocardial infarction: case crossover analysis of the MINAP database. *BMJ* 2011;343:d5531.

25. Nuvolone D, Balzi D, Chini M, et al. Short-term association between ambient air pollution and risk of hospitalization for acute myocardial infarction: results of the cardiovascular risk and air pollution in Tuscany (RISCAT) study. *Am J Epidemiol* 2011;174(1):63–71.
26. Tramuto F, Cusimano R, Cerame G, et al. Urban air pollution and emergency room admissions for respiratory symptoms: a case-crossover study in Palermo, Italy. *Environ Health* 2011;10:31.
27. Scheers H, Mwalili SM, Faes C, et al. Does air pollution trigger infant mortality in Western Europe? A case-crossover study. *Environ Health Perspect* 2011;119(7):1017–1022.
28. Reijneveld SA, Brugman E, Hirasing RA. Infantile colic: maternal smoking as potential risk factor. *Arch Dis Child* 2000;83(4):302–303.

第 9 章

增强观察性研究中的因果推断

Thomas B. Newman,Warren S. Browner,and Stephen B. Hulley

聂晓璐　彭晓霞　唐迅　译

大部分观察性研究设计是为了推断某个预测变量可能是结局发生的原因(第 12 章中讨论的诊断试验与预后研究除外),例如食用西兰花可能降低结肠癌的风险。预测变量与结局之间的因果关联十分重要,因为它们可以揭示疾病潜在的生物学机制,明确降低疾病发病率或预防疾病发生的措施,甚至提出可能的治疗措施。

然而,并不是观察性研究中发现的每个关联都代表因果关系。实际上,对于观察性研究中发现的预测变量与结局之间的关联有其他 4 种常见解释(表 9.1)。其中两个,偶然(chance)和偏倚(bias),导致了总体中并不存在的预测变量与结局之间的关联却在样本中出现的假象。另外两个,因果倒置(effect-cause)和混杂(confounding),会建立总体中确实存在的关联,但这种关联却并非研究所关注的因果关系。只有在确定某种关联不太可能有其他解释时,才能确立真正的因果关系。

表 9.1　对观察到的喝咖啡使心肌梗死发生风险翻倍的五种解释

解释	关联类型	总体中真实存在的关联	因果模型
1. 偶然(随机误差)	虚假	喝咖啡与心肌梗死无关	—
2. 偏倚(系统误差)	虚假	喝咖啡与心肌梗死无关	—
3. 因果倒置	真实	心肌梗死是喝咖啡的原因	心肌梗死→喝咖啡
4. 混杂	真实	第三个因素导致喝咖啡和心肌梗死	因素 X ↙↘ 喝咖啡　心肌梗死
5. 因果关系	真实	喝咖啡是心肌梗死的原因之一	喝咖啡→心肌梗死

典型情况下,我们用关联强度的测量指标,如风险比或比值比,来量化预测变量与结局之间的因果关系。例如,假设某研究显示喝咖啡引起心肌梗死的风险比为 2.0。研究者最感兴趣的一种可能性是喝咖啡使心肌梗死发生风险翻倍。然而在下结论前,必须考虑并排除以上 4 种竞争性的解释。

研究发现喝咖啡使心肌梗死发生风险翻倍,但这种关联可能是由偶然与偏倚造成的,在总体中实际并不存在。因此,偶然性和偏倚是研究中虚假关联产生的原因。

另外两种——因果倒置和混杂——是真实的生物学现象,意味着在总体中喝咖啡者发生心肌梗死的风险确实为不喝咖啡者的 2 倍。但是,这种增加的风险并不是由于存在因果关系而产生的。在某种情况下,关联是由于因果倒置的效应而产生的:患有心肌梗死导致患者饮用更多的咖啡(这仅是一种反向因果关联)。最后一种可能是,当能够导致喝咖啡和心肌梗死的第三个因素存在时,如人格类型,将会出现混杂。

在本章的其他部分,我们将讨论如何在观察性研究中估计并减少所发现的关联中存在以上4种解释的可能性。这些策略可用于研究设计或结果分析中。虽然本书的重点在于研究设计,但是对分析内容的理解会影响研究设计的选择,因此本章将同时讨论上述两个主题。

■ 由偶然造成的虚假关联

假设真实情况是在总体中喝咖啡与心肌梗死之间并不存在关联,其中 45% 的人喝咖啡。如果选择 20 个患有心肌梗死的病例和 20 个对照,我们期望每组中有 9 人(45%×20)喝咖啡。然而,仅仅由于偶然性,可能纳入的 20 个心肌梗死病例中有 12 人喝咖啡,但对照组的 20 人中仅有 6 人喝咖啡。如果上述情况发生,我们就会在研究中观察到喝咖啡与心肌梗死之间的虚假关联。

偶然性有时被称为随机误差(random error),因为无法解释。当关联由于随机误差而具有统计学意义时,即为熟知的 I 类错误(type I error)(见第 5 章)。

减少随机误差的策略涉及研究设计和分析阶段(表 9.2)。我们已经分别在第 4 章和第 6 章讨论了设计策略,如提高测量精确度(precision of measurements)和增加样本量(sample size)。计算 P 值和置信区间的分析策略则帮助研究者量化所观察到的关联强度有多大的可能是由偶然性造成的。例如,P 值(P values)为 0.10 时提示有 10% 的机会可以观察到仅仅由于偶然性而导致的关联。比 P 值更有价值的是置信区间(confidence intervals),它可以显示估计随机误差后研究中描述关联的统计量所可能处于的范围。

表 9.2 减少并评估虚假关联的可能性从而增强关联的因果推断

虚假关联的类型	设计阶段(如何避免)	分析阶段(如何评价)
偶然性(随机误差导致)	增加样本量和其他提高测量精确度的策略(第 4 章和第 6 章)	计算 P 值和置信区间,并基于已有证据解释(第 5 章)
偏倚(系统误差导致)	仔细考虑所研究问题与研究计划间的差异可能造成的潜在后果(图 9.1);如有必要,更改研究计划	评估此研究与其他研究的一致性(尤其是那些使用不同设计的研究)
	收集额外数据以评估可能存在的偏倚的程度	分析额外数据以了解是否确实存在偏倚
	不使用受所关注的预测变量影响的变量作为入选标准或匹配变量	不要控制受预测变量影响的变量

由偏倚造成的虚假关联

人们已经发现了多种偏倚——系统误差，如何处理这些偏倚是本书主要内容之一。除了第3、4、7和第8章中介绍的具体策略外，我们将在本章补充减少偏倚的通用方法。

减少偏倚

正如我们在第一章讨论的，实际可回答的研究问题总是与原始的研究问题存在某些差异。这些差异反映了我们为研究可行性而做出的妥协，也可能反映了研究设计或执行中存在的错误。当研究所得答案与所研究问题的真实情况有所不同时，就产生了偏倚。减少偏倚的策略涉及研究设计和分析阶段（表9.2）。

- **设计阶段**。如图9.1所示，从提出研究问题开始到撰写研究计划。然后思考与研究问题有关的以下三个方面：
1. 研究对象的样本（samples）（例如病例和对照，或暴露和非暴露）是否能够代表总体？
2. 预测变量（predictor variables）的测量（measurements）是否能够反映预测因素？
3. 结局变量（outcome variables）的测量（measurements）是否能够反映研究结局？

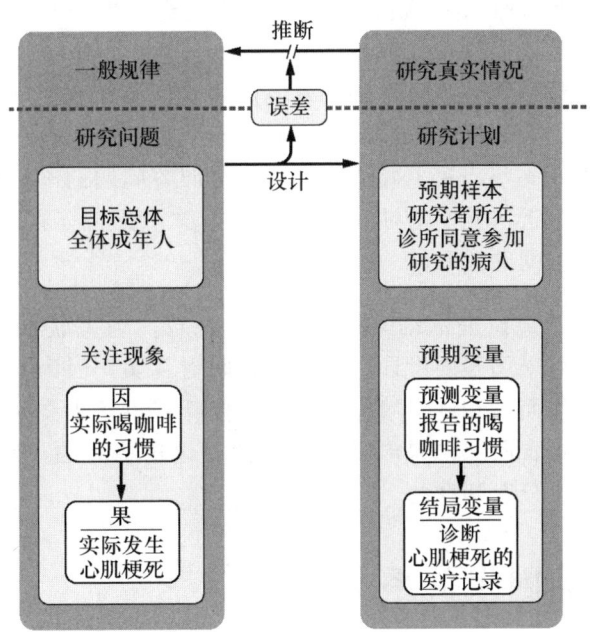

图9.1 通过仔细考虑研究问题与研究计划之间的差别减少偏倚

对任何一个问题的回答为"否"或"可能没有"时，考虑偏倚在一组或两组间（例如病例和对照，或者暴露和未暴露）是否相似，以及偏倚是否足够对研究问题的答案产生影响。

以喝咖啡和心肌梗死的研究为例阐明上述内容，在该病例对照研究中，对照组研究对象来源于其他未发生心肌梗死的住院病人。如果这些病人中许多人因患有慢性病而减少了咖啡饮用，那么对照将不能代表心肌梗死患者来源的目标总体，即对照组研究对象中喝咖啡的人少于目标总体。如果由喝咖啡引起的食管痉挛被误诊为心肌梗死，那么可能会发现喝咖啡与心肌梗死之间存在虚假关联，因为测量结局（心肌梗死的诊断）不能准确反映研究结局（实际发生的心肌梗死）。

接下来要考虑预防每一种潜在偏倚的可能策略，如在病例对照研究中选择多个对照组（第8章）减少测量偏倚的方法（第4章）。在每种情况下，需要判断偏倚存在的可能性以及为避免偏倚发生而改变研究计划的难易程度。如果偏倚是易于避免的，可以修订研究计划并再次考虑以上三个问题。如果偏倚难以避免，则可通过判断潜在偏倚的可能性及其对预期关联的扭曲程度来决定所开展的研究是否具有价值。

潜在的偏倚可能是不可避免的或需要较高成本才能预防的，或者我们无法确定偏倚产生的影响。无论何种情况，研究者都应该在设计研究时考虑收集额外数据以对偏倚的严重性进行评估。例如，如果研究者担心在胰腺癌研究中的病例可能过度报告近期的有毒化学物质暴露（可能因为这些个体正在拼命寻找自己患胰腺癌的原因），可以同时调查其他一些在已有研究中报道与胰腺癌风险无关的暴露因素（如喝咖啡）。如果研究者担心调查问卷不能准确获得咖啡饮用情况（可能由于不当的文字表述导致），可以通过盲法安排调查员询问一组病例和对照，以确定问卷回答的一致性。类似的，如果研究者怀疑咖啡并不引起心肌梗死，而可能提高心肌梗死患者的生存率（将导致在心肌梗死存活样本中出现过多的喝咖啡者），则研究者可以纳入确定死于心肌梗死的患者，并通过调查其配偶了解其生前饮用咖啡的习惯。

- **分析阶段**。一旦完成数据收集，目标就从减少偏倚转为评估偏倚可能的严重程度。首先就针对研究目的所收集的数据进行分析。例如，研究者预计到人们对咖啡饮用习惯的记忆不准确，可能会设计一些问题来确认病例和对照回答问题的准确性。根据咖啡饮用习惯的准确性进行分层分析（判断有明确暴露史的人群中是否存在更强的关联），从而检验喝咖啡和心肌梗死之间的关联。

研究者也可对比其他研究的结果。如果结论一致，则关联不太可能是由偏倚造成的，尤其是在其他研究采用不同设计时，这种关联更真实，因为不同的研究设计不太可能存在同样的偏倚。然而，在许多情况下，潜在偏倚并不是主要问题。对于用多大成本收集额外信息以及在报告研究结果时如何更好地讨论这些问题，取决于研究者的判断，这时寻求同行建议是十分有帮助的。

■ 真实关联而非因果关系

除了偶然与偏倚外，还必须考虑其他两种真实存在但不代表因果关系的情况（表9.3）。

表 9.3　当关联有因果基础时增强因果推断：排除其他真实关联

真实关联类型	设计阶段（如何避免）	分析阶段（如何评价）
因果倒置（结局实际上是导致预测变量发生的原因）	开展纵向研究以发现哪个变量发生在先 获得变量的历史次序数据 （最终解决方法：开展随机化试验）	考虑生物学合理性 将暴露后即发生的关联强度与一段时间后的关联强度进行比较 与其他不同设计的研究结果进行比较
混杂（其他变量同时影响预测变量和结局）	见表 9.4	见表 9.5

因果倒置

有一种可能性是因果顺序前后颠倒，即结局导致预测变量。因果倒置是横断面研究和病例对照研究通常存在的问题：久坐的生活方式导致肥胖，或反之亦然？因果倒置也是病例交叉研究中同样存在的问题。例如，在第 8 章提到的使用移动电话与机动车事故的研究中[1]，车祸可能促使司机拨打电话报告事故，而并非由于司机的疏忽大意导致了车祸。为阐明这种可能性，研究者询问了司机在车祸发生前后使用电话的情况，并且采用通话记录核实司机的回答。

因果倒置的问题在研究病因的队列研究中较少，因为测量危险因素时研究对象还没有患病。但是，如果疾病潜伏期长且不能在基线调查时识别其亚临床状态，即使采用队列研究，因果倒置的现象也可能发生。例如，2 型糖尿病与其后患胰腺癌的风险存在关联。这种关联有时可能是因果倒置的，因为胰腺癌会影响胰岛细胞分泌胰岛素，从而引起糖尿病。与这种因果倒置的效应相一致，胰腺癌的发生风险在刚确诊糖尿病后也是最高的[2]。这种关联会随着糖尿病病程延长而减弱，但部分关联在糖尿病确诊 4 年或更久后[2-4]仍然存在，提示其中至少有部分是因果关系。

这个例子说明了排除因果倒置的通用方法是：观察假定的因果关联是否会随着时间的进展而减弱。第二种方法是评估因果倒置与因果关联相比，谁更具有生物学合理性。本例中因果倒置的效应是合理的，因为胰腺癌会损伤胰腺，但观察糖尿病患者达 10 年以上时，会发现其患多种其他癌症的风险均增加，包括胰腺癌[4]，这一发现增加了糖尿病导致胰腺癌的生物学合理性，而非糖尿病仅是胰腺癌的一个效应。

混杂

表 9.3 中另一种重要的解释为混杂，发生于出现第三个因素时，第三个因素既是结局发生的原因，又与预测变量存在关联，且预测变量不是导致第三个因素发生的原因。例如，如果某些特定的人格特征导致人群多喝咖啡且具有较高的心肌梗死发病风险，这些人格特征将对喝咖啡与心肌梗死的关联产生混杂效应。如果这种解释是正确的，那么喝咖啡与心肌梗死间的关联并不意味着因果关系，尽管这种关联是真实存在：从因果关系的角度来讲，喝咖啡只是受牵连者。

作为一个混杂因素，应是既与预测因素相关，又是结局发生原因的一个变量。混杂可能更为复杂，有时还涉及其他因素。例如，工作环境可以导致人们喝咖啡和吸烟，而后者是心肌梗死发生的危险因素。附录 9A 给出了大量实例来说明，吸烟暴露的差异可以导致喝咖啡与心肌梗死之间产生明显的关联。

如果喝咖啡导致吸烟并且吸烟导致心肌梗死，那么该如何去做？在这种情况下，吸烟是喝咖啡和心肌梗死之间存在（因果）关联的中介变量（mediator），并非混杂因素。通常，最好避免对那些存在于预测变量与结局变量因果链上的因素进行控制。

除了偏倚，混杂通常是唯一的对因果关系的另一种可能解释，因此，尽力排除混杂是至关重要的。这同样具有挑战；本章余下的大部分内容将重点介绍处理混杂因素的策略。但值得注意的是，所有这些进行判断的策略，以及流行病学或统计学的技术，都不能代替对生物学机制的理解。

■ 在设计阶段处理混杂因素

大多数处理混杂变量的策略均需要研究者测量混杂，因此首先列出可能与预测变量有关又会影响结局的变量（如年龄和性别），是有帮助的。然后研究者必须选择能控制这些潜在混杂因素影响的设计和分析策略。

设计阶段的前两个策略（表 9.4），为限制（specification）和匹配（matching），涉及抽样方案的改变。对病例和对照（在病例对照研究中）或暴露与非暴露的研究对象（在队列研究中）进行抽样，使其在混杂变量中依旧是可比的。这样可排除在预测变量和结局之间发现关联是由混杂因素导致的情况。设计阶段的第三个策略，是采用机会性研究设计（opportunistic study designs），这种策略仅适用于特定条件下所选择的研究问题。但是，

表 9.4 设计阶段处理混杂因素的策略

策略	优点	缺点
限制	● 容易理解 ● 聚焦于针对研究问题的研究样本	● 限制可外推性和样本量
匹配	● 可以消除较强的背景混杂因素，如年龄和性别的影响 ● 可以消除难以测量的混杂因素影响 ● 可以通过均衡每层间病例和对照的数量提高统计学效能 ● 可能是方便抽样，令病例对照研究的对照选择更简单	● 可能耗时而且成本较高；效率低于增加研究对象数量 ● 必须在研究开始就决定匹配，并且对分析产生不可逆效应 ● 需要尽早决定哪些变量是预测变量和混杂因素 ● 不能将匹配变量作为预测变量或干预变量进行研究 ● 需要匹配分析 ● 造成过度匹配的危险（即将不是混杂因素的因素进行匹配，从而降低统计学效能） ● 仅适用于病例对照和多重队列研究
"机会性"研究设计	● 可以提供较强的因果推断研究成本低，类似于随机化试验	● 只有在特定环境下有可能开展，即预测变量是随机或近似随机分布，或存在工具变量

应用此方法时，这种设计可与临床试验相媲美，不仅可以减少或消除已测量变量产生的混杂，而且可以消除未测量变量产生的混杂。

限制

最简单的策略是将入选标准设计为：限制（specify）某个潜在混杂因素的值，并且排除具有不同值的其他个体。例如，研究咖啡和心肌梗死时可以限制研究仅纳入非吸烟者。如果观察到咖啡与心肌梗死之间的关联，那么这种关联很显然不能归因于吸烟。

限制是一种有效的策略，但是，当抽样方案中存在各种限制时，它同样存在缺点。首先，即使咖啡并未造成非吸烟者发生心肌梗死，但在吸烟人群中可能引起心肌梗死。这种现象——咖啡对心肌梗死的效应在吸烟者与非吸烟者中不同——被称为效应修饰（effect modification）[也称为交互作用（interaction）]；详见附录9A。因而，限制会影响研究结果的可外推性，在这种情况下会影响我们将研究结果外推到吸烟者。第二个缺点在于如果吸烟在可获得的研究人群中较流行，研究者可能无法招募到足够多的非吸烟者。当采用限制策略控制太多混杂因素或将其限制得过窄时，这个问题会更加严重。如果研究限制在低收入、不吸烟的70～74岁老年男性中，研究的样本量和可外推性将成为主要问题。

匹配

在病例对照研究中，可以通过选择具有相同混杂变量值的病例和对照（匹配）预防混杂产生。匹配（matching）和限制通过使病例和对照具有近似水平的混杂因素来避免混杂。但是，匹配研究的可外推性不同于限制，因为匹配时可以研究混杂因素在所有水平下的研究对象。

匹配通常在个体水平上进行配对（pair-wise matching）。例如，为了控制吸烟在研究咖啡是心肌梗死预测变量的研究中产生混杂效应，我们将为每个病例（患心肌梗死的研究对象）匹配一个或多个与其吸烟量大致相同的对照（如10～20支/日）。然后比较每个病例与匹配对照的咖啡饮用情况。

与配对相对应的另一种方法是成组匹配[频数匹配（frequency matching）]。计数每个吸烟水平下病例组中的吸烟个数，在相同吸烟水平下选择与病例数量成比例的对照。如果研究需要每个病例匹配两个对照，现有20名每日吸烟10～20支的病例，研究者会选择40个相同吸烟量的对照与这20名病例进行匹配。

匹配最常用于病例对照研究（case-control studies），但也可用于多重队列研究（multiple-cohort designs）。例如，为调查参加1990—1991年海湾战争对男性士兵生育能力的影响，Maconochie 等[5]对战争期间在海湾地区服役的士兵与未服役者进行比较，但采用服役类型、年龄、服役适应性等进行频数匹配。他们发现参与海湾战争的退伍军人报告的不育风险轻微增加（OR=1.5），且配偶怀孕需较长时间。

匹配的优点（表9.4）

- 匹配是一种有效的方法，用于预防像年龄、性别和种族等背景因素产生的混杂，这些因素是较强的结局决定因素，但不受干预影响，而且不可能是因果链上的中介变量。
- 匹配可用于控制那些无法测量和用其他方法控制的混杂因素。例如，同胞对匹配（或更好的双胞胎匹配），可以控制那些无法测量的遗传和家庭因素。在多中心研究中，临床中心的匹配可以控制位于不同地域的医学中心的人群或研究人员所带来的不确定性差异。

- 匹配可以通过均衡病例和对照在每个混杂因素水平下的数量，来提高组间比较的精确度（因此可以提高研究发现真实关联的效能）。这在病例数量有限或研究花费高昂时十分重要。但是，匹配对精确度产生的效应是中等程度的，并不总是最佳选择（见"过度匹配"）。通常，相对于控制混杂的需求，提高精确度并不是匹配最重要的原因。
- 最后，匹配主要用于方便抽样，降低对潜在对照的大量需求。例如，在研究大麻使用是否为睾丸生殖细胞肿瘤的危险因素时，研究者要求病例（患睾丸癌的人）推荐与他们年龄相近但未患有肿瘤的朋友作为对照组[6]。然而，这种方便抽样也会带来过度匹配的风险。

匹配的缺点（表 9.4）

- 匹配需要额外的时间和花费为每个研究对象确认对子。例如，在病例对照研究中，匹配条件越多，就需要在越大的对照源人群中为每个病例寻找对照。因此，必须在匹配增加的统计学效能与纳入更多病例所增加的效能之间进行权衡。
- 将匹配用作抽样策略时，必须在研究开始即确定是否匹配。因此这个过程是不可逆的。这样就预先排除了进一步分析匹配变量对结局影响的可能性。当匹配变量不是像年龄或性别这样的背景变量，而是预测变量和结局之间因果链上的中间变量时，也会产生严重的错误。例如，如果研究者想研究饮酒对心肌梗死发生风险的影响，按照血清高密度脂蛋白（HDL）水平匹配，将无法对饮酒升高 HDL 后产生的有利效应进行研究。尽管在分析阶段也会发生同样的错误，但通过改变分析可以避免类似错误发生，然而由于匹配造成的错误却是在分析阶段无法解决的。
- 正确的配对数据分析需要特殊的分析方法（配对分析），即仅比较每个研究对象及其对子，而并非与不同混杂因素水平的其他研究对象进行比较。这意味着无法进行匹配的病例将不能被纳入研究。在使用大麻与生殖细胞肿瘤的研究中，187 名病例中有 39 个无法提供朋友对照[6]。作者不得不将这 39 名病例排除出配对分析。针对配对数据使用非配对的分析方法会违背了组间样本独立的假设，从而导致不正确的结果（通常偏向无效应的方向）。
- 匹配的最后一个缺点是存在过度匹配的可能性，当匹配变量与预测变量相关，但因与结局变量不相关而被证明不是混杂因素时，这种情况就会发生。过度匹配会降低病例对照研究的效能，因为配对分析丢弃了在同一暴露水平上的匹配的病例对照集（附录 8A.3）。例如，在大麻与生殖细胞肿瘤的研究中，采用朋友对照可能由于增加了病例及其匹配对照间暴露的一致性而降低研究效能：朋友可能有相似的大麻使用情况。

机会性研究

偶尔，一些机会允许我们即使不测量混杂因素，也可以在研究设计阶段控制混杂变量；我们称其为机会性设计，因为他们利用不常见的机会控制混杂。举个病例交叉（case-crossover）研究（第 8 章）的例子，用于研究短期暴露的即时效应——可以控制所有不随时间改变（如性别、种族、社会阶层、遗传因素）的潜在混杂变量，因为每个研究对象仅与自身不同时期的状态进行比较。

另外一种机会性设计为自然实验（natural experiment）。在自然实验中，研究对象实际上通过某种随机方式暴露或非暴露于某种特定危险因素[7]。例如，Lofgren 等[8]利用患者在下午 5 点后到他们医院就诊时会被分配到一直负责的上级医生那里，还是会在第二天早晨被转诊到其他组的事实，研究不连续住院治疗的效果。他们发现转诊的患者相对于在同一团队看病的患者，预约的实验室检查增加了 38%（$P=0.01$），并且中位住院时间延长了 2 天（$P=0.06$）。相似地，Bell 和 Redelmeier[9]通过比较在周末和工作日入院且具有特定诊断的患者的死亡率来研究护理人员效应。他们发现减少周末护理人员的比例会影响他们预期中具有较高死亡率的三种情况，但没有增加因其他疾病住院患者的死亡率。

当我们要阐述暴露的遗传易感性差异时，可以选择一种被称为孟德尔随机化（Mendelian randomization）[10]的策略。这种策略之所以有效是因为对于常见的遗传多态性而言，每个人携带的等位基因在家庭内是随机决定的，而与大多数混杂变量没有关联。例如，一些给羊喷杀虫剂（为杀灭虱子、蜱等）的农民会有健康主诉，如头疼和乏力，这些症状可能是由于职业性暴露于杀虫剂所导致的。研究者[11]利用了对氧磷酶-1 基因的多态性，该多态性可以导致有机磷酸酯杀虫剂（二嗪磷氧同系物）中水解酶的活性有差异。他们发现暴露于该杀虫剂而且有健康主诉的农民较具被同样暴露但无症状的农民，更有可能携带降低氧磷酶-1 活性相关的等位基因。此发现为羊用杀虫剂暴露与健康问题的因果关系提供了强有力的证据。

自然实验和孟德尔随机化是观察性研究中使用工具变量（instrumental variables）增强因果推断的常用方法实例。这些变量与关注的预测变量有关，但与结局变量不存在独立关联。例如某人是否在周末入院与医护人员级别有关，但人们并不认为它与死亡风险存在别的关联（对于被研究的诊断而言），因此可以把周末入院看作一个工具变量。类似地，对氧磷酶-1 的活性可能与羊用杀虫剂毒性有关，但与不良的健康结局无关。工具变量的另外一个例子是，研究越战时期服兵役对死亡率的远期效应时，使用了征兵抽签号码[12]；以及早期肾癌患者的远期生存率取决于他住的地方距离采取部分肾切除术的泌尿科医生更近，还是距离采取全肾切除术的泌尿科医生更近。

■ 在分析阶段处理混杂因素

设计阶段采用限制和匹配的策略要求在研究开始时即确定哪些变量为混杂因素，并且研究者在后面阶段无法估计那些混杂因素对结局产生的影响。相对而言，分析阶段的策略可以使研究者自由选择，允许他们在分析时针对控制哪些变量改变自己的想法。

有时有数个预测变量，每一个预测变量对于其他变量而言都可能是混杂因素。例如，喝咖啡、吸烟、男性和人格特性都与心肌梗死存在关联，但相互之间也存在关联。研究的目的是确定哪些预测变量与心肌梗死独立相关，哪些预测变量仅仅是因为与其他危险因素（病因）存在关联而与心肌梗死相关。在这部分，我们将讨论观察性研究中评价预测变量独立

（independent）贡献的分析方法。这些方法总结于表 9.5 中①。

表 9.5　分析阶段处理混杂因素的策略

策略	优点	缺点
分层	<ul><li>易于理解</li><li>灵活而且可逆；允许在数据收集后选择将哪些变量作为分层因素</li></ul>	<ul><li>每层所需样本量会限制分层数目</li><li>不能考虑协变量</li><li>无法对每个协变量分层导致不能完全控制混杂</li><li>相关协变量必须是已测量的变量</li></ul>
统计学调整	<ul><li>可以同时控制多个混杂因素</li><li>可以充分利用连续变量的信息</li><li>灵活且可逆</li></ul>	<ul><li>模型可能不适以下情况</li><li>部分控制混杂（如果模型不适合混杂因素-结局关系）</li><li>效应强度估计不准确（如果模型不适合预测因素-结局关系）</li><li>结果难以理解（许多人不能轻易理解回归系数的含义）</li><li>相关的协变量必须是已测量变量</li></ul>
倾向评分	<ul><li>可以同时控制多个混杂因素</li><li>可以充分利用连续变量的信息</li><li>当更多人接受治疗而不是发生结局时，可以提高控制混杂的效能</li><li>如果使用分层或匹配分析，不需要模型假设</li><li>灵活且可逆</li><li>倾向评分如果没有区间重叠，说明该亚组的混杂难以或无法控制。</li></ul>	<ul><li>结果难以理解</li><li>相关协变量必须是已测量变量</li><li>仅适用于暴露和未暴露研究对象的倾向评分有重叠时，降低样本量</li></ul>

分层

　　就像限制和匹配，分层（stratification）确保只对相同潜在混杂变量水平下的病例和对照（或暴露与未暴露）进行比较。分层涉及按照潜在混杂因素的水平将研究对象分隔到不同的层（亚组［subgroups］），然后在每层中分别检验预测变量与结局之间的关联。附录 9A 对分层进行了举例说明。通过分别考虑吸烟者和非吸烟者（根据吸烟分层），可以消除吸烟产生的混杂效应。附录 9A 同时说明了效应修饰（effect modification），分层显示了预测变量与结局变量之间的关联，随第三个因素的水平改变而改变（被修饰）。效应修饰带来额外的复杂性，因为关联的唯一测量不能概括预测变量与结局之间的关系。仅仅由于

---

① 相同的问题可能出现在诊断试验中（第 12 章），但在那些情况下，研究目标并不是确定因果效应，而是确定待研究实验是否实质性地增加了现有信息的预测效能。

偶然，不同层间的关联估计很少相似，只有不同层间的关联估计变化显著时，才提示有效应修饰。具有临床意义的效应修饰并不常见，在下结论前有必要评估其统计学意义，以判断该结果是否能在另一个人群中重复，尤其是分析许多亚组时（增加了至少一组由于偶然而具有统计学意义的可能性）。解释时也需要考虑生物学的合理性。临床试验的亚组分析中同样也存在效应修饰的问题（第 11 章），而在 meta 分析中考虑研究同质性（相似性）时也会涉及效应修饰（第 13 章）。

分层具有灵活（flexibility）的优点：通过多次分层分析，研究者可以决定哪些变量可能是混杂因素并忽略其他因素。通过综合考虑因果关系的可能方向，以及分层分析结果是否确实不同于未分层分析的结果而进行综合判断（见附录 9A）。分层另外一个好处在于可逆性：不需在研究开始时做决定以免后来后悔。

分层分析的主要缺点是只能同时控制有限数目的变量。例如，喝咖啡和心肌梗死研究中的潜在混杂因素可能包括年龄、人格特征、收缩压、血清胆固醇和吸烟。如果这 5 个变量每个分 3 层将需要 $3^5=243$ 层！在这么多层中将有一些层没有病例或对照，从而导致不能对这些层进行分析。

为保证每层中有足够数量的研究对象，通常将变量划分为较宽的层。但是，当分层太宽时，混杂因素可能无法得到充分控制。例如，之前的研究将年龄仅分为 2 层（如 <50 和 $\geqslant 50$ 岁），如果在每个年龄层中喝咖啡较多的人年龄偏大，则可能有更高的心肌梗死发生风险，那么仍然可能存在一些残余混杂。

调整

可以使用一些统计技术来调整混杂因素。这些技术可以对变量间的关联属性建模，从而将预测变量与混杂因素的效应分离开来。例如，研究儿童铅暴露水平对智商的影响时，可能将父母的教育水平作为潜在混杂因素。统计学调整可能将父母的受教育年限和儿童智商进行线性拟合建模，即儿童智商随父母的受教育年限增长而呈线性增长。使用附录 9B 中描述的方法可以对儿童智商与铅暴露水平的关系进行调整从而消除父母受教育水平对儿童智商产生的效应。

通常，研究者想同时调整多个潜在混杂因素——例如年龄、性别、种族和教育水平。这需要使用多变量调整技术，如多元线性或 logistic 回归模型，或 Cox 比例风险分析。这些技术另外的优点在于：他们可以利用连续变量的所有信息。例如，采用多元分析很容易以 1 年为单位水平，调整父母的教育水平，而不需要将其分为几层。另外，可使用变量间的交互项（interaction terms）对效应修饰作用进行建模。

然而，多变量调整也存在缺点。最主要的是，模型可能并不合适。计算机统计软件包使得这些模型易于实施，而使研究者不太可能停下来去考虑，他们使用的模型是否适合研究中的预测变量和结局变量[②]。以附录 9B 为例，研究者应该检查儿童智商是否与父母的受教育年限确实存在线性关系。如果模型不同（如随着受教育年限的增加直线斜率变得更陡），那么尝试用线性模型调整父母的教育年限对智商的影响将是不恰当的，并且会错误

---

② 我们的一个生物统计学同事开玩笑说，尽力设计一个界面友好、操作简单的统计软件包无异于设计一辆儿童可以驾驶的汽车。

地估计铅暴露的独立效应。

再者，统计结果通常难以理解。这个问题在使用变量转换（如父母教育年限的平方）或有交互项时尤为突出。研究者有必要花时间与统计人员沟通（或学习必要的课程），以确保他们能解释系数或他们计划报告的其他统计量的意义。出于安全考虑，比较好的方法是从简单的分层分析开始，并在更复杂分析得出明显不同的结果时，寻求帮助以理解为何发生这种现象。

倾向评分

倾向评分（propensity scores）特别适用于采用观察性研究评价治疗效力时，控制指示性混杂（confounding by indication）（是指接受治疗的患者通常比未接受治疗的患者有更高风险，或者有明显差别）。需要注意混杂因素必须同时与预测变量和结局变量存在关联。采用倾向评分并不是调整所有的预测因素，而是建立多变量模型来预测接受治疗的可能性。然后每个研究对象会得到一个预期的治疗可能性——即"倾向评分"。该评分可作为分层分析或多变量分析中唯一的混杂变量。

另外，接受或未接受治疗的研究对象可按倾向评分进行匹配，然后比较对子之间的结局。不同于设计阶段（抽样）使用的匹配策略，倾向匹配与其他分析阶段的方法同样是可逆的。但是，对于那些倾向评分接近 0 或 1，而无法匹配的研究对象则不能使用倾向评分配对分析。虽然减少了样本量，但优点在于对这些未匹配的研究对象，倾向评分分析可以识别出组间缺乏可比性，和其他多变量分析方法不能明显识别的无法控制的混杂。

使用倾向评分进行分析有许多优点。因为通常情况下接受治疗的人数远远大于发生结局的人数（例 9.1 中 2310 人与 276 人），所以可用于建模时预测干预因素的潜在混杂变量的数量通常大于建立结局预测模型时可纳入的变量数量。另一个可以纳入更多混杂因素的原因在于倾向评分模型不存在"过度拟合"的危险——可以包括所有的交互项、二次项以及多个指示变量[15]。最后，相对于识别结局的决定因素，研究者通常对识别治疗的决定因素更有把握，因为治疗决定通常是临床医生基于患者有限的特征而做出的。

> **例 9.1 倾向评分分析**
>
> Gum 等[14]前瞻性地研究了 6174 位连续纳入的接受负荷超声心动图的成人，其中 2310（37%）人服用阿司匹林，276 人在随访 3.1 年期间内死亡。在未调整的分析中，使用阿司匹林与死亡率不存在关联（两组均为 4.5%）。但是，当按照相同的倾向评分将 1351 名服用阿司匹林的患者与 1351 名需要服用阿司匹林但未服用的患者进行匹配后，治疗组的死亡率下降了 47%（$P=0.002$）。

当然，像其他多变量方法一样，使用倾向评分同样需要识别和测量潜在的混杂变量。该方法的局限性在于它无法提供任何混杂变量和结局之间的关系——唯一的结果是针对预测变量（通常指某种治疗措施）的建模。然而，由于这是分析阶段的策略，它同时可以进行其他传统的多变量分析，这两种分析经常同时使用。

■ 量化因果效应的其他误区

限定共享效应

限定共享效应（conditioning on a shared effect）导致的偏倚有一些复杂，并且有时被入门教材略过，因为对于这一概念的解释需要使用抽象的图表和注释。相比而言，我们在此首先通过一些例子说明它是如何产生的，然后尽力解释其含义。

以对去年减肥至少达 15 磅（1 磅＝0.45 千克）的人进行研究为例。研究者发现节食的研究对象患肿瘤的风险低于那些未进行节食的研究对象。您认为在这些研究对象中节食可以预防肿瘤吗？

如果您静下来想一想，您的回答也许是否定的，因为肿瘤也会引起体重减轻。你可以想象，如果没有明显原因而发生体重减轻的人，更可能是因为罹患肿瘤而非节食。在体重减轻的人中，如果节食不是造成体重减轻的原因，更可能是由于其他不良原因造成的。限定（将注意力限制在）共享效应（节食和肿瘤都可能造成体重减轻）的情况下，研究者可以发现节食与肿瘤之间的反向关联。

这里有另外一个例子。在低出生体重婴儿中，孕期吸烟的母亲相对于不吸烟的母亲，其新生儿死亡率较低[16]。我们应该鼓励更多的母亲在怀孕期间吸烟吗？当然不是！得到这个观察结果的原因是，吸烟造成低出生体重，但是其他事情，尤其是早产也可造成低出生体重。因此在低出生体重婴儿中，如果低出生体重不是由于吸烟引起的，更有可能是由早产所致。限定（将注意力限制在）共享效应（吸烟和早产都可能导致低出生体重）的情况下，研究者可以发现吸烟与早产之间存在反向关联。

现在，"限定共享效应"就有意义了。限定（conditioning）是一个流行病学术语，意味着在一些属性存在的条件下（即在某个特定水平），来观察预测变量与结局变量之间的关联。共享效应（shared effect）指的是多个原因均可导致的某种属性（像体重减轻或成为低出生体重婴儿）。如果研究者将危险因素导致的情况作为研究的入选标准、匹配变量、或可能的混杂变量时，会发生限定共享效应所致的偏倚。

因果效应的低估

对于这一点，为了避免将不属于真正因果关系的关联定论为因果关系，我们强调需要评估关联是否存在另一种解释的可能性。然而，也可能犯另一种错误——低估因果效应。偶然、偏倚和混杂都是导致真实关联被遗漏或低估的原因。

当我们在第 5 章讨论 II 类错误以及确保样本量可以提供足够的把握度，以发现真正关联时，已针对偶然（chance）会导致关联被遗漏的原因进行过讨论。然而，完成研究后，通过计算把握度，定量由于随机误差产生的不确定性不再是好的方法。在这一阶段，研究假设的在已知样本量下可达到的效能（power）与真实研究结果无关，后者表示为观察到的关联的估计值（如风险比）及其 95％置信区间（confidence interval）[17]。

偏倚（bias）也可以将关联估计引向到偏离无效方向。在第 8 章，采用盲法确定病例与对照组的危险因素的暴露状态是为了避免差异性测量偏倚（differential measurement bias），例如，在病例组和对照组间使用不同的提问方式或答案解释，可能导致观察者得到他们期望的答案。因为观察者期望的结果方向不同，差异性测量偏倚可能影响因果效应被高估或低估。另一方面，无差异偏倚通常导致关联被低估。

混杂（confounding）也可以导致真实关联的减弱。例如，假设喝咖啡确实可以预防心肌梗死，但在吸烟者中更为常见。如果不控制吸烟，咖啡的有利效应可能被遗漏——吸烟率越高，患心肌梗死的风险越高，而喝咖啡者与不喝咖啡者却表现出相同的心肌梗死风险。这种类型的混杂有时被称为抑制（suppression），此时有利因素的效应被它与病因的关联所掩盖[18]。这在评估疗效的观察性研究中是常见问题，因为获得治疗通常意味着患者发生不良结局的风险更高。结果，如前所述，如果这种指示性混杂不被控制，有益的治疗可能表现为无效（如例 9.1 中的阿司匹林）或者甚至表现为有害的效应。

■ 策略选择

是在设计阶段还是分析阶段处理混杂因素？如何做得更好？有哪些常规策略呢？使用限制（specification）策略控制混杂适用于研究者主要对某一特定亚组的人群感兴趣时；这种方法只是研究对象选择标准的一般过程中的特殊形式（第 3 章）。然而，在进行因果推断为目的的研究时，需要额外注意，避免将您希望研究的预测变量作为入选标准（即限定共享效应）。

是否进行匹配（match）是在研究设计阶段需要做出的一个重要决定。匹配最适用于病例对照研究以及对于固定的背景因素如年龄、种族和性别。在样本量小、不能达到控制已知混杂变量的分层数量，以及混杂因素的匹配比测量更容易时，匹配也很有用。然而，因为匹配可以降低研究者发现真实关联的能力，因此应该保守使用，尤其对于那些可能在因果链上的变量。很多情况下，分析阶段的策略（分层、调整和倾向评分）也是控制混杂的好办法，并且具有可逆（reversible）的优点——允许研究者增加或减少协变量以探讨不同因果模型。

虽然机会性（opportunistic）研究设计不适用于所有的研究问题，依然应该考虑其可能性。如果你不思考（并咨询您的同事）这些研究，你可能会错过开展研究的好机会。

在完成数据收集后，才需要作出分层（stratify），调整（adjust）或使用倾向评分（propensity scores）的最终决定；多数情况下研究者可能希望使用上述所有的方法。然而，在研究设计时就考虑在后续分析中哪些因素可用于调整，是非常重要的，这样就可以知道需要测量哪些因素。另外，不同分析阶段的混杂控制策略并不总能产生相同的结果，最好提前确定主要的分析方案。这样做可以帮助研究者抵御诱惑，而不只是选择能获得最符合预期结果的研究策略。

支持因果关系的证据

到目前为止，加强因果推断的方法大部分是从反面来说——如何排除表 9.1 中提到的 4 种主要解释。一种补充策略是寻找关联的特征，这些特征将提供因果关系的阳性证据，其中最重要的是关联的一致性和关联强度、剂量反应关系，以及生物学合理性。

当不同设计的研究结果一致（consistent）时，由于偶然或偏倚造成关联的可能性较小。然而，代表因果倒置或混杂的真实关联仍可能始终被观察到。例如，如果人群中的吸烟者中有更多的人喝咖啡并且有更多的心肌梗死患者，那么研究总是能观察到喝咖啡和心肌梗死之间的关联。

关联强度（strength）也同样重要。一方面，越强的关联越容易得到有统计学意义的 P 值，使偶然成为不太可能的解释。越强的关联通过降低混杂的可能性，而能提供更好的因果证据。混杂所致的关联是间接的（如通过混杂因素所致），因此关联强度比直接的因果关联弱。用附录9A加以说明：咖啡和吸烟之间存在强关联（OR=16），同时吸烟和心肌梗死之间也存在强关联（OR=4），使得咖啡和心肌梗死之间的关联较弱（OR=2.25）。

剂量反应（dose-response）关系提供了因果关系的阳性证据。以吸烟和肺癌的关联为例：中度吸烟者较不吸烟者有更高的肺癌发病率，而重度吸烟者则有更高的发病率。只要有可能，预测变量应该使用连续测量或多分类测量，以便可以观察到剂量反应关系。再次强调，因果倒置或混杂同样也可导致剂量反应关系。

最后，生物学合理性（biologic plausibility）是进行因果推断时需要重点考虑的——如果能够提出有生物学意义的病因机制，那么因果关系的证据就会得以加强，而根据我们目前对生物学的理解，没有意义的关联不太可能代表因果关系。例如，在使用大麻是否为生殖细胞肿瘤的危险因素研究中，发现每天使用大麻不足一次相对于不使用大麻者有较低的患肿瘤的风险[6]。很难解释其生物学合理性。

然而，重要的是不必过度强调生物学合理性。研究者似乎能够为实际存在的任何关联提出合理的机理，并且一些原本看似不存在生物学合理性的关联最终被发现是真实的，例如消化道溃疡的细菌病原学。

■ 小结

1. 观察性研究（observational studies）设计应该满足对关联（associations）解释的需要。关联是否代表因果（cause-effect）关系的推断（通常是研究的目标）强度则需要以下策略减少4种竞争性解释（four rival explanations）的可能性——偶然（chance）、偏倚（bias）、因果倒置（effect-cause）和混杂（confounding）。

2. 设计研究时确保足够的样本量和精确度（adequate sample size and precision）以保证较低水平的Ⅰ类、Ⅱ类错误（type Ⅰ and type Ⅱ error）率是减少偶然（chance）［随机误差（random error）］的重要策略。一旦研究结束，随机误差的效应可以通过95%置信区间（95% confidence interval）的宽度以及与已有证据（previous evidence）］之间的结果一致性来判断。

3. 基于研究问题所确定的人群和现象与研究中实际研究对象和测量存在差异时会产生偏倚（bias）［系统误差（systematic error）］。设计阶段判断（judgement）这些差异是否会导致针对研究问题的错误答案，可以减少偏倚。

4. 研究设计时加入时序性（temporal sequence）的评估并考虑生物学合理性（biologic plausibility），可以降低因果倒置（effect-cause）发生的可能性。

5. 当第三个变量与研究预测变量存在关联，同时也是结局发生的原因时会产生混杂（confounding）。混杂可以通过以下策略控制，其中大多数潜在混杂因素需要提前确定并测量：

(1) 在设计阶段 (design phase) 通过限制 (specification) 或匹配 (matching) 来改变抽样策略以保证组间混杂因素的水平可比。这些策略需要谨慎使用 (should be used judiciously)，因为它们会限制研究可获得的信息，而且是不可逆 (irreversibly) 的。

(2) 分析阶段 (analysis phase) 的策略旨在完成同样目标，且为因果链调查提供选择：
- 分层 (stratification)，除了控制混杂外还可以揭示效应修饰 (effect modification) [交互作用 ("interaction")]，即第 3 个变量在不同水平时会存在不同的预测变量-结局关联强度。
- 调整 (adjustment)，允许同时控制多个预测变量对结局的影响。
- 倾向评分 (propensity scores)，在比较疗效的观察性研究中提高处理指示性混杂 (confounding by indication) 的效能。

6. 研究者需要注意机会性 (opportunistic) 观察研究设计，包括自然实验 (natural experiments)、孟德尔随机化 (Mendelian randomization) 以及其他工具变量 (instrumental variable) 的设计，这些设计可以提供近似于临床随机试验的因果推断强度。

7. 研究者应该在设计阶段避免限定共享效应 (conditioning on shared effects)，不要根据可能受到预测变量影响的协变量选择研究对象，并且在分析阶段不要控制这些协变量。

8. 阳性证据可以增强因果推断，尤其是关联强度和一致性 (consistency and strength of the association)、剂量反应 (dose-response) 关系以及生物学合理性 (biologic plausibility) 的存在。

附录 9A
混杂和效应修饰的假设举例

表格中是假设的病例对照研究的研究人数。

例 1. 如果我们看整组研究对象,似乎在喝咖啡和心肌梗死之间存在关联:

	吸烟和不吸烟合并人群	
	心肌梗死	未发生心肌梗死
喝咖啡	90	60
不喝咖啡	60	90

吸烟和不吸烟合并人群中喝咖啡和心肌梗死的 OR 值 $= \dfrac{90 \times 90}{60 \times 60} = 2.25$

例 2. 然而,这可能是由于混杂所致,如下表所示,按吸烟与否进行分层,显示在吸烟者或不吸烟者中,喝咖啡和心肌梗死均无关联:

	吸烟者	
	心肌梗死	无心肌梗死
喝咖啡	80	40
不喝咖啡	20	10

	不吸烟者	
	心肌梗死	无心肌梗死
喝咖啡	10	20
不喝咖啡	40	80

心肌梗死和吸烟的 OR:

吸烟者中的 OR $= \dfrac{80 \times 10}{20 \times 40} = 1$ 不吸烟者中的 OR $= \dfrac{10 \times 80}{40 \times 20} = 1$

吸烟是混杂因素,因为吸烟与喝咖啡存在强关联(下表左侧),并且吸烟和心肌梗死(下表右侧)也有很强的关联:例 2 中的数据重新整理为下表。

	心肌梗死和无心肌梗死合并	
	喝咖啡	不喝咖啡
吸烟者	120	30
不吸烟者	30	120

	喝咖啡和不喝咖啡合并	
	心肌梗死	无心肌梗死
吸烟者	100	50
不吸烟者	50	100

喝咖啡与吸烟的 OR $=\dfrac{120\times120}{30\times30}=16$ 　　　　心肌梗死和吸烟的 OR $=\dfrac{100\times100}{50\times50}=4$

例 3. 例 1 中显示的喝咖啡和心肌梗死之间的关联也可以表示为效应修饰，如果根据吸烟进行分层，提示吸烟者和不吸烟者之间喝咖啡和心肌梗死之间关联不同。如下表所示，吸烟和不吸烟合并人群中，喝咖啡和心肌梗死的 OR 为 2.25，大部分是由于吸烟人群中存在的强关联所致。当存在效应修饰时，不同层间 OR 值不同时，必须分别报告：

	吸烟者	
	心肌梗死	无心肌梗死
喝咖啡	50	15
不喝咖啡	10	33

	不吸烟者	
	心肌梗死	无心肌梗死
喝咖啡	40	45
不喝咖啡	50	57

心肌梗死和喝咖啡的 OR：

吸烟者中的 OR $=\dfrac{50\times33}{15\times10}=11$ 　　　　不吸烟者中的的 OR $=\dfrac{40\times57}{45\times50}=1$

底线：例 1 中喝咖啡和心肌梗死的整体关联可能被吸烟导致的混杂所掩盖，可以通过对吸烟进行分层来发现这种影响（例 2）。或者它可以被吸烟引起的效应修饰所掩盖，同样可以通过吸烟分层分析来发现这种影响（例 3）。也可能代表因果关联，如果喝咖啡与心肌梗死二者之间的关联，在按照吸烟进行分层分析后结果没有改变，这种因果关系将得到进一步支持（虽然没有证实）。最后（最具有实际意义），这可能是上述几种效应的混合形式。

附录 9B
调整的简化实例

假设研究发现儿童智商有两个主要预测变量：父母受教育水平和儿童血铅水平。考虑下面假定的正常儿童和高血铅儿童的数据：

	父母平均受教育年限	儿童平均智商
高血铅	10.0	95
正常血铅	12.0	110

注意父母受教育水平与儿童血铅水平也存在关联。问题是，"正常血铅与高血铅儿童间的智商差异是否更多地归因于父母受教育水平的差异？"为了回答这一问题，我们需要探讨智商存在的差异，在多大程度上可以归因于父母受教育水平。我们通过正常铅水平儿童的父母受教育水平和儿童智商的相关图对此进行解释（图9.2）[①]。

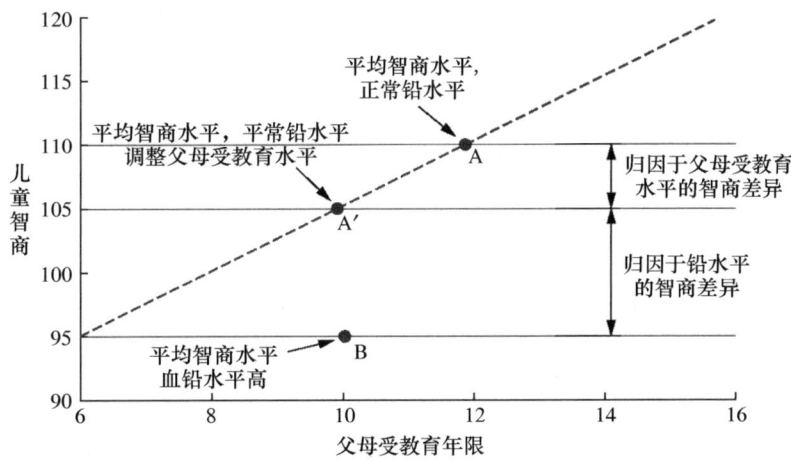

图 9.2 假设儿童智商与父母受教育年限之间呈线性函数（虚线）

图9.2中对角线上的虚线显示正常血铅水平的儿童智商与父母受教育年限的关系；可见父母受教育年限每增加2年，儿童的智商增加5分。因此，我们将血铅水平正常组儿童的智商进行调整，以解释在平均父母受教育年限下的智商差异（将 A 点沿直线下移到 A′点）。（因为正常血铅组的父母受教育年限平均高出2年，我们将智商水平下调5使其父母的平均受教育年限与高血铅组可比）。这样在 A′点和 B 点之间仍然存在10分的智商差异，

---

① 协方差分析的描述被简化了。事实上，在正常血铅和高血铅组对父母教育年限和儿童智商作图，只用两个图中拟合最好的斜率。因此，这种调整的模型假设在正常血铅和高血铅两组儿童中父母的教育水平和智商都存在线性关系，且斜率相同。

提示血铅对智商存在独立效应。因此，低血铅水平和高血铅水平之间的儿童智商存在 15 分的差异，其中 5 分是由于父母受教育年限不同所致，其余 10 分的差异则归因于铅暴露。

参考文献

1. McEvoy SP, Stevenson MR, McCartt AT, et al. Role of mobile phones in motor vehicle crashes resulting in hospital attendance: a case-crossover study. *BMJ* 2005;331(7514):428.
2. Magruder JT, Elahi D, Andersen DK. Diabetes and pancreatic cancer: chicken or egg? *Pancreas* 2011;40(3):339–351.
3. Huxley R, Ansary-Moghaddam A, Berrington de Gonzalez A, et al. Type-II diabetes and pancreatic cancer: a meta-analysis of 36 studies. *Br J Cancer* 2005;92(11):2076–2083.
4. Bosetti C, Rosato V, Polesel J, et al. Diabetes mellitus and cancer risk in a network of case-control studies. *Nutr Cancer* 2012;64(5):643–651.
5. Maconochie N, Doyle P, Carson C. Infertility among male UK veterans of the 1990-1 Gulf war: reproductive cohort study. *BMJ* 2004;329(7459):196–201.
6. Trabert B, Sigurdson AJ, Sweeney AM, et al. Marijuana use and testicular germ cell tumors. *Cancer* 2011;117(4):848–853.
7. Newman TB, Kohn M. *Evidence-based diagnosis*. New York: Cambridge University Press, 2009. Chapter 10.
8. Lofgren RP, Gottlieb D, Williams RA, et al. Post-call transfer of resident responsibility: its effect on patient care [see comments]. *J Gen Intern Med* 1990;5(6):501–505.
9. Bell CM, Redelmeier DA. Mortality among patients admitted to hospitals on weekends as compared with weekdays. *N Engl J Med* 2001;345(9):663–668.
10. Davey Smith G, Ebrahim S. 'Mendelian randomization': can genetic epidemiology contribute to understanding environmental determinants of disease? *Int J Epidemiol* 2003;32(1):1–22.
11. Cherry N, Mackness M, Durrington P, et al. Paraoxonase (PON1) polymorphisms in farmers attributing ill health to sheep dip. *Lancet* 2002;359(9308):763–764.
12. Hearst N, Newman TB, Hulley SB. Delayed effects of the military draft on mortality. A randomized natural experiment. *N Engl J Med* 1986;314(10):620–624.
13. Tan HJ, Norton EC, Ye Z, et al. Long-term survival following partial vs radical nephrectomy among older patients with early-stage kidney cancer. *JAMA* 2012;307(15):1629–1635.
14. Gum PA, Thamilarasan M, Watanabe J, et al. Aspirin use and all-cause mortality among patients being evaluated for known or suspected coronary artery disease: A propensity analysis. *JAMA* 2001;286(10):1187–1194.
15. Klungel OH, Martens EP, Psaty BM, et al. Methods to assess intended effects of drug treatment in observational studies are reviewed. *J Clin Epidemiol* 2004;57(12):1223–1231.
16. Hernandez-Diaz S, Schisterman EF, Hernan MA. The birth weight "paradox" uncovered? *Am J Epidemiol* 2006;164(11):1115–1120.
17. Bacchetti P. Current sample size conventions: flaws, harms, and alternatives. *BMC Med* 2010;8:17.
18. Katz MH. *Multivariable analysis: a practical guide for clinicians*, 2nd ed. Cambridge, UK; New York: Cambridge University Press, 2006.

第 10 章

随机化盲法试验的设计

Steven R. Cummings, Deborah Grady, and Stephen B. Hulley

吕亚奇　彭晓霞　唐迅　译

在临床试验中，研究者往往通过施加某个干预措施（intervention）以观察一个或多个结局（outcomes）的效应。临床试验之所以优于观察性研究，在于它具备阐明因果关系（demonstrate causality）的能力。随机分配（randomly assigning）的干预措施可以将混杂变量的影响最小化，而采用盲法（blinding）管理则减少了由于干预组和对照组使用不同治疗而产生明显不同的干预效应的可能性，或减少了在结局确认或判定时产生偏倚的可能性。

然而，临床试验通常是昂贵（expensive）且耗时（time-consuming）的，且只能关注一个具体问题（narrow question），有时还将受试者暴露于潜在的危险因素（potential harm）中。基于这些原因，最好针对相对成熟的研究问题，在观察性研究和其他证据提示一种干预措施可能有效而且安全，但需要更强的证据才能使这种干预获得批准或推荐。并不是每一个研究问题都适合采用临床试验设计——如在儿童中研究药物治疗高低密度脂蛋白血症，是否可以预防几十年后的心脏病是不可行的；或为了确定吸烟对肺癌的影响，而将人们随机分为真正的吸烟组或伪吸烟组则不符合伦理。但是，应该尽最大努力获得关于临床干预效力和安全性的临床试验证据。

本章主要关注经典的随机化盲法试验（randomized blinded trial）设计（designing）：选择干预或对照措施（intervention and control conditions）、定义结局和不良反应（outcomes and adverse effects）、选择研究对象（participants）、测量基线和结局变量（baseline and outcome variables），以及评价随机化（randomizing）和盲法（blinding）的实施方法。下一章我们将介绍其他试验设计，实施与分析等。

■ 选择干预和对照措施

经典的随机化试验是平行的（parallel）组间设计（between-group design），即包括接受待评估干预措施的组和对照组，对照组可接受无生物活性治疗（最好是安慰剂）或一种有可比性的治疗。研究者实施干预和对照措施，对两组随访一段时间，然后比较干预组与对照组之间的结局（图 10.1）。

干预的选择

临床试验设计关键的第一步是选择干预措施。研究者在设计干预措施时应考虑如下事

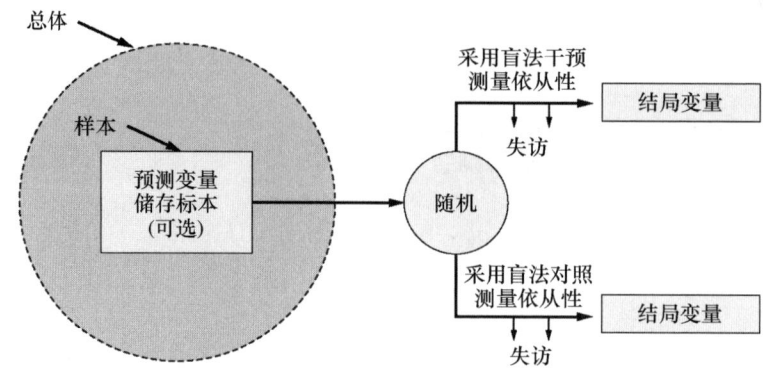

图 10.1 随机化盲法试验的步骤如下
- 从适于接受干预的总体中选择研究对象的样本
- 测量预测变量，如果可行，同时测量结局变量的基线水平
- 考虑储存血清，影像等用于以后的分析
- 随机分配干预和对照措施（如安慰剂）并设盲
- 随访一段时间，减少失访并评估干预和对照的依从性
- 测量结局变量

项，包括干预措施的剂量、疗程，以及能达到效力和安全性最大平衡的干预频率。考虑盲法的可行性、使用单一还是联合的干预措施、受试者的可接受性，以及治疗方式在实践中的可外推性也很重要。如果重要的问题尚不确定，比如能达到疗效和安全性最佳平衡的剂量，通常最好的办法是在完成有助于解决上述问题的初步研究之后，再开展主要的或费用高的试验。

有效性（efficacy）和安全性（safety）之间的最佳平衡取决于干预和所研究的疾病。一方面，在设计治疗那些会导致严重症状或死亡的疾病的干预措施时，通常首要考虑的是有效性。因此，治疗转移癌时，选择最高耐受剂量可能是最好的。另一方面，在设计用于治疗几乎不会导致疾病进展或死亡的某些症状的干预措施时，安全性是首要标准。针对健康人群的预防性（preventive）治疗必须通过严格的安全性测试：如果有效，治疗将预防少数人患病，但是被治疗的每一个人将处于治疗产生的不良反应的风险中。在这种情况下，通常最好的方法是选择药物在副作用风险较低时能达到最大有效性的剂量。如果根据前期动物实验及人体研究结果，尚不能确定最佳研究剂量，那么还需要开展额外的试验，以比较多个剂量水平对中间标志物或临床结局的作用（第 11 章，Ⅱ期临床试验）。

有时研究者可能决定将几个剂量水平（several doses）或不同的干预强度的干预组与一个对照组进行比较。例如，在设计雷洛昔芬多重结局的评估试验时，不确定雷洛昔芬的哪个剂量水平（60 或 120 mg）最佳，因此，试验检验了两种剂量预防椎骨骨折的作用[1]。有时这是合理的策略，但需要成本：试验更大且更昂贵，并涉及处理多重假设的复杂性（第 5 章）。

对于一些治疗，需要调整剂量，以优化每一位患者的效果。在这种情况下，可能最好采用能够达到临床结局的逐步增高剂量的有效药物（active drug is titrated）来设计干预措施，例如使丙型肝炎病毒载量降低。为了保证盲法，对于安慰剂组中经随机选择或匹配获得的研究对象的安慰剂"剂量"也应给予相应的改变（由不参与试验的其他人完成）。检验单一干预措施（single interventions）的试验相对于联合治疗试验通常更容易设计和实施。然而，许多医学问题需要联合（combinations）使用多种药物或治疗方法，如 HIV 感染或充血性心力衰竭。检测联合治疗的最重要的不足之处是研究结果不能针对干预措施中的每一个元素提供清晰的结论。例如，在女性健康行动项目（Women's Health Initiative）的一项研究中，使用雌激素联合黄体酮或安慰剂治疗绝经后女性。干预增加了包括乳腺癌在内的几个结局的风险；但是，这种结局是由于雌激素还是黄体酮导致的尚不清楚[2]。总之，最好的试验设计是在任意两个研究组间仅存在一个主要差异。

研究者需要考虑受试者对拟实施的干预措施的接受度，以及能否接受盲法。另一个考虑是干预措施与临床实践能有多大程度的结合。简单的干预措施（simple interventions）通常要优于复杂的方案（相对于皮下注射 2~3 次/天，患者更愿口服药片 1 次/天）。将包含定性问题的复杂干预（如行为改变的多方面咨询）整合到日常实践中也许是不可行的，因为其难以重复、耗时且成本高。即使试验证明他们是有效的，这些干预也不太可能产生公共卫生方面的影响。

对照的选择

最佳的对照组是以盲法（blinded）的形式接受无疗效的治疗（no active treatment），对于药物而言，通常需要与阳性药物无区别的安慰剂（placebo）。这种策略抵消了阳性药物所导致的安慰剂效应（即通过暗示或期望），使研究分组之间的任何结局差异都可归因于干预产生的特定效应。

当没有改变研究结局风险的联合干预（co-interventions）——药物、治疗或行为（除外所要研究的干预措施）时，干预组和对照组的比较是最清楚的。例如，在评估瑜伽相对于常规护理的预防糖尿病的效果的随机化试验中，研究人员可能会督促研究对象进行锻炼及减肥。那么这些潜在有效的联合干预，可能降低糖尿病的发生风险。如果两组研究对象均采用有效的联合干预，结局事件的发生率将会降低，研究效能也将降低，那么将需要更大的样本量或者更长的试验时间。如果干预组和对照组所采用的有效的联合干预不同，那么研究结果将会产生偏倚。在缺乏有效盲法的情况下，在试验中各组间使用这种联合干预率不同，研究需要进行统计学调整时，研究方案必须包括如何获得调整的数据。但是，联合干预的测量可能是困难的，对这种随机化之后的差异进行调整，应该被视为二次分析或解释性分析，因为它违背了意向性分析的原则（第 11 章）。

通常不可能撤销研究干预措施之外的其他治疗。例如，在一项研究一种新药是否可以降低已确诊的冠心病患者心梗风险的试验中，从伦理学上讲，研究者们不能禁止或劝阻患者服用他们已知的药物，如阿司匹林、他汀类和 β-受体阻断剂。一个解决办法是给予试验中所有研究对象标准的药物治疗（standard care drugs）；尽管这种方式降低了整体的事件发生率，从而增加了所需样本量，但是可以检验最相关的临床问题：在给予标准治疗的基础上，新的干预措施是否可以改善结局。

当研究的治疗是一种被认为可替代常规治疗的新药时，一种选择是设计非劣效（non-inferiority）或等效试验（equivalence trial），将新药与已被证明有效的药物进行比较（第 11 章）。

结局测量指标的选择

试验的特定结局的定义会影响研究设计的其他要素，也会影响试验的成本和可行性。试验通常应包括几类结局事件，以丰富研究结果并增加二次分析的可能性。但是，应将其中的一个结局设定为主要结局（primary outcome）以反映主要研究问题，估算样本量，并明确研究实施的优先方向。

临床结局（clinical outcomes）提供是否及如何应用治疗或预防性干预的最佳证据。但是，对于并不常见的结局，如发生肿瘤，试验往往必须是大样本、长时间且昂贵的。正如第 6 章所提到的，用连续变量评价结局，如生活质量，通常比二分类变量的结局所需要的研究对象更少。但不可避免的是，有时最重要的临床结局是二分类变量，比如肿瘤复发。

中间标志物（intermediate markers），如骨密度，是与临床结局相关的测量指标。使用中间标志物的试验可以进一步增进我们对病理生理学的理解，且还可以在临床结局的试验中提供选择最佳剂量或治疗频率的信息。采用中间结局试验的临床意义取决于这些指标的改变，特别是治疗而引起的变化，如何准确反映临床结局风险的改变。根据治疗引起的标志物的改变，可以一致性地预测治疗改变临床结局的程度，中间标志物在某种程度上可能被当做临床结局的替代标志物（surrogate markers）[3]。通常一个好的替代标志物可以测量出决定临床结局的主要通路上某个中间因素的变化。

HIV 病毒载量是一个好的替代标志物，因为减少病毒载量的治疗，也可以一致地降低 HIV 感染者的发病率及死亡率。相反，骨矿物质密度（bone mineral density，BMD）是一个较差的替代标志物[3]。它反映了一部分骨质的矿物质含量，但是提高 BMD 的治疗对于减少骨折风险有很小或几乎没有影响，而且 BMD 增加的量与降低的骨折风险的大小也没有一致的相关关系[4]。生物标记物是一个好的替代标志物的最佳证据来源于同时测量了所有研究对象的临床结局（骨折）和潜在替代标志物（BMD）的随机化试验。如果该标志物是一个很好的替代标志物，那么标志物变化的统计学调整将可以解释治疗对结局的大部分影响[3]。

结局变量的个数

通常期望采用多个结局变量（several outcome variables）来测量所感兴趣的现象的不同方面。在心脏和雌激素/孕激素替代研究（HERS）中，冠心病事件被选为主要终点。确诊和判定冠状动脉重建术，因不稳定心绞痛、充血性心力衰竭、脑卒中、短暂性脑缺血发作、静脉血栓事件而住院，及全死因死亡，可以为激素治疗产生的心血管影响提供更详细的描述[5]。但是，为了计划样本量和研究周期，并避免解释多重假设检验产生的问题，需要确定单一的主要结局（single primary outcome，冠心病事件）。

复合结局

一些试验将结局定义为许多不同事件或测量组成的结局。例如，许多评估干预降低冠心病风险的试验包含了几个特定的冠状动脉结局事件，如心肌梗死、冠心病猝死，以及冠状动脉重建术。如果每一个结局都有重要的临床意义，每一种情况治疗起效机制是相似的，是并且干预有希望减少每一种事件的发生风险时，这可能是合理的。此外，复合结局通常比单一结局提供更高的效能，因为会有更多的事件发生。但是，当复合结局包括那些没有临床意义的事件或相对于其他结局更容易发生的事件时，会有误导性的发现。例如，将为了评估胸痛而住院这一事件加入到冠状动脉结局的复合结局中，如果因这一事件的住院比心肌梗死、冠脉死亡、冠心病猝死或心血管重建更普遍，那么这一事件将在复合结局中占主要地位。当一项干预仅仅减少了事实上因胸痛而住院的风险时，却可能被报告为降低了冠状动脉事件的发生风险。

要谨慎设计复合结局。如果治疗仅对一个结局产生了小的效应，尤其在这个结局相对常见时，那么复合结局几乎不可能增加统计学效能，或甚至需要扩大样本量以发现效应。例如，如果把脑卒中增加到"心血管结局"的复合结局中，干预可能会减少冠心病事件的风险或没有效应，或者甚至会因为增加脑卒中的风险，而被发现对复合心血管事件没有影响。

不良反应

研究者应该加入能识别由干预导致的不良反应（adverse effects）产生的结局测量。揭示干预措施的有利影响是否超过不利影响是大多数临床试验的主要目标，即使是那些像健康教育项目一样表面上无害的干预。不良反应可能从相对较轻的症状，如轻微短暂性皮疹，到严重且致命的并发症。检测不良反应的发生率，干预效果以及所需样本量通常不同于检测有利影响的要求。但是，即使在大样本试验中也通常不可能发现罕见的副作用，（若要）发现只能通过干预措施广泛用于临床后的大样本观察性研究或病例报告。

当潜在的不良反应不明确时，研究者在检验新治疗的早期阶段，应该针对所有类型的潜在不良反应，提出广泛的、开放式的问题。在大型试验中，对所有潜在的不良事件进行评估和编码是非常昂贵和耗时的，且很少发现重要结果。研究者应该考虑在充分评估干预的潜在危害的同时，减少这些负担的策略。例如，在非常大型的试验中，常见且较小的事件，如上呼吸道感染和胃肠不适，可能记录在受试者的一个亚组中。如果前期研究发现了轻微症状的发生率没有差异，那么可能没有必要记录这些不严重的不良反应。除了这些开放式问题，应该设计特殊的问题以发现由前期研究或临床经验预期出现的重要不良事件。例如，由于肌炎已报道是他汀类药物治疗产生的副作用，那么在任何一种他汀类新药的临床试验中，应该询问肌炎的症状和体征。

必须对报告不良反应的症状或临床术语进行编码和分类以用于分析。MedDRA（www.ich.org/products/meddra.html）和 SNOMED（https://www.nlm.nih.gov/research/umls/）是常用的术语词典，它们用多种方法分组，如根据症状、具体诊断及器官系统。例如，记录为"发热和咳嗽"的不良事件以及记录为"支气管炎"的不良事件，将与其他疾病如肺炎，作为呼吸道感染这一组，记录为呼吸系统的较高的水平的不良反应。这些分类方案为不良事件提供了好的概括性总结，并且对明确诊断的疾病如骨折，有合理的准确对应。但是，对于有多个术语描述的重要不良事件，如果没有将这些术语一起分组，则可能丢失重要的不良反应事件。例如，在一项预防骨质疏松性骨折的地舒单抗的试验中，MedDRA 将蜂窝组织炎的编码区分于丹毒的编码（同一类感染的两个名字）。当合并在一起时，地舒单抗治疗组发生了 12 例严重的蜂窝组织炎，而安慰剂组仅有 1 例（$P<0.001$）[6]。

不良反应通常也按严重程度进行分类。严重不良事件（serious adverse events，SAEs）定义为死亡或危及生命的事件、需要住院治疗或延长住院治疗时间的事件、残疾或永久性损伤、出生缺陷，以及其他需要医疗或手术干预来防止其中一个结局发生的重要医学事件（www.fda.gov/Safety/MedWatch/HowToReport/ucm053087.htm）。严重不良事件通常必须立即报告伦理审查委员会和试验的资助者。

当试验数据被用于新药的注册审批时，试验设计必须满足不良事件报告的监管要求（http://www.fda.gov/Drugs/InformationOnDrugs/ucm135151.htm）。特定疾病领域，如癌症，已经建立了不良反应事件分类的方法（http://ctep.cancer.gov/protocolDevelopment/electronic_applications/ctc.htm）。

■ 选择受试者

第 3 章讨论了如何明确定义与研究问题相适应的目标群体的入选标准，以及在实际研究中可获得的群体，如何设计高效和科学受试者选择的方法，以及如何招募受试者。下面我们将讨论临床试验相关的问题。

定义入选标准

在临床试验中，入选和排除标准的目的是为了确定一组用于研究干预措施对研究结局影响的人群，他们可行、符合伦理、且与研究直接相关。入选标准（inclusion criteria）应该产生足够数量的受试者（即主要结局发生率高，能够有足够的统计学效能发现干预对结局的重要影响）。另一方面，标准也应将试验发现的可外推性和招募的容易程度最大化。例如，如果感兴趣的结局是不常见事件，如乳腺癌，通常有必要招募高危人群以减少样本量和随访时间，从而保证可行性。但另一方面，将入选标准限制在高风险的女性，则限制了结果的可外推性，并且使得招募到足够的试验受试者更加困难。

为了计划合适的样本量（sample size），研究者必须对可能纳入人群的主要结局发生率进行可靠估计。这些参数估计可能基于人口统计数据、纵向观察性研究，或是在与本研究入选标准类似的试验中的未治疗组观察到的率。例如，可以从肿瘤登记数据中估计成人胰腺癌的预期发病率。但是，研究者应牢记，筛查和健康志愿者效应通常意味着，在适合且同意参加临床试验人群中，事件的发生率要低于一般人群；从具有相似入选标准的其他试验的安慰剂组，获得胰腺癌的发病率可能更好。

纳入结局发生的高风险（high risk）人群可以减少试验所需的受试者数量。如果已明确结局发生的危险因素，那么，可以将入选标准设计为纳入预估结局发生风险高的受试者①。在使用雷洛昔芬治疗心脏病的试验中，为了检验雷洛昔芬预防心血管疾病（CVD）和乳腺癌的效果，纳入根据多项危险因素评估心血管疾病风险增加的女性[7]。另一种增加

---

① 译者注：原文"minimum estimated risk of the outcome of interest"中"miminum"应修正为"high"。

事件发生率的方法是只招募已经患病的人。在心脏和雌激素/孕激素替代治疗研究中纳入了 2763 名患有冠心病（CHD）的女性来检验雌激素联合孕激素是否会降低复发冠心病事件的风险[5]。

这种方法相对于女性健康行动（Women's Health Initiative）试验（研究问题相同，以未患冠心病女性为研究对象，需要 17 000 名受试者），大大降低了成本。

虽然一般人群的概率抽样（probability samples of general populations）在观察性研究中具有优势，但是对于随机化试验而言，这类抽样通常是不可行或不必要的。纳入不同特征的受试者会增加广泛应用试验结果的信心。但是，除非人群间存在会影响治疗效果的生物学或遗传学差异，那么方便抽样（如对广告做出回应的患冠心病女性）的试验结果与适合人群（所有患冠心病的女性）的概率抽样的结果是相似的。偶尔，治疗效力取决于研究对象的特征，这被称为效应修饰或交互作用（effect modification or interaction）（第 11 章）。例如，一些骨质疏松症的治疗可以明显降低骨密度极低（T<－2.5）的女性发生骨折的风险，而对于骨密度较高的女性则起效甚微（交互作用检验的 $P=0.02$）[9-10]。在这个例子中，只纳入骨密度极低的女性可以增加效应值，从而减少类似治疗试验的样本量。

根据受试者的特征分层（stratification），如按种族分组，研究者可以招募到期望数量的具有某一特征（该特征会影响治疗效应或外推）的受试者。当达到针对这一特征的受试者的目标时，可以结束该层的招募。但是，由于大多数试验没有设计足够用于检验亚组间干预效应的异质性的样本量，从而限制了这种策略的实用价值。

排除标准（exclusion criteria）应该是慎重的，因为不必要的排除可能导致招募到足够数量的受试者更加困难，削弱结果的外推性，并增加招募的复杂性和成本。临床试验排除研究对象的主要原因有 5 个（表 10.1）。

表 10.1 临床试验排除研究对象的原因

原因	举例：雷诺昔芬（选择性雌激素受体调节剂）与安慰剂相比预防心脏病的试验
1. 研究的治疗可能有害。	
● 如果分配到干预治疗组，存在不可接受的伤害风险	入组前发生过静脉血栓栓塞事件（雷诺昔芬增加静脉血栓栓塞事件的风险）
● 如果分配到对照治疗组，存在不可接受的伤害风险	新发雌激素受体阳性的乳腺癌（使用选择性雌激素受体调节剂治疗有效，并成为常规治疗）
2. 干预治疗不太可能有效	
● 结局发生的风险低	冠心病发生风险极低的青少年女性
● 疾病类型不太可能对治疗有反应	心脏瓣膜病患者，他们对假定的雷诺昔芬抗动脉粥样硬化效应可能无反应
● 采取的治疗可能会干扰干预措施	接受雌激素治疗（与雷诺昔芬竞争）
3. 不太可能依从干预措施	导入期依从性差（第 11 章）
4. 不太可能完成随访	试验结束前计划搬迁，并且无法获得最终结局的测量 由于有严重疾病而导致期望寿命短
5. 不适合参加研究的现实问题	精神状态受损而不能准确回答问题

如果治疗组或对照组不安全（unsafe），应当排除潜在的受试者。对于已知或疑似可能对干预治疗产生副作用的人，干预治疗可能是不安全的。例如，心肌梗死是西地那非（万艾可）治疗的一种罕见不良反应，因此在使用该药治疗并发雷诺综合征的重度血管痉挛试验中，应排除冠心病患者[11]。反之，被分配到非干预治疗组或安慰剂组对于一些受试者也可能不安全。例如，已知双磷酸盐类能降低继发骨折的风险，将椎体骨折的女性纳入骨质疏松症新疗法的试验的安慰剂对照组中，将是难以接受的，除非为所有受试者提供双磷酸盐类。应该排除那些干预治疗可能无效的人，以及那些不太可能依从干预措施或不太可能完成随访的人。偶尔，像精神状态受损这种实际问题会使按照标准的排除变得困难。研究者应该仔细权衡应用于大多数人的排除标准（例如糖尿病或年龄上限），因为这些因素对招募的可行性与成本以及结果的可外推性有很大影响。

设计足够的样本量并制订相应招募计划

由于受试者太少，而不能发现重要效应的试验是浪费的、不符合伦理的，而且可能产生误导性结论[12]。因此样本量估计是试验计划的早期阶段最重要的环节之一（第 6 章），并且应该考虑到由于健康志愿者偏倚导致临床试验的结局发生率通常低于预期估计值的事实。此外，试验的招募通常比观察性研究的招募更困难，因为受试者需要同意被随机分配，通常是安慰剂或"试验"药物。由于这些原因，研究者必须计划从大范围可获得的群体中产生样本，并且有足够的时间和金钱来招募到理想的样本量，（正如通常发生的）事实证明这么做的困难大于预期。

■ 测量基线变量

为方便联系失访的受试者，记录其姓名、电话号码、住址，以及 2~3 个知道如何联系到受试者的朋友或亲戚的电子邮件是非常重要的。如果允许，记录社会保障号或其他国家证件号码也非常有价值。这些信息可用于确定受试者的生命状态（通过国家死亡索引）或者使用健康记录（如医疗保险系统）确定关键结局。但是，必须对"受保护的健康信息"采取保密，且不应将此数据发送到研究资助机构或协调中心。

描述受试者

研究者应该收集结局相关的危险因素或潜在危险因素的信息以及可能影响干预效力的受试者的特征信息。这些测量指标也为检查随机分组后研究组之间基线的可比性提供了一种方式，并且为结果的可外推性评估提供信息。目的在于确保基线特征的差异不会超出偶然性导致的预期，它提示在随机化实施过程中出现的技术错误或偏倚。小型试验更易于发生单纯的偶然性造成的随机分组间的基线特征分布不均，测量重要的结局预测变量允许对随机分组的可比性进行统计学调整，从而减少这些偶然性分布不均造成的影响。测量结局预测变量也可以帮助研究者检验根据基线变量划分的亚组（subgroups）之间是否存在不同的干预效应［效应修饰（effect modification），第 11 章］。

测量结局变量的基线值

如果结局包括变量的变化，那么必须在研究开始时与研究结束时，用相同的方法对结局变量进行测量。在采用连续结局变量的研究（认知行为治疗对抑郁评分的影响）中，最好的测量指标通常是研究期间的结局变化。这种方法通常会减小受试者之间结局的变异程度，比简单比较试验结束时的值能够提供更大的效能。在二分类结局研究中（如冠心病发病率），通过病史和心电图证明疾病在试验开始时没有发生是非常重要的。在基线时测量次要结局变量和计划的辅助研究结局也是非常有用的。

节约

上面指出了基线测量的多项用处，我们应该强调临床试验的设计不要求测量所有的变量，因为随机化将研究开始出现的因素的混杂问题最小化。开展多个测量会增加费用和复杂性。在一项预算有限的随机化试验中，最好将时间和金钱用在试验的关键要素上，如足够的样本量、随机化和盲法的成功实施，以及完整的依从和随访。Yusuf 等提倡采用需要较少测量的大型试验[13]。

标本库

保存基线的影像（storing images），血清（sera）和 DNA 等可以用于后续测量治疗引起的变化，是预测结局的标志物，且可能将个体分为对治疗有反应或无反应的基因型等因素。保存的标本也是用来研究与主要结局不直接相关的其他研究问题的丰富资源。

■ 随机化和盲法

图 10.1 中的第四步是将研究对象随机分配到两组。在最简单的设计中，一组接受治疗组的干预措施，另一组接受安慰剂。随机分配（random assignment）确保那些可能对观察到的关联产生混杂效应（甚至那些未知或未测量）的年龄、性别以及其他预后的基线特征在基线时能在各组之间均匀分布，除非随机变异。盲法（blinding）对保证试验过程中研究组之间的可比性很重要，并可保证无偏倚的结局确定。

随机化

因为随机化是临床试验的基石，所以正确实施随机化非常重要。随机化最重要的两个特征是操作过程是真正的随机分配治疗（allocates treatments randomly），并且分配过程是不受干扰的（tamperproof），从而使随机化不受有意或无意的因素影响。

完整地收集受试者的基线数据，评估其是否符合纳入条件，并且在随机化分组前知情且同意参加研究是非常重要的。然后按照计算机程序或一组随机数将其随机分配。一旦产生分配研究组的随机序列，就必须根据随机序列严格按照他们入组的顺序分配受试者。

为了避免研究团队的人员影响分配，设计随机分配程序是必需的。例如，单中心开展的试验提前由不参与打开信封的人，将随机治疗分配方案放在一套密封的信封中。每一个信封必须编号（为了在研究结束时可以识别所有的信封）、不透明（为了防止强光下透明可见），并且在其他方面防止作弊。当对一个受试者随机化时，首先将他的名字和下一个未打开的信封上的数字当着第二名工作人员的面记录下来，两名工作人员都要在信封上签字；然后打开信封，将其中包含的治疗组分配给受试者并对此进行记录。

多中心试验通常使用独立的防篡改的随机化装置，当准备对合格的研究对象进行随机化分组时，试验工作人员可以拿到该装置。工作人员提供新受试者的姓名和研究编号。记录这一信息，并将计算机程序提供的与干预措施连接的治疗分配号码随机分配到治疗组。只要这些程序不受干扰，也可以在研究中心根据计算机程序对治疗方案进行随机分配。因为研究者有时发现他们自己会迫于压力去影响随机化过程（如在一项安慰剂对照的试验中遇到似乎特别适合干预治疗组的个体），所以需要制订严格的预防随机化被干扰的措施。

考虑特殊的随机化技术

通常情况下，首选的方法是将受试者个体采用简单随机化的方法分配到每个干预组。如果采用特殊的随机化方法平衡每组受试者的数目（区组随机化）或平衡已知预测结局变量的基线分布（分层区组随机化），那么小样本或中等样本的试验仅有很小的检验效能。

区组随机化（blocked randomization）是确保研究组之间受试者数量得到平均分布的一种常用技术。在预先确定好大小的"区组"内进行随机化。例如如果区组大小为6，对每个区组内的6个人进行随机化分配，直到3个人被随机分配到其中一组，此后其余受试者自动分配到另一组，直到区组中的6个人全部被分完。这意味着在30个受试者的研究中，每个组正好分配15人，而在有33个受试者的研究中，不均衡分配的比例也不会超过18∶15。固定区组大小的区组随机化不太适用于非盲法研究，因为在区组分配到最后时，可以预期并操纵受试者的治疗方案的分配。根据研究者不了解的计划，随机改变区组的大小（例如区组大小的范围从4到8），可以将此问题造成的影响最小化。

分层区组随机化（stratified blocked randomization）确保了结局的重要预测变量在研究组间的分布比偶然性造成的分布更均匀。在一项研究药物预防骨折效果的试验中，先前发生过椎体骨折是很强的结局预测指标，因而最好能够确保在每组中分配相似数量的发生过椎体骨折的人。可以通过分别在"层"内——有椎体骨折和无椎体骨折，实施分层区组随机化达到以上目的。通过减少由于偶然性分布不均匀导致的重要的基线预测变量的结果变异，从而略微提高小样本试验的效能。分别区组随机化在大型试验（超过1000名受试者）中则获益甚微，因为随机分配确保了基线变量的均匀分布。

分层区组随机化的重要局限在于采用此技术能平衡的基线变量数目较少，不超过2个或3个。解决这一局限的方法是适应性随机化（adaptive randomization），即使用"偏币法"来改变每一个新的受试者被分配的概率，例如，基于一些基线预测变量的高风险评分者，所有研究对象被随机化分配时更有可能参加被评估为低风险的研究组。这一技术的缺点包括在知情同意时，向潜在研究者解释被分配到研究组的可能性存在困难，以及实施的复杂性，即采用交互式计算机系统重新计算每一次随机化时有偏硬币的概率。

通常，最好的决策是给每一个研究组分配相等的人数，从而在既定总样本量的前提下获得最大的效能。但是，即使两组比例为 2：1 时，效能的降低程度仅为中等[14]，并且有时将研究对象非等比分配（unequal allocation）到治疗组和对照组可能更恰当[15]：

- 增加干预治疗与对照治疗的比例可以使试验对潜在受试者更具吸引力，像 HIV 感染者，如果参加试验，他们希望有更多的机会接受干预治疗；
- 在干预措施非常昂贵时，减少干预治疗与对照治疗的比例［如在女性健康行动（Women's Health Initiative）的低脂饮食试验中[16]］，使得试验能够负担得起；
- 在几个干预治疗组共用一组对照的研究中增加受试者分配到对照组的比例，可通过增加对对照组估计的精确度从而提高每一次比较的效能（如在冠心病药物项目的试验中[17]）。

配对随机化（randomization of matched pairs）是一种平衡基线混杂变量的策略，要求选择成对的按重要特征（如年龄和性别）匹配的受试者，然后将每对中的成员随机分配到每一个研究组。配对随机化分组的缺点在于使招募和随机化变得复杂，要求合格的研究对象要等到适当的对子被确认后，才能进行随机化。此外，在随机分配可以平衡组间基线变量的大型试验中，匹配通常是不必要的。但是，当条件允许对同一个体的两部分进行治疗和对照的效果比较时，这种设计很有吸引力。例如，在糖尿病视网膜病变的研究中，每个受试者有一只眼睛被随机分配到激光光凝治疗组，而另一只眼睛作为对照[18]。

盲法

只要有可能，研究者应该采用这种方式设计干预试验，即受试者、接触受试者的工作人员、进行指标测量的人员，以及那些确定和判断结局的人不知道研究组的分配。当不可能对所有人设盲时，比较可取的做法是对尽可能多的人设盲（例如，总是对实施结局测量的人设盲）。在随机化试验中，盲法（blinding）和随机化（randomization）一样重要。随机化在随机分组时可以将混杂变量的影响最小化，但不会影响随访期间各组之间发生的差异（表 10.2）。盲法可以使随机化后产生偏倚的来源最小化，如联合干预以及确定和判断结局时产生的偏倚。

表 10.2　在随机化盲法试验中，随机化可以使基线时的混杂最小化，盲法可以使联合干预和结局确定和判断时的偏倚最小化

关联的解释	排除竞争性解释的策略
1. 偶然性	同观察性研究（表 9.2）
2. 偏倚	同观察性研究（表 9.2）
3. 因果倒置	（在试验中并非可能的解释）
4. 混杂随机化前的混杂变量	随机化
随机化后的混杂变量（联合干预）	盲法
5. 因果关系	

前文已经讨论过采用盲法旨在预防联合干预（co-interventions）导致的偏倚，即除了研究的干预措施之外，合并使用的药物、治疗或行为会改变研究结局发生的风险。采用盲法的第二个重要目的是将确定和判断结局时发生的偏倚最小化（minimize biased ascertainment and adjudication of outcomes）。在非盲法的试验中，研究者可能倾向于在非治疗组更仔细地观察结局或更加频繁地诊断结局。例如，在一项他汀类药物治疗的非盲法试验中，研究者更可能向干预治疗组的受试者询问有关肌肉疼痛或压痛的问题，并且预约进行肌炎诊断的检测。当研究结局是基于自述症状时，对受试者设盲尤其重要。

在确定可能的结局事件后，可能还需要进行判断。例如，如果试验的结局是心肌梗死，研究者通常收集临床症状、心电图结果，以及心肌酶等数据。然后由不知道治疗分组的专家使用这些数据和明确的定义来判断是否发生了心肌梗死。加拿大多发性硬化症协作组的试验结果说明了盲法对于无偏倚的结局判断的重要性[19]。将多发性硬化症患者随机分配到联合血浆置换、环磷酰胺和泼尼松治疗组，或分配到伪血浆置换和安慰剂治疗组。在试验结束时，由不知道治疗分配的神经科医生采用结构化的检查评估多发性硬化症的严重程度，并且再由未设盲的神经科医生进行评估。根据被设盲的神经科医生评估的结果显示治疗无效，而根据未设盲的神经科医生评估的结果则显示效果有统计学意义。未被设盲的神经科医生并非有意影响试验结局，但他有强烈的个人意愿希望看到患者在治疗后得到改善，尤其是治疗很痛苦或存在潜在危害时。盲法可将此类结局判断的偏倚最小化。

如果试验结局采用死亡这样的"硬"指标，或采用很少或没有机会使评估发生偏倚的自动化测量时，对结局进行盲法评估就没那么重要。大多数其他结局，如死亡原因、疾病诊断、身体测量、问卷量表以及自述状况，很容易出现有偏倚的确定和判断。

在试验结束后，好的做法是通过询问受试者和研究者是否能猜出受试者被分配给哪种治疗，来评估是否对研究者和受试者设盲。如果猜对的比例高出预期，那么对研究结果的讨论应该包括对由于部分未设盲而导致的潜在偏倚的评估。

无法设盲时做什么

在一些情况下，由于技术或伦理原因，很难或无法实施盲法。例如，如果分配给受试者的干预措施是教育、饮食或运动的干预，那么对受试者设盲很困难。手术干预通常不能设盲，因为在对照组进行假手术是不符合伦理的。但是，手术总是与一些风险相关，因此确定手术是否真的有效非常重要。例如，最近的一项随机化试验发现在缓解骨关节炎膝痛时，膝盖软骨的关节镜下关节清理术并不比关节镜检查的伪清创术更有效[20]。在该案例中，如果试验结果防止大量的患者接受无效治疗，那么对照组受试者的风险可能被高估。

如果不能对干预试验设盲，研究者至少应该尽可能限制潜在的联合干预，并保证对确定和判断结局的个人设盲。例如，研究者在检验瑜伽是否能缓解更年期潮热的效应时，可以告知瑜伽组和对照组的受试者都要停止使用新的药物、放松活动或其他治疗更年期潮热的方法，直到试验结束。另外，收集潮热严重程度的信息的研究人员与提供瑜伽训练的研究人员可以是不同的人。

■ 小结

1. 将确定和判断结局时发生的偏倚最小化（minimize biased ascertainment and adjudi-

cation of outcomes），通过合理的设计与实施，可以提供最明确的因果推断（definitive causal inference），作为循证医学（evidence-based medicine）实践指南的基础。

2. 干预的选择和剂量（choice and dose of intervention）是一项困难的决策，需要权衡疗效（efficacy）和安全性（safety）；其他的考虑包括临床实践的相关性（relevance）、盲法（blinding）的适用性，以及是否使用联合药物（combination of drugs）。

3. 可能时，比较组（comparison group）应该采用安慰剂对照（placebo control），这样可以对受试者、研究者，以及研究实施人员设盲（blinded）。

4. 临床相关的结局（clinically relevant outcomes），如疼痛、生活质量、癌症的发生，以及死亡是最有意义的试验结局。中间结局（intermediary outcomes），如 HIV 病毒载量，是临床结局的有效替代标志物（surrogate markers），即治疗引起的标志物的改变程度可以预测临床结局的变化。

5. 测量多个结局（more than one outcome）变量通常是有帮助的，但将它们组合为复合结局（composite outcomes）需要仔细考虑；为了检验主要假设应明确指定单一主要结局（single primary outcome）。

6. 所有的临床试验应包括干预潜在的不良反应（adverse effects）的测量，有针对性地（targeted）和（适度地）开放式（open-ended）测量以确保可以迅速将严重不良反应事件（serious adverse events，SAE）报告给伦理审查委员会和研究资助者。

7. 选择受试者（selecting study participants）的标准应明确哪些人可能从治疗中获益最大且伤害最小（most benefit and the least harm），哪些人可能依从治疗（adhere to treatment）和随访（follow-up）方案。选择结局发生的高风险（high risk）的受试者可以减少样本量（decrease sample size），但是可能使招募更加困难，并降低研究结果的可外推性。

8. 应该节俭地测量基线变量（baseline variables），以描述（describe）受试者的特征、测量危险因素和结局的基线值，从而可以在不同亚组中检验不同的干预效应［效应修饰（effect modification）］。考虑保存基线（storing baseline）血清、遗传学资料、影像等，可供后续分析。

9. 随机化（randomization）可以使基线的混杂（confounding）变量的影响最小化，应该防止其被干扰；配对（matched pair）随机化在可行的情况下是非常好的设计，而在小样本试验中分层区组随机化（stratified blocked randomization）可以减少关键预测变量的机会性分布不均。

10. 对干预措施设盲（blinding）与随机化同等重要，可以用来控制联合干预（co-interventions）以及确定（outcome ascertainment）和判断（adjudication）结局时的偏倚。

参考文献

1. Ettinger B, Black DM, Mitlak BH, et al. Reduction of vertebral fracture risk in postmenopausal women with osteoporosis treated with raloxifene: results from a 3-year randomized clinical trial. Multiple Outcomes of Raloxifene Evaluation (MORE) investigators. *JAMA* 1999;282:637–645.
2. The Women's Health Initiative Study Group. Design of the women's health initiative clinical trial and observational study. *Control Clin Trials* 1998;19:61–109.
3. Prentice RL. Surrogate endpoints in clinical trials: definition and operational criteria. *Stat Med* 1989;8:431–440.
4. Cummings SR, Karpf DB, Harris F, et al. Improvement in spine bone density and reduction in risk of vertebral fractures during treatment with antiresorptive drugs. *Am J Med* 2002;112:281–289.

5. Hulley S, Grady D, Bush T, et al. Randomized trial of estrogen plus progestin for secondary prevention of coronary heart disease in postmenopausal women. *JAMA* 1998;280:605–613.
6. Cummings SR, San Martin J, McClung MR, et al. Denosumab for prevention of fractures in postmenopausal women with osteoporosis. *N Engl J Med* 2009;361(8):756–765.
7. Mosca L, Barrett-Connor E, Wenger NK, et al. Design and methods of the Raloxifene Use for The Heart (RUTH) Study. *Am J Cardiol* 2001;88:392–395.
8. Rossouw JE, Anderson GL, Prentice RL, et al. Risks and benefits of estrogen plus progestin in healthy postmenopausal women: principal results from the women's health initiative randomized controlled trial. *JAMA* 2002;288:321–333.
9. McClung M, Boonen S, Torring O, et al. Effect of denosumab treatment on the risk of fractures in subgroups of women with postmenopausal osteoporosis. *J Bone Miner Res* 2011;27:211–218.
10. Cummings SR, Black DM, Thompson DE, et al. Effect of alendronate on risk of fracture in women with low bone density but without vertebral fractures: results from the fracture intervention trial. *JAMA* 1998;280:2077–2082.
11. Fries R, Shariat K, von Wilmowsky H, et al. Sildenafil in the treatment of Raynaud's phenomenon resistant to vasodilatory therapy. *Circulation* 2005;112:2980–2985.
12. Freiman JA, Chalmers TC, Smith H Jr, et al. The importance of beta, the type II error and sample size in the design and interpretation of the randomized control trial. Survey of 71 "negative" trials. *N Engl J Med* 1978;299:690–694.
13. Yusuf S, Collins R, Peto R. Why do we need some large, simple randomized trials? *Stat Med* 1984;3:409–420.
14. Friedman LM, Furberg C, DeMets DL. *Fundamentals of clinical trials*, 4th ed. New York: Springer, 2010.
15. Avins AL. Can unequal be more fair? Ethics, subject allocation, and randomised clinical trials. *J Med Ethics* 1998;24:401–408.
16. Prentice RL, Caan B, Chlebowski RT, et al. Low-fat dietary pattern and risk of invasive breast cancer: the women's health initiative randomized controlled dietary modification trial. *JAMA* 2006;295:629–642.
17. CDP Research Group. The coronary drug project. Initial findings leading to modifications of its research protocol. *JAMA* 1970;214:1303–1313.
18. Diabetic Retinopathy Study Research Group. Preliminary report on effects of photocoagulation therapy. *Am J Ophthalmol* 1976;81:383–396.
19. Noseworthy JH, O'Brien P, Erickson BJ, et al. The Mayo-Clinic Canadian cooperative trial of sulfasalazine in active multiple sclerosis. *Neurology* 1998;51:1342–1352.
20. Moseley JB, O'Malley K, Petersen NJ, et al. A controlled trial of arthroscopic surgery for osteoarthritis of the knee. *N Engl J Med* 2002;347:81–88.

第 11 章

其他临床试验设计和实施事项

Deborah Grady, Steven R. Cummings, and Stephen B. Hulley

吕亚奇 彭晓霞 唐迅 译

在上一章,我们讨论了经典的随机化、盲法、平行组试验:如何选择干预和对照方法并设盲、随机分配干预措施、选择结局、处理不良反应事件、选择受试者、并测量基线和结局变量。

本章,我们会描述其他的随机化和非随机化(randomized and non-randomized)的组间试验设计(between-group trial designs),以及组内(within-group)设计、交叉(cross-over)研究和预实验(pilot studies)。然后我们将关注临床试验的实施(conduct of clinical trials),包括干预的依从性和随访(adherence to the intervention and follow-up),以及结局的确认和判定(ascertaining and adjudicating outcomes)。最后讨论统计学事项,如提前终止试验的期中监察(interim monitoring)、意向性治疗(intention to treat)和遵循方案(per-protocol)的分析,以及使用亚组分析(subgroup analysis)以发现效应修饰。

■ 其他的随机化设计

在适当的环境下,基于经典的平行组随机化试验进行一些改变可能是有用的。

析因设计

析因设计(factorial design)旨在用一项试验回答两个(或更多)单独的研究问题(图 11.1)。用于检验健康女性使用低剂量阿司匹林和维生素 E 对心血管事件发生风险影响的女性健康研究就是一个很好的例子[1]。受试者被随机分配到四个组,通过两个部分的研究队列检验两个假设。首先,将服用阿司匹林女性的心血管事件发生率与服用阿司匹林安慰剂的女性相比(忽略每组中有一半人服用维生素 E 的事实);其次,将服用维生素 E 女性的心血管事件发生率与服用维生素 E 安慰剂的女性相比(这时忽略每组均有一半人服用阿司匹林的事实)。研究者用一项试验的代价完成了两个试验。

局限是可能存在效应修饰(effect modification)(交互作用):如果在服用维生素 E 治疗的女性中,阿司匹林在服用维生素 E 者的心血管疾病风险的效应不同于未服用维生素 E 者,那么就会出现效应修饰,且不得不在两组间分别计算阿司匹林的效应。这将会降低比较的效能,因为每次分析仅包括一半的受试者。实际上,析因设计可用于研究交互作用,

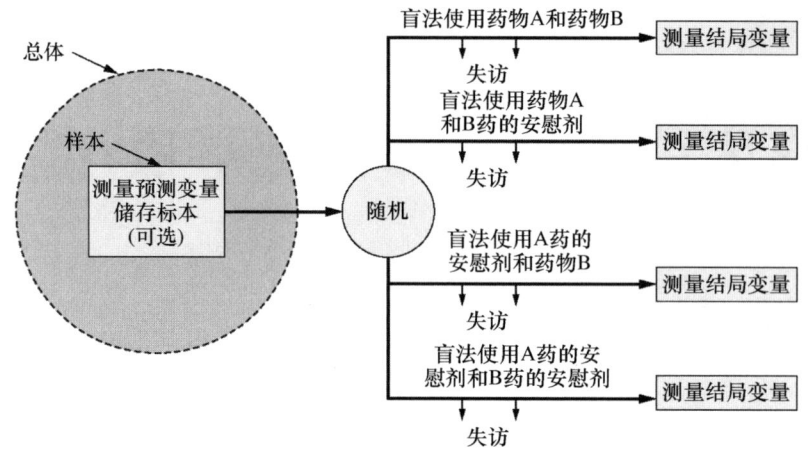

图 11.1 一项析因设计的随机化试验，步骤如下

- 从适合接受干预的人群中选择受试者的样本。
- 测量预测变量，以及结局变量的基线水平（如果可行的话）。
- 考虑为后续分析选择性地储存血清、影像等。
- 随机分配两个（或更多）阳性干预及其对照到四个（或更多的）组中。
- 随着时间的推移随访队列，减少队列中的失访，并评估干预和对照的依从性。
- 测量结局变量。
- 分析结果，首先比较两个 A 药的干预组（合并的）与 A 药的安慰剂组（合并的），然后比较两个 B 药的干预组（合并的）与 B 药的安慰剂组（合并的）。

但为此目的而设计的试验要复杂得多且难以实施，需要更大的样本量，而且研究结果很难解释。析因设计的其他局限性在于同样的受试者必须适合采用每种干预，多种治疗可能会影响招募和依从性，并且会使分析更复杂。即便如此，析因设计是非常有效率的（efficient）。例如，女性健康行动的随机化试验能够检验三种干预（绝经后雌激素替代治疗、低脂饮食，以及补充钙加维生素 D）对许多结局的影响[2]。

整群随机化

整群随机化（cluster randomization）要求研究者将自然出现的几组或几群受试者而非个体，随机分配到干预组。一个好的例子是一项从 120 个大学篮球队招募运动员的试验，将其中一半的篮球队随机分配到干预组鼓励其戒烟，然后观察到接受干预的篮球队的队员中，口嚼烟使用率显著低于对照组[3]。对几组人施加干预可能比一次一个治疗个体更可行，且符合成本效果，并能够更好地回答公共卫生项目在人群中的效果的研究问题。一些干预措施，如低脂饮食，很难在一个家庭中仅对一个成员实施。若是对自然组的受试者按照个体随机化，那些接受干预者可能与被分配到对照组的家庭成员、同事、组员或熟人讨论或分享所接受的干预措施。

在整群随机化设计中，随机化和分析的单元是群组，而非个体。因此，有效的样本量小于个体受试者的数量，且效能会减弱。有效样本量取决于在群组中受试者之间干预效应的相关性，某些时候，有效样本量在群组数量和受试者数量之间[4]。其他缺点在于整群随机化设计的样本量估计和数据分析比个体随机化更复杂[4]。

阳性对照试验：等效和非劣效

阳性对照试验（active control trial）是一种对照组接受阳性治疗的试验。已知对某种疾病存在有效治疗或"标准疗法"时，这种设计是最理想的。这一试验类型有时被称作疗效比较试验（comparative effectiveness trial），因为要比较两种治疗方法。

在一些情况下，阳性对照试验的目的是为了显示一种新的治疗优于（superior）既有的治疗。此时，设计和方法类似于安慰剂对照试验。但是，在大多数情况下，研究者想确定新的治疗相对于有相似效应的既有治疗存在某些其他优势（更易于使用、微创、更安全）。这时，等效（equivalence）或非劣效（non-inferiority）试验更合适。

等效或非劣效试验的统计方法（statistical methods）不同于那些为了证明一种治疗优于其他治疗而设计的试验。在一项为显示治疗为优效而设计的试验中，标准分析采用的统计学检验是为了接受或拒绝组间没有差异的无效假设。另一方面，在为了显示新治疗与标准治疗等效而设计的试验中，理想的目标是接受没有差异的无效假设。但是证明治疗组间没有差异（哪怕是微小的差异）将需要无限大的样本量。因此，可行的解决方案是使用置信区间（CI）设计样本量和分析计划——考虑新治疗与标准治疗相比的效应的置信区间是多大，并参考预先设定的"Δ"，即两种治疗间不可接受的效应差异[5-6]。如果新治疗与既有治疗相比，效应差异的置信区间不包含Δ值（图11.2），那么根据置信区间相应的统计检验水准考虑建立等效或非劣效假设。等效试验是双侧假设检验（即新治疗既不比标准治疗差，也不比标准治疗好）。但是，通常情况下研究者对新治疗是否既不优于标准治疗，也不比标准治疗差的问题并不感兴趣。更常见的是，研究者对显示新治疗不劣于标准治疗而又具备其他优点特别感兴趣。非劣效试验设计本质上是单侧假设检验，其优点在于允许更少的样本量或更小的 α；为保守起见，通常首选后者（如 0.025 而不是 0.05）。

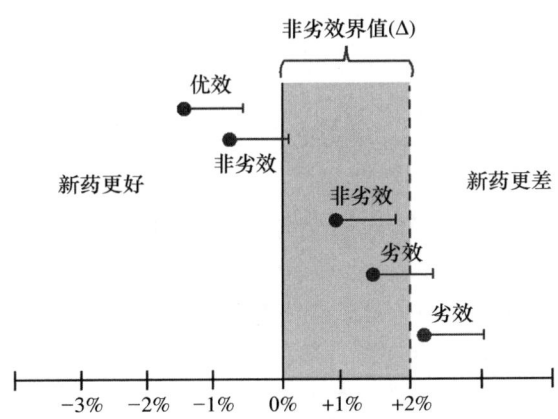

（横坐标解释）被随机分配到华法林或新药组的心房颤动患者中，卒中发生率组间差异的 95% 置信区间的下限

图 11.2 新药与华法林相比降低心房颤动患者发生卒中风险的非劣效试验（非劣效界值设定为 +2%）的可能结果。列出华法林和新药组间差异的单侧 95% 可信区间以说明优效、劣效，以及非劣效的结果。

设计非劣效试验最困难的是确定非劣效界值（non-inferiority margin）（Δ）——即不能接受的新治疗的效应损失[7]。这个决定取决于对新治疗的潜在效应和优势的统计学及临床考虑，并且需要专家判断[8]（见附表 11A 中给出的如何操作的例子）。因为非劣效试验设定的新治疗与既有治疗之间可接受的差异通常小于预期的新治疗与安慰剂之间的差异，所以非劣效试验通常比安慰剂对照试验需要更大的样本量。

需要重点注意的是非劣效可能并不意味着既有治疗和新治疗都是有效的——它们可能同样无效或有害。为了确保非劣效试验评估的新治疗比安慰剂更有效，应该有更强有力的前期证据支持既有治疗的效应。这也意味着非劣效试验的设计应尽可能与确定效应的标准治疗的试验相似，包括选择标准、既有治疗的剂量、标准治疗的依从性、随访期限、失访等[6-7]。任何降低标准治疗效应的问题（纳入不可能获益的受试者、受试者不依从治疗、失访）更有可能发现新治疗是非劣效性的——只是因为标准治疗的效应被降低了。实际上，当结果显示研究质量不好时，效果不好的治疗可能显示为非劣效。

总之，如果新治疗有重要的优势，如费用更低、易操作、或更安全，那么非劣效和等效试验特别有价值。但很少为了检验一个"等效"但不具有以上优点的新药而开展大样本试验。重要的是，如果试验质量差，非劣效和等效试验会产生误导性的结论，即两种治疗是等效的。

适应性设计

临床试验通常是按照一个在研究实施过程中不可改变的方案进行。但是，对于某些类型的治疗和疾病，可能需要随着试验的进展监测试验结果，并根据结果的期中分析（based on interim analyses）改变试验设计（change the design）[9]。例如，一项评估药物的不同剂量治疗非溃疡性消化不良的试验。初步设计可能计划纳入 50 名受试者到安慰剂组，各 50 名受试者到 3 个剂量组接受 12 周治疗，并且受试者可加入试验的时期持续 1 年。在每组前 10 名受试者完成 4 周治疗后进行结果评价，显示仅在最高剂量组存在消化不良缓解的趋势。更高效的做法是停止分配受试者到两个较低剂量组，而仅将他们继续随机分配到最高剂量组和安慰剂组。如果期中分析结果显示效应值或结局发生率不同于原始假设，那么可以根据期中结果改变试验的其他方面，包括增加或减少样本量（sample size）或试验持续时间（duration）。

只有在试验过程中可以足够早地对治疗结局进行测量与分析时，适应性设计才是可行的，才可能在试验后期做出设计改变。为了预防偏倚，应该在设计前确立改变试验设计的原则；并且期中分析和改变设计的考虑，应由独立的数据和安全监察委员会（DSMB, data and safety monitoring board）审查揭盲数据后才可进行。多次期中分析会增加发现有利结果的可能性，这是由偶然性导致的并且在结果分析时必须考虑到犯 I 类错误的机会增加了。

除了实施和分析更复杂外，适应性设计需要知情同意中包括研究设计中可能改变的范围，而且很难估计适应性试验的成本和完成试验所需的特定资源。尽管存在这些需要注意的事项和限制，适应性设计还是高效和有价值的，尤其在新治疗开发过程中；适应性设计允许更早确定最佳剂量和治疗疗程，并且能确保更大比例的受试者接受最佳治疗。

非随机化设计

非随机化的组间设计

非随机化的比较组间差异的试验在控制混杂变量方面的效率远低于随机化试验。例如，在比较冠旁路手术与经皮血管成形术效果的试验中，如果允许临床医生决定哪些患者接受相应治疗而不是随机分配，那么被选择行手术治疗的患者很有可能不同于接受血管成形术的患者。分析方法可以调整两个研究组间不相同的基线因素，但这种策略不能处理未测量的混杂因素带来的问题。当针对同一研究问题的随机化和非随机化的研究结果进行比较时，非随机化研究通常显现出更大的干预获益，甚至在对基线变量差异进行统计调整之后也是如此[10]。非随机化的临床研究中的混杂问题可能很严重且不能通过统计学调整完全消除[11]。

有时按伪随机（pseudorandom）机制将受试者分配到不同研究组。例如，将每一个医院病历编码为偶数的受试者分配到治疗组。这种设计可能具有操作优势，但研究分组的可预测性使研究者或研究工作人员可以通过人为操控新受试者的顺序或资格来篡改分配方案。

研究者有时按照特定的具体标准将受试者分配到各研究组。例如，按照糖尿病患者是否愿意接受每日注射4次的意愿将其分配到每日4次胰岛素注射组或每日1次长效胰岛素治疗组。这种设计的问题在于愿意接受每日4次注射的患者可能不同于那些不愿意的患者（例如对其他健康建议有更好的依从性），而这种差异可能是导致两种治疗方案之间可观察到的结局差异的原因。

有时会基于非随机化设计（nonrandomized designs）比随机化更符合伦理的错误认识而选择非随机化设计，因为非随机化设计允许受试者或临床医生选择干预措施。事实上，研究只有在对研究问题有可能做出合理的正确回答时才符合伦理，那么随机化研究比非随机化设计更有可能得出明确和正确的结果。此外，任何试验的伦理学基础是不确定的，因为不确定干预是否有益。这种不确定性，称为均等（equipoise），意味着不可能对干预措施进行循证选择，并且这种均势构成了随机分配的理由。

组内设计

对于某些类型的问题，不含独立对照组的设计可能是有用的选择。在时间序列设计（time series design）中，在每一个受试者接受干预前和干预后进行测量（图11.3）。因此，将每一位受试者作为其自身的对照来评估治疗效果。这意味着个体特征如年龄、性别和遗传因素不仅仅被平衡（正如他们在组间研究中一样），而且确实被当作混杂因素予以消除。

组内设计最主要的缺点在于缺少平行对照组。呈现的干预效应可能是由于学习效应（learning effects）（受试者通过基线测试的学习，使得他们在随访的认知功能测试中表现更好），向均数回归（regression to the mean）（因为基线血压高而被选择的受试者在随访过程中仅仅由于血压的随机变异而使血压低于基线水平），或长期趋势（secular trends）

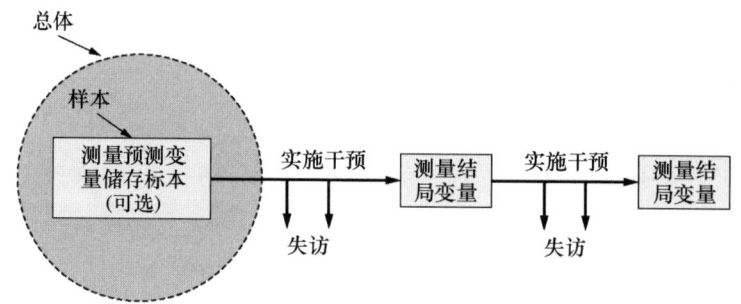

图 11.3 在时间序列试验中，步骤如下

- 从适合接受干预的人群中选择受试者的样本。
- 测量预测变量和结局变量的基线水平（恰当时）。
- 考虑选择储存血清、影像等以供后续分析。
- 对整个队列实施干预。
- 随访队列，减少失访并评估干预的依从性。
- 测量结局变量。
- 终止干预，继续随访并再一次测量结局变量，然后重复干预等等。

（因为流感季节在完成随访前结束，使得上呼吸道感染在随访期间的发生频率较低）导致的。组内设计有时使用一种重复开始和结束治疗的策略。如果重复开始和中止干预会产生一致的结局模式，这将强有力地支持这些变化是由于治疗引起的。这种方法仅在结局变量对干预措施能做出快速且可逆的反应时才有用。这种设计在临床上用于"单病例随机对照试验（N of one trials）"，其中一个患者个体可以交替接受阳性和无活性药物（由当地药房准备的外表看起来一样的安慰剂），以观察患者对治疗的独特反应[12]。

交叉设计

交叉设计（crossover design）具备组内设计和组间设计的特点（图 11.4）。一半的受试者开始被随机分配到对照组接受一段时间的对照措施后再转换为给予治疗；另一半则由给予治疗开始，然后转换为对照措施。这种方法允许进行组间分析，也允许组内分析。优点是明显的：每个受试者充当自身对照从而使潜在混杂最小化，而且配对分析增加了试验的统计学效能从而使试验需要的受试者更少。但是，缺点也同样明显：研究期限翻倍，在每一个阶段的开始和结束时均测量结局会增加费用，而且由于潜在的延滞效应（carryover effects）增加了分析和解释的复杂性。延滞效应是在停止干预后的一段时期内，干预对结局的残留影响——例如，采用利尿剂治疗一段时间后，血压在几个月内都不会回复到基线水平。为了减少延滞效应，研究者可以在两次治疗之间采用无治疗的"洗脱（washout）"期，希望在开始下一次干预前使结局变量回复到基线水平，但很难知道是否会消除所有的延滞效应。总的来说，在受试者数量有限，并且结局对干预措施反应迅速且可逆时，交叉研究是一种好的选择。

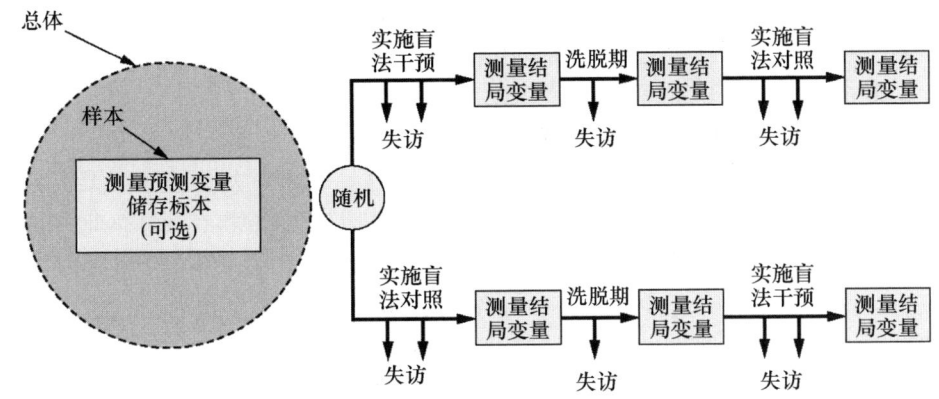

图 11.4 在交叉设计的随机化试验中,步骤如下

- 从适合接受干预的人群中选择受试者样本。
- 测量预测变量和结局变量的基线水平(恰当时)。
- 随机分配设盲的干预和对照措施。
- 随访队列,减少失访并评估干预和对照的依从性。
- 测量结局变量。
- 如果合适,终止干预和对照,并提供洗脱期以减少延滞效应。
- 对之前的对照组施加干预并对之前的干预组给予对照措施,并在随访队列后测量结局。

当无法对拟研究的干预设盲以及受试者更希望接受干预而不是对照时(如新的非侵入性方法),交叉设计的衍生类型可能更合适。因为在这种情况下,很难找到愿意接受随机分配的合格受试者,最好的方法可能是将其随机分配到立即干预组或延迟治疗对照组(wait-list control)。另一种适合采用延迟治疗对照组的情况是社区、学校、政府或相似团体仍决定所有成员应该接受干预,尽管效力的证据有限。在这种情况下,随机分配到不接受干预组可能被认为是不符合伦理的,而随机分配到延迟干预组是可以被接受的①。

延迟治疗设计提供了一种将立即干预组和延迟治疗对照组进行随机化比较的机会。此外,可以通过合并两个治疗期(一组进行立即干预,另一组进行延迟干预)以增加干预前后组内比较的效能。例如,一项试验将有症状的子宫肌瘤女性随机分配到比子宫切除术侵害更小的新疗法组(子宫动脉栓塞术)或延迟治疗对照组。延迟治疗对照组在研究起始阶段将不接受治疗,然后在下个阶段开始接受子宫动脉栓塞术。接下来,可以将所有接受干预的受试者的子宫肌瘤症状评分变化的测量进行合并。

这种设计的优点在于使一项干预措施更令人满意的试验的招募更可行,以及在所有合格的受试者最终都会被干预的情况下允许进行随机化比较。但是,结局必须在干预后的短期内发生(否则等待时间会非常久)。此外,在试验末期为对照组实施干预延长了随访时间并且费用昂贵。

为新干预注册审批而开展的试验

许多试验是为了获得美国食品药品管理局(FDA)或其他监管机构批准上市而开展

---

① 译者注:原文为 wait-list (delayed) control,为了便于理解,此处没有直译 wait-list。

的，旨在检验新治疗措施的有效性和安全性。也会为了确定 FDA 已批准的治疗某一疾病的药物是否可用于治疗或预防其他疾病而开展试验。这些试验的设计和实施通常和其他试验一样，但必须考虑监管要求。

FDA 发布了开展此类试验的常规和特定指南（在网上检索"FDA"）。对于以获得 FDA 新药或器械审批为目的的研究者和工作人员而言，寻求常规指南的特定培训，即药物临床试验质量管理规范（Good Clinical Practice）是明智的（第 17 章）。此外，FDA 为某些结局的研究提供了特定的指南。例如，为获得 FDA 审批的更年期女性潮热治疗而设计的研究目前必须包括每天至少 7 次潮热发作或每周 50 次潮热发作的受试者。FDA 指南会定期更新，并且类似指南也可以从国际监管机构获得。

为新疗法获得监管批准而开展的试验一般按分期进行描述。该体系指的是检测新疗法的有序进程，从动物实验、人类细胞培养或组织［临床前期（preclinical）］以及初期在少数志愿者中开展的以验证安全性为目的的非盲法无对照试验［Ⅰ期（phase Ⅰ）］，到检测某剂量范围的副作用、生物标志物或临床结局效果的小样本随机化试验或时间序列试验［Ⅱ期（phase Ⅱ）］，到检验具备可接受安全水平的治疗措施是否能够改善目标状况（如血压）或降低疾病风险（如脑卒中）的大样本随机对照试验的［Ⅱ-Ⅲ期（phase Ⅲ）］（表 11.1）。FDA 通常为获得新药上市批准所必需的Ⅲ期试验定义终点指标。Ⅳ期（phase Ⅳ）涉及大样本研究，可能是随机对照试验，但通常是药物获批后才实施的大样本观察性研究。这些研究通常用以评价药物在大样本人群中使用时的严重副作用的发生率或检验药物可能被 FDA 批准的其他应用。Ⅳ期研究有时不需要明确的科学目标，而是为了向医生和患者介绍新药。

表 11.1　检验新疗法的几个阶段

临床前期	采用细胞培养、组织和动物开展的研究
Ⅰ 期	以少量志愿者开展的非盲法、无对照的研究以评价安全性
Ⅱ 期	相对小样本的随机化或时间序列试验以检验耐受性以及干预的不同强度或剂量对生物标志物或临床结局的效应
Ⅲ 期	相对大样本的随机化盲法对照试验以确定性地检验治疗对临床结局和不良事件产生的效应
Ⅳ 期	在获得 FDA 审批后开展的大样本试验或观察性研究，以评价罕见的严重副作用的发生率，并评估其他治疗用途

预实验

一项成功的临床试验，其设计和实施需要大量信息，如干预类型、剂量和持续时间，干预对结局的可能效应，潜在的不良反应，招募、随机化和持续管理试验受试者的可行性，以及可能的花费。通常，开展一项好的预实验是获得以上信息的唯一方法。

预实验可以是对可行性进行简单测试的小样本试验，也可以是有数百名受试者（为一项重要的多中心、多年投入的研究做准备）的长期试验。应该像设计主试验一样认真设计预实验，有清晰的目的和方法。许多预实验主要关注于确定可行性（feasibility）、研究所需时间（time required）、招募足够数量的合格受试者所需费用（cost），以及了解他们是否愿意接受随机分配并遵从干预。也可以设计预实验来证明预期测量指标（measurements）、数据收集工具（instruments）和数据管理（data management）系统是可行且高效的。对于主要用以检验可行性而开展的预实验，一般不包括对照组。

很多预实验的一个重要目的是确定最佳干预（intervention）——达到最小毒性和最大效果的干预频率、强度和持续时间。

预实验有时可以用于提供估计样本量（sample size）的估计参数。合理估计安慰剂组的结局发生率或平均测量值、干预对主要结局的效应［效应值（effect size）］，以及该结局的统计学变异（variability）对计划样本量是至关重要的。大部分情况下，最好从已发表的具有相似受试者、相似干预的完整研究中获得这些估计。缺乏这些数据时，通过预实验估计是有帮助的，但预实验的样本量通常较小，导致效应值和变异度的计算并不稳定，有非常宽的置信区间。

许多试验达不到估计的效能并不是因为干预的效应比预期小，而是因为安慰剂组的二分类结局事件（outcome events）发生率远低于预期。这种现象是可能发生的，因为符合临床试验纳入标准且同意随机分配者比具有关注疾病的一般人群更健康。因此，确定安慰剂组的结局发生率是至关重要的，可以通过评估具有相似受试者的前期试验的安慰剂组来确定，或在预实验中将受试者随机分配到安慰剂组进行估计。

预实验应该有一个简短但完整的方案（complete protocol）（经伦理审查委员会批准）、数据采集表，以及分析计划。变量应该包括典型的基线测量指标、预测变量，以及完整试验所包括的结局变量，但也要估计可获得的参与招募的研究者对象数量、通过不同来源或招募技术能联系到的或应答的人数、能参加试验的合格者人数及其比例、那些合格却拒绝（或者说他们将拒绝）的随机分配者、招募和随机分配所需的时间和费用，以及干预依从性的估计和方案的其他方面，包括研究访视。通常在预实验后向受试者和工作人员"询问"关于改善试验方法的见解是非常有帮助的。

一项好的预实验需要大量的时间，且可能是昂贵的，但能显著提高一项重要的临床试验获得资金支持的机会和顺利完成该试验的可能性。

■ 开展一项临床试验

随访和遵从方案

如果大量的受试者不接受研究干预、不遵从方案或出现失访，那么试验结果的效能可能会降低或存在偏倚。随访和依从性最大化（maximizing follow-up and adherence）的策略列于表 11.2。

干预效果（以及试验的效能）降低到了受试者没有接受干预的程度。研究者应尝试选择一种易于应用或实施并且耐受良好的研究药物或干预措施。如果一种行为干预需要受试者练习数小时，那么依从性可能很差。每日一次单一剂量服药最容易记住，因此更可取。方案应包括提高依从性的条款，如指导受试者在上午某固定时间常规服药、为他们提供标记每周各天用药的药物容器，或将提醒信息发送到他们的手机上。

表 11.2 随访和依从性最大化的策略

原则	实例
选择可能依从干预和方案的受试者	需要在随机分组前完成两次以上的访视 排除在随机分组前的导入期不能遵从的受试者 排除可能搬迁或不依从的受试者
使干预措施简单	如果可能采用每日一次一片
使研究访视方便且愉悦	访视时间安排通常足以保持紧密联系但不能频繁到令人厌烦 访视时间安排在晚上或周末,或通过电话或 e-mail 收集信息 有足够且组织完备的工作人员以避免受试者等待 提供路费和停车费的补偿 与受试者建立良好的人际关系
使研究测量方法无痛苦、有用,且有趣	选择无创的、信息丰富的检查,这些检查在别处花费高或不易获得 向受试者提供检查结果和恰当的咨询或转诊
鼓励受试者继续完成试验	对于违反研究方案、发生不良反应或停止干预措施的受试者不要终止随访 给受试者发送生日和假日贺卡 发送简报和 e-mail 信息 强调依从和随访的科学重要性
找到失访的受试者	继续联络受试者 使用追踪服务

还需要考虑如何更好地实施干预的测量依从性(measure adherence to the intervention),使用以下方法,如自我报告、药片计数、带电脑芯片的可记录打开时间的药物容器,以及血清或尿代谢水平。这些信息可以识别不服从的受试者从而设置提高依从性的方法,并可使研究者恰当地解释研究发现。

在获得知情同意前讨论研究内容可以提高研究访视(study visits)和测量的依从性(adherence),将访视安排在方便的时间而且应有足够的工作人员以防止受试者等待,在每次访视前一天给受试者打电话或发送电子邮件,以及补偿路费、停车费和其他自付费用。

不能随访(follow-up)受试者并测量其研究结局可能导致有偏倚的结果,削弱结果的可信度,降低统计学效能。例如,使用鼻喷雾降钙素降低骨质疏松性骨折风险的试验显示治疗可以降低 36% 的骨折风险[13]。然而,大约 60% 参与随机分组的患者出现失访,而且无法了解这些受试者中是否发生骨折。因为发生骨折的总体人数少,所以即使在失访的受试者中仅有少数发生骨折也可能改变试验结果。这种不确定性削弱了研究结果的可信度[14]。

即使受试者违反了方案或终止了试验干预,也应该对他们进行随访,以便将其结局用于意向性治疗分析(intention-to-treat analyses)(见本章"结果分析")。在很多试验中,由于参加另一项试验、错过研究访视或中断研究干预而违反方案的受试者会被终止随访,这可能导致产生偏倚或无法解释的结果。例如,鉴于一种药物会引起有症状的副作用从而导致接受干预治疗者相对于安慰剂者更容易中断使用研究药物。如果不继续随访中断使用研究药物的受试者,在副作用与主要结局或严重不良反应(SAE)存在关联时,这会使研究结果出现偏倚。

实现完整随访（follow-up）的策略与队列研究（第 7 章）所讨论的相似。在研究开始时，研究者应该告知受试者随访的重要性并记录其姓名、住址、e-mail 地址以及一个或两个家庭成员或关系密切的熟人（总能知道受试者在哪）的电话号码。除了要提高研究者评估生存状态的能力，能与受试者通过电话或 e-mail 联系可以让他从研究结束时拒绝参加访视的受试者那里得到替代结局测量。心脏和雌激素/孕激素替代研究（HERS）试验使用了以下全部策略：平均随访达 4 年后，89％的女性回来接受最后一次临床访视，另外 8％通过电话联系对结果进行确认，并且使用挂号信、与亲属联系和采用追踪服务确定了每个其他受试者的生存状态信息[15]。

试验设计对于受试者来说应尽可能简单，以使他们遵从干预并且完成所有的随访访视和测量，冗长而有压力的访视会阻碍受试者参加。相对于如冠脉造影的有创检查，受试者更愿意参加涉及无创检查的访视，如 CT 扫描。采用电话或电子手段收集随访信息可能提高那些参加访视存在困难的受试者的依从性。另一方面，如果对受试者没有一些社会的或人际方面的奖励，受试者可能对试验失去兴趣。受试者可能对每月一次的研究访视感到厌倦，但是如果每年仅安排一次访视，他们可能会失去兴趣。若参与试验的经历对受试者而言是积极而愉悦的会改善随访情况：设计无痛且有趣的试验测量和过程；为受试者提供别处没有的检查，并提供结果（不包括那些还没有在临床使用，仅针对受试者研究的检查）；发送表示感谢的简讯、短信或电子邮件；邀请他们加入社交媒体网站；发送节日和生日贺卡；赠送不昂贵的礼物；并且和热情友好的工作人员建立稳定的人际关系。

针对试验设计，有两个特定的方面可以提高依从性和随访：在随机分组前和导入期进行筛查访视（screening visits）。要求受试者在随机分组前参加一到两次筛查访视可以排除那些无法完成访视的受试者。这一技巧在于将进入试验的标准设置得足够高，从而排除掉那些在随后试验中不依从的受试者，但没有排除那些可能有好的依从性的受试者。

导入期（run-in period）对提高遵从干预和参与随访过程者的比例是有帮助的。在基线测量期间，给所有的受试者以安慰剂。一定时间后（通常为几周），仅对那些依从干预的受试者（如至少服用了 80％的分配的安慰剂）进行随机分配。用这种方式在随机分配前排除不依从的受试者，可以增加研究效能并且允许对干预的整体效果进行更好地估计。然而，导入期会延迟进入试验的时间，被排除的受试者比例通常很小，而且被随机分配到药物组的受试者可能会注意到他们的药物在随机分配后发生的变化，从而导致无法设盲。关于在导入期给予安慰剂是否比在随机分组前要求受试者完成一项或多项筛查访视对提高依从性更有效也并不清楚。在缺乏可以质疑研究依从性不好的特定理由时，可能没有必要在试验设计中包括导入期。

安慰剂导入设计（placebo run-in）的一种变通是在导入期使用药物而非安慰剂。除了增加纳入受试者的依从性，阳性导入（active run-in）还可以选择对干预耐受且有反应的受试者；没有不良反应或在与结局相关的生物标志物上出现治疗的预期效应，可以作为实施随机化的标准。例如，采用安慰剂对照试验检验硝酸甘油对骨量的影响，研究者采用 1 周的阳性药物导入期排除了因头疼而停止使用硝酸甘油的女性[16]。这一设计通过增加干预组中可以耐受药物并可能依从的比例而使研究效能最大化。但是，使用这种策略所得的研究结果不可能外推到被排除的人群中。

使用阳性导入可能低估不良反应的发生率。一项研究卡维地洛对 1094 名充血性心衰患者死亡率影响的试验使用了 2 周的阳性药物导入期。在导入期，17 人出现了充血性心衰加重，7 人死亡[17]。这些人在试验中没有参与随机分配，因此这些药物的不良反应没有包括在结局中。

结局确认和判定

确定结局发生的数据来源于许多方面：自我报告、标准化问卷调查、管理或临床记录、实验室或影像学检查、特定的测量等。大多数自我报告的结局不是 100% 准确，如卒中病史或受试者报告戒烟。如果有可能，应该确证那些对试验有重要意义的自我报告结局。疾病的发生，如卒中，通常采用以下标准进行判定：

1. 建立明确的结局判定标准（如有新发的、持续的与 CT 和核磁扫描显示病灶相对应的神经功能损伤）；
2. 收集需要评估的临床文件（如出院小结和放射报告）；
3. 由被设盲的专家评审每一个潜在病例，并判断是否符合诊断标准。

判定通常由两位专家独立进行，然后不一致的病例通过两位专家讨论或由第三位专家进行裁决。但是，在判定时涉及多位专家可能是昂贵的，并且小样本研究中的简单结局由一位专家进行判定可能就足够准确了。重要的是对任何一位参与收集信息和判定的人，均应对治疗分配设盲。

临床试验监察

研究者必须确保受试者不暴露于有害干预、不拒绝有利干预或在研究问题，不可能有答案时不继续试验。在试验过程中必须监察这三点，以发现是否应及早终止试验。

- **由于伤害而停止**。实行临床试验监察最重要的原因是确保干预不会产生非预期的伤害。如果判定伤害（harm）是明确存在的，且大于获益，则试验应该停止。
- **由于获益而停止**。如果真实干预的获益大于试验设计时所估计的获益，那么在试验早期能观察到具有统计学意义的获益（benefit）。当证明获益存在时，继续试验并向安慰剂组的受试者以及可能获益的其他人延迟提供干预可能是不符合伦理的。
- **由于无意义而停止**。如果试验回答研究问题的可能性极低，那么继续要求受试者保留在需要时间和精力且可能引起不适或风险的试验中是不符合伦理的。如果一项临床试验预期持续 5 年，但 4 年后发现干预组和对照组的结局事件的发生率几乎没有差异，那么"条件效能"（按照现在的结果，在剩余时间内拒绝无效假设的可能性）会非常小，应考虑停止试验。有时，如果研究者不能招募或保留足够受试者来提供足够的效能回答研究问题，或受试者对干预的依从性很差，那么应尽早停止试验。

在既定试验结束前，研究问题可能被其他试验回答。既定研究问题相关的证据能由多于一项试验提供，是比较理想的，但如果在试验中可获得明确的有关获益或风险的证据，那么继续试验可能是不符合伦理的。

大多数临床试验应包括期中监察计划（interim monitoring plan）。由美国国立卫生研究院（NIH）资助的试验通常要求期中监察，即使大家认为干预是安全时（如对减肥进行的行为干预)。如何开展期中监察应该在临床试验设计时进行考虑。在干预可能是安全的小样本试验中,研究者应该监察安全性或指定一个独立的数据和安全监察员。在大样本试验和干预存在未知的不良反应或潜在危险的试验中,通常由一个委员会进行期中监察,即数据和安全监察委员会(DSMB,Data and Safety Monitoring Board),该委员会包括研究涉及疾病的临床专家、生物统计学家、临床试验人员、伦理学家,有时包括被研究患者团体的代表。这些专家不参与该试验,而且没有与试验相关的私人或经济利益。应该在试验开始前细化 DSMB 章程和程序。开发 DSMB 章程的指南由 FDA 和 NIH 提供,这些指南包含的条目列于表 11.3 中。

表 11.3　临床试验监察

监察要素
　招募
　随机化
　对干预的依从性和盲法
　随访的完整性
　重要变量
　　结局
　　不良反应
　　潜在的联合干预
监察人员
　如果是有轻微危害的小样本试验,由试验研究者或单一的监察人员担任
　否则,由独立的数据和安全监察委员会担任
期中监察的方法
　预先确定统计学方法和监察频率
　判定的重要性,以及统计学终止原则的内容
根据监察结果改变方案
　终止试验
　修改试验
　　停止试验中的一组干预
　　为安全监察增加新的必要测量指标
　　高风险受试者中断试验
　及时延长试验
　扩大试验样本量

终止一项试验应该是谨慎的决定,要权衡对受试者的伦理责任与推动科学知识的进步的使命感。无论何时,试验一旦被提前终止,将会丧失产生更多明确结果的机会。决策常常是复杂的,必须在受试者的潜在风险和可能的获益之间进行权衡。可以使用补偿多次审视结果的方法(附表 11B)进行统计学假设检验,为停止试验提供重要但不确切的信息。应该评估相关结局的效应和时间趋势以考虑一致性,并且应该仔细考虑早期停止试验对研究结果可信度的影响(例 11.2)。

有许多统计学方法可用于监察试验的期中分析。重复分析试验结果("多次窥视")是多重假设检验的一种形式,会增加Ⅰ类错误的可能性。例如,如果 $\alpha=0.05$ 被用于每一次期中检验,在试验过程中做了 4 次试验结果分析,在试验结束时再做 1 次,那么犯Ⅰ类错误的概率由 5% 增加到 14%[18]。为了解决这个问题,通常用于期中监察的统计学方法是降

低每次期中检验的 α 值，使得整体的 α 值接近 0.05。有多种方法决定如何"降低 α"（附表 11B）。

分析结果：意向性治疗和符合方案

临床试验主要假设的统计学分析通常是直接明了的。如果结局变量是二分类变量，最简单的方法是用卡方检验（chi-squared test）比较研究组之间的比例。当结局是连续变量时，可以使用 t 检验（t test），或在结局为非正态分布时使用非参数检验。在很多临床试验中，随访的持续时间对每个受试者是不同的，有必要使用生存时间的方法。更复杂的统计学模型如 Cox 比例风险分析（Cox proportional hazards）分析可以完成生存分析，同时调整基线混杂变量的机会分布不均衡[19]。

分析临床试验结果应该考虑的一个重要事项，即为处理"交叉"（crossovers）（被分配到干预治疗组的受试者没有获得治疗或没有继续治疗，而被分配到对照组的受试者却得到了干预治疗）而首选意向性治疗分析方法。意向性治疗（intention-to-treat）分析根据每一个研究对象被随机分配到的组别进行研究组之间结局的比较，而不管其是否遵从被分配的干预措施。意向性治疗分析可能低估治疗的总体效应，但可以确保避免更重要的结果出现偏倚。

另一种与意向性治疗方法相对的是执行"符合方案"（per-protocol）分析，即只包括遵从方案的受试者。可以用不同的方式定义遵从方案，但通常只包括两组中依从被分配的研究治疗、完成一定比例的访视或测量及没有其他违反方案行为的受试者。符合方案分析的一个子集是"接受治疗"（as-treated）分析，其中仅包括依从被分配的干预措施的受试者。这些分析看似合理，因为受试者只被其实际接受的干预措施所影响。然而，依从研究治疗和方案的受试者可能在某些与结局相关的方面与那些不依从的受试者不同。在绝经后雌激素-孕激素干预（PEPI）试验中，875 名绝经后女性被随机分配到 4 种不同的雌激素或雌激素联合孕激素治疗以及安慰剂组[20]。在被分配到无拮抗的雌激素的女性中，30% 的受试者在 3 年后由于子宫内膜增生（子宫内膜癌前兆）而中止治疗。如果将这些女性从符合方案分析中排除，那么将会遗漏雌激素治疗与子宫内膜癌之间的关联。

意向性治疗分析的主要缺点在于估计干预效应时包括了那些选择不接受分配的干预措施的受试者。因此，治疗的重要间断或治疗间的交叉将导致意向性治疗分析低估治疗效应的大小。由于这个原因，常常同时用意向性治疗和符合方案分析对试验结果进行评估。例如，在女性健康行动随机化试验中，评估雌激素联合孕激素治疗对乳腺癌风险的效应，意向性治疗分析结果显示风险比为 1.24（$P = 0.003$），而接受治疗分析为 1.49（$P < 0.001$）[21]。如果意向性治疗分析和符合方案分析结果不同，那么意向性治疗分析的结果通常在效应估计时占主导地位，因为其保持了随机化的价值，并且只能影响效应估计偏向保守的方向（支持无效假设），这一点与符合方案分析不同。然而，对于危害的估计（如乳腺癌的发现），接受治疗或符合方案分析提供了最保守的估计，因为干预措施在暴露组产生危害。

如果随访测量是完整的，不管受试者是否依从治疗，只能对结果进行意向性治疗分析。因此，应将其作为目标。

亚组分析

亚组分析（subgroup analyses）定义为针对试验队列的一个子集进行随机分组之间的比较。实施这些分析的主要原因在于发现亚组间的效应修饰（effect modification）[交互作用（interaction）]，例如男性的治疗效果是否不同于女性。由于这些分析容易被误用而且可能导致错误结论，因此毁誉参半。但是，如果使用得当，它们能提供有用的辅助信息，并能扩展从临床试验中得到的推论。为了维持随机化的价值，应在随机分组前根据测量指标定义亚组。例如，一项使用地诺单抗预防骨折的试验发现药物可以将低骨密度女性发生非脊柱骨折的风险降低20%。事先计划的亚组分析显示在基线骨密度低的女性中治疗是有效的（骨折风险降低35%；$P<0.01$），而在基线骨密度较高的女性中是无效的（效应修饰 $P=0.02$）[22]。需要注意的是随机化的价值仍然保留：在每个亚组内比较被随机分配到地诺单抗组女性的骨折发生率与安慰剂组女性的骨折发生率。基于随机化后因素如对随机分配治疗的依从性进行亚组分析，就不能维持随机化的价值，而常常产生误导性的结果。

亚组分析会由于某些原因产生误导性的结果，如每个亚组人数少于整体试验的人数，则可能没有足够的效能发现重要差异。当研究结果反映没有足够的效能发现某一效应时，研究者应当避免宣称药物在亚组中是"无效的"。研究者常常在大样本亚组中检验结果以增加发现不同干预效应的可能性。例如，如果检验20个亚组，在 $P<0.05$ 水平的一个亚组的差异可能是由于偶然性。为了解决这个问题，应该在试验开始前定义有计划的亚组分析，并且在研究结果中应当报告亚组分析的数量[23]。亚组之间对同一干预有不同反应的结论必须有证据支持，即治疗效应和亚组特征之间存在有统计学意义的交互作用，并且在确定交互作用前应该开展一个单独的研究以确认效应修饰。

■ 小结

1. 随机化试验设计有一些衍生类型，在适当的情况下能切实提高研究效率：
（1）析因设计（factorial design）可以用一个研究的代价开展两个或多个独立的试验。
（2）整群随机化（cluster randomization）可以在自然发生的群组中开展有效的研究。
（3）非劣效或等效试验（non-inferiority or equivalence trials）比较新的干预措施与既有的"标准治疗"。
（4）适应性设计（adaptive designs）基于期中分析改变设计而提高研究效率，例如改变研究药物的剂量（dose）、受试者的数量（number），以及随访期限（duration）。

2. 其他有用的临床试验设计有：
（1）时间序列设计（time series designs），即在单组内对干预时期内的每个受试者在干预前和干预结束时的结局进行比较。
（2）交叉设计（crossover designs），即将组内设计与组间设计相结合，以增强对混杂[如果延滞效应（carryover effects）不是问题的话]的控制并减少样本量（minimize sample size）。

3. 为获得新药（new drugs）审批的试验分为：
（1）Ⅰ期（phase Ⅰ），探索剂量和安全性的小样本试验

（2）Ⅱ期（phase II），研究药物在不同剂量下的效应的中等大小的随机化试验或时间序列试验

（3）Ⅲ期（phase III），作为 FDA 审批基础的可证明利大于弊的大样本随机对照试验

（4）Ⅳ期（phase IV），证明获益并发现罕见不良反应的大样本上市后观察性研究

4. 预实验（pilot studies）是帮助确定干预措施的可接受性（acceptability），以及计划试验的可行性（feasibility）、样本量（size）、费用（cost）和期限（duration）的重要步骤。

5. 在实施试验（conducting a trial）时，如果大量的受试者不依从（do not adhere）研究干预措施或失访（lost to follow-up），那么试验结果可能会效能不足、有偏倚或无法解释。

6. 在试验中需要有独立的数据和安全监察委员会（data and safety monitoring board，DSMB）进行期中监察（interim monitoring），以确保研究的质量（quality），并决定研究是否有危害（harm）、获益（benefit）或无意义（futility）的证据而应及早终止（stop early）。

7. 意向性治疗分析（intention-to-treat）利用了随机化控制混杂的优点，应该被作为评估效力（assessing efficacy）的首选分析方法。作为次要的方法，符合方案分析（per protocol）可以对依从人群的效应值进行估计（解释需慎重），是分析治疗的有害效应的最保守的方法。

8. 亚组分析（subgroup analyses）可以发现治疗效应是否被其他变量所修饰；为了减少错误解释，研究者应当事先定义亚组，检验可能的效应修饰（effect modifications）［交互作用（interactions）］是否有统计学意义，并报告检验的亚组数量。

附录 11A
确定非劣效试验的边界

设计非劣效试验（non-inferiority trial）时最困难的事项之一是建立不可接受的新治疗的效应损失边界[7]，称为"Δ"，通常也叫非劣效界值（non-inferiority margin）。这个决策是基于对新疗法潜在效应和优势的统计学和临床考虑，并且需要专家判断。这里有一个如何操作的例子：

> **例 11.1 设计一项在心房颤动患者中比较新药与华法林的研究**
>
> 因为华法林可以降低心房颤动的高危患者发生卒中的风险，因此应将新药与这种标准治疗进行比较。在这种情形下使用华法林降低卒中风险，正确选择剂量是困难的，需要定期采血检验以监测抗凝水平，否则会引起大出血。如果可用的新药没有这些缺点，选择这种药而非华法林是合理的，即使其降低卒中风险的效应较华法林略低。
>
> 一种设定 Δ 的方法是对前期完成的比较华法林与安慰剂的试验进行 meta 分析，将华法林治疗效果下限与 0 之间差异的部分按某个比例设置为 Δ。或者，因为纳入 meta 分析的研究质量常常参差不齐，基于具有相似的入选标准、华法林剂量和结局测量的最高质量的随机化试验的结果设置 Δ 可能更好。考虑治疗的所有获益和风险，设置 Δ 以最大可能发现新治疗优于安慰剂很重要[6-7]。
>
> 假设一项比较华法林和安慰剂的高质量试验的 meta 分析显示在具有心房颤动的高危患者中使用华法林治疗可降低卒中发生率，从每年 10% 降到每年 5% 左右（绝对治疗效应=5%，95%CI 为 4%~6%）。考虑到新药的优点，多大的效应损失是临床上不可接受的？也许绝对效应比华法林低 2% 是可接受的？在本例中，如果华法林和新治疗之间的卒中发生率差异的置信区间下限小于 2%（图 11.2），那么我们可以宣称新疗法不比华法林差。在非劣效试验中，也可能发现新治疗优于已有治疗（图 11.2 中最上面的例子）。

附录 11B
试验结局的期中监察和及早终止

用于决定是否停止一项试验而开展的对试验结果的期中监察是一种多重假设检验，因此增加了 I 类错误的可能性。为了解决这个问题，通常会降低每次检验的 α（α_i）以确保总体 α 近似等于 0.05。有多种统计学方法可以用于降低 α_i。

最容易理解的是 Bonferroni 法，即当检验的总次数为 N 时，$\alpha_i = \alpha/N$。例如，如果要进行 5 次检验，总体 α 为 0.05，那么每次检验的 α_i 是 0.01。但是，这种方法有两个缺点：它要求在任一期中分析时使用相同的阈值终止试验，而且它会导致最终分析的 α 值较低。大多数研究者宁可使用更严格的早期终止试验的阈值，也不愿意在后期使用接近 0.05 的 α 进行最终分析。此外，这种方法因为假设每次检验都是独立的而过于保守。期中分析不是独立的，因为每次后续分析是基于累积数据，其中一些数据已包含在前期分析中。由于这些原因，Bonferroni 法并不常用。

另一种常用的方法是 O'Brien 和 Fleming 推荐的[24]，在最初的假设检验中使用非常小的 α_i，然后每次检验逐渐增加 α_i 直到最终检验的 α_i 接近于总体 α。如果研究者选定了实施检验的次数和总体 α，O'Brien 和 Fleming 提供了计算 α_i 的方法。在每一次检验中，$Z_i = Z^* (N_i)^{1/2}$，其中在第 i 次检验中 $Z_i = Z$；Z^* 是为了达到总体显著性水平而确定的；N 是计划实施的检验总次数。例如，总体 α 为 0.05，实施 5 次检验时，$Z^* = 2.04$；最初的 $\alpha = 0.00001$，而最终的 $\alpha_5 = 0.045$。这种方法不太可能导致试验在非常早期的阶段得以终止，除非在随机分组之间的结局存在非常显著的差异。此外，这种方法避免了在试验末期 P 值为 0.04 或 0.03 而最终检验的 α_i 被降至 0.01 时，出现接受无效假设的尴尬局面。

O'Brien-Fleming 法的一个主要缺点是必须在试验开始前决定检验的次数和用于检验的数据比例。在一些试验中，出现重要趋势时，有必要进行额外的期中检验。DeMets 和 Lan[25] 开发了一种使用特定 α 消耗函数的方法，提供连续的试验终止界限。在某一具体时间（或结局发生达到一定比例后）的 α_i 由函数和前期"查看"的数量决定。使用这种方法，不需要在试验前确定"查看"的次数和每次"查看"时纳入分析的数据比例。当然，对每一次额外的未事先计划的期中分析而言，最终的 α 会有点小。

基于截略抽样技术的一系列不同的统计学方法显示，如果后期数据不太可能改变结论时可以终止试验。由于只根据试验结束时数据显示的估计进行决策，因此不存在多重检验的问题。一种常用的方法是在试验结束时根据累积数据，计算拒绝无效假设的概率。通常计算一系列条件概率的效能，首先假设 H_0 是真的（即治疗组和对照组中的任何后期结局都是均匀分布的），同样假设 H_a 是真的（即 H_a 的情况下治疗组和对照组中结局分布不均衡）。也可以使用其他估计来提供合理的效应值估计范围。如果拒绝无效假设的条件概率的效能在一系列假设中是低的，那么不太可能拒绝无效假设，这时可能应该终止试验。

例 11.2 中呈现了两个在早期中止的试验的实例。

例 11.2 两个被早期终止的试验

心率失常抑制试验（CAST）[26]。在心肌梗死（MI）存活者中发生室性早搏是猝死的一个危险因素。CAST 研究评估了抗心律失常治疗（恩卡尼、氟卡尼或雷默西嗪）在心梗后发生无症状或轻度症状室性心律失常的患者中，预防其发生猝死风险的效果。在平均随访达 10 个月的过程中，接受药物治疗的受试者总死亡率（7.7% vs. 3.0%）和死于心律失常的发生率（4.5% vs. 1.5%）均高于安慰剂组。试验原计划持续 5 年，但此巨大的且有高度统计学意义的差异导致该试验在 18 个月后被终止。

医生健康研究[27]。医生健康研究是一项评估阿司匹林（325 mg/d）降低心血管死亡率效应的随机对照试验。该试验原计划随访 8 年，但在 4.8 年后被终止。在治疗组中出现的非致死性心肌梗死的风险降低有统计学意义（相对危险度＝0.56），但两组的心血管疾病死亡人数没有差异。在此项研究中观察到的心血管疾病死亡人数远低于预期（随访 4.8 年后死亡 88 例，而预期为 733 例），由于阿司匹林对非致死性心梗风险的有利作用，加上观察到其对心血管疾病死亡的有利影响具有很低的条件概率的效能，因此该试验被终止。

参考文献

1. Ridker PM, Cook NR, Lee I, et al. A randomized trial of low-dose aspirin in the primary prevention of cardiovascular disease in women. *N Engl J Med* 2005;352:1293–1304.
2. The Women's Health Initiative Study Group. Design of the Women's Health Initiative clinical trial and observational study. *Control Clin Trials* 1998;19:61–109.
3. Walsh M, Hilton J, Masouredis C, et al. Smokeless tobacco cessation intervention for college athletes: results after 1 year. *Am J Public Health* 1999;89:228–234.
4. Donner A, Birkett N, Buck C. Randomization by cluster: sample size requirements and analysis. *Am J Epidemiol* 1981;114:906–914.
5. Piaggio G, Elbourne DR, Altman DG, et al. Reporting of non-inferiority and equivalence randomized trials. An extension of the CONSORT Statement. *JAMA* 2006;295:1152–1160.
6. Piaggio G, Elbourne DR, Pocock SJ, et al. Reporting of non-inferiority and equivalence randomized trials. An extension of the CONSORT 2010 statement. *JAMA* 2012;308:2594–2604.
7. Kaul S, Diamond GA. Good enough: a primer on the analysis and interpretation of non-inferiority trials. *Ann Intern Med* 2006;145:62–69.
8. D'Agostino RB Sr., Massaro JM, Sullivan LM, et al. Non-inferiority trials: design concepts and issues—the encounters of academic consultants in statistics. *Statist Med* 2003;22:169–186.
9. Chang M, Chow S, Pong A. Adaptive design in clinical research: issues, opportunities, and recommendations. *J Biopharm Stat* 2006;16:299–309.
10. Chalmers T, Celano P, Sacks H, et al. Bias in treatment assignment in controlled clinical trials. *N Engl J Med* 1983;309:1358–1361.
11. Pocock S. Current issues in the design and interpretation of clinical trials. *Br Med J* 1985;296:39–42.
12. Nickles CJ, Mitchall GK, Delmar CB, et al. An n-of-1 trial service in clinical practice: testing the effectiveness of stimulants for attention-deficit/hyperactivity disorder. *Pediatrics* 2006;117:2040–2046.
13. Chestnut CH III, Silverman S, Andriano K, et al. A randomized trial of nasal spray salmon calcitonin in postmenopausal women with established osteoporosis: the prevent recurrence of osteoporotic fractures study. *Am J Med* 2000;109:267–276.

14. Cummings SR, Chapurlat R. What PROOF proves about calcitonin and clinical trials. *Am J Med* 2000;109:330–331.
15. Hulley S, Grady D, Bush T, et al. Randomized trial of estrogen plus progestin for secondary prevention of coronary heart disease in postmenopausal women. *JAMA* 1998;280:605–613.
16. Jamal SA, Hamilton CJ, Eastell RJ, Cummings SR. Effect of nitroglycerin ointment on bone density and strength in postmenopausal women. *JAMA* 2011;305:800–805.
17. Pfeffer M, Stevenson L. Beta-adrenergic blockers and survival in heart failure. *N Engl J Med* 1996;334:1396–1397.
18. Armitage P, McPherson C, Rowe B. Repeated significance tests on accumulating data. *J R Stat Soc* 1969;132A:235–244.
19. Friedman LM, Furberg C, DeMets DL. *Fundamentals of clinical trials*, 3rd ed. St. Louis, MO: Mosby Year Book, 1996.
20. Writing Group for the PEPI Trial. Effects of estrogen or estrogen/progestin regimens on heart disease risk factors in postmenopausal women. *JAMA* 1995;273:199–208.
21. Writing group for WHI investigators. Risks and benefits of estrogen plus progestin in healthy postmenopausal women. *JAMA* 2001;288:321-333.
22. McClung MR, Boonen S, Torring O, et al. Effect of denosumab treatment on the risk of fractures in subgroup of women with postmenopausal osteoporosis. *J Bone Mineral Res* 2012;27:211–218.
23. Wang R, Lagakos SW, Ware JH, et al. Statistics in medicine—Reporting of subgroup analyses in clinical trials. *NEJM* 2007;357:2189–2194.
24. O'Brien P, Fleming T. A multiple testing procedure for clinical trials. *Biometrics* 1979;35:549–556.
25. DeMets D, Lan G. The alpha spending function approach to interim data analyses. *Cancer Treat Res* 1995;75:1–27.
26. Cardiac Arrhythmia Suppression Trial (CAST) Investigators. Preliminary report: effect of encainide and flecainide on mortality in a randomized trial of arrhythmia suppression after myocardial infarction. *N Engl J Med* 1989;321:406–412.
27. Physicians' Health Study Investigations. Findings from the aspirin component of the ongoing Physicians' Health Study. *N Engl J Med* 1988;318:262–264.

第 12 章

医学检验的研究设计

Thomas B. Newman，Warren S. Browner，Steven R. Cummings，and Stephen B. Hulley

聂晓璐 彭晓霞 唐迅 译

医学检验是临床研究一个重要方面，如筛选危险因素、诊断疾病或评估患者预后。本章讨论的研究设计主要用于研究一种特定的检验是否需要开展以及在哪类人群中开展（studying whether, and in whom, a particular test should be performed）。

大多数医学检验的研究设计类似于第 7 章和第 8 章提到的观察性研究设计。然而，用于评估医学检验的研究与大多数观察性研究有一些重要差异。最重要的是，大多数观察性研究的目的旨在确定可以代表某种因果关系（第 9 章）的统计学意义的关联（第 5 章）。相对而言，证明一项检验结果与特定疾病存在统计学关联远不足以决定该检验在临床上是否有用，并且医学检验的研究通常不涉及因果关系。因此，比值比和 P 值在医学检验研究中是次要的考虑因素，而更被关注的是描述性参数如灵敏度（sensitivity）、特异度（specificity）和似然比（likelihood ratios）及其各自的置信区间（confidence intervals）。

■ 决定某项检验是否有用

一项检验是否有用，需要依次解决一系列难度递增的问题以阐明这项检验的可重复性（reproducibility）、准确性（accuracy）、可行性（feasibility），最重要的是其对临床决策（effects on clinical decisions）和结局（outcomes）的影响（表 12.1）。一项医学检验是否值得开展，以上问题的有利回答是必要而非充分条件。例如，如果一项医学检验结果由于检验者或地点的不同而差异较大，那么它不可能是有用的。如果一项检验很少提供新的信息，那么就不可能影响临床决策。即使它能影响决策，如果这些决策不能在合理的风险和成本水平上改善患者的临床结局，那么也是没有价值的。

当然，如果一项医学检验可以改善被测患者的结局，那么就可以推断其他问题的合理答案。但是，研究一项检验是否可以改善患者结局是最难做到的。相反，通常通过比较一项检验和已有检验的准确性、安全性或成本，来推断其对结局产生的潜在效应。当开发一项新的诊断或预后检验时，需要考虑当前实践中哪些方面最需要改善。例如，现有检验是否不可靠、不准确、昂贵、危险或难以实施？

表 12.1 决定一项医学检验是否有用的问题，能回答这些问题的设计，以及报告研究结果的统计学指标

问题	可能的设计	结果的统计学指标
检验的可重复性如何？	研究不同观察者和同一观察者以及实验室间和实验室内的变异程度	一致率、kappa 值、变异系数、均值、差值的分布（避免使用相关系数）
检验的准确性如何？	横断面、病例对照或队列类型的设计，比较检验结果与金标准结果	灵敏度、特异度、阳性和阴性预测值、受试者工作特征曲线及似然比
检验结果如何影响临床决策？	诊断收益研究，研究诊断试验前、后的临床决策改变	异常比例，出现不一致结果的比例，导致临床决策发生改变的检验比例；每一例异常结果或决策改变所需成本
检验的成本、风险和可接受度如何？	前瞻性或回顾性研究	平均费用、不良反应比例、愿意接受检验的比例
检验是否改善了临床结局或有不良反应？	预测变量接受检查的随机对照试验、队列或病例对照研究，结局变量包括发病率、死亡率、或与疾病或治疗有关的费用	危险比、比值比、风险比、需治疗人数、好的和不良结局的发生率和比

*表中大多数统计量应该给出相应的置信区间。

医学检验研究的常见问题

- **疾病严重程度谱和检验结果**。由于大多数医学检验研究的目标是通过测量样本来推断总体，因此样本选择方法对推断的真实性有主要影响。当样本的疾病（或非疾病）谱与研究者期望外推的患者总体不同时，会产生疾病谱偏倚（spectrum bias）。在开发一项诊断试验的早期，调查这项检验是否可以区分明确的疾病晚期的参与者与健康对照组可能是合理的；如果答案是否定的，研究者可以重回实验室对检验进行修订或开发不同的检验。然而，当研究问题阐述了某项检验的临床效用后，疾病或非疾病谱应该能够代表检验将要应用的人群。例如，根据有症状的胰腺癌患者与健康对照的比较而开发的一项检验，在后期评估中需要在更难以区分但具有临床实际意义的样本中进行，比如连续收集的患有不明原因腹痛或体重减轻的病例。

　　疾病谱偏倚不仅来源于不恰当的疾病谱，而且也来源于不合理的检验结果分布。例如，在一项研究不同的影像学医师阅读乳房 X 线照相术检查结果的一致性的研究中，如果要求他们将乳房 X 线照相术检查结果判读为正常或异常，如果研究者为他们选择明显异常的照片为"阳性"图片，选择完全没有异常的照片作为"阴性"图片，那么他们的一致性将会很高。

- **盲法的重要性**。许多诊断试验研究涉及判断，如考虑影像是否异常，或患者是否符合某种疾病的诊断标准。只要有可能，研究者应该对患者曾经被检测并有助于解释新的检验结果的其他信息设盲。例如，在评价超声检查对阑尾炎诊断价值的研究中，不应该让阅

片人知道受试者的病史和查体结果[①]。类似地，病理医生在最终决定是否患阑尾炎（金标准，用于与超声结果做比较）时，也不应该知道超声检查的结果。盲法可以预防偏倚、先入为主和检验以外的其他信息对判断的影响。

- **变异来源、可外推性和抽样方案**。对于一些研究问题，患者间的差异是检验结果的主要变异来源。例如，一些患有菌血症的婴儿（血液中有细菌）白细胞计数将升高，其他指标正常。白细胞计数升高的菌血症婴儿比例并不会因为由哪个实验室做检验而产生较大的变化。另一方面，许多检验结果取决于做检验的人或开展检验的环境。例如，乳房X线照相术阅片的灵敏度、特异度和观察者间的可靠性不仅取决于阅片人的技能和经验，并且取决于设备的质量。当检验结果的准确性在不同阅片人或不同机构间存在变异时，研究不同阅片人和机构之间的检验结果的一致性将很有帮助。

- **诊断的金标准**。有些疾病有普遍接受的金标准（gold standard），可用于表明是否患有目标疾病，如肿瘤的病理组织活检。其他一些疾病有明确定义的金标准，如冠状动脉疾病定义为在冠脉造影时可见至少一支主要冠状动脉出现50%的阻塞。还有一些情况，比如风湿性疾病，需要患者具备特定数量的体征、症状或实验室异常结果，以满足疾病诊断标准。当然，如果用于疾病诊断的任何体征、症状或实验室检验被作为金标准的一部分时，将他们与金标准比较会使其出现虚假的好结果。因为金标准包含了待研究的检验，故称为掺合偏倚（incorporation bias）；这也是之前提到需要采用盲法的原因之一。

    考虑金标准是否为真正的金标准也同样重要。如果金标准不完美，可以使某项检验看上去比实际情况差（如果事实上该检验优于金标准）或比实际情况好（如果指标检验和金标准犯同样的错误）。

- **如何确定阳性检验**？尤其是一项检验结果为连续变量（像血清红细胞生成素水平）时，研究者将倾向于观察所有的研究结果，包括出现研究结局（即慢性疾病导致的贫血）和没有出现研究结局（其他类型贫血）的人群，然后选择最佳的截点值（cut point）定义阳性结果。但是，这是一种过度拟合（over-fitting）（即在特定研究样本中的随机变异会使检验结果看起来优于其在总体中的）。更好的方法是基于其他研究获得的临床和生物学知识确定截点值，或将连续检验结果划分为几个区间，然后计算每个区间的似然比（见下文）。为了减小过度拟合，应该预先设定用于定义区间的截点值，或使用合理的成数[②]。过度拟合是临床预测规则中的一个特殊问题，将在本章后面进行讨论。

■ 检验可重复性的研究

有时检验结果会由于检验时间、地点或人员的变化而变化。观察者内变异（intra-observer variability）指的是相同观察者或实验室对同一标本在不同时点开展检验获得结果重

---

① 换句话说，将单独的病史和查体诊断阑尾炎的准确性与病史、查体结果加上超声诊断的准确性相比较。

② 译者注：成数用于表示一个数是另一个数的十分之几，这里的意思是可以将连续检验结果分为多少个区间，用于后续交叉验证以减小过度拟合所带来的问题。

现的缺乏程度。例如，如果影像学医师在两个时点看同一张胸片，假设他不清楚自己之前做出的解释，那么在多大程度上他会和自己之前的解释保持一致？观察者间变异（inter-observer variability）指的是两个或多个观察者之间的可重复性：如果将相同的照片给另一个影像学医师，那么他与第一个影像学医师判读结果一致的可能性有多大？

通常，可重复水平（或缺乏程度）是主要的研究问题。在其他情况下，将可重复性研究作为临床治疗或研究项目质量改进的目标。当可重复性较差时——因为观察者内或观察者间变异很大——该项测量指标可能没有太大价值，可能需要改进或舍弃。

可重复性的研究本质上关注精确度，而非准确度或真实性（第4章），因此即使所有观察者间相互一致时，结果仍有可能是错误的。有可行的金标准时，观察者内和观察者间可重复性的研究可能会将研究对象的观察结果与金标准相比较以决定准确性。没有金标准可用时，研究者必须采用第4章中描述的评价真实性的其他方法。

设计

评价检验可重复性的基本设计涉及比较多个观察者的检验结果或多次的检验结果。对于涉及几个步骤的检验来说，其中任何一个步骤的差别均可影响可重复性，研究者需要决定研究所关注的范围。例如，在同一医院测量病理医生诊断一组宫颈涂片的观察者间一致性，可能会高估宫颈涂片的总可重复性，因为不能获得标本采集和涂片准备过程中产生的变异。

研究者需要在何种程度上去除那些可能会导致观察者间不一致的步骤，部分取决于研究目的。大多数研究应该估计整个实验过程的可重复性，因为这是决定该检验是否值得使用的依据。另一方面，正在开发或改进某项检验的研究者可能想关注那些会引起问题的特定步骤以便完善检验过程。无论在何种情况下，研究者应当在操作手册（第4章和第17章）中列出获取检验结果的准确过程，然后报告研究结果时在方法学部分加以描述。

分析

- **分类变量**。最简单的观察者间一致性测量是观察者判断完全一致的结果所占的比例。然而，当观察结果在不同分类间不是均匀分布时（如二分类试验"异常"比例不接近50%时），一致性比例很难解释，因为它并不能解释由于两个观察者对异常率的认知而产生的一致性。例如，如果95%的研究对象正常，两个观察者在随机选择5%检验结果来判断"异常"时，两者的正常结果的一致率将达到90%。当一项检验有两种以上具有内在顺序（如正常、临界、异常）的可能结果时，一致率也是一种欠佳的测量指标，因为它对部分不一致（如正常/临界）和完全不一致（正常/异常）的计数是相同的。

  Kappa值是较好的评价观察者间一致性的测量指标（附录12A），可以测量一致性程度，并且可以估计部分一致性，而除外观察者根据已知的异常率做出的预期[3]。Kappa取值范围在-1（完全不一致）到1（完全一致）之间。Kappa值为0意味观察者间的一致性并不比从每个水平的异常率估计的预期一致性更好。Kappa值大于0.8通常表示一致性非常好；0.6~0.8之间表示一致性较好。

---

[3] Kappa值通常被描述为除外偶然性造成的一致性程度，但估计偶然性导致的一致性则是根据每个观察者所了解的异常率来决定的。

- **连续变量**。对于连续变量，观察者间变异的测量取决于研究设计。有些研究测量两台仪器或两种方法间的一致性（如两支温度计测量的温度）。描述这种研究数据的最好方法是采集配对测量数据（每对包括对同一研究对象在两个近乎相同时点的两次测量），并且报告对子之间测量值分布差异的均数，如标准差或差异超出临床相关阈值的发生频率。例如，如果有临床意义的体温差异是 0.3 ℃，在比较经鼓室和直肠测量体温的研究中，可以估计两种仪器间差异的均数（±标准差），并报告两种测量差异超过 0.3 ℃ 的频率[④]。

其他研究检查由于不同的技术人员、实验室或仪器造成的试剂之间、观察者之间或仪器之间的变异。这些结果通常使用变异系数（cofficient of variation，CV）进行总结，即从单一标本获得的所有结果的标准差除以均数。通常比较两种或多种试剂或仪器的变异系数；变异系数越小检验结果越精确（尽管可能不是最准确的）。

■ 检验准确性的研究

这部分研究关注以下问题，"检验会获得正确答案？"当然，其前提假设为有可获得的金标准（gold standard）来揭示正确答案。

设计

- **抽样**。诊断试验准确性的研究设计类似于病例对照（case-control）或横断面研究设计。在采用病例对照设计的诊断试验中，分别对患病和未患病人群进行抽样，然后比较两组的检验结果。如前所述，病例对照抽样可能仅适用于诊断试验开发早期，这时，研究问题是该检验是否值得进一步研究。随后，当研究问题为评估检验的临床效用时，患病和非患病人群的疾病谱应该类似于该检验将要应用的临床人群；这使得病例对照抽样比针对目标总体的代表性抽样设计更难达到研究目的。

分别从患病和未患病人群进行抽样的诊断试验研究容易在测量或检验结果报告中产生偏倚，因为检验的测量必然在疾病状态测量之后。另外，采用这种抽样方案的研究通常不能用于估计预测值（predictive values）（在下文进行讨论）。

用于评估特定诊断的患者的连续（consecutive）样本通常会得到更真实和易解释的结果，包括预测值。例如，Tokuda 等[3]在 526 例连续纳入的成人发热急诊病例中发现，寒战程度（如感觉冷与盖着厚毛毯还全身发抖相比）是菌血症的一个较强预测因子。因为研究对象被纳入前并不清楚他们是否患菌血症，因此，本研究中，患者的疾病谱应该可以合理地代表所有的发热急诊病例。

采用联合试验（tandem testing）的抽样方案有时被用于两种检验（可能不完美的）

---

④ 尽管相关系数常常被使用，但在研究实验室检验的可靠性时最好避免使用，因为它很容易受到离群值的影响，而且读者无法判断两次测量间存在差异的频率为多大时才具有临床意义。均差的置信区间也应避免使用，因为他们取决于样本量大小而可能被误解。两次测量间均差的置信区间较窄并不意味着通常意义上的高度一致——仅仅提示均差的测量比较精确。关于这点的讨论见 Bland 和 Altman[1] 或 Newman 和 Kohn[2] 的观点。

的相互比较。在具有代表性的研究对象样本中同时进行两种检验，然后选择一项或两项检验结果为阳性的研究对象进行金标准检测。金标准检测也用于两项试验结果均为阴性的患者随机样本，以确认其确实未患病。这种设计允许研究者在不需要对所有阴性检验结果的研究对象开展金标准检测的前提下，确定哪种检验更准确，这已被用于不同宫颈细胞学检测方法的比较研究[4]。

预后检验研究需要队列设计（cohort designs）。在前瞻性设计中，基线时完成检验，然后随访研究对象以观察谁发生了研究结局。如果之前确定的队列的已留存血样可用，当新的检验出现时，例如 HIV 阳性患者的病毒载量，可以采用回顾性队列研究。那么可以测量储存血样中的病毒载量以观察病毒载量是否能够预测预后。如果研究结局罕见且检验成本昂贵时，巢式病例对照设计（第 8 章）尤其适用。

- **预测变量**：检验结果。尽管将检验结果判断为阳性或阴性是最简单的，但是许多检验的结果是分类、有序或连续变量。为了利用在检验中得到的所有信息，研究者在通常情况下应该报告检验的有序或连续结果，而不是将其二分为"正常或异常"。相对于轻度异常的疾病，大多数检验对于非常异常的疾病更有预示意义，并且存在临界范围，在此范围内检验结果并不能提供许多信息。

- **结局变量**：疾病（或其结局）。诊断试验研究（diagnostic test study）的结局变量最好是由金标准确定的患病或未患病。只要有可能，结局的评价不应受到被研究的诊断测试结果的影响。最好对那些实施金标准检验的研究者设盲，让他们不知道指示测试的结果。

有时，特别是筛检试验，统一使用金标准是不符合伦理或不可行的。例如，Smith-Bindman 等[5]根据影像学医师解释的特征研究乳房 X 线照相术的准确性。乳房 X 线照相术阳性的女性被转诊，接受进一步检查，最终用病理学评估作为金标准。然而，对于乳房 X 线照相术阴性的女性做活检是不合理的。因此，为确定这些女性的乳房 X 线照相术结果是否为假阴性，作者将她们的乳房 X 线照相术结果与当地肿瘤登记系统链接，并且将观察在接下来的随访期间内研究对象是否被诊断为乳腺癌作为金标准。这种解决方法假设乳房 X 线照相术检查时所有的乳腺癌患者都能在其后 1 年内得到诊断，并且 1 年内得到诊断的所有乳腺癌患者在乳房 X 线照相术检查时已患病。根据检验结果采取不同的金标准测量会引起潜在偏倚，但有时也是唯一可行的选择，更详细的讨论见本章最后部分。

预后检验研究（prognostic test study）的结局变量涉及疾病的患者发生了什么，比如存活多长时间、发生了什么并发症、或需要什么额外治疗。同样，盲法非常重要，尤其是照顾患者的临床医生可能基于被研究的预后因素进行决策时。例如，Rocker 等[6]发现主治医生而不是管床护士对预后的估计，与重症监护室死亡率独立相关。这可能是因为主治医生更擅长于估计疾病严重程度，但也可能是因为主治医生的预后估计相对于护士，对撤除生命支持的决策具有更大的影响。为了区分这些可能性，从主治医生那里获得预后估计，而不是从那些参与制订或规划撤除生命支持决策的人那里获得预后评估更有帮助。

分析

- **灵敏度、特异度以及阳性和阴性预测值**。比较二分类检验结果与二分类的金标准结果时，可以汇总为 2×2 列联表（表 12.2）。诊断试验的灵敏度（sensitivity）定义为在患病人群中检验结果正确判断为阳性的研究对象所占比例；特异度（specificity）是在未患病人群中检验结果正确判断为阴性的研究对象所占比例。如果患者样本可以代表该检验将应用到的患者人群时，可以计算另外两个参数。阳性预测值（positive predictive value）是指检验结果为阳性的研究对象中确实患病的人所占比例；阴性预测值（negative predictive value）是指检验结果为阴性的研究对象中确实未患病的人所占比例。

表 12.2　二分类检验研究的结果总结为 2×2 表

		金标准			
		患病	未患病	总计	
检验	阳性	a 真阳性	b 假阳性	$a+b$	阳性预测值=$a/(a+b)$
	阴性	c 假阴性	d 真阴性	$c+d$	阴性预测值=$c/(c+d)$
	总计	$a+c$	$b+d$		
		灵敏度= $a/(a+c)$	特异度= $d/(b+d)$		

只有疾病患病率为 $(a+c)/(a+b+c+d)$ 时才可以根据 2×2 表计算阳性和阴性预测值。不适用于分别抽样获得患病和未患病研究对象的研究（如每组样本为 100 例的病例对照研究）。

- **受试者工作特征曲线**。许多诊断试验的结果为有序或连续变量。对于这些检验，根据定义阳性结果时选择的截点值，可能有多个灵敏度和特异度值。这种灵敏度和特异度之间的权衡可以用电子技术开发的作图技术表示：受试者工作特征曲线［receiver operating characteristic（ROC）curves］。研究者选择多个截点值并确定相应的灵敏度和特异度。然后以灵敏度（真阳性率）为 Y 轴，1-特异度（假阳性率）为 X 轴作图。达到图形左上角（100% 真阳性率以及不存在假阳性率）时即为理想的检验。一项没有价值的检验符合从左下到右上角对角线：在任一截点真阳性率等于假阳性率（图 12.1）。ROC 曲线下面积，取值范围为 0.5（无意义的检验）到 1.0（理想的检验），这是对诊断试验总体准确度的综合评价，并且可用于比较两项或更多医学检验的准确性。
- **似然比**。尽管连续或有序结果的诊断试验信息可以概括为灵敏度和特异度或 ROC 曲线，但是还有更好的方法。似然比使研究者可以利用诊断试验的全部信息。对应每一个检验结果，似然比是指在此前提下的患者出现该结果的可能性与非患者出现该结果可能性之比。

$$似然比 = \frac{P（结果｜患病）}{P（结果｜未患病）}$$

P 指"概率"，"｜"指在某种条件下。因此 P（结果｜患病）是指在已知患病的条件下出现该结果的概率，P（结果｜未患病）是指在已知未患病的情况下出现该结果的

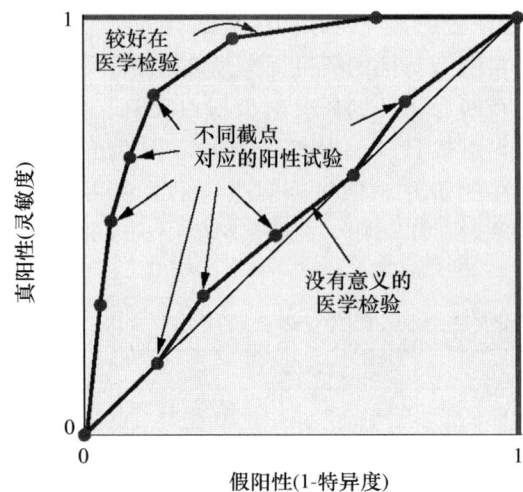

图 12.1 好的和没有意义的检验所对应的受试者工作特征曲线

概率。似然比是这两个概率的比值⑤。

似然比越高，检验结果越有助于明确诊断疾病；似然比大于 100 时是非常高的（在检验中并不常见）。另一方面，似然比越低（接近于 0），检验结果可以更好地排除诊断疾病。似然比为 1 意味着检验结果根本不可能提供患病可能性的信息；似然比接近 1（比如说 0.8～1.25）时表明检验几乎不能提供有帮助的信息。

表 12.3 所示似然比的实例是来自重度感染风险的新生儿全血细胞计数研究的结果[7]。白细胞计数少于 5000/μl 在重度感染的婴儿中较其他婴儿更常见。似然比的计算简单量化为：感染婴儿中白细胞计数少于 5000/μl 的比例为 19%，相对于没有感染者仅为 0.52%。因此，似然比为 19%/0.52%＝36。

- **绝对风险、危险比、风险差和风险比**。预后检验（prognostic tests）研究的分析类似于其他队列研究。如果在预后检验研究中对每个人随访一段时间（比如 3 年），并且几乎没有失访，那么可以用绝对风险、相对危险度和风险差对结果进行总结。尤其是随访时间短且完整时，预后检验研究结果可以像诊断试验一样进行分析，使用灵敏度、特异度、预测值、似然比以及 ROC 曲线。另一方面，研究对象随访时间不同时，生存分析的方法可以考虑到随访时间的长短，估计风险比更合适[8]。

---

⑤ 对于二分类检验结果，阳性似然比为

$$\frac{灵敏度}{1-特异度}$$

阴性似然比为

$$\frac{1-灵敏度}{特异度}$$

关于如何使用似然比和先验信息（疾病的先验概率）来估计患者在已知检验结果后的患病概率（后验概率），在 Newman 和 Kohn[2] 的文献中有详细讨论。公式为：

$$先验比值比 \times 似然比 = 后验比值比$$

其中先验比值比和后验比值比与其各自的概率有关

$$比值比 = \frac{P}{1-P}$$

表 12.3　基于重度感染风险的新生儿全血细胞计数研究计算似然比的实例[7]

白细胞计数（PER μl）	重度感染		似然比
	是	否	
≤5000	46 19%	347 0.52%	36
5000~9999	53 22%	5103 7.5%	2.9
10 000~14 999	53 22%	16 941 25%	0.86
15 000~19 999	45 18%	21 168 31%	0.58
≥20 000	48 20%	23 818 35%	0.56
总计	245 100%	67 377 100%	

- **净再分类改善度**。对旨在预测未来疾病事件的新检验或生物标志物，在已有预测模型上增加的信息的量化是十分重要的。一种方法是看 ROC 曲线下面积增加的数量，即使对于公认的预测因素，ROC 曲线下面积的改变通常很小，而且很难反映临床决策和患者结局的变化[9-10]。一种更直接的方法是检测一个模型或临床预测工具相对于已有模型的改变程度，包括新的检验将患者从一种风险分类（和治疗决定）改变为另一种，这种方法在治疗阈值得到公认时是最有用的。如果新的检验改善了预测，更多发生结局（"病例"）的研究对象应该被划分到更高风险组，而不是移至较低风险组；对那些没有发生结局（"对照"）的研究对象则恰恰相反，更多的研究对象应该被划分到更低风险组，而不是上移。净再分类改善度［net reclassification improvement（NRI）］按如下公式计算[11]：

净再分类改善度 NRI＝P（风险升高｜病例）-P（风险降低｜病例）＋P
（风险降低｜对照）-P（风险升高｜对照）

这里，P（风险升高｜病例）是加入新标志物的模型将研究对象重新划分到更高风险分类的研究对象在病例中所占的比例，相应地，用类似方法定义其他术语。例如，Shepherd 等[12]发现将根据乳房 X 线照相术图像计算的纤维腺体体积（即有恶性肿瘤风险的乳腺组织的估计量）加入到包括了传统临床危险因素在内的模型后，改善了检验预测乳腺癌或原位导管癌的能力，计算净再分类改善度为 21%（$P=0.0001$）。

建立临床预测规则的研究

建立临床预测规则（clinical prediction rules）的研究不同于已有的检验（或规则）研究，因为其目标在于应用数学方法开发新的（复合的）检验从而改善临床决策，而并非评价已有检验。

这些研究的研究对象（subjects）应该与将要应用该规则的人群类似。临床预测规则在试图指导特定临床决策时可能是最有用的，比如决定开始他汀类药物治疗（根据Framingham风险评分）。因此，研究对象应该是需要对其制订某项临床决策的人群，尤其是那些当前很难决策或不明确的人[13]。许多研究在开发临床决策规则时仅从单一中心纳入研究对象，但使用多中心数据开发的临床决策规则才更具有外推性。

建立临床预测规则的数学方法通常采用多变量技术选择候选的预测变量，并综合其取值进行预测。候选变量应该包括所有已知和合理的预测变量（predictor variables），这些变量的测量简单易行、准确可靠、且费用不高。多变量模型，如logistic回归（logistic regression）或Cox比例风险模型（Cox proportional hazards model），可以量化候选预测变量对结局预测的独立贡献。那些影响最强且与结局存在一致关联的变量可以被纳入规则中，并依据模型中的系数对预测变量进行赋值。例如，Wells等[14]对40个潜在的肺栓塞临床预测因素进行logistic回归分析，建立了基于7个变量的预测评分（表12.4）。这种评分现在被广泛用于计算肺栓塞的先验概率，以指导进一步的检查决策并解释结果[15]。

表12.4 采用Logistic回归分析建立的临床预测规则的实例（肺栓塞）

临床特征	赋值
既往曾患肺栓塞或深静脉血栓	+1.5
心率大于100次/分钟	+1.5
近期有手术史或固定术（过去30天内）	+1.5
深静脉栓塞的临床症状	+3
排除了肺栓塞之外的其他诊断	+3
咯血（咳血）	+1
肿瘤（在过去6个月中接受过治疗）	+1
估计肺栓塞的临床可能性[15]	总分
低（概率为1%~2%）	0~1
中（概率为16%）	2~6
高（概率为40%）	≥7

另一种方法是递归划分算法（recursive partitioning），或分类和回归树［Classification and Regression Tree（CART）］分析，这种方法不需要建模并且有助于建立高灵敏度的规则。这项技术通过询问一系列"是与否"的问题建立树状结构，根据答案在不同的分支记录用户。每一个分支的最后为结局发生的估计概率。通过设置软件使假阴性比假阳性有更高的代价而使决策树具有较高的灵敏度。图12.2显示的决策树实例，用于预测成人脑膜炎患者中的细菌性脑膜炎。

无论选择何种方法开发规则，在不同于开发规则的患者组中进行验证（validated）是十分重要的。一个原因是为了避免过度拟合（overfitting）（即利用单一样本随机误差趋同的特征未提高一些因素的预测能力）。可以通过将队列拆分为训练（derivation）（典型情况下为样本的50%到67%）和验证（validation）数据集，并用验证队列中的数据检验训练队列产生的规则以解决上述问题。但是，这种验证仅在非常类似于训练数据集人群时才有效（即仅强调了内部真实性）。对外部真实性来说，确定规则是否适用于不同的人群（"前瞻性验证"）是十分重要的[17]。

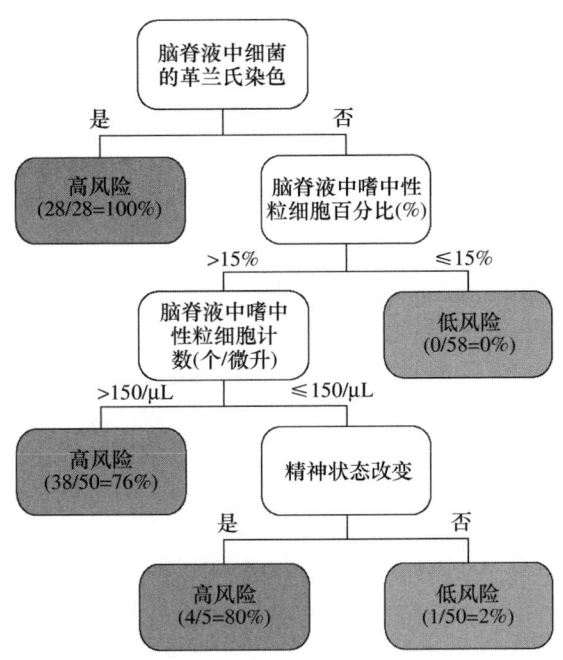

图 12.2 区分成人细菌性脑膜炎和病毒性脑膜炎的分类和回归树实例[16]。白框代表将研究对象分为细菌性脑膜炎高危和低危；数字表示细菌性脑膜炎所占比例⑥，低危的框为"终末分支"。

■ 检验结果对临床决策影响的研究

检验可能是准确的，但如果疾病非常罕见，检验可能很少出现阳性结果以至于几乎没有使用价值。其他一些检验可能不会影响临床决策，因为它们不能在已知背景（如病史和体格检查）下提供新的信息。这部分的研究设计将阐述诊断试验的收益（yield）及其对临床决策的影响。

研究类型

- **诊断收益研究**。诊断收益研究关注以下问题：
  - 针对一种特定指征的检验，检验结果异常的频率是多少？
  - 是否可以根据检验时获得的其他信息预测异常结果？
  - 检验对哪组患者有最大或最小的价值？
  - 检验结果异常的患者会怎么样？获益是否超过危害？

诊断收益研究是估计具有某种特定指征的患者接受检验后呈阳性结果的比例。但是，一项检验结果常常为阳性并不足以支持应该进行该项检验。然而，诊断收益研究显示一项结果总是阴性时，也足以质疑其对于该指征的使用价值。

---

⑥ 图中的数字既包括训练数据集，又包括验证数据集。

例如，Siegel 等[18]对腹泻住院患者的粪便培养收益进行研究。尽管不是所有腹泻患者均接受粪便培养，但是假设那些接受了粪便培养的患者比那些没有接受粪便培养的患者更有可能出现阳性培养结果是合理的。总体来看，1964 份粪便培养中仅有 40 例（2%）为阳性。并且，997 例住院超过 3 天的患者中没有一例阳性结果。因为粪便培养结果阴性不可能影响这些患细菌性痢疾的可能性较低的患者的管理，作者得出结论认为对于住院超过 3 天的腹泻患者进行粪便培养几乎没有价值。

- **临床决策开展前/后的研究**。这些设计直接关注检验结果对临床决策的影响。设计通常比较临床医生在获得诊断试验结果前后的行为（或者说他们将要采取的措施）。例如，Carrico 等[19]前瞻性地研究了 94 名急性下腹痛患儿的腹部超声扫描的价值。他们要求临床医生申请超声检查，并记录他们的诊断印象，以及没有超声影像时他们将采取的治疗措施。当做完超声检查并将结果提供给医生后，研究者再次询问医生，发现超声影像信息改变了 46% 的患者的初始治疗方案。

当然（如后讨论所述），改变临床决策并不能保证患者获益，而且有些改变的决策可能实际上是有害的。当疾病自然史和治疗疗效明确时，研究决策效果才是最有用的。在之前的例子中，将阑尾炎患儿的"出院"的决策更改为"腹腔镜检查"，或将无差异性腹痛患儿的"腹腔镜检查"决策更改为"观察"都可能使患儿获益。

■ 检验的可行性、成本和风险研究

临床研究的另一个重要领域与诊断试验实施有关。多大比例的患者会寄回记录结核菌素皮试结果的卡片？新生儿筛查假阳性结果产生的医学效应及其对父母的心理影响是什么？接受结肠镜检查的人发生结肠穿孔的比例有多大？

设计方面

检验的可行性（feasibility）、成本（costs）和风险（risks）的研究通常是描述性的。因为开展检验的人或机构，以及接受检验的患者常常不同，因此抽样方案是非常重要的。

直接的抽样方法是研究接受检验的每个人，就像研究接受结核菌素皮试后的卡片返回率一样。另外，对于一些问题，研究对象可能仅仅是那些检验结果为阳性或假阳性的人。例如，Bodegrad 等[20]研究新生儿甲状腺功能减退筛检试验结果为假阳性的婴儿家庭，发现 20% 的家庭对婴儿健康的担心持续了至少 6 个月。

不仅假阳性结果可以产生不良反应（adverse effects），检验本身也可以产生不良反应。例如，Rutter 等[21]利用电子病历对 Puget Sound 合作医疗组织中接受结肠镜检查的患者在 30 天内发生严重不良事件（穿孔、出血，以及急性憩室炎）开展了回顾性队列研究。

分析

通常用简单的描述性统计指标如均数和标准差、中位数、极差和频数分布来总结这些研究的结果。对不良反应是否发生等二分类变量，可以总结为比例及其 95% 置信区间（CIs）。例如，上述研究中，Rutter 等[21]报告在 43 456 例行结肠镜检查的人中发生了 21

例结肠穿孔，即 0.48‰，95%CI 为 0.30‰~0.74‰。

通常没有明显的界线将检验分为可行或不可行，或者分为有或没有不可接受的高风险不良反应。基于此，在研究设计阶段明确检验可行性的决定标准很有帮助。例如随访率多少为不足？并发症发生率多少是过高？

■ 检验对结局产生效应的研究

决定医学检验价值的最好方法是判断接受检验的患者相对于未接受检验的患者是否有更好的临床结局（如生存期更长或有更好的生活质量）。随机对照试验是进行这种决策时的理想设计，但是采用随机对照试验设计的诊断试验很难进行。因此，通常通过观察性研究估计检验的价值。本章所描述的设计与本书其他章节讨论到的实验性和观察性设计存在的主要差别是在于本章的预测变量是开展检验，而不是某项治疗、危险因素或检验的结果。

设计

检验本身不可能对患者健康产生直接获益。除非检验结果可以使患者获得有效的预防或治疗干预[22]。因此，检验结局的研究的一个重要条件是实际研究的预测变量不仅仅是一项检验（如便潜血试验），而且也包括随后的所有医疗保健（如对异常结果的患者的随访、结肠镜检查等）。

最好的情况是这些研究的结局变量是发病率或死亡率测量，而不是简单的一个诊断或疾病分期。例如，在接受前列腺癌筛查的男性中早期阶段得到癌症的比例更高的诊断并不能确定筛检的价值[23-24]。如果他们没有得到筛检，许多癌症患者并不会有任何问题。

结局应当足够宽泛以包括检验和治疗可能导致的不良反应，以及心理效应和医学效应。因此，研究前列腺特异抗原对前列腺癌筛查的价值除了包括肿瘤相关的发病率和死亡率之外，还应包括治疗相关的阳痿或尿失禁。当接受检验的人超过预期获益的人数时（事实通常如此），在未患病人群中发生的少数严重的不良结局可能是重要的，因为他们将会更频繁地发生在患病人群中。正如阴性检验结果可能使一些患者放心和舒服[25]，假阳性结果或因"被贴上标签"产生的心理效应、保险损失，以及预防性治疗或手术产生的麻烦的（但非致命的）副作用可能会超出不常见的获益[24]。

- **观察性研究**。观察性研究通常比临床试验更为快速、简易和花费少。但是，它们也有重要的缺点，特别是因为接受检验的患者与未接受检验者在一些重要方面趋于不同，而这些因素可能与疾病风险或预后有关。例如，获得检验的人发生不良健康结局的风险相对较低，因为那些自愿接受检验或治疗的人倾向于比一般人更健康，即志愿者偏倚（volunteer bias）。另一方面，接受检验的人可能有相对较高的风险，因为发生某种指征的患者更可能接受检验，这些指征导致他们或其医生关注某种疾病，这也是一个指示性混杂（confounding by indication）的实例（第9章）。

检验的观察性研究的另一个常见问题是缺乏针对干预措施或阳性结果随访管理变化的标准和文件记录。如果一项检验不能在特定环境下改善结局，可能是因为对异常结果的随访较差，或因为患者不能依从计划的干预，或是因为该研究采用的特定干预并不理想。

- **临床试验**。评估一项诊断试验获益的最严谨的设计是临床试验，即研究对象被随机分配接受或不接受医学检验。假定用检验结果指导临床管理。可测量研究的一系列结局并在两组间进行比较。随机试验（randomized trials）可减少或消除混杂和选择偏倚，同时允许测量所有相关结局，如死亡率、发病率、花费和满意度。对检验和干预过程的标准化可以使其他人员重复研究。

但是，诊断试验的随机对照试验常常是不可行（not practical）的，尤其是已经用于重症患者诊疗的诊断试验。对于可应用于大量健康人群的检验如新的筛检试验，随机试验通常更具可行性与重要性。

然而，随机对照试验在保留潜在有价值的检验时可能带来伦理问题（ethical issues）。比起随机分配研究对象接受或不接受检验，一种更能将伦理顾虑最小化的方法是将研究对象随机分配为接受增加使用检验次数的干预，比如频繁使用明信片提醒和日程安排协助。主要分析仍然需要遵循"意向性治疗（intention-to-treat）"规则——即随机分配到接受干预的整组研究对象必须与全部对照组进行比较。然而，这种规则倾向于产生保守偏倚；观察到的干预效力将低估检验的实际效力，因为对照组的一些研究对象将接受检验，而干预组的一些研究对象则未接受检验。在二次分析时可以关注这些问题，包括两组接受检验的率并假设两组间结局的差异是由于检验率不同所导致的。然后可以用研究对象接受检验对干预结果的实际获益进行数学估计[8,28]。

> **例 12.1 一项巧妙的筛检试验的观察性研究**
>
> Selby 等[26]在 kaiser 永久医疗保险项目中开展了一项巢式病例对照研究，来确定乙状结肠镜筛查是否能降低结肠癌死亡风险。他们将死于结肠癌的患者与对照组进行乙状结肠镜检查率的比较，发现调整后的比值比为 0.41（95%CI 为 0.25~0.69），提示乙状结肠镜筛查可以降低近 60% 的直肠癌和末端结肠癌的死亡率。
>
> 一个潜在的问题是接受乙状结肠镜检查的患者可能在某些重要方面与未接受检查者有所不同，而这些差异可能与预期的结肠癌死亡率差异之间存在关联。为了阐明这种潜在混杂，Selby 等分析了乙状结肠镜检查预防近端结肠癌死亡的效力，近端结肠已超出乙状结肠镜能到达的位置。如果接受乙状结肠镜检查的患者死于结肠癌的可能性低是由于其他原因，那么乙状结肠镜检查将显示对这些肿瘤同样具有保护效应。然而，乙状结肠镜检查对近端结肠癌死亡没有影响（调整后的 OR 值为 0.96，95%CI 为 0.61~1.50），提示混杂不是末端结肠癌死亡率明显降低的原因。（提前）明确与所关注的预测因素（如本例中的近端结肠癌）与替代终点预期不存在关联，然后发现其确实不存在关联，这样可以在很大程度上增强因果推断[27]。

分析

检验对结局产生效应进行分析的研究适用于特定的设计——病例对照研究的比值比

(odds ratios)，以及队列研究或临床试验中的风险比（risk ratios）或危险比（hazard ratios）。表达结果的一种便利方式是将检验结果设计到一个大队列（如 100 000 人）中，并列出接受检验组和未接受检验组中初次检查、随访检查、接受治疗者、有治疗副作用者、花费以及死亡的数目。

■ 诊断试验研究设计和分析中的缺陷

与其他类型的临床研究类似，诊断试验研究在设计上的折中可能会威胁结果的真实性，而且分析的错误可能会妨碍对结果的解释。下文将概述其中一些最常见且严重的缺陷，以及如何避免其发生的步骤。

样本量不足

如果诊断试验研究的结局是常见的，获得足够样本量很可行。当疾病或结局罕见时，可能需要非常多的研究对象。例如，许多成本较低的实验室检查，尤其是能诊断严重的可治愈疾病的检查，即使收益为 1% 或更少也是值得做的。例如，Sheline 和 Kehr[29] 回顾性地综述了入院常规实验室检查，包括由性病研究实验室（Venereal Disease Research Laboratory，VDRL）完成的 252 名精神病患者的梅毒诊断试验，发现实验室检查识别出一名之前未被怀疑梅毒的患者。如果该患者的精神症状确实由于梅毒感染所致，那么 VDRL 花费 3186 美元用以诊断梅毒是值得。但是如果疑似梅毒感染患者中真正的感染率接近本研究中的 0.4%，那么这个样本量可能很难发现病例。

不恰当排除

当计算比例时，仅从分子中排除研究对象而不在分母中排除相似对象是不恰当的。例如，在一项对急诊新发癫痫患者开展常规实验室检查的研究中[30]，136 名患者中有 11 例患者（8%）的癫痫发作原因是可纠正的实验室异常（如低血糖症）。然而，11 例中有 9 例的异常是基于病史或体格检查发现其可疑的。因此作者报告 136 例中仅有 2 例（1.5%）的异常不是基于病史或体格检查判断。但是如果从分子中排除所有的疑似异常患者，那么相似的患者也应该从分母中排除。因此计算该比例时正确的分母不是接受检查的 136 人，而仅是那些根据病史或体格检查无法怀疑有异常实验室检查结果的人。

放弃处于临界或无法解释的结果

有时，一项检验可能根本无法给出结果，比如化验失败、试验标本变质，或检验结果落在既非阳性也非阴性的灰色区域。忽视这些问题通常是不合理的，但如何处理则取决于特定的研究问题和研究设计。在检验昂贵或不易开展的研究中，失败的尝试也是很重要的结果。

对于影像学结果"不能诊断"或检验结果落于临界区域的患者，需要按检验的特殊结果进行计数。事实上，这么做会将二分类试验（阳性、阴性）改变为有序试验——阳性、不确定和阴性。然后可以绘制 ROC 曲线，并计算不确定结果以及阳性和阴性结果的似然比。

证实偏倚：单一金标准的选择性应用

医学检验研究常用的抽样策略是选择（前瞻性或回顾性）既接受医学检验也同时接受金标准诊断的人作为研究对象。然而，如果所研究的检验也被用于决定谁接受金标准诊断，则会产生一个问题。例如，考虑一项因踝关节损伤在急诊就诊的患儿骨折预测因素的研究中，仅纳入接受踝关节X线检查的儿童。如果有特定表现（如踝关节肿胀）的患儿更有可能接受X线检查，这可能会影响用踝关节肿胀诊断骨折的灵敏度和特异度。这种偏倚，称为证实偏倚（verification bias），将在附录12B中用数字加以说明。采用金标准使用的严格标准（不包括被研究的检验或发现）可以避免证实偏倚。如果这么做不现实，可以对检验结果为阴性的人随机抽样进行金标准诊断，这是估计和校正证实偏倚的一种可能的方法。

多重参照偏倚：对于检验阳性和阴性的患者采用不同的金标准

另一种策略是对那些没有应用常规金标准诊断的人，采用不同的金标准。例如，对没有行X线检查的踝关节损伤患者，可以在损伤后几周内进行电话联系，将恢复得很好的人划分为未发生骨折而纳入研究。然而，这可能导致多重参照偏倚（differential verification bias），也称为双重金标准偏倚（double gold standard bias）[31]。这种偏倚可以发生在对阳性和阴性检验结果的患者采用不同的金标准时。在之前提到的乳腺乳房X线照相术研究中[5]，对乳房X线照相术检查为阳性的人采用的金标准是活组织检查，而对乳房X线照相术检查结果为阴性的人，将对其随访一年观察其在未来的一年内是否会出现肿瘤。如果金标准并不总是产生相同的结果，那么采用不同的金标准将会出现问题，这种情况在乳腺癌筛查中就可能出现，乳房X线照相术阳性结果的病例，经活检确诊为乳腺癌，但对乳房X线照相术结果为阴性的人随访一年，病变可能不会发生明显改变。

另一个例子是研究超声诊断幼儿肠套叠[32]。所有肠套叠超声检查阳性的患儿接受了对比灌肠的金标准检查。相反，大多数超声检查结果为阴性的患儿在急诊室留观然后临床排除肠套叠。对于自发缓解的肠套叠病例，两种金标准将产生不同的结果：对比灌肠为阳性，而临床随访为阴性。附录12C将以数字说明本研究的多重参照偏倚。

多重参照偏倚可以通过对所有研究对象采用相同的金标准来避免。当这种方法不可行时（如乳腺乳房X线照相术研究这种情况），研究者应该尽力使用其他研究（如在肿瘤筛查试验研究中，对死于其他原因的患者进行尸检以确定无症状肿瘤的患病率）评价这种偏倚对研究真实性的影响程度。

■ 小结

1. 医学检验（medical tests）是否有用可以通过研究设计来评价，这些设计阐述了一系列日渐迫切的问题（表12.1）。大多数情况下，标准的观察性设计（observational designs）提供检验特征的描述性统计（descriptive statistics）以及置信区间。

2. 诊断试验的研究对象（subjects）应该从适合研究问题的疾病谱（spectrum）中选择患病人群和未患病人群，在大多数情况下符合临床实践中检验预期的使用人群。

3. 如果可能，研究者应该对参与结果解释和决定金标准的人设盲（blind），防止他们了解患者的其他信息。

4. 检验的可重复性测量，包括观察者内和观察者间变异（intra-and inter-observer variability），通常是评估一项检验的首要步骤。

5. 检验准确性（accuracy of tests）的研究需要金标准（gold standard）以决定患者是否患有或未患有疾病，或是否出现研究结局。

6. 诊断试验的准确性研究结果可以使用灵敏度（sensitivity）、特异度（specificity）、预测值（predictive value）、ROC 曲线（ROC curves）和似然比（likelihood ratios）来评估。预后试验价值的研究可以使用风险比（risk ratios）、危险比（hazard ratios）或再分类改善度（reclassification improvement）来评估。

7. 开发新的临床预测规则（new clinical prediction rules）的研究会出现过度拟合（overfitting）和缺乏外推性（generalizability）等问题，需要在另外的人群样本中验证（validated）新规则。

8. 诊断试验效用研究的最严谨的设计是临床试验（clinical trial），即随机分配研究对象接受或不接受检验，随后观察死亡率（mortality）、致残率（morbidity）、成本（cost）和生活质量（quality of life）等结局。

9. 如果临床试验不符合伦理或不可行，采用观察性研究（observational studies）评价收益（benefits）、危害（harms）和费用（costs），并且适当关注潜在偏倚（biases）和混杂（confounding）是有帮助的。

附录 12A
计算 Kappa 值测量观察者间一致性

考虑两个观察者在心脏听诊检查中有 S4 奔马律心音（表 12A.1）。他们将其记录为有或无。观察者间一致性最简单的测量指标是两者间观察一致的结果所占比例。这个比例的计算为将从左上角到右下角对角线的数字相加除以观察总人数。在本例中，100 名患者中，两名观察者均听到奔马律的为 10 人，两人都未听到的为 75 人，因此一致率为 (10+75)/100=85%。

表 12A.1　S4 奔马率的观察者间一致率

	观察者 1 听到奔马律	观察者 1 未听到奔马律	观察者 2 总计
观察者 2 听到奔马律	10	5	15
观察者 2 未听到奔马律	10	75	85
观察者 1 总计	20	80	100

当观察结局在各类间不是均匀分布时（如在二分类检验中"异常"所占比例远离 50%），或有两种以上分类时，有时使用另一种测量观察者间一致率的方法，称为 Kappa 值（κ）。在观察到"边缘值"（即行和列的总计）的前提下，Kappa 值测量除外偶然性导致的预期一致性程度。Kappa 取值范围从 -1（完全不一致）到 1（完全一致）。Kappa 值为 0 表示一致性大小与行和列的期望一致性完全相同。κ 的估计为：

$$\kappa = \frac{观察-致率（\%）-期望-致率（\%）}{100\%-期望-致率（\%）}$$

每个单元格的"期望"比例是该单元行的比例（即该行合计数除以总样本数）乘以该单元列的比例（即该列合计数除以总样本数）。将表格对角线的单元格中各期望比例相加，即可得到观察者的期望一致率。

例如，表 12A.1 中两个观察者似乎做得很好：他们的判断有 85% 的情况一致。但他们与边缘总和的期望一致率是否吻合呢？仅由偶然性所致（给定观察到的边缘值）的一致率为 71%：(20%×15%) + (80%×85%) =71%。因为观察到的一致率为 85%，kappa 值为 (85%~71%) / (100%~71%) =0.48——结果不错，但比起 85% 的一致率就低多了。

当有两种以上检验结果时，区分哪些本来是有序变量、哪些是名义变量非常重要。对于有序变量，如上计算 kappa 值将无法获得数据的全部信息，因为它不能考虑相邻数据的部分效应。为了增加部分一致率的可信度，应该使用加权 Kappa。（更详细讨论请参考 Newman 和 Kohn[29]。）

附录 12B
证实偏倚的计算实例

考虑两个研究,在踝关节外伤的儿童中检查踝关节是否肿胀作为骨折的预测因素。第一个研究连续纳入 200 名儿童。在该研究中,所有踝关节外伤的儿童均进行 X 线检查,而不考虑是否肿胀。踝关节肿胀的灵敏度和特异度分别为 80% 和 75%,见表 12B.1:

表 12B.1 使用连续样本验证踝关节肿胀是骨折预测因素

	骨折	未骨折
肿胀	32	40
未肿胀	8	120
总计	40	160
	灵敏度=32/40=80%	特异度=120/160=75%

第二个研究是选择性样本,其中仅一半的踝关节未肿胀的儿童接受 X 线检查。因此,"未肿胀"行的数字将减少一半。从而明显提高了灵敏度,从 32/40 (80%) 到 32/36 (89%),并且将特异度从 120/160 (75%) 降低为 60/100 (60%),如表 12b.2。

表 12B.2 验证偏倚:使用选择性样本验证踝关节肿胀是骨折预测因素

	骨折	未骨折
肿胀	32	40
未肿胀	4	60
总计	36	100
	灵敏度=32/36=89%	特异度=60/100=60%

附录 12C
多重参照偏倚的计算实例

Eshed 等用超声检查诊断肠套叠[32]的研究结果如表 12C.1 所示。

表 12C.1　超声诊断肠套叠的研究结果

	肠套叠	无肠套叠
超声阳性	37	7
超声阴性	3	104
合计	40	111
	灵敏度=37/40=93%	特异度=104/111=94%

104 名超声检查阴性结果的对象被列为"无肠套叠"，实际上包括了 86 个经临床随访未接受对比灌肠的患者。如果这些研究对象中约 10% 的患者（即 9 名儿童）确实患有可自发缓解的肠套叠，但是如果接受了对比灌肠检查（也就是说当所有的研究对象均接受了对比灌肠检查）这 9 名儿童将从真阴性改变为假阴性，如表 12C.2 所示。

表 12C.2　如果 9 名患有自发缓解肠套叠的儿童接受的金标准为对比灌肠检查而不是临床随访时对灵敏度和特异度的影响

	肠套叠	无肠套叠
超声阳性	37	7
超声阴性	3+9=12	104−9=95
合计	49	102
	灵敏度=37/49=76%	特异度=95/102=93%

类似地，虽然变化不那么明显，如果肠套叠扫描结果为阳性的儿童发生自发性缓解，这种影响也会出现[31]。

参考文献

1. Bland JM, Altman DG. Statistical methods for assessing agreement between two methods of clinical measurement. *Lancet* 1986;1(8476):307–310.
2. Newman TB, Kohn M. *Evidence-based diagnosis*. New York: Cambridge University Press, 2009:10–38.
3. Tokuda Y, Miyasato H, Stein GH, et al. The degree of chills for risk of bacteremia in acute febrile illness. *Am J Med* 2005;118(12):1417.
4. Sawaya GF, Washington AE. Cervical cancer screening: which techniques should be used and why? *Clin Obstet Gynecol* 1999;42(4):922–938.

5. Smith-Bindman R, Chu P, Miglioretti DL, et al. Physician predictors of mammographic accuracy. *J Natl Cancer Inst* 2005;97(5):358–367.
6. Rocker G, Cook D, Sjokvist P, et al. Clinician predictions of intensive care unit mortality. *Crit Care Med* 2004;32(5):1149–1154.
7. Newman TB, Puopolo KM, Wi S, et al. Interpreting complete blood counts soon after birth in newborns at risk for sepsis. *Pediatrics* 2010;126(5):903–909.
8. Vittinghoff E, Glidden D, Shiboski S, et al. *Regression methods in biostatistics: linear, logistic, survival, and repeated measures models*, 2nd ed. New York: Springer, 2012.
9. Cook NR, Ridker PM. Advances in measuring the effect of individual predictors of cardiovascular risk: the role of reclassification measures. *Ann Intern Med* 2009;150(11):795–802.
10. Cook NR. Assessing the incremental role of novel and emerging risk factors. *Curr Cardiovasc Risk Rep* 2010;4(2):112–119.
11. Pencina MJ, D'Agostino RB, Sr., D'Agostino RB, Jr., et al. Evaluating the added predictive ability of a new marker: from area under the ROC curve to reclassification and beyond. *Stat Med* 2008;27(2):157–172; discussion 207–212.
12. Shepherd JA, Kerlikowske K, Ma L, et al. Volume of mammographic density and risk of breast cancer. *Cancer Epidemiol Biomarkers Prev* 2011;20(7):1473–1482.
13. Grady D, Berkowitz SA. Why is a good clinical prediction rule so hard to find? *Arch Intern Med* 2011;171(19):1701–1702.
14. Wells PS, Anderson DR, Rodger M, et al. Derivation of a simple clinical model to categorize patients probability of pulmonary embolism: increasing the models utility with the SimpliRED D-dimer. *Thromb Haemost* 2000;83(3):416–420.
15. Wells PS, Anderson DR, Rodger M, et al. Excluding pulmonary embolism at the bedside without diagnostic imaging: management of patients with suspected pulmonary embolism presenting to the emergency department by using a simple clinical model and d-dimer. *Ann Intern Med* 2001;135(2):98–107.
16. Tokuda Y, Koizumi M, Stein GH, et al. Identifying low-risk patients for bacterial meningitis in adult patients with acute meningitis. *Intern Med* 2009;48(7):537–543.
17. Laupacis A, Sekar N, Stiell IG. Clinical prediction rules. A review and suggested modifications of methodological standards. *JAMA* 1997;277(6):488–494.
18. Siegel DL, Edelstein PH, Nachamkin I. Inappropriate testing for diarrheal diseases in the hospital. *JAMA* 1990;263(7):979–982.
19. Carrico CW, Fenton LZ, Taylor GA, et al. Impact of sonography on the diagnosis and treatment of acute lower abdominal pain in children and young adults. *American Journal of Roentgenology* 1999;172(2):513–516.
20. Bodegard G, Fyro K, Larsson A. Psychological reactions in 102 families with a newborn who has a falsely positive screening test for congenital hypothyroidism. *Acta Paediatr Scand Suppl* 1983;304:1–21.
21. Rutter CM, Johnson E, Miglioretti DL, et al. Adverse events after screening and follow-up colonoscopy. *Cancer Causes Control* 2012;23(2):289–296.
22. Etzioni DA, Yano EM, Rubenstein LV, et al. Measuring the quality of colorectal cancer screening: the importance of follow-up. *Dis Colon Rectum* 2006;49(7):1002–1010.
23. Welch HG. *Should I be tested for cancer? Maybe not, and here's why.* Berkeley, CA: University of California Press, 2004.
24. Welch HG, Schwartz LM, Woloshin S. *Overdiagnosed: making people sick in pursuit of health.* Boston, MA: Beacon Press, 2011.
25. Detsky AS. A piece of my mind. Underestimating the value of reassurance. *JAMA* 2012;307(10):1035–1036.
26. Selby JV, Friedman GD, Quesenberry CJ, et al. A case-control study of screening sigmoidoscopy and mortality from colorectal cancer [see comments]. *N Engl J Med* 1992;326(10):653–657.
27. Prasad V, Jena AB. Prespecified falsification end points: can they validate true observational associations? *JAMA* 2013;309(3):241–242.
28. Sheiner LB, Rubin DB. Intention-to-treat analysis and the goals of clinical trials. *Clin Pharmacol Ther* 1995;57(1):6–15.
29. Sheline Y, Kehr C. Cost and utility of routine admission laboratory testing for psychiatric inpatients. *Gen Hosp Psychiatry* 1990;12(5):329–334.
30. Turnbull TL, Vanden Hoek TL, Howes DS, et al. Utility of laboratory studies in the emergency department patient with a new-onset seizure. *Ann Emerg Med* 1990;19(4):373–377.
31. Newman TB, Kohn MA. *Evidence-based diagnosis.* New York: Cambridge University Press, 2009:101–102.
32. Eshed I, Gorenstein A, Serour F, et al. Intussusception in children: can we rely on screening sonography performed by junior residents? *Pediatr Radiol* 2004;34(2):134–137.

第13章

使用既有数据开展研究

Deborah G. Grady，Steven R. Cummings，and Stephen B. Hulley

刘天怡　彭晓霞　唐迅　译

使用已收集的数据或标本可以快速、有效地回答许多研究问题。通常有三种方法使用这些既有资源。二次数据分析（secondary data analysis）是使用为主要研究问题而收集的数据来分析其他研究问题。补充研究（ancillary studies）通常是针对研究对象的某一子集，增加一项或多项测量指标以回答另一个独立的研究问题。系统综述（systematic reviews）是合并针对既定研究问题已完成的多项研究结果，通常包括计算总体效应估计，该结果比单项研究的估计具有更高的精确度。对于资源有限的新研究者而言，创造性地使用既有数据和标本不失为一种快速有效的方法去开始回答重要的研究问题，在研究领域内积累宝贵经验，并在有限的时间范围内获得可发表的结果。

■ 优点与缺点

使用既有数据开展研究的主要优点（advantages）体现在速度与经济方面。有时可以快速（rapidly）并经济（inexpensive）地回答可能需要大量时间和金钱才能调查的研究问题。例如，在骨质疏松性骨折的研究数据库中，最初设计的前瞻性队列研究是为了研究骨折的危险因素，Yaffe及其同事使用体力活动和认知功能的重复测量数据，发现走路多的女性相对于走路少的女性认知功能下降的风险降低了36%[1]。

使用既有数据和标本的研究也存在缺点（disadvantages）。研究人群的选择、收集哪些数据、数据采集质量，以及如何测量与记录变量都是事先决定的。既有数据可能是从并非理想的人群（如仅有男性，而不是包括男性和女性）中收集获得的，测量方法可能不是研究者最想要的（用二分类高血压史变量代替实际血压值记录高血压值），而且数据质量可能较差（常有缺失值或错误值）。可能没有测量或记录重要的混杂因素和结局。所有这些因素导致了使用既有数据的主要缺陷：研究者几乎无法控制（no control）收集哪些数据，以及如何收集数据。

■ 二次数据分析

二次数据集可能来源于医疗记录、医疗保健账单文件、死亡证明、公共数据库，以及许多其他资源，但在研究者机构或其他地方开展的研究（research studies）也是二次数据最丰富的来源之一。很多研究收集的数据会多于研究者拟分析的数据，而且这些数据可以用于说明从未被注意的有趣结果。此类数据的使用权通常由项目负责人（principal investigator）或指导委员会（steering committee）掌握；因此，新的研究者应该寻找由其他研究者完成的研究信息，其中可能有针对拟研究问题的相关测量指标。好的导师可以帮助新研究者的重要途径之一就是提供相关数据集的信息以及使用权限。大多数 NIH 资助（NIH-funded）的研究都被要求公开其数据。

另一种二次数据的丰富来源是大范围的地区和全国数据集（national data sets），这些数据是公开的且没有项目负责人。此类计算机数据库因人们收集信息的原因不同而各异。我们将给出几个值得特别注意的例子，读者可以根据自己感兴趣的领域来对号入座。

- **肿瘤登记**（tumor registries）是政府支持的机构，该机构收集指定地理区域内的有关肿瘤发病、治疗和结局的完整统计资料。目前，这些登记系统覆盖了美国人口的 1/4，且在未来几年内有望增加其覆盖区域。这些登记系统的目的之一是向其他研究者提供数据。可以从监测、流行病学及预后计划（Surveillance, Epidemiology, and End Results, SEER）中获得所有登记系统的整合数据。例如，研究者使用 SEER 中的乳腺癌诊断登记数据发现，2001 年到 2003 年间，雌激素受体阳性的绝经后女性的乳腺癌年发病率下降了 13%；这一趋势与绝经后女性使用激素治疗的减少相一致，提示停止激素治疗可以降低乳腺癌的发病风险[2]。
- **死亡证明登记**（death certificate registries）可用于追踪任意队列的死亡率。全国死亡索引（National Death Index）包括了自 1978 年以来美国的所有死亡。该数据库可用于确认早期研究的研究对象或包含了重要预测变量的另一个数据库中部分研究对象的存活状态。一个经典案例是在以降低血清胆固醇为目标的冠心病药物项目中，随访被随机分配到高剂量尼克酸组或安慰剂组的男性冠心病患者。没有研究曾显示降脂治疗对死亡产生了影响，并且随机分组治疗 5 年后死亡率无差异，但使用全国死亡索引的 9 年后的随访则揭示了有意义的获益[3]。个体是否存活是公共信息，因此即使是从研究中脱落的男性也可获得随访结果。

  只要知道社会保障号或姓名及出生日期，就可以使用全国死亡索引。在此系统内，可以完成 99% 的死亡事实确认，也可以从各州记录的死亡证明中获得其他信息（特别是死因）。在各州和地方层面，很多辖区已经完成人口统计系统的计算机化，将收到的个人数据（如出生或死亡证明信息）录入其中。

- **全国健康与营养体检调查**（NHANES）是一系列评估美国成人和儿童健康与营养状况的调查。该调查采用基于人群的整群随机抽样选择了具有全国代表性的样本，并包括自我报告数据（如人口统计学、社会经济学、饮食，以及健康相关行为）、体格检查、实验室检测，以及其他测量。NHANES 数据可以提供基于人群的疾病患病率估计、危险因素和其他变量。例如，曾在两次检查（1988—1994 和 2005—2006）中测量了髋部骨矿物质密度（bone mineral density，BMD）。该结果为美国各种族的女性和男性提供了用于定义"骨质疏松症"的正常值，即低于 NHANES 研究中年轻成人 BMD 均值的 2.5 倍标准差[4]。研究者还使用重复测量发现了 BMD 在提高，而骨质疏松症的患病率在下降[5]。

二次数据在评价医学治疗的使用模式和临床结局时特别有用。这种方法能够补充随对照试验的可获得信息，并调查试验无法回答的问题。此类既有数据的类型包括诸如联邦医疗保险（Medicare）、退伍军人事务部、凯撒永久医疗集团、杜克大学心血管疾病数据银行开发的电子化（electronic）管理和临床数据库（databases），以及诸如旧金山乳腺乳房X线照相术登记和国家心肌梗死登记等登记（registries）数据。来自这些资源的信息（很多可以从网上找到）对于研究罕见不良事件（rare adverse events）以及评价经临床试验机构显示有效的干预在真实世界的应用和效果是非常有用的。例如，使用国家心肌梗死登记数据探索重组组织型纤溶酶原激活剂（tPA）治疗急性心肌梗死（MI）后发生颅内出血的危险因素。登记系统包括了71 073位接受tPA治疗的患者；其中673位经计算机断层扫描或核磁共振成像确认发生了颅内出血。多变量分析显示与低剂量相比，tPA剂量超过1.5 mg/kg与颅内出血发生率增加存在有意义的关联[6]。鉴于颅内出血发生的总体风险不足1%，那么收集原始数据用来检验这一结局的临床试验将是过于庞大和昂贵的。

此类二次数据分析的另一个突出贡献是让人们可以更好地理解效力和效果的差异。随机对照试验是在高度控制的有限临床背景下，针对选择人群确定治疗效力（efficacy）的金标准。然而，在"真实世界"中，接受治疗的患者，由治疗医生决定药物和剂量的选择，并且患者的服药依从性都存在较大变异。这些因素可能导致治疗在一般人群中应用的效果不如试验中观察到的效果。有时可以用二次数据研究真实实践中的治疗效果（effectiveness）。例如，临床试验证明初期血管形成术治疗急性心肌梗死的效果优于溶栓治疗[7]。但这一结论只有在血管成形术成功率可以达到临床试验所在医疗环境下的成功率时才成立。基于社区数据集的二次分析尚未发现初期血管成形术的获益优于溶栓治疗[8-9]。然而，牢记针对治疗的观察性研究有以下局限是非常重要的——最重要的是由于接受治疗和未接受治疗患者的特征差异而导致的潜在混杂。使用不是为研究治疗效果设计的二次数据库时，偏倚和混杂的评估尤其困难，如果可行，在社区环境下开展随机对照试验来比较治疗效果是更好的方法。

二次数据分析常常是用于描述在临床实践中治疗如何应用的最好办法。尽管临床试验可以证实新治疗的效力，但只有执业医生采用此治疗时，获益才能得以体现。理解利用率（utilization rates），关注区域差异（regional variation）以及治疗应用的特定人群（如老年人、少数民族、经济弱势群体、以及女性），可能有有用的公共卫生意义。例如，使用5%的联邦医疗保险受益人的随机样本的公开数据，研究者表明在调整混杂因素后，青光眼患病率存在明显的地区差异，提示在该国某些地区存在过度诊断或诊断不足[10]。

可以将两个或多个既有数据集连接起来以回答一个研究问题。对服兵役会如何影响健康感兴趣的研究者利用1970—1972年的征兵抽选制，按出生时间随机抽样选定了520万名20岁具有服兵役资格的男性（第一个数据集），并根据死亡证明登记（death certificate registries，第二个数据来源）系统得到后续的死亡情况。预测变量（出生日期）为在越战时期随机指定服兵役的代码。那些被随机指定需要服兵役的男性在随后十年间死于自杀或机动车事故的风险显著增加[11]。开展这项研究的成本极低，但是，相对于需要更大预算的相同主题的其他研究，它采用了一种无偏的方法去检验服兵役对其后特殊死亡原因的影响。

当无法得到个体数据时，汇总数据集（aggregate data sets）有时是有用的。汇总数据包括只针对群体的信息（如50个州中每个州的宫颈癌死亡率），而不是针对个体。用此类数据，只能通过比较群组间的危险因素的信息（如区域烟草销售量）与结局发生率（区域肺癌发病率）来测量这些组间的关联。基于汇总数据的关联研究称为生态学研究（ecologic studies）。

汇总数据的优点在于其可利用性。其主要缺点是关联特别容易受到混杂的影响：群组间趋于在很多方面彼此不同，不仅是感兴趣的预测变量的差异。因此，基于总体观察到的关联不一定在个体中也存在。例如，在高自杀率的州香烟销售可能会更多，但自杀的个体不一定是吸烟最多的人。这种情况被称为生态学谬误（ecologic fallacy）。汇总数据最适用于检验新假设的合理性或产生新的假设。然后其他使用个体数据的研究中对有趣的结果开展深入研究。

开始

在选择了一个研究主题并开始熟悉该领域的文献（包括全面的文献检索和来自导师的建议）之后，下一步是调查可否用既有数据集阐明研究问题。在寻找适用的数据集时，资深同事（senior colleague）的帮助可能是非常宝贵的。有经验的研究者已经明确了他目前所处的研究领域，并清楚在其所在研究机构或其他地方有哪些重要的数据集及掌管这些数据的研究者。该研究者可以帮助你确认并获得适用的数据。通常，需要对研究问题进行微调（例如修改预测变量和结局变量的定义）以适用于可用数据。

最好的解决方法或许近在咫尺，如所在机构（home institution）的数据库。例如，对脂蛋白在冠心病中的作用感兴趣的加州大学旧金山分校（UCSF）的工作人员，注意到在几种已知的降低脂蛋白（a）水平的干预中，有一种是雌激素。了解到心脏和雌激素/孕激素替代研究（HERS）———一项研究激素治疗预防冠心病的大型临床试验，是由 UCSF 管理的，于是这位工作人员与相关研究者取得联系。由于没有其他人专门计划对这种脂蛋白、激素治疗同冠心病事件之间的关系进行调查，于是他设计了分析和发表计划。在得到 HERS 研究领导的同意后，他与合作中心的统计师、流行病学家和程序员一起工作，实施了分析计划，随后在顶尖期刊上发表[12]。

有时，能被阐明的研究问题可能与原始研究几乎无关。例如，另一个 UCSF 的工作人员对在 65 岁以上女性中进行重复巴氏试验筛查的价值感兴趣。他意识到 HERS 参与者的平均年龄是 67 岁，研究者在进入研究时被要求接受常规巴氏试验，然后在随访中对其进行每年一次的巴氏试验筛查。通过随访巴氏试验结局，他可以从 2763 位经历了两年筛查的女性中找到 110 例巴氏试验结果异常的女性，而最终只有一位女性经组织学随访确认为异常。因此，除了这一例之外，所有的其他异常巴氏试验结果均为假阳性[13]。这项研究极大地影响了接下来的美国预防服务工作组的建议，即不应该在 65 岁以上、前期检测结果为正常的低危女性中开展巴氏试验。

有时深入探索（further afield）是必要的。研究一系列可能有助于回答研究问题的预测变量和结局变量的关系，研究者可以寻找包括这些变量的数据库。一些研究有提供免费获取研究数据的网址，而且不需要申请同意。当数据无法在线获得时，给前期研究的作者或政府官员打电话或发电子邮件也许可以获得包含有用数据的文件。克服与陌生人联系寻求帮助的焦虑是最基本的。大多数人都令人惊讶地乐于合作，无论是提供他们自己的数据还是建议尝试其他途径。

一旦找到回答研究问题的数据，下一个挑战是获得使用它们的许可（permission）。好的做法是在通信或 email 中使用有官方抬头的信纸和机构域名，并抄送给你的导师（他是该领域公认的专家）。年轻的研究者应该确认其导师是否与掌管数据库的研究者熟识，因为引荐比冒昧的联系更有效。通常来说与对研究主题感兴趣并参与研究数据收集的研究者

（研究成员之一）一起工作是最有效的。这个研究者能方便地获得研究数据，理解研究方法及变量是如何测量的，因而通常成为一名重要的同事和合作者。多中心研究和临床试验的数据集通常有明确的数据获取流程，包括必须经分析或发表委员会批准的书面计划。

研究者应该具体明确寻求哪些信息，并在书面请求中确认。许多研究有申请数据的指南，详细说明可以申请什么数据，如何进行分析，以及完成工作的时间表。将需求限制在最低程度并为数据的准备主动付费是个好主意，如果数据集是由一组研究者掌握的，研究者可以提议建立合作关系。除了提供共享数据的激励之外，这么做可以吸引熟悉数据库的人成为共同研究者。尽早明确定义这样的关系是明智的，包括谁将作为计划发表的第一作者。

■ 补充研究

使用二次数据的研究可以利用可获得的回答研究问题所需要的大多数数据。在一项补充研究（ancillary study）中，研究者要为了回答一个不同的研究问题而在已有研究的基础上增加（adds）一项或几项测量指标（measurements）。例如，在 HERS 试验中，为了研究激素治疗对 2763 位老年女性发生冠心病事件风险的影响，研究者增加了关于尿失禁频率和严重程度的测量指标。在下一步计划的检查中增加一份简短问卷，建立了研究激素治疗对尿失禁影响的大型试验，而几乎没有增加额外的时间和花费[14]。

补充研究有许多二次数据分析的优点，同时限制较少。它们既节约成本又高效，并且研究者可以针对要回答的研究问题特别设计几个关键的补充测量指标。补充研究可添加到任何类型的研究中，包括横断面研究和病例对照研究，但特别适用于大型前瞻性队列研究和随机对照试验。

补充研究存在的问题使不太熟悉该领域的研究者很难在计划阶段就明确要开展的研究，虽然在研究开始前增加的测量指标是信息最丰富的。然而，即使在基线时没有测量某一变量，但在试验过程中或结束时的一次测量也可以提供有用的信息。在 HERS 试验结束时通过增加认知功能的测量，研究者可以对采用激素治疗和安慰剂治疗 4 年的老年女性的认知功能进行比较[15]。

由于在大多数大型临床试验和队列研究中建立了储存血清（stored sera）、DNA、影像（images）等的样本库，从而为补充研究提供了良好的机会。使用这些储存标本开展新的测量以回答新的研究问题是一种极其符合成本效益的方法，特别是采用巢式病例对照或病例队列设计（第 8 章）而对一部分标本的子集进行测量时。例如，在 HERS 研究中，使用储存标本开展遗传分析的一项巢式病例对照研究显示，激素治疗组中超额的血栓栓塞事件数量并不是由于凝血因子 V 产生的交互作用引起的[16]。

开始

研究者，特别是时间和资源都有限的新研究者应该主动寻求补充研究的机会。一个好的开端是确认可回答研究问题的研究包括了感兴趣的预测变量或结局变量。例如，一位对减肥缓解膝关节炎疼痛效果感兴趣的研究者，可能从确认研究是否包括了关节炎疼痛测量（采用经过验证的问卷），或确认关节置换术的病例数据库中是否记录了事先的体重测量开始研究。此外，研究者可以查找减肥的干预试验（如节食、锻炼、行为改变，或药物）。

可以通过以下方法来确定这些研究：检索联邦政府资助的研究名单（http://clinicaltrials.gov or http://report.nih.gov），联系生产减肥药的制药公司，以及与熟悉正在进行的减肥研究的专家进行沟通。为了开展一项补充研究，研究者可以在对这些研究纳入的研究对象进行随访检查时简单地增加一项关节炎症状的测量。

在确定一项研究可以提供开展补充研究的机会后，下一步是与研究成员建立合作。如果研究可以阐明一个重要的问题，且补充测量不会对主体研究的实施造成切实干扰，那么大多数研究者将会考虑在已有研究基础上增加简短的补充测量。研究者不愿意增加占用受试者大量时间的（如认知功能测试），或有创的且不舒适的（结肠镜检查），或昂贵的（正电子发射断层扫描）的测量。

通常，增加一项补充研究需要得到项目负责人或相应研究委员会的正式许可。大多数大型、多中心研究已经建立了获取书面申请的流程。通常由一个委员会对提议的补充研究进行评审，该委员会可以批准、拒绝或修改补充研究。很多补充测量需要经费，因此补充研究的研究者必须找到支付这些费用的途径。当然，一项补充研究的边际成本远低于独立开展相同的研究所需成本。补充研究也非常适合申请 NIH 资助的一些基金，它们仅提供针对测量和分析的小额资助（译者注：类似于我国的青年培育项目），但是对职业发展有重要帮助（第 19 章）。一些大型研究对于资助补充研究有其自己的机制，特别是研究问题非常重要且被资助机构认为有意义时。

补充研究的缺点（disadvantages）很少。在研究正在收集参与者数据时，可以增加新的测量，但通常不能改变已经被测量的变量。在一些情况下，从研究者或资助者获得开展补充研究的许可、培训实施测量的人员，或单独获得参与者的知情同意时，可能会存在一些实际问题。这些问题需要在研究开始前给予明确，包括，清晰地理解补充研究产生的科学论文的作者署名，以及准备并投稿的管理原则。

■ 系统综述

系统综述（systematic reviews）通过确定旨在阐明某一特定研究问题而完成的一系列研究，评估这些研究结果以得出结论。相比于文献综述的其他方法，系统综述使用定义明确的方法来确定所有相关研究，展示合格的研究的特征和结果，并且，在适当时候，计算所有结果的总体估计。系统综述的统计学部分（statistical aspects）（计算总体效应估计和变异、异质性的统计学检验，以及发表偏倚的统计学估计）称为 meta 分析（meta-analysis）。

对于新的研究者而言，系统综述可能是一个很好的机会。尽管会花费大量的时间和精力，系统综述通常不需要大量的经济或其他资源。完成一项好的系统综述需要研究者非常熟悉研究问题的相关文献。对于新的研究者，对已发表研究的详细了解是宝贵的。发表一篇好的系统综述也可以将新研究者塑造为相关研究问题的"专家"。此外，由于通过研究合并得到更大的样本量而提高了效能，以及与其他研究进行比较揭示了独立研究的特异性，系统综述结果通常呈现了重要的科学贡献。系统综述结果在实践指南（practice guidelines）开发中特别有用。

一篇好的系统综述的要素列于表 13.1。关于实施高质量系统综述的方法学的信息来源见 Cochrarn 系统综述手册（http://handbook.cochrane.org）。正如其他研究一样，在开始系统综述前，应该在书面方案中描述完成这些步骤的方法。

表 13.1　一项好的系统综述的要素
1. 清晰的研究问题
2. 全面且无偏倚地确定已完成的研究
3. 清楚地定义纳入和排除标准
4. 统一且无偏倚地摘录每项研究的特征和结果
5. 清晰并统一地展示每个研究的数据
6. 适当时，根据所有合格研究的结果，计算效应的加权合并估计及其置信区间
7. 评估每个研究结果的异质性
8. 评估潜在的发表偏倚
9. 亚组分析和敏感性分析

研究问题

一项好的系统综述有符合 FINER 标准的构建良好的、清晰的研究问题（第 2 章）。可行性很大程度上依赖于针对问题的一系列研究。研究问题应该描述研究的疾病或健康状态、人群和场景、干预和比较治疗（对于试验），以及研究结局。例如，

"在因急性冠脉综合征而入住重症监护室的患者中，相比单独使用阿司匹林治疗，阿司匹林联合静脉注射肝素治疗是否更能降低住院期间心肌梗死和死亡的风险？"

这个研究问题引出了一项 meta 分析，发现阿司匹林加用肝素改善了结局，该综述已发表在顶级医学期刊[17]，并对实践模式有重要影响。

确定已完成的研究

系统综述基于对已完成的研究进行全面且无偏倚的检索。检索应该遵循在了解独立研究结果前已建立的定义明确的检索策略。应该在研究前，对符合综述纳入标准的研究确定过程以及找到这些论文的来源，进行明确的记录。检索不应局限于 MEDLINE（其中可能没有列出非英语的参考文献）。根据研究问题，应包括诸如 AIDSLINE，CANCERLIT 和 EMBASE 等电子数据库，以及手工检索重要的已发表的研究、之前的综述的参考目录，Cochran 协作数据库的评估，和专家咨询。应该清晰地描述检索策略，以便其他研究者能够重复检索。

纳入和排除研究的标准

系统综述的方案应该提供一个好的纳入和排除研究的原则，并且应该预先（apriori）建立这些标准（criteria）（表 13.2）。一旦建立了这些标准，应该由两名或两名以上研究者独立评估每一项潜在合格研究的合格性，有不同意见时由另一位评审者裁决或共同协商。在决定是否合格时，最好将日期、期刊、作者和试验结果对评审者设盲。

发表的系统综述应该列出研究（list studies），包括被考虑纳入的研究以及排除研究的具体原因。例如，如果确定有 30 项潜在合格的研究，那么这 30 项研究应该全部列为待纳入的文献，并对每一篇文献给出排除原因。

表 13.2　meta 分析纳入和排除研究的标准

标准	举例 Ω-3 脂肪酸和心血管事件 *
1. 研究发表所处时间段	发表于 2012 年 8 月以前的研究
2. 研究设计	在心血管疾病一级和二级预防机构实施的随机对照试验
3. 研究人群	将成人随机化分组到 Ω-3 脂肪酸组和对照组的研究
4. 干预或危险因素	Ω-3 脂肪酸管理，通过膳食或补充剂，任何剂量皆可，至少持续一年
5. 可接受的对照组	无 Ω-3 脂肪酸膳食或补充剂
6. 其他研究设计需求（如试验的盲法或观察性研究中控制特定潜在混杂因素）	无
7. 可接受的结局	全死因死亡率、心源性死亡、猝死、心肌梗死和卒中
8. 可接受的最大失访人数	未提及
9. 可接受的最短随访时长	未提及

* 关于如何使用这些标准的实例来自发表的 meta 分析，显示 Ω-3 脂肪酸没有预防心血管疾病事件的作用[24]。

从合格研究中收集数据

应该采用统一且无偏倚的方式从每个研究中摘录数据。通常，由两名或以上的摘录人员采用事先设计的表格独立（independently）完成（表 13.3）。数据摘录表应包括呈现在正文、表或图中的任何数据（这些数据描述了系统综述纳入研究的特征），或图表中所呈现的结局。当两位摘录人员意见不同时，第三位摘录人员可以消除分歧，或经协商达成共识。应该在文稿中清楚地描述从研究中摘录数据的过程。

表 13.3　meta 分析数据摘录表包含的要素

1. 合格标准（研究如何满足事先建立的合格标准？）
2. 设计特征（研究设计、对照组、盲法、混杂控制等）
3. 每个研究组中参与者的特征和数量（人口统计学、疾病严重程度等）
4. 干预（试验）或危险因素（观察性研究）
   - 干预——剂量、治疗持续时间等。
   - 观察性研究——危险因素的类型和水平等。
5. 主要结局、次要结局，以及事先设立的亚组的结局
6. 允许评价的纳入研究质量的要素（随机化、盲法、依从性、失访、混杂控制等）

一些满足系统综述纳入标准的研究的已发表报告可能没有包含重要信息，如设计特征、风险估计和标准差。通常很难判断设计特征（如盲法）是没有实施还是仅在报告中没有描述。研究者有时可以根据随机对照试验呈现的原始数据计算相对危险度和置信区间，但通常情况下基于观察性研究的原始数据计算风险估计和置信区间是不可接受的，因为没有足够的信息调整潜在的混杂因素。对于已发表研究描述中的没有提到的重要信息，应尽力联系作者以找回这些信息。如果无法计算或获得必要信息，通常会排除这些研究结果。

清晰地展示研究结果

系统综述通常包括三类信息。首先，用表格展示系统综述纳入的每项研究的重要特征

(characteristics)。通常包括研究人群的特征、样本量、结局的数量或率、随访时长，以及研究采用的方法。其次，用表或图展示每个研究的分析结果（analytic findings）（相对危险度、比值比、风险差异，以及置信区间或 P 值）。最后，没有显著的异质性（见后）时，meta 分析给出根据所有纳入研究结果的总体估计和置信区间（summary estimates and confidence intervals），也可以进行敏感性分析和亚组分析。

总体效应估计是 meta 分析中展示的主要结局，但它的呈现应该基于从每个研究中摘录的所有信息。应该用表和图清楚地展示系统综述所纳入的每个研究的特征和结果，以便读者可以形成自己的观点，而不仅仅依赖于统计学的总体估计。

meta 分析：系统综述的统计

- **总体效应估计与置信区间**（summary effect estimate and confidence interval）。一旦确认了所有的已完成研究，即已选择出满足纳入和排除标准的研究，并从每个研究中提取了数据，那么通常情况下就可以计算总体估计（summary estimate）（总体相对危险度、总体比值比、总体风险差异等）和置信区间（confidence interval）。本质上，总体效应是根据每项研究结果的倒方差进行加权后得出的平均效应。计算总体效应和置信区间的方法在附录 13 中进行讨论。对计算多个研究的加权均数估计的细节不感兴趣的读者，至少应该明白不同方法可以产生不同的结果。例如，近期针对避孕套预防 HIV 异性传播效果的 meta 分析给出的传染率下降的总体估计为 80%～94%，尽管它们几乎是基于同样的系列的研究结果[18-19]。

- **异质性**（heterogeneity）。如果研究间存在重要的临床差异，如人群、干预、结局、对照、盲法等，那么将几项研究的结果进行合并是不恰当的。如果单个研究的结果差异较大，那么对结果进行合并也是不合适的。即使研究所用的方法看起来相似，结果的明显差异也提示单个研究之间某些重要因素存在差异。单个研究结果的变异称为异质性（研究结果是异质的）；如果几乎不存在变异，那么研究结果是同质的（homogeneous）。

研究者如何判断研究结果和方法是否足够相似到可以合并为总体估计？首先，他可以审阅单个研究以确定其在研究设计、研究人群、干预措施或结局间是否存在实质性差异。然后，他可以检验单个研究的结果。如果一些试验报告干预存在切实有益的效应，而其他试验报告存在需要注意的危害，那么报告间显然存在异质性。有时，很难判断异质性是否存在。例如，如果一项试验报告某一特定干预可以降低 50% 的风险，而另一项研究报告仅降低 30% 的风险，那么是否存在异质性？一些统计学方法（异质性检验）已被开发，用于帮助回答此类问题（附录 13），但最终，异质性评价需要判断。每一个报告的系统综述应该包括对异质性及对总体估计的影响的讨论。

发表偏倚的评估

当已发表的研究不能代表所有已完成的研究时，就会出现发表偏倚，通常是由于阳性结果比阴性结果更容易投稿并被发表。处理发表偏倚的方法有两种主要的方法。找到未发表的研究（unpublished studies）并将其结果纳入总体估计。可以通过询问研究者和回顾摘要、会议报告，以及博士论文获得的未发表的结果。将未发表的研究结果与已发表的研究结果一起纳入总体估计,或采用敏感性分析确定增加未发表结果是否会切实改变根据已发表的结果得出的总体估计。但是,在一项系统综述中纳入未发表的结果会由于以下几个原因而存在问题:通常很难获得未发表的研究,并且摘录到所需数据更加困难。经常无法获取足够的信息来确定研究是否满足系统综述的纳入标准或评估其方法学质量(由于缺乏严格的同行评审,因此质量可能不高)。由于这些原因,meta 分析通常没有纳入未发表的数据。

还有一种方法可以估计潜在发表偏倚的程度,并将此信息用于调整系统综述的结论。当未发表的研究结果不同于已发表的研究时会存在发表偏倚。未发表研究更可能是小样本的(无论结果如何,大样本研究通常会得以发表),并且未发现危险因素或干预措施与结局之间存在关联(即使样本量小,显著的阳性结果通常也会被发表)。如果不存在发表偏倚,研究结果与研究大小(或结局的变异度)之间应该不存在关联。通常用 Kendall's Tau(一种相关系数)来衡量这种关联程度。研究结局与样本量之间存在强相关或有统计学意义的关联时提示存在发表偏倚。不存在发表偏倚时,研究的样本量与结局(如相对危险度的对数)的图形应该呈钟型或漏斗型(funnel shape),且其顶点靠近总体效应估计。

图 13.1A 中的漏斗图提示几乎没有发表偏倚,因为阴性结果和阳性结果的小样本研究都得以发表。另一方面,图 13.1B 中的图则提示存在发表偏倚,因为分布看上去缺了一个角,应该是包含小样本、阴性结果的研究。

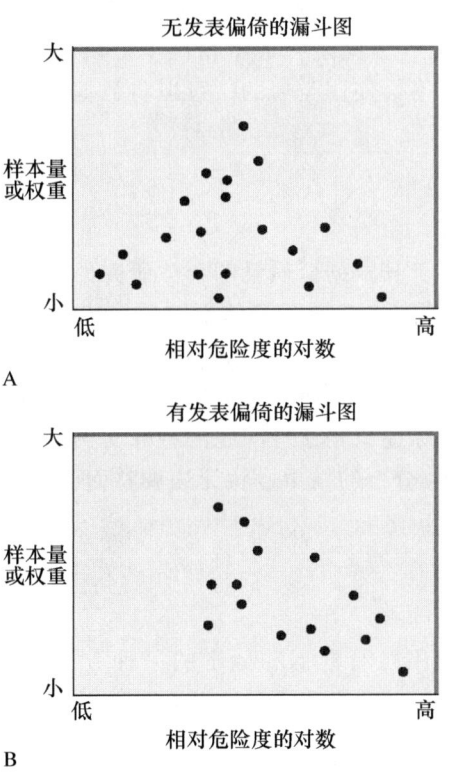

图 13.1 **A**:漏斗图提示没有发表偏倚,因为研究覆盖了大样本和小样本,并且一些小样本研究报告了较低的相对危险度。**B**:漏斗图提示存在发表偏倚,因为几乎没有报告相对危险度低的小样本研究。

当可能存在重要的发表偏倚时，研究者不应计算总体估计，应该审慎地解释结果。每个系统综述报告应包括对潜在的发表偏倚及其对总体估计产生影响的讨论。

亚组分析和敏感性分析

将系统综述中纳入的所有研究或部分研究的子集的数据进行亚组分析（subgroup analyses）是可能的。例如，在评估绝经后雌激素治疗与子宫内膜癌风险的一项系统综述中，一些研究给出了使用不同持续时间雌激素的结果。对提供此类信息的研究结果进行亚组分析，显示雌激素使用时间越长，肿瘤风险越高[20]。

敏感性分析（sensitivity analyses）提示 meta 分析的结果对系统综述的设计或纳入某些研究的决策，有多么"敏感"。例如，如果作者决定将研究设计或方法略有不同的研究纳入系统综述，无论是否纳入有疑问的研究，总体结果均相似，那么研究结果即得到了加强。如果任何设计决定看起来有疑问或是武断的，那么系统综述通常应包含敏感性分析。

meta 分析可以提高回答研究问题的效能（power），但缺点是它们不包含个体水平的数据，因而无法调整潜在的混杂或实施基于个体的亚组分析。在一些情况下，从相关的单个研究获取个体水平数据并实施合并分析（pooled analyses）可能是可行的。在这些情况下，可以采用单个研究的合并数据调整混杂或评估亚组效应，就像在一项单中心大样本研究中所做的那样。例如，早期乳腺癌试验者协作组（the Early Breast Cancer Trialists Collaborative Group）将 123 项随机对照试验的个体水平的数据进行了合并，以评估不同化疗方案治疗早期乳腺癌的疗效[21]。但是在通常情况下，从相关研究获得个体水平的数据非常困难，并且这些研究通常不会使用类似的、可以将数据合并为一个数据集的方法测量变量。

垃圾进，垃圾出

系统综述最大的缺陷在于其根据低质量的个体研究的结果可以产生貌似可信的总体估计。在 meta 分析中，有几种方法可用于评估不同研究设计的质量，但质量评估的过程是复杂且存在疑问的。在制订纳入标准时，我们倾向于为了得到好的研究设计采用相对严格的标准。如果系统综述中合并的单个研究是低质量的，再仔细的分析也无法达到可信的总体估计。观察性数据的系统综述就是这一问题的特殊实例。如果这些研究的结果没有调整潜在的混杂变量，那么 meta 分析的结果也将无法调整而会存在潜在混杂。

■ 小结

本章描述了创造性地使用既有数据和标本的三种方法，对于资源有限的新研究者而言，这些方法是获得宝贵经验并早日发表论文的快速有效的方法。

二次数据分析

1. 使用既有数据集方法的优点（advantage）在于大大减少了研究的时间和成本，缺点（disadvantage）在于几乎不能或无法控制研究人群、设计或测量。
2. 二次分析的数据来源包括既有的研究项目（existing research projects）、电子病历记录（electronic medical records）、管理数据库（administrative databases）和公共数据库，如肿瘤登记（tumor registries）、死亡证明登记（death certificate registries），以及全国性调查，如 NHANES。

3. 大样本的基于社区的数据集可用于研究效果（effectiveness）（干预在不同社区产生的真实世界效应）；也可用于评估利用率（utilization rates）和地区差异（regional variation），以及发现罕见不良事件（rare adverse events）。

4. 基于汇总数据（aggregate data）的关联研究称为生态学研究（ecological studies）；它们可以提供有用的信息，但易于产生称为生态学谬误（ecological fallacies）的特殊偏倚。

补充研究

1. 补充研究是一类二次数据分析，在这类研究中，研究者为了利用相对较少的成本和精力（little cost and effort）回答一个新的研究问题而开展一项或多项新的测量（new measurements）。

2. 在包含了与新的研究问题有关的预测变量或结局变量的队列研究（cohort studies）或临床试验（clinical trials）中，可以找到开展补充研究的好机会。

3. 储存的血清（stored sera）、DNA、影像（images）等，为开展巢式病例对照设计提供了机会。

4. 大多数大型研究有书面政策（policies），允许研究者（包括外部科学家）提出并开展二次数据分析和补充研究。

系统综述

1. 一项好的系统综述，像任何其他研究一样，需要在研究开始前撰写方案（written protocol），包括研究问题（research question），确认所有合格研究（identifying all eligible studies）的方法，从研究中摘录数据（abstracting data）的方法，以及统计方法（statistical methods）。

2. 针对一个主题将研究合并的统计学部分，称为 meta 分析（meta-analysis），包括总体效应估计及其置信区间（summary effect estimate and confidence interval）、评估异质性（heterogeneity）和潜在的检验，以及亚组（subgroup）和敏感性分析（sensitivity analyses）。

3. 应该用表和图清晰地展示每个研究的特征（characteristics）和发现（findings），以便读者可以形成观点，而不仅仅依赖于统计学的合并估计。

4. 评估研究的质量（quality）是系统综述的主要挑战，可以较强地影响综述的结果。

附录 13
meta 分析的统计学方法

■ 总体效应与置信区间

meta 分析的主要目标是计算总体效应估计（summary effect estimate）和置信区间。最直观方法是将每个研究的结局，例如相对危险度（一种效应估计），乘以样本量（影响相对危险度精确性的权重），将这些结果相加，然后除以权重总和。在实际操作中，将每项单个研究效应估计的方差倒数（1/方差$_i$）作为其权重。方差倒数相对于样本量可以更好地反映效应估计的精确度，因为它考虑了结局的数量及分布。加权平均效应估计是由每项研究的权重（1/方差$_i$）乘以相对危险度的对数（或其他任何风险估计，如比值比的对数、风险差异等），将这些乘积相加，然后除以权重总和。小样本研究通常有较大的方差（相应的风险估计的置信区间较宽），而大样本研究的方差较小（相应的风险估计的置信区间较窄）。因此，在一项 meta 分析中，大样本研究的权重较大（1/小方差），而小样本研究的权重较小（1/大方差）。

确定总体效应估计是否有统计学意义，要计算总体效应估计的变异程度。计算总体风险估计的变异度有几个公式[22-23]。大多数采用近似于单个研究权重总和的倒数（1/∑权重$_i$）。用总体估计的方差可以计算总体估计的 95% 置信区间（±1.96×方差$^{1/2}$）。

■ 随机和固定效应模型

计算总体估计有多种统计学方法[22-23]。统计学方法的选择通常取决于结局类型（相对危险度、比值比、风险差异等）。除了统计学方法，研究者还必须选择使用固定效应模型或者随机效应模型。固定效应模型（fixed-effects model）直接根据每项单个研究权重总和的倒数计算加权总体估计的方差。随机效应模型（random-effects model）根据单个研究结果的变异度按比例地将方差加入到总体效应中。无论使用固定效应模型还是随机效应模型，总体效应估计通常是相似的，但随机效应模型的总体效应的方差更大，取决于单个研究之间结果差异的程度，并且总体效应的置信区间相应较大，从而导致总体结果具有统计学意义的可能性更小。许多期刊要求作者使用随机效应模型，因为它更"保守"（即如果效应没有统计学意义时，不太可能认为其有意义）。meta 分析应该清晰地阐述其使用的是固定效应模型还是随机效应模型。

简单采用随机效应模型并不能避免异质性的问题。如果一项系统综述纳入的研究确实存在异质性，那么不应该计算总体估计。

异质性统计学检验

异质性检验假设单个试验的结果是相同的（无效假设），并使用统计学检验（异质性检验）来确定数据（单个研究的结果）是否拒绝此假设。通常采用卡方检验[22]。如果数据确实支持无效假设（P 值 $\geqslant 0.10$），那么研究者接受研究是同质的。如果数据不支持该假设（P 值 < 0.10），则拒绝无效假设，并认为研究结果存在异质性。换句话说，研究人群的预测变量或结局变量的本质，或研究结果方面，存在有意义的差异。

所有的 meta 分析都应该报告异质性检验及其 P 值。当样本量（单个研究的数量）很小时，这些检验没有足够的效能，因此很难拒绝无效假设而证明研究存在异质性。考虑到这一原因，通常设定 P 值为 0.10 而不是 0.05 作为截断值。如果确实存在异质性，将试验结果合并为一个总体估计是不恰当的。

参考文献

1. Yaffe K, Barnes D, Nevitt M, et al. A prospective study of physical activity and cognitive decline in elderly women: women who walk. *Arch Intern Med* 2001;161:1703–1708.
2. Kerlikowske K, Miglioretti D, Buist D, et al. Declines in invasive breast cancer and use of postmenopausal hormone therapy in a screening mammography population. *J Natl Cancer Inst.* 2007;99:1335–1339.
3. Canner PL. Mortality in CDP patients during a nine-year post-treatment period. *J Am Coll Cardiol* 1986;8:1243–1255.
4. Looker AC, Johnston CC Jr., Wahner HW, et al. Prevalence of low femoral bone density in older U.S. women from NHANES III. *J Bone Miner Res* 1995;10:796–802.
5. Looker AC, Melton LJ, Harris TB, et al. Prevalence and trends in low femur bone density among older US adults: NHANES 2005–2006 compared with NHANES III. *J Bone Miner Res* 2010;25:64–71.
6. Gurwitz JH, Gore JM, Goldberg RJ, et al. Risk for intracranial hemorrhage after tissue plasminogen activator treatment for acute myocardial infarction. Participants in the National Registry of Myocardial Infarction 2. *Ann Intern Med* 1998;129:597–604.
7. Weaver WD, Simes RJ, Betriu A, et al. Comparison of primary coronary angioplasty and intravenous thrombolytic therapy for acute myocardial infarction: a quantitative review. *JAMA* 1997;278:2093–2098; published erratum appears in *JAMA* 1998;279:876.
8. Every NR, Parsons LS, Hlatky M, et al. A comparison of thrombolytic therapy with primary coronary angioplasty for acute myocardial infarction. Myocardial infarction triage and intervention investigators. *N Engl J Med* 1996;335:1253–1260.
9. Tiefenbrunn AJ, Chandra NC, French WJ, et al. Clinical experience with primary percutaneous transluminal coronary angioplasty compared with alteplase (recombinant tissue-type plasminogen activator) in patients with acute myocardial infarction: a report from the Second National Registry of Myocardial Infarction (NRMI–2). *J Am Coll Cardiol* 1998;31:1240–1245.
10. Cassard SD, Quigley HA, Gower EW, et al. Regional variations and trends in the prevalence of diagnosed glaucoma in the Medicare population. *Ophthalmology* 2012;119:1342–1351.
11. Hearst N, Newman TB, Hulley SB. Delayed effects of the military draft on mortality: a randomized natural experiment. *N Engl J Med* 1986;314:620–624.
12. Shlipak M, Simon J, Vittinghoff E, et al. Estrogen and progestin, lipoprotein (a), and the risk of recurrent coronary heart disease events after menopause. *JAMA* 2000;283:1845–1852.
13. Sawaya GF, Grady D, Kerlikowske K, et al. The positive predictive value of cervical smears in previously screened postmenopausal women: the Heart and Estrogen/Progestin Replacement Study (HERS). *Ann Intern Med* 2000;133:942–950.
14. Grady D, Brown J, Vittinghoff E, et al. Postmenopausal hormones and incontinence: the Heart and Estrogen/Progestin Replacement Study. *Obstet Gynecol* 2001;97:116–120.
15. Grady D, Yaffe K, Kristof M, et al. Effect of postmenopausal hormone therapy on cognitive function: the Heart and Estrogen/Progestin Replacement Study. *Am J Med* 2002;113:543–548.
16. Herrington DM, Vittinghoff E, Howard TD, et al. Factor V Leiden, hormone replacement therapy, and risk of venous thromboembolic events in women with coronary disease. *Arterioscler Thromb Vasc Biol* 2002;22:1012–1017.
17. Oler A, Whooley M, Oler J, et al. Heparin plus aspirin reduces the risk of myocardial infarction or death in patients with unstable angina. *JAMA* 1996;276:811–815.

18. Pinkerton SD, Abramson PR. Effectiveness of condoms in preventing HIV transmission. *Soc Sci Med* 1997;44:1303–1312.
19. Weller S, Davis K. Condom effectiveness in reducing heterosexual HIV transmission. *Cochrane Database Syst Rev* 2002;(1):CD003255.
20. Grady D, Gebretsadik T, Kerlikowske K, et al. Hormone replacement therapy and endometrial cancer risk: a meta-analysis. *Obstet Gynecol* 1995;85:304–313.
21. Peto R, Davies C, Godwin J, et al. Comparisons between different polychemotherapy regimens for early breast cancer: meta-analyses of long-term outcome among 100,000 women in 123 randomised trials. Early Breast Cancer Trialists' Collaborative Group. *Lancet* 2012;379:432–441.
22. Petitti DB. *Meta-analysis, decision analysis and cost effectiveness analysis: methods for quantitative synthesis in medicine,* 2nd ed. New York: Oxford University Press, 2000.
23. Cooper H, Hedges LV. *The handbook of research synthesis.* New York: Russell Sage Foundation, 1994.
24. Rizos EC, Ntzani EE, Bika E, et al. Association between omega-3 fatty acid supplementation and risk of major cardiovascular disease events. *JAMA* 2012;308:1024–1033.

第三部分

实 施

第 14 章

处理伦理问题

Bernard Lo and Deborah G. Grady

蔡思雨　彭晓霞　唐迅　译

有人参与的研究就会引起伦理学关注,因为人们参与研究是为了科学知识的进步并惠及大众而情愿忍受研究造成的不便并承担风险。公众、参与临床研究或资助临床研究的人都需要确保研究符合较高的伦理学标准。

在本章中,我们将从研究失察的历史(history)开始,回顾指导以人为对象开展的研究的伦理原则(ethical principles)和联邦法规(federal regulations),尤其是要获得伦理审查委员会[institutional review board (IRB)]批准以及知情同意(informed consent)的要求。最后,我们将探讨以下问题:学术不端行为(scientific misconduct)、作者署名(authorship)、利益冲突(conflicts of interest)以及特殊类型的研究中涉及的伦理问题。

■ 临床研究相关法规的历史

当今的临床研究的相关法规与指南是在以下错误的处理基础上形成的,包括二战期间德国纳粹医生进行的人体"研究"、美国开展的囚犯研究、针对需要长期照顾和其他弱势群体开展的研究,以及塔斯基吉研究(Tuskegee Study)(案例 14.1)。

案例 14.1 塔斯基吉研究[1]

1932 年,美国政府开始塔斯基吉研究,试图阐明梅毒自然史以及不治疗它所产生的远期效应。参与者是贫穷的、文化水平较低的、居住在阿拉巴马州郊区的非洲裔黑人男性。研究向参与者提供食物、一些基本医疗服务以及丧葬保险。研究人员谎称参与者正在接受梅毒治疗,例如,将为研究目而施行的腰穿解释为"特殊的免费治疗"。即使在二战期间可以获得治疗梅毒的抗生素,且并在之后抗生素治疗被推荐为公共卫生措施时,研究人员仍然没有对参与者提供抗生素治疗。针对塔斯基吉研究,美国政府于 1974 年颁布了人体研究的法规条例,要求联邦资助的人体研究必须获得研究者知情同意并经过伦理审查委员会审查。1997 年,克林顿总统正式向塔斯基吉研究的受害者道歉。

■ 伦理原则

背离伦理原则的塔斯基吉研究以及其他一些研究促成了当前用以保护参与者的法规。

明确三条伦理原则（在上述研究中曾被违反）以指导人体研究[2]。首先，认识到所有人都有权利自己决定是否参与研究，尊重个体（respect for persons）的准则要求研究者需获得参与者知情同意，允许参与者在任意时间退出研究，并且保护决策能力不足的参与者。

其次，有利原则（beneficence）要求从研究中获得的科学知识必须大于参与者所遭受的不便和风险，并且将风险最小化。风险包括研究干预措施造成的生理和心理伤害，比如违反保密协议、侮辱和歧视。可以减少参与者在研究中所承担的风险，比如筛选潜在参与者以排除可能受伤害的人，保护参与者隐私并监测参与者的不良反应。

最后，公平（justice）原则要求研究的获益与风险要公平分布。如果其他人群适合解决研究问题，那么劣势和弱势群体，比如低收入、低文化水平、卫生保健获得性较差的、决策能力受损的人群不应被纳入研究。如果研究弱势群体主要是因为其易于获得、合作和随访，将其纳入研究是不公平地利用他们。

公正原则也要求可以平等地获得研究的利益。传统上，临床研究被认为是有风险的，潜在参与者被看做是供研究的对象，他们需要避免危险的干预，即那些获益很少或根本没有个体收益的干预措施。然而，越来越多的临床研究将为诸如 HIV 感染和肿瘤等疾病提供新的治疗。身患绝症且正在寻找新药的患者需要的是增加参与临床研究的机会，而不是为了更多的保护，并且这些机会的获得应该与收入、保险或受教育程度无关。历史上，儿童、女性和少数民族很少被纳入临床研究，导致研究证据薄弱而不能获得最佳临床照顾。公平原则要求将上述人群纳入研究。美国国立卫生研究院资助的项目必须有足够的儿童、女性和少数民族代表，如果没有，则必须说明不纳入上述人群的原因。

■ 关于人体研究的联邦法规

联邦法规（federal regulations）适用于所有政府资助的研究和将提交给美国食品和药品管理局的支持新药或器械的应用研究。另外，大学要求所有员工开展的人体研究（包括私人资助的研究和在异地开展的研究）应遵守知情同意以及伦理审查委员会审查的核心条例。尽管条例中将作为试验对象的人称为受试者，但部分人倾向于使用"参与者（participants）"，因为该词强调了人们是主动参与研究，而非被动接受试验。

法规中需要理解的重要定义（definitions）：

- 研究是"用以发展或促进知识普及而设计的系统调查"[3]。那些直接用于临床使个体患者获益而并非用于发表的未经证实的临床治疗不能称之为"研究"。一些质量改进的项目，虽然大部分符合排除标准，但也可以当研究处理，我们将在后面讨论。
- 人体是活着的个体，研究者通过对个体施加干预或与其进行互动获得研究数据或可识别的个人信息。
- 私人信息包括[1]一个人不希望被观察或记录的信息[2]，和出于特定目的提供的信息以及"个人不希望被公开的信息（例如病历记录）"。一旦参与者的身份可以被研究者轻易获取，其信息就可被识别。
- 如果在研究开始之前，连接参与者关键信息的数据被破坏，或研究者无权获得关键信息，那么已编码的研究数据将是不可识别的。

保护人类参与者的联邦法规可从人体研究保护办公室的官方网站上获取[3]。研究者若对这些联邦法规有疑问，应该咨询他们的伦理审查委员会。联邦法规针对参与者提供两项主要保护：伦理审查委员会批准和知情同意。

伦理审查委员会批准

联邦法规要求人体研究应获得伦理审查委员会批准。伦理审查委员会的使命是确保研究符合伦理学并保护参与者的福利与权益。尽管大部分伦理审查委员会成员本身是研究人员，但委员会成员也必须包括社区成员和研究相关的伦理与法律专家。

当审批一项研究时，伦理审查委员会需确认[3]：

- 参与者风险最小化
- 相对于预期获益和希望得到的知识的重要性，风险是合理的
- 参与者的选择符合公平原则
- 获得参与者或他们的合法授权人的知情同意
- 充分保密

伦理审查委员会体系是分散的。每个当地的伦理审查委员会采用各自的形式、程序和指南执行联邦法规，不需要向上级单位申请。这样的结果是，一个多中心研究可能被一个伦理审查委员会批准但没有被其他的伦理审查委员会批准。通常这些差异可以通过讨论和修订研究方案得以解决。

伦理审查委员会与联邦法规曾经因一些原因受到质疑[4-5]。他们可能过分关注知情同意的形式而忽略详查研究设计，并且未能充分考虑研究的科学价值。尽管伦理审查委员会需要审查所有计划书的修订版并监测不良事件，但是他们通常不会检查研究是否按照被审批的方案执行。许多伦理审查委员会缺乏资源与专家，以至于无法很好地完成保护参与者的使命。鉴于此，联邦法规与伦理审查委员会的批准应被视为研究中伦理的最低要求。最后，研究者的判断能力与品质（judgment and character of the investigator）是确保研究符合伦理的必要因素。

伦理审查委员会完整审查的豁免

- 大部分研究采用调查与访谈的方法，也有用去除标志的现有记录与标本进行二次分析，这些研究可以豁免（exempted）伦理审查委员会审查（表14.1）。获得豁免的要求是研究风险较低，几乎所有人都会同意该项研究，并且获得每个参与者的知情同意是非常昂贵或困难的。许多伦理审查委员会要求研究者提供有关项目信息，以判断该项目是否可以获得豁免。
- 伦理审查委员会可允许某些低风险的研究获得快速审查，即由一个审查员而非全体委员审核（表14.2）。人体研究保护办公室网站列出适合快速审查的研究类型[6]。参与者风险最小化（minimal risk to participants）的概念在联邦法规中扮演着重要的角色，如表14.2所示。最小风险被定义为："通常情况下发生在日常生活中或者在常规身体或心理检查中的操作"。必须同时考虑风险的等级和可能性。伦理审查委员会必须判断一项特定的研究项目是否符合最小风险。

表 14.1　获得联邦法规豁免的研究

1. 调查，访谈或者社会行为的观察，以下情况除外：
   - 参与者身份可被确认，并且
   - 参与者的应答被泄漏可能将其置于法律责任的风险之中或损害他们的名誉、财务状况或者就业能力。例如，问卷调查涉及药物成瘾、抑郁、HIV 感染高危行为、非法移民问题时不能获得豁免。
2. 基于已有记录、数据或标本的研究，如果数据是：
   - 可公开获得的资料（例如州和联邦机构发布的数据）或
   - 研究者用保证参与者身份不被确认的方式记录下来的数据，例如，研究者无法获得编码的关键信息
3. 有关正常教育实践的研究

表 14.2　可获得伦理审查委员会快速审查的研究

1. 一些低风险的研究操作，包括：
   - 通过静脉采血、唾液或痰标本收集、皮肤或黏膜拭子采集的生物标本。
   - 通过临床实践中常规使用的无创操作进行标本采集，如心电图、核磁影像。参与者暴露于 X 线等放射线时，需要完整的伦理审查委员会审查。
   - 基于已经收集或为临床目的即将收集的数据、记录或标本开展的研究
   - 不能申请伦理豁免的调查与访谈研究
2. 以前已获批的研究方案有小的变动时
3. 对于除了数据分析与长期随访外，其他工作均已完成的研究需重新申请伦理审查委员会批准时。

知情和自愿同意

研究者必须获得参与者的知情和自愿同意。

向参与者公开信息

联邦法规要求研究者与潜在参与者讨论以下几个主题，包括：

- **研究项目的性质**。研究者应明确告知预期的参与者研究正在实施、研究的目的是什么、谁正在被招募为参与者。不需陈述特定的研究假说。
- **研究的程序**。参与者需了解他们在研究项目中需要做的事情。从实际角度出发，应该告诉他们研究需要多长时间以及频次。非标准临床护理的研究程序应如此定义。如果研究设计中包括盲法或随机，应用通俗易懂的语言向参与者解释上述概念。在访谈或问卷调查研究中，应告知参与者研究涉及的主题。
- **研究的风险与潜在获益以及参与研究的备选方案**。应该用通俗易懂的语言描述医疗、心理、经济方面的风险和获益。也应向潜在参与者提供备选方案；例如临床试验采用的干预是否在研究外也可获得。需要注意的是向研究者提供的信息通常会低估风险而高估获益[7]。例如，有时研究者把新药研究描述为对参与者是有益的。但是，大部分有希望的干预措施，尽管初步的结果非常鼓舞人心，相对于标准治疗并没有表现出明显优势。参与者通常会存在"治疗误解"，认为研究干预手段是以个人获益为目的而设计的[8]。研究者应澄清其实并不知道研究药物或干预措施是否比常规治疗更有效，并且阐明这种有希望的药物可能会造成严重危害。

知情同意书

书面的知情同意书通常需要写清楚已完成的知情同意的过程——研究者与参与者之间的讨论。知情同意书需包含之前讨论过的部分。另外，可使用简短的知情同意书，说明知情同意的必要部分已口头陈述。如果使用简短的知情同意书，必须有口头陈述的见证人，且除了参与者签字之外，见证人也必须在知情同意书上签字。

伦理审查委员会通常有知情同意书的模板，并希望研究者使用。比起联邦法规所要求的，伦理审查委员会可能需要获得更多的信息。

参与者对公开信息的理解

参与者通常对研究目的、过程以及特定方案存在的风险存在严重误解[9]。在与参与者讨论和获取知情同意时，研究者应避免使用专业术语以及复杂的语句。伦理审查委员会常常因过分关注知情同意的过程而不是参与者是否理解了重要信息而饱受指责[9]。增加参与者对知情同意的理解（comprehension）的策略包括由一位研究小组成员或一名中立的教育者花更多时间对参与者进行一对一的讲解、简化知情同意书、采用问答形式、通过多次访问提供信息、使用录音或录像[10]。当研究确实涉及风险或存在争议时，研究者应考虑评估参与者对知情同意的理解并记录参与者能够正确回答的研究相关的重要问题[11-12]。

同意的自愿性质

伦理学上有效的同意必须是知情且自愿的。研究者必须减少强迫执行以及过度影响的可能性。过度影响（undue influence）的例子包括向参与者额外付费和招募学生作为参与者。如果过度影响导致参与者明显低估了研究项目的风险或者严重损害了他们拒绝参加的权利，那么它就会带来伦理问题。参与者必须了解拒绝参加研究不会影响其获得医疗照顾，并且他们有权随时退出研究。

知情同意的豁免

如果必须获得每一个参与者的知情同意，一些具有重大科学价值的研究可能很难或不可能实施。

基于剩余去标识标本与数据的研究

> **案例 14.2** 新生儿血样研究
>
> 出生后不久，用滤纸片采集婴儿足跟血以筛查遗传疾病是法定筛查。在大部分州，这种筛查不需获得父母的同意，因此标本代表所有新生儿。临床筛查后剩余的标本对于出生缺陷和早产的遗传学病因研究、孕期环境暴露以及基因-环境交互作用的研究是非常有价值的。

在研究中使用去标识的标本不需要知情同意与伦理审查委员会审查，但是许多伦理审查委员会仍要求研究者进行告知。当将原始研究投稿时，许多期刊要求作者声明伦理审查委员会批准其方案或确认不需要伦理审查委员会审批。

豁免知情同意

一些有价值的研究项目需要可识别的已有信息和标本。这些研究不符合伦理审查委员会的审批豁免条件，但可能适用于豁免知情同意。

案例 14.2 新生儿血样研究（续）

一个研究小组想用可识别的新生儿血样研究母体暴露于某些特定化学物与低出生体重、早产、围产期死亡的关联。研究者可以将可识别的标本与其出生证明、死亡证明和医院记录关联起来。由于研究需要大量的孩子才能获得足够的效能检测关联，但研究者无法获得每个家长或监护人的同意。

根据联邦法规，如果情况符合表 14.3 中所述，伦理审查委员会可以批准豁免知情同意。大多数伦理审查委员会准许有关母体暴露环境的研究豁免知情同意。

表 14.3　可豁免知情同意的研究

1. 研究风险不超过参与者的最低风险，并且
2. 豁免与变更知情同意不会对参与者的权利和福利产生负面影响，并且
3. 研究在不能豁免知情同意的情况下无法实施，并且
4. 在参与者参与研究后，在适当的时候将向其提供其他相关信息。这种条款允许一些研究存在诡计，例如公开研究计划可能会降低研究的真实性。

知情同意免责条款的原则

一些有重大科学价值的研究风险较低，相对而言获取知情同意的工作既繁重又对参与者没有保护作用。每位患者可以从基于已有记录与标本的研究获得的知识中获益。互惠原则的公平性表明此类受益者也应自愿参加类似的低风险研究从而造福他人。

反对知情同意的豁免

尽管联邦法律允许去标识的新生儿血样在未征得父母同意的情况下用于研究，但遭到一些公众的反对。

案例 14.2 新生儿血样研究（续）

某些州的父母反对将存储的血样在未经其同意或没有机会退出研究的情况下用于非特定的研究，两个州的父母对此事发起诉讼，他们对收集血样进行新生儿筛查并无异议，但是反对使用去标识的血样，因为这么做也无法消除他们对侵犯隐私与自主权的顾虑。

由于这样的反对可能影响临床新生儿筛查的开展，所以几个州政府逐步给父母提供机会，让他们决定是否退出利用筛查项目收集到的新生儿血样开展的研究。这些州对于父母意愿的关注可能超出了联邦法规的要求。因此，在研究中法律允许的并不总是伦理上可接受的，尤其是敏感的研究。

参与者缺乏决策能力

当参与者不具有给予知情同意的能力时，应从其法定代表（父母或儿童的监护人）获得同意参加研究的许可。同时，应对研究方案进行额外审查，确保研究问题只能在此人群中开展。

风险最小化

研究者需预测并减小研究项目中可能存在的风险，比如，识别并排除不良事件易感人群，恰当地监测不良事件，并且尽量少地使用有创检查。保护参与者隐私也是风险最小化的重要内容。

保密

违反保密原则可能造成污名或歧视，特别是涉及敏感问题的研究，例如性取向或性行为、药物或酒精滥用、非法行为和精神疾病。保护隐私的策略包括对研究资料进行编码、保护或破坏可识别参与者的关键信息，并对持有识别信息的人员进行限制。但是研究者不应对保密做出不恰当的承诺。如果研究记录被审查或传唤作证，或者存在必须法定报告的情况下，例如虐童、特定传染病以及严重的暴力威胁时，保密就无法实现。在预见上述情况可能发生的项目中，研究方案应该特意说明现场工作人员应如何应对，并且将这些计划告知参与者。

研究者可以从美国公共卫生署获得保密证书（confidentiality certificates）[13]，以避免法律纠纷的传票，这么做允许他们在面对传唤作证或法庭要求公开可识别研究数据时予以拒绝。然而，这种证书并未在法院裁决中被广泛验证，证书不适用于基金资助机构或美国食品药品监督管理局的审查，并且不能排除研究者自愿公开有关虐待儿童和老人、家庭暴力或需法定报告的传染病信息。研究在没有联邦政府资金资助的情况下才能获得保密证书。

HIPAA 健康隐私规则

联邦政府的健康隐私规则（Health Insurance Portability and Accountability Act，HIPAA）保护可识别的个人健康信息，即受保护的健康信息（protected health information）。在研究项目中，参与者为了保护健康信息必须签署受保护的健康信息授权书[14]。伦理审查委员会要求知情同意书中附有 HIPAA 授权书。每一次使用受保护的健康信息用以研究时，研究者需要获得授权，不允许通用于未来的研究。资料无法识别和其他特定情况不需获得授权。研究者应向伦理审查委员会咨询有关隐私条例以及它如何区别于联邦参与者保护条例。

■ 需要额外保护的参与者

一些参与者可能"在研究中由于伦理学上不恰当的方式而造成较高风险"，因为他们在签署自愿和知情同意时有困难或他们有较高的不良事件易感性[15]。

弱势群体类型

研究者通过识别不同的弱势群体而制订相应的保护措施。

认知或交流障碍

存在认知或交流障碍的人可能很难理解有关研究的信息并权衡研究的风险与获益。

权力差异

机构人群,如因犯或养老院中的人,可能对参与研究并遵从管理其日常生活的人感到有压力。他们没有意识到可以拒绝参与研究而不会受到管理者的报复或日常生活的其他方面不受影响。

如果研究项目中的研究者也是参与者的主治医生(treating physician),参与者可能犹豫是否拒绝参与研究,因为害怕医生忽视对他们的治疗。类似地,学生与学员在参与其指导老师或上司开展的研究时也会感到压力。

社会和经济的劣势

社会经济地位较低或卫生保健可及性较差的人可能为了获得报酬或医疗照顾而参与研究,他们可能在高收入的驱使下忽视原本无法接受的风险。文化水平较低或缺乏医学常识的参与者可能无法理解研究相关信息或更易受他人影响。

弱势群体的保护

关于在弱势群体中开展研究的联邦法规可从联邦政府人体研究保护办公室的官方网站上获取[3]。

儿童的研究

研究者必须获得家长的允许以及发育适龄儿童的同意。在超过最小化风险的研究中,只有下列情况允许儿童参加研究:

- 儿童有望直接获益,或者
- 超过最小化风险较少并且研究可能产生关于儿童疾病与健康状况非常重要的普适性知识时。

囚犯的研究

囚犯可能觉得没有拒绝参与研究的自由,也可能因为参与研究会获得现金、停止监狱日常活动或者获得假释而参与研究。联邦法规可能限制允许囚犯参加的研究类型并要求它征得更严格的伦理审查委员会审批以及美国卫生与公共服务部的同意。

孕妇、胎儿以及胚胎的研究

无法为胎儿提供直接获益的研究中,只有研究目的是为了获得重要的生物医学知识且无法通过其他方法时可以获得许可。那些只为胎儿提供直接获益的研究不仅需要获得孕妇的知情同意,而且需要父亲的知情同意,即使是可以让儿童直接获益的研究也需要父母中的一个人同意。这些限制曾因为阻碍了可以为孕妇及胎儿临床护理提供证据的研究而被批评。

研究者的责任

严重的研究不当行为至今仍在持续出现。

> **案例 14.3 罗非昔布的心血管不良反应**
>
> 2000 年，VIGOR 随机对照试验的结果被发表。该研究对一种新的 COX-2 选择性非甾类抗炎药（罗非昔布）与一种非选择性的老药（萘普生）进行了比较[16]。罗非昔布的生产厂家资助了该研究。与萘普生相比，罗非昔布可以降低胃肠道并发症（2.1/100 人年 vs. 4.5/100 人年），但治疗关节炎疼痛的疗效相似，且罗非昔布治疗组出现了更多的心脏事件发生（0.4% vs. 0.1%）。随着该研究结果发表，罗非昔布被广泛应用于临床治疗，年销售超过 25 亿美元。在论文发表前，另外三例罗非昔布治疗组发生的心脏病事件被报告到美国食品与药品管理局，而没有向在大学任职的该论文的作者或杂志报告。但是另外两位作者（就职于该厂家）却知道这些病例。发表了 VIGOR 研究结果的杂志随后对"论文被审稿时没有准确报告已获得的安全性数据"表示关注[17]。除了没有公开不利数据外，相对于胃肠道不良事件，该论文对心血管不良事件设定较早的观察截止时间，同样也没有向杂志或大学的作者披露，导致研究结果利于罗非昔布而产生偏倚。
>
> 随后，另一项随机对照试验显示罗非昔布比起萘普生会引起更多心血管事件和卒中[18]，之后厂家主动将该药撤市。

在其他具有高影响力的出版物上，研究者故意修饰或篡改数据，例如，判定麻风腮三联疫苗与儿童孤独症之间关联的研究和宣称可以利用体细胞核移植诱导人类干细胞系的研究[19-20]。这样的学术不端行为危害了公众和医生对于研究的信任并且威胁到公共基金对研究的资助。

学术不端行为

美国联邦科研诚信办公室将研究不端行为（research misconduct）定义为捏造数据（fabrication）、篡改数据（falsification）以及剽窃（plagiarism）[21]。

- **捏造数据**指拼凑结果和研究记录并报告它们。
- **篡改数据**指针对研究材料、仪器、或操作程序进行人为处理，或改变、遗漏数据、结果，导致研究记录不能代表真实发现。
- **剽窃**是未经授权盗用他人的想法、结果或用语。

在联邦定义中，严格意义上来说不端行为必须是有意为之的，即违反者清楚他们的行为是错误的。在案例 14.3 中，无法证实研究结果是故意伪造的。学术不端行为不包括诚实的错误以及合理的学术观点分歧，它们是研究过程中的正常部分。联邦定义中没有界定其他错误行为，如重复发表、拒绝共享研究材料以及性骚扰；研究机构应在其他政策框架下解决这些问题。

> **案例 14.3 罗非昔布的心血管不良反应（续）**
>
> 许多因服用罗非昔布而发生心脏病的患者起诉了制药公司。在审理过程中，审查了内部资助人的电子邮件，邮件显示许多关于罗非昔布的论文通常由公司雇员或者顾问撰写初稿，在初稿完成后邀请大学的研究者作为第一作者。撰写论文的雇员往往未被列入作者或致谢中。

当判定存在学术不端行为时，联邦资助机构和研究者所在机构都有责任进行公平和及时的询问与调查[22]。在调查中，举报者与被举报的科学家有权获得尊重。举报者需要被保护从而免于报复，被举报的科学家应告知其被控告并给予回应的机会。对已经证实的学术不端行为的处罚包括终止基金资助、取消将来申请基金的权利以及其他行政、学术、刑事或民事处罚。

著者署名

对于署名的作者，必须确实做出以下实质性贡献：

- 提出研究概念和设计，或者数据分析与结果解释；并且
- 撰写或修改论文；并且
- 确定终稿[23]。

特邀作者（guest authorship）和代笔作者（ghost authorship）是不符合伦理的。尽管特邀或名誉作者对论文贡献甚少，但仍被列为作者；例如，通过提供知名度，给予参与者、试剂、实验室协助，或资金支持成为第一作者。在案例 14.3 中，在研究结束、数据分析及第一稿论文撰写完成后才成为作者并不合适。代笔作者确实对论文撰写做出了实质性贡献，但未被列为作者。他们通常是医药公司或医学论文写作公司的雇员。不把代笔作者列入作者名单会误导读者低估药厂在论文完成中的作用。一项研究表明，发表在高影响力的综合杂志上的论文中，25％的原始研究论文存在特邀作者，12％存在代笔作者[24]。

在确定谁是作者或作者排名时常常发生分歧。这些问题最好在研究项目开始前就明确讨论并确定下来。如果工作职责变化的决定已经确定，应对作者署名的变化进行协商，建议采用外交协商的方式进行[25]。由于作者署名先后尚无一致的标准，一些杂志要求在发表论文时描述每位作者对研究项目的贡献。

利益冲突

研究者的主要利益应该是为重要的科学问题提供真实答案并保护参与者的安全。研究者也可能有其他的利益，例如他们的声誉或收入，这些利益可能会与研究的主要目标发生冲突，从而影响研究者的客观性或者损害研究的公信力[26]。

利益冲突的种类

- **经济利益冲突**。新药、新器械和新检测的研究一般由厂家资助。伦理学关切的是这种经济联系可能会导致研究设计与实施产生偏倚、阳性结果过度解释，或阴性结果不被发

表[27-28]。如果研究者持有研究干预的专利或正在开展研究的药物或器械的生产公司的股票，当研究显示治疗有效时，除了开展研究的报酬外，他们还将获得巨额经济回报。最后，接受巨额咨询费、酬金或者实物礼品可能影响研究者做出有利于公司产品的判断。
- **临床医生-研究者的双重角色**。如果研究者是合格的参与者的私人医生，医生与研究者的身份将发生冲突。患者会担心如果他们拒绝参加研究，会影响将来的治疗，并且他们可能无法区分研究与治疗。况且，医生也很难区分哪些对患者来说是最佳的、哪些更有利于研究项目。

利益冲突的应对

应该公开所有的利益冲突，尤其是要管理或避免对研究结果有重要潜在影响的利益冲突。

- **减小偏倚的可能性**。在设计良好的临床试验中，一些预先制订的标准有助于控制利益冲突。为避免结局评价时产生偏倚，应将参与者接受干预的信息对研究者设盲（blinded）。由无利益冲突的成员组成的独立的数据和安全监察委员会（data and safety monitoring board）（见 11 章）可以对数据进行中期评估，并且如果有足够证据显示获益或危害时可以终止研究。申请基金、发表摘要和论文投稿时的同行评审（peer review）过程也有助于减少偏倚。
- **分离有冲突的角色**。当一个医生既是研究项目的研究者，又在为参与者提供医疗护理时，应分离这两种角色。一般情况下，如果医生是共同研究者，不应把自己的患者纳入研究中。如果已将自己的患者纳入研究，应由研究团队中不直接为患者治疗的医生执行知情讨论。
- **控制分析与发表**。在由制药公司资助的研究中，不管试验药物是否有效，学术研究者需要确信他们有权掌握主要数据、统计分析（control over the primary data and statistical analysis），并可以自由发表研究结果（freedom to publish findings）[27-28]。研究者有伦理学义务负责研究的各个方面。资助人可以评阅研究论文，提出建议，并确保在将论文向杂志投稿前进行专利申请。但是，资助人无权否决、搁置发表，或坚持使用指定的语言撰写论文。
- **公开利益冲突**。研究机构需要向相关部门公开利益冲突。美国国立卫生研究院和其他资助机构、当地伦理审查委员会、学术会议和医学杂志要求在提交基金申请、摘要以及论文时公开利益冲突。尽管单纯的公开对于处理严重的利益冲突是不充分的，但有助于研究者避免伦理问题，并且允许杂志论文的审稿人和读者评估潜在的不当影响。
- **管理利益冲突**。如果个别的研究存在明显的利益冲突，研究机构、资助机构或者伦理审查委员会可能要求进一步的安全保障，如对知情同意过程进行严密监控或者调整存在利益冲突的研究者角色。
- **禁止特定情况**。为了利益冲突最小化，资助者或者学术研究机构可能禁止某项干预的专利持有者或药厂人员作为临床试验的项目负责人。

■ 特定研究类型的伦理问题

随机对照临床试验

虽然随机对照试验是评估干预效果的最严谨的设计（第 10 章），但是由于以下两点原因存在特殊的伦理问题：与观察性研究不同，研究者对参与者实施干预，并且干预是随机决定的。随机分配治疗方案之所以符合伦理是由于参与者获得干预的机会均等（equipoise），均等的概念看似直观清晰但存在争议，并且无法准确定义[29]。如果参与者允许自己的治疗方案随机决定而并非由其私人医生决定，由于存在真实的不确定性或对临床试验中哪组治疗效果更好存在争议，因此参与者并不会受到明显的伤害。均等并不要求在研究各组之间完全均衡。

参与者在临床试验中接受干预，但不良反应可能是未知的。因而，试验需要严格的监测以确保参与者避免不当的损害。建立严谨的不良反应评估方法是研究者的职责（第 10、11 章）。对于大部分试验，可以成立独立的数据和安全监察委员会，他们可以定期地审查研究数据，并且在发生与干预相关的非预期伤害时有权终止试验（第 11 章）。

对照组的干预也存在伦理学问题。如果某种疾病存在标准的有效治疗，对照组应接受该治疗（第 11 章）。然而在短期试验中，如果不会对参与者造成严重风险，采用安慰剂对照依然是合理的，例如轻度高血压、轻度自限性疼痛的研究。研究需要告知参与者在试验外存在其他的有效治疗手段。

如果有令人信服的证据表明一种治疗更安全或更有效，那么继续临床试验是不符合伦理的。另外，继续开展一项因招募率低、结局事件少或者退出率高而不能回答研究问题的试验也是错误的。在临床试验中由独立的数据和安全监察委员会进行中期数据的定期分析，可以决定是否因为上述原因提前终止试验[30]。这样的中期分析不应由研究者自己开展，因为如果研究继续，已揭盲的研究者了解中期分析的结果可能导致偏倚，而且研究者在考虑继续或停止试验时常常存在利益冲突。在招募参与者之前应详细说明中期数据的检查程序和统计终止原则（第 11 章）。

发展中国家的临床试验存在其他的伦理困境（第 18 章）。

关于已收集的标本和数据的研究

使用已收集的数据和储存标本的研究可能会有重大科学发现。例如，利用大量储存的与临床数据对接的生物学标本进行 DNA 检测，可能发现增加疾病发生风险的相关基因，以及与不良预后有关或对特定治疗有反应的基因。包含血样和组织标本的大型生物样本库可为后期研究的开展而不需要采集额外的样本提供基础。使用已收集的样本或数据的研究不会对参与者产生身体损伤。然而，这种研究也可能存在伦理问题。同意在将来开展非特定的研究是有问题的，因为没有人可以预测将来会开展哪种研究。此外，参与者可能反对在未来以某种方式对数据和样本的使用。如果违反保密规定的事件发生，可能会导致污辱与歧视。即使参与者个体不会遭受伤害，研究的参与群体也可能受到伤害。

当收集生物学标本时，知情同意书应该允许参与者同意或拒绝类别广泛的后续研究使用标本。例如，参与者可能同意他们的标本用于：

- 未来由伦理审查委员会和科学审查小组批准的后续研究；或
- 仅用于特定疾病的研究；或
- 仅用于当前研究，不用于后续研究。

参与者也应该知晓可识别的数据和标本是否与其他研究者共享。另外，参与者也应该了解应用其标本获得的研究发现可能会被申请专利或用于研发商业产品。

■ 其他问题

参与者的报酬

临床研究的参与者理应为其付出的时间和精力获得报酬，并报销与研究有关的自付费用，如交通费或儿童看护费。实际上来说，在招募和维持阶段也需要给予参与者补偿。常规的做法是为高风险或不方便的研究支付较高的报酬。然而，奖励产生的不当动机也引起了伦理问题。如果参与高危研究可以获得更高的报酬，那么社会经济地位较低的人可能会放弃理性判断而甘愿承担风险。为了避免此类不当影响，建议按照非熟练劳动力的时薪标准为参与者提供实际花销和时间的补偿[31]。

■ 小结

1. 研究者应保证其项目遵守尊重（respect for persons）、有利（beneficence）和公平（justice）的伦理原则（ethical principles）。

2. 研究者应确保研究符合相应联邦法规（federal regulations），主要是参与者的知情同意（informed consent）以及伦理审查委员会审查（IRB review）。在获得知情同意的过程中研究者必须向潜在参与者告知研究项目的性质（nature of the project）、风险（risks）、潜在获益（potential benefits）和备选方案（alternatives）。研究者需要确保参与者信息的保密（confidentiality），遵守联邦政府的健康隐私规则（HIPAA）。

3. 弱势群体（vulnerable populations），比如儿童（children）、囚犯（prisoners）、孕妇（pregnant women）以及认知障碍（cognitive deficits）或社会地位弱势者（social disadvantage），需要额外的保护。

4. 研究者必须具有道德诚信（ethical integrity）。他们不能具有学术不端行为（scientific misconduct）[法规定义为捏造数据（fabrication）、篡改数据（falsification）以及剽窃（plagiarism）]。研究者需要公开并适当管理利益冲突（conflicts of interest）并遵守适当的署名（appropriate authorship）标准，即只有他们为论文做出实质性才智贡献时，才能将自己作为一篇论文的作者，并确保所有对论文做出实质性贡献的人均被列为作者。

5. 特定类型的研究需要注意其他的伦理问题。在随机对照临床试验中，每个人获得干预的机会均等（equipoise），对照组必须接受适合的干预（appropriate interventions）。并且如果已经证明一种干预更有效或更有害则必须停止试验。当研究使用已收集的标本和数据时，需要特别注意参与者的隐私保密（confidentiality）。

参考文献

1. Jones JH. The Tuskegee syphilis experiment. In: Emanuel EJ, Grady C, Crouch RA, et al., editors. *Oxford textbook of research ethics*. New York: Oxford University Press, 2008, 86–96.
2. National Commission for the Protection of Human Subjects of Biomedical and Behavioral Research. *The Belmont Report: Ethical principles and guidelines for the protection of human subjects of biomedical and behavioral research*. 1979. Available at: www.hhs.gov/ohrp/humansubjects/guidance/belmont.html, accessed 8/27/12.
3. Department of Health and Human Services. *Protection of human subjects 45 CFR part 46*. 2005. Available at: www.dhhs.gov/ohrp/humansubjects/guidance/45cfr46.html, accessed 9/27/12.
4. Emanuel EJ, Menikoff J. Reforming the regulations governing research with human subjects. *N Engl J Med* 2011; 365:1145–50.
5. Lo B, Barnes M. Protecting research participants while reducing regulatory burdens. *JAMA* 2011;306:2260–2261.
6. Department of Health and Human Services. *Protocol review*. 2005. Available at: www.dhhs.gov/ohrp/policy/protocol/index.html, accessed 9/27/12.
7. King NMP, Churchill LR. Assessing and comparing potential benefits and risks of harm. In: Emanuel EJ, Grady C, Crouch RA, et al., editors. *The Oxford textbook of clinical research ethics*. New York: Oxford University Press, 2008, 514–526.
8. Henderson GE, Churchill LR, Davis AM, et al. Clinical trials and medical care: defining the therapeutic misconception. *PLoS Med* 2007;4:e324.
9. Federman DD, Hanna KE, Rodriguez LL. *Responsible research: a systems approach to protecting research participants*. 2002. Available at: www.nap.edu/catalog.php?record_id=10508, accessed 9/29/12.
10. Flory J, Emanuel E. Interventions to improve research participants' understanding in informed consent for research: a systematic review. *JAMA* 2004;292:1593–1601.
11. Lomax GP, Hall ZW, Lo B. Responsible oversight of human stem cell research: the California Institute for Regenerative Medicine's medical and ethical standards. *PLoS Med* 2007;4:e114.
12. Woodsong C, Karim QA. A model designed to enhance informed consent: experiences from the HIV prevention trials network. *Am J Public Health* 2005;95:412–419.
13. Wolf LE, Dame LA, Patel MJ, et al. Certificates of confidentiality: legal counsels' experiences with perspectives on legal demands for reseasch data. *J Empir Res Hum Res Ethics* 2012;7:1–9.
14. Nass SJ, Leavitt LA, Gostin LO. *Beyond the HIPAA Privacy Rule: enhancing privacy, improving health through research*. 2009. Available at: http://iom.edu/Reports/2009/Beyond-the-HIPAA-Privacy-Rule-Enhancing-Privacy-Improving-Health-Through-Research.aspx, accessed 9/29/12.
15. National Bioethics Advisory Commission. *Ethical and policy issues in research involving human participants*. Rockville, MD: National Bioethics Advisory Commission, 2001.
16. Bombardier C, Laine L, Reicin A, et al. Comparison of upper gastrointestinal toxicity of rofecoxib and naproxen in patients with rheumatoid arthritis. VIGOR Study Group. *N Engl J Med* 2000;343:1520–1528.
17. Curfman GD, Morrissey S, Drazen JM. Expression of concern. *N Engl J Med* 2005;353:2813–2814.
18. Bresalier RS, Sandler RS, Quan H, et al. Cardiovascular events associated with rofecoxib in a colorectal adenoma chemoprevention trial. *N Engl J Med* 2005;352:1092–1102.
19. Godlee F, Smith J, Marcovitch H. Wakefield's article linking MMR vaccine and autism was fraudulent. *BMJ* 2011;342:c7452.
20. Kennedy D. Responding to fraud. *Science* 2006;314:1353.
21. Office of Research Integrity. *Case summaries*. Available at: http://ori.hhs.gov/case_summary, accessed 9/29/12.
22. Mello MM, Brennan TA. Due process in investigations of research misconduct. *N Engl J Med* 2003;349:1280–1286.
23. International Committee of Medical Journal Editors. *Uniform requirements for manuscripts submitted to biomedical journals*. Available at: www.icmje.org/faq_urm.html, accessed 9/29/12.
24. Wislar JS, Flanagin A, Fontanarosa PB, Deangelis CD. Honorary and ghost authorship in high impact biomedical journals: a cross sectional survey. *BMJ* 2011;343:d6128.
25. Browner WS. Authorship. In: *Publishing and presenting clinical research*, 2nd ed. Philadelphia: Lippincott Williams & Willkins, 2006, 137–144.
26. Lo B, Field M. *Conflict of interest in medical research, education, and practice*. 2009. Available at: www.iom.edu/Reports/2009/Conflict-of-Interest-in-Medical-Research-Education-and-Practice.aspx, accessed 11/16/11.
27. DeAngelis CD, Fontanarosa PB. Ensuring integrity in industry-sponsored research: primum non nocere, revisited. *JAMA* 2010;303:1196–1198.
28. DeAngelis CD, Fontanarosa PB. Impugning the integrity of medical science: the adverse effects of industry influence. *JAMA* 2008;299:1833–1835.
29. Joffe S, Miller FG. Equipoise: asking the right questions for clinical trial design. *Nat Rev Clin Oncol* 2012;9:230–235.
30. Ellenberg SS, Fleming TR, DeMets DL. *Data monitoring committees in clinical trials*. Chichester, England: Wiley, 2003.
31. Grady C. Payment of clinical research subjects. *J Clin Invest* 2005;115:1681–1687.

第 15 章

设计问卷、访谈和在线调查

Steven R. Cummings，Michael A. Kohn，and Stephen B. Hulley

蔡思雨　彭晓霞　唐迅　译

临床研究中许多信息是通过问卷（questionnaires）或访谈（interviews）收集的，问卷有纸质或电子问卷两种形式。对于许多研究而言，结果的真实性依赖于这些工具（instruments）的质量。本章描述了问卷和访谈的要素并概述其开发程序。

临床研究者开发了在线调查（online surveys）后，可选择工具增长迅速，包括REDcap（范德堡大学协作组研发的一个网络数据管理平台），以及商业产品，如SurveyMonkey、Zoomerang、Qualtrics 和 QuesGen。这些产品提供在线的，易于使用的调查开发工具，并且具有自动向参与者发送电子邮件或在研究网站上发布公告的功能。从采用纸质问卷调查向网络调查的转变，并没有改变好的调查工具的设计原则：书写清晰的使用说明和精心措辞的问题[1]，它们可以帮参考者获得详实的答案。

■ 设计好的工具

开放式和封闭式问题

有两种基本类型的问题服务于不同目的，即开放式与封闭式。如果听到应答者用自己的语言回答，那么开放式问题（open-ended questions）就尤其有用，比如：

> 您认为什么习惯会增加患卒中的可能性？

开放式问题可以让应答者自由（free）回答而几乎不受研究者的限制。比起列出具体的答案，开放式问题允许参与者提供更多信息，但答案也可能是不完整的。开放式问题的一个主要缺点（disadvantage）在于通常需要定性的方法或者特殊的系统（如针对症状和不良事件的编码词典）对答案进行编码和分析；这比录入封闭式问题的答案要花费更多时间，并且可能需要主观判断。开放式问题通常用于问题设计的探索阶段，因为它们帮助研究者理解应答者表达出的概念。应答者使用的词句形成封闭式问题（closed-ended questions），封闭式问题可以基于要求应答者从两个或多个备选答案中进行选择：

```
┌─────────────────────────────────────────────────┐
│ 您认为下列哪项会增加患卒中的可能性？（可多选）  │
│ □吸烟                                           │
│ □超重                                           │
│ □压力                                           │
│ □饮酒                                           │
└─────────────────────────────────────────────────┘
```

由于封闭式问题提供了一系列可能的备选答案，因此它们更便捷且易于回答（easier to answer），而且答案易于制表（easier to tabulate）和分析。另外，将可能的答案列出常常有助于阐明问题的意思，并且封闭式问题适用于包含多个条目的量表以产生一个评分。

另一方面，封闭式问题有一些缺点（disadvantages）。封闭式问题将应答者引导至特定方向并且不允许他们提供自己的潜在的更准确的答案。一套答案可能无法面面俱到（exhaustive）（无法包括所有可能的选项，比如"性活动"或者"盐摄入"）。一种解决方法是设置"其他（请详细说明）"选项或"上述都不是"的选项。当仅需要一个答案时，应明确告知应答者，并且可能的选项设置也应是相互排斥的（mutually exclusive）（即选项间不能重叠），以确保答案明确且简约①。

当问题允许有多个答案时，告知应答者"可多选"并不是最理想的。这样做无法使应答者对每一个可能的备选答案进行思考，而且那些未被选择的项目可能代表参与者认为该选项不是答案也可能是参与者忽视了该选项。更好的办法是要求应答者对每个可能的答案回答"是"或"否"：

```
┌─────────────────────────────────────────────────┐
│ 您认为下列哪项会增加患卒中的可能性？            │
│                   是          否        不知道  │
│ 吸烟              ○           ○          ○     │
│ 超重              ○           ○          ○     │
│ 压力              ○           ○          ○     │
│ 饮酒              ○           ○          ○     │
└─────────────────────────────────────────────────┘
```

视觉模拟评分（visual analog scale，VAS）是另一种可选择的方法，使用线条或者其他图形记录封闭式问题的答案。要求参与者在表示从一个极端到另一个极端的线条上画一个点以表达最符合自己情况的答案。在线的两个末端描述极端值的词语是非常重要的。下面是描述疼痛严重程度的视觉模拟评分：

```
┌─────────────────────────────────────────────────┐
│ 请在下面横线最能描述您在过去一周疼痛严重程度的位置进行标记。│
│ ─────────────────────────────────────────────── │
│ 无                                       无法忍受│
└─────────────────────────────────────────────────┘
```

---

① 对于在线表单，常规用单选按钮（圆圈）展现互斥选项，用复选框（方框）对应"多选"的问题。

为测量方便起见，线条一般长 10 cm，而且以长度计分（以厘米为单位），从最低极值开始算。以在线的视觉模拟评分为例，见网页：https://www.epibiostat.ucsf.edu/dcr/。

因为视觉模拟评分可以用连续标度对特征打分，因此比较实用；相对于根据一系列形容词分类排列进行打分，视觉模拟评分可能对微小的变化更敏感。许多在线调查工具包括 REDcap、Qualtrics 和 QuesGen 都采用了视觉模拟评分。

格式

在设计调查问卷时，习惯在起始处对研究目的和数据使用方式进行简要阐述。作为获得知情同意的部分，在开始访谈时通常也提供相似信息。为确保获得准确及标准的回答，所有调查工具都必须具有关于如何填写的说明。这条要求不仅适用于自填问卷，也适用于由访谈者记录答案的表格。

有时提供一个如何回答问题的例子是很有帮助的，应使用简单且易于回答的问题。

膳食摄入评估问卷的填写说明

这些问题是关于您在过去 12 个月的饮食习惯。

请您标记日常摄入份量并在每类食物旁的方框内填写食用频率。

例如，如果您每周喝 3 次一中杯（6 盎司）苹果汁，您应选择：

苹果汁　　○小（3 盎司）　　　[3] 次每　　○天
　　　　　⊙中（6 盎司）　　　　　　　　○月
　　　　　○大（9 盎司）　　　　　　　　⊙周
　　　　　　　　　　　　　　　　　　　　○年

为了提高问卷的流畅性，应将与主要内容相关的问题汇集在一起并加以小标题或简短的描述性陈述。为了鼓励应答者参与到答题的过程中，采用情感中立的问题，如以询问姓名和联系方式开始是有帮助的。通常把收入和性功能相关的高度敏感问题放在最后。对于每一个或一系列与问卷中其他问题不同的问题，必须清楚地说明如何回答。

如果调查工具包括不同的时间框架，有时在每一套新问题的顶部重复时间框架是有用的方法。比如下列问题：

在过去一年中您多久看一次医生？
在过去一年中您作为患者在急诊科就诊几次？
在过去一年中您住过几次院？

可以缩略成如下形式：

在过去一年中，您做以下事情的次数
● 去看医生？
● 作为患者到急诊科就诊？
● 住院？

对于纸质表格（paper forms），应使视觉设计（visual design）尽可能简单无论应答者是研究对象还是研究人员均可按正确顺序完成所有问题。如果格式过于复杂，应答者或访谈者可能跳过问题，提供错误信息，有时甚至拒绝完成调查。整洁（neat）并且有足够留白（plenty of space）的格式比拥挤或杂乱的格式更具吸引力且易于使用。尽管研究者通常认为页数较少的调查问卷看起来会显得短一些，但把许多问题压缩在一页上会使任务变得更加困难。回答区域的比例应该占据较大位置以便应答者容易画圈或核查正确的数字，而不会意外地标记在答案"上面"或"下面"。当问卷包含开放式问题时，应留出足够大的答题空间以允许字体大的应答者有舒服的书写空间。有视力问题的人，例如许多年龄大的研究对象，会喜欢大号和强对比度（白底黑字）的设计。

封闭式问题的可能答案应垂直排列并在答案前设置方框或括号用以打钩，或设置数字以划圈，而不是使用开放性空格：

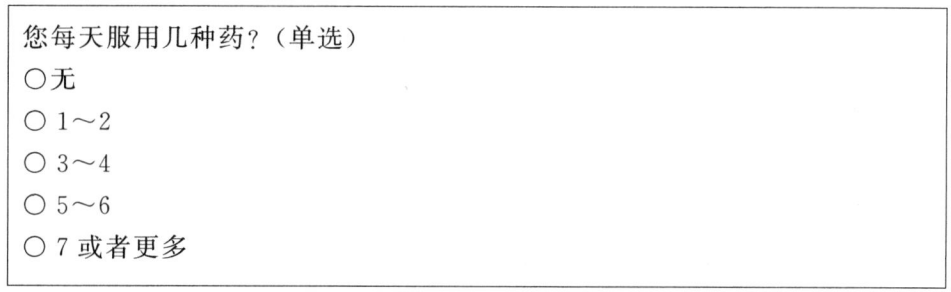

注意上述备选答案是全面且相互排斥的。

有时研究者可能希望使用更详细的问题追问到确切的答案。可以采用设计分支问题（branching question）去实现。应答者对于第一个问题，通常指筛选器（screener）问题的答案决定了他们是被引导到回答另一个问题还是跳答到后面的问题。比如：

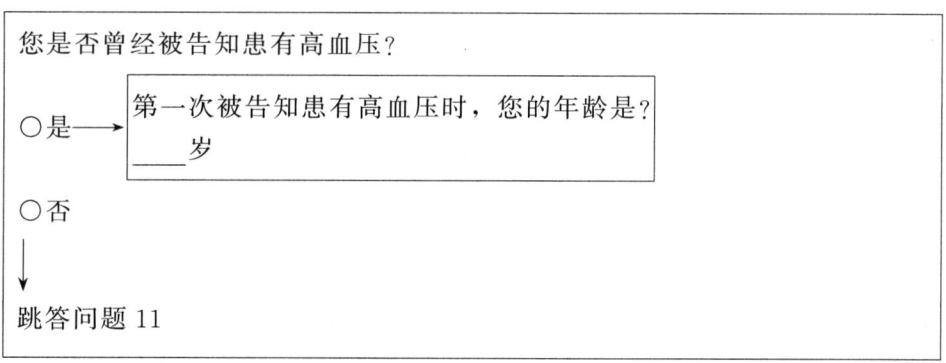

分支问题可以节约时间并允许应答者避免回答不相关或冗余的问题。通过使用箭头从答案指向下一个问题以及指向如"跳答问题 11"可以将应答者指引到下一个合适的问题（见附录 15）。

在线调查（online surveys）对应答者而言常常更清晰、简单，因为这种方式整合了逻辑跳转。如果男性研究对象对吸烟的问题回答"是"，那么将不会看到与妊娠有关的问题，而直接到达询问吸烟史（pack years）的问题（见 www.epibiostat.ucsf.edu/dcr/.）。但是在研究的前期测试阶段必须认真检验逻辑跳转。复杂的逻辑跳转可能进入死循环或导致不可能到达的"孤儿"问题。良好的设计，包括考虑应答者的视力问题[②]，无论对在线表格还是纸质表格都同样重要。

用语

问卷中的每个词都可能影响回答的真实性和可重复性。考究用词的目的是为了构建简单清晰的问题，避免歧义，同时鼓励应答者可以不尴尬地做出准确和诚实的应答且不受冒犯。

- **清晰**。使问题尽量明确具体。具体的语言优于抽象语言。例如，询问"您通常的运动量是多少？"不如问"您平常一周内花几个小时健步走？"更清晰。
- **简单**。使用简单常用的字词和语法表达思想，避免专业术语和行话。例如，询问"您没有医生处方能买到的药物"比询问"非处方药"更清晰。
- **中立**。避免使用暗示满意回答的诱导性和模式化的语言。询问"在过去一个月内，您有几次过量饮酒？"可能会阻碍应答者承认他们喝过很多酒。"在过去的一个月，您有几次在一天内喝酒超过五杯？"是更贴近事实的、不加评判，且更加清晰的问题。

有时，设置一种语气可以帮助应答者承认那些被认为不受欢迎的行为和态度。例如，当询问患者是否按处方服药时，访谈者或者问卷可以使用这样的措辞："人们有时会忘记服用医生开的药。您是否曾发生过？"这样的措辞是有技巧的，但是，让应答者承认某些行为且并不鼓励他们夸大事实是重要的。

收集像性行为或收入这样的潜在敏感（sensitive）区域的信息格外困难。比起接受访谈，一些人在使用自填式问卷回答这类问题时会感到更舒服，但是一个熟练的访谈者有时会引出开诚布公的答案。将潜在的尴尬答案写在一张卡片上，让应答者通过简单地指出答案来回答问题的方法十分有效。

设定时间框

测量应答者的行为频率时，有必要使用时间单位（unit of time）描述。如果每天的行为在通常情况下是相同的，比如每天早上服用一粒利尿剂，问题可以很简单："您一天服用几粒药片？"

许多行为会在不同的日子、不同的季度，或不同的年发生变化。为了测量这些行为，研究者必须首先决定拟研究的行为中最重要的方面是什么：一般水平（the average）还是极端水平（the extremes）。研究酒精对心血管疾病危害效应可能需要测量一段时期内的平均饮酒量，但是研究酒精在跌倒发生时的作用可能需要了解应答者喝醉酒的频率是多少。

可以用两种方式询问有关行为平均水平的问题：询问"平常的"或"典型的"行为，或计算一段时期内行为的实际发生频次。例如，研究者可能通过要求应答者估计他们平时的啤酒摄入量来计算平均的啤酒摄入量：

[②] 商业化的在线调查工具更注重条目的可读性，部分原因是因为1973年颁布的康复法案第508节要求联邦机构制作的电子表格要适用于残疾人士。大部分商业机构需要进行"508标准"认证。

> 一般情况下，您一周饮用多少啤酒（按 12 盎司的罐或瓶为单位计算，或更大的玻璃杯）（1 盎司＝28.35 克）
> [__] 每周啤酒饮用量

这种格式简单明了。但是，它假定应答者可以准确地将其行为平均为一个估计值。因为饮酒模式即使在短暂的时期内也可能发生显著变化，所以应答者通常很难确定什么是典型的一周。面对询问平常或典型的行为问题时，人们通常报告他们最常做的事情而忽略了极端事件。比如，询问典型的日子里的饮酒情况时，如果应答者在周末大量饮酒，那么将会低估饮酒量。

另一种方法是对某一时期（certain period of time）内的暴露进行定量。

> 在过去 7 天中，您饮用了多少啤酒（按 12 盎司的罐子或瓶子为单位计算，或更大的玻璃杯）？
> [__] 过去 7 天的啤酒饮用量

我们的目标是询问最近一段时间以准确代表整个研究期间所关注的研究问题的特征。时间的最佳长度取决于调查问题的特性。例如，睡眠模式每天的变化都很大，但有关过去一周睡眠习惯的问题可以充分代表全年的睡眠模式。另一方面，无保护的性行为的频率在每周间也可能存在巨大差异，因此对无保护的性行为的问题应覆盖更长的周期。

采用日记（diaries）可能是一种更准确的办法，用以追踪事件、行为或周期性发作症状（如跌倒），或每天发生改变的症状（如阴道出血）。当事件的发生时间或持续时间很重要或者事件很容易被遗忘时，日记可能是有价值的。参与者可以将这些数据录入电子设备（electronic devices），并且这种方法允许研究者计算被评估事件或行为的日平均得分。然而，这种方法对参与者而言可能是耗时的，且相对于最常使用的回顾性问题，会导致更多的缺失数据。采用日记的方法需事先假定被评估的时间范围是典型的，而且使用日记的自觉性不会改变被记录行为的某些重要方面。

避免陷阱

- **复合问题**。每道题应只包含一个概念。以为了评估咖啡因摄入量而设计的问题为例："您一天喝几杯咖啡或茶？"咖啡比茶含有更多的咖啡因，并且在其他方面也不相同，所以包含两种饮料的回答结果就不够精确。当一个问题试图同时评估两件事情时，最好将其拆分为两个单独的问题。"（1）一般情况下，您一天喝几杯咖啡？"和"（2）一般情况下，您一天喝几杯茶？"
- **隐藏假设**。有时候问题做出的假设可能并不适用于所有参加这项研究的人。例如，询问在过去一周发生抑郁频次的标准问题："我感觉即使在家人的帮助下也无法摆脱忧郁。"这个问题假设应答者均有家人并且会寻求情感支持；对于那些没有家人或不会向家人寻求帮助者来说，就很难回答这个问题。
- **问题和答案选项不匹配**。问题和答案选项匹配是非常重要的，这个任务看似简单但经常出错。例如，问题："您上周有没有感到疼痛？"的备选项不应该是"从不""很少""有时""很多时候"（应将这个问题改为"您在上周出现过几次疼痛？"或将答案改为"是"或"否"）。当问题与强度有关时，给出同意或不同意的选项会出现另一个常见问题。例如，将"我有时会抑郁"的题干提供给应答者，然后要求用"同意"或"不同意"作答。选择"不同意"这个选项可能意味着此人经常抑郁，或从不抑郁。采用简单的问题询问一个人感到抑郁的频次，并匹配与频率有关的选项（从不、有时、经常），通常更清晰。

用量表或评分测量抽象的变量

很难用一个问题定量评估抽象概念（abstract concept），如生活质量。因此，通常采用基于一系列问题的评分构建量表以测量抽象的特征[2-3]。

相对于采用一个问题或几个不同方面且不能被合并的问题，使用多个条目来评估抽象概念可能有其他优势。与其他方法相比，多条目量表（multi-item scales）能够增加可能答案的范围（例如，多条目的生活质量量表会产生从1到100的分数，而对生活质量进行评分的一个问题只会产生从"差"到"优"的4个或5个答案）。多条目量表的缺点在于其产生的结果（生活质量=46.2）难以直观理解。

李克特量表（Likert scales）通常用于量化态度、行为以及与健康相关的生活质量维度。这些量表为应答者提供了一系列陈述或问题，并要求他们选择最能代表他们的答案等级或程度。给每个答案分配一个分值。例如，测量人们对富含水果和蔬菜的膳食会促进健康的观点的认同程度：

对每一个条目，圈出最能代表您观点的数字：

	非常同意	同意	中立	不同意	非常不同意
1. 多吃水果和蔬菜能降低心脏病的风险	1	2	3	4	5
2. 素食主义者比肉食者更健康	1	2	3	4	5
3. 增加水果和蔬菜的摄入量可以减慢衰老速度	1	2	3	4	5

研究者可以通过简单地累加每个条目的得分来计算应答者的总分（score），或计算所有无缺失值条目的平均得分。例如，应答者回答其非常同意多吃水果和蔬菜能降低心脏病的风险（1分），以及素食主义者比肉食者更健康（1分），但不同意增加水果和蔬菜摄入量可以减慢衰老速度（4分），即可得到6分总分。将条目得分简单累加是假设所有的条目具有相同的权重并且每个条目都用于测量相同的一般特征。

可以采用诸如克隆巴赫系数（Cronbach's alpha）[4]的方法对量表的内部一致性（internal consistency）进行统计学检验，克隆巴赫系数用于评估量表的总信度。克隆巴赫系数是基于每个条目评分间的相关性来计算的。克隆巴赫系数大于0.80为优，低于0.50为不可接受。内部一致性得分低意味着一些个别条目可能在测量不同的特征。

创建新的量表

当调查员需要对尚无标准问卷或访谈方法的特征进行测量时，可能有必要开发一种新的工具或量表。此项任务可以是针对小型研究中的一个小变量而创建一个新问题，也可以是为多中心研究的主要结局测试开发一项多条目量表并进行检验。在创建新量表的过程中，最简单的是研究者使用良好的判断力和写作基本原则来开发一个条目，该条目可以通过预先测试以确保其目的明确且可以产生适宜的答案。另一个极端的情况是，可能需要一套系统方法来开发用于测量重要概念的新工具，即从初稿到最终产品要花费几年时间。

后者的程序开始时，常常通过个人访谈和焦点小组（focus groups）（邀请一组与研究问题相关的人，在组长带领下用 1 或 2 个小时讨论与研究相关的具体题目）产生工具的潜在条目。然后起草量表，紧接着由同行、导师和专家进行严格审查。之后研究者按下一部分描述的预先测试、修改、缩短，以及验证的程序反复进行（在例 15.1 中说明）。

例 15.1 开发一项新的多条目工具

美国国家眼科研究所视功能问卷体现了多条目工具开发和测试的艰苦。Mangione 及其同事投入了多年时间来研发和测试量表，因为计划将此量表用作许多眼病研究的结局的主要测量工具[5-6]。研究开始，他们采访眼病患者以了解疾病对生活产生哪方面的影响。然后，他们组织眼病患者组成焦点小组并分析了会议记录，从而选出相关问题及答案选项。他们制订了一套长问卷并进行了预先测试，在多项研究的数百名参加者中使用了这套问卷。他们使用了这些研究中的数据确定了对个体间评分变异有最大贡献的变量，并将问卷条目从 51 个删减到 25 个。

由于创建并验证新的多条目工具十分耗时，因此在通常情况下，只有需要对研究的核心变量进行测量，并且现有测量不充分或不适用于将被纳入研究的人群时才会开展。

■ 为研究制订工具的步骤

制订变量列表

在设计访谈或问卷工具前，将研究拟收集的信息和拟测量的概念写一个详细列表。考虑列出每一个条目在回答主要研究问题时的作用（例如预测因素、结局，以及潜在混杂因素）。

如果适用，选择既有的测量

创建一个问题或工具文件用于测量每一个变量。当有几种可供选择的方法时，为每一个拟测量的变量建立一个电子文件，然后找到每个条目所对应的候选问题或工具并对其进行归类。使用尽可能好的工具测量一项研究的主要预测因素和结局是至关重要的，因此应将收集备选工具的主要精力集中于这些主要变量（major variables）上。

可以从收集其他研究者的工具开始，他们已经开展过包含相关测量的研究。可以在已发表报告的方法学部分找到既有的问卷及其效度、内部一致性和可靠性的信息，也可以在网上检索诸如"健康结局问卷"等关键词。

从其他研究借用工具的优点在于节省开发时间，并可以对研究之间的结果进行比较。使用既有的且未修改的工具是最理想的。但是，如果有些条目不适用（如将为某一文化的群体开发的问卷应用于不同文化背景时），可能有必要删除、修改或增加一些条目。

如果已有工具太长，联系工具开发者看是否有较短的版本是有帮助的。从已创建的量表中删除条目会面临风险：会改变评分的意义，并影响本研究发现与使用完整量表获得研究结果之间的比较。缩短量表也会削弱其可重复性或发现变化的灵敏度。但是，在保留其他部分不变的前提下，有时删除对研究不必要的部分或"子量表"也是可被接受的。

如果必要，编制一项新工具

工具的第一稿应涉及较广的范围，包括与题目有关的更多问题而不仅仅是工具最终所包含的问题。调查者应认真阅读初稿，假设自己是应答者，去试着回答每个问题，并尽量想象误解问题的方式。另一个目标是确定那些令人困惑或易被误解的文字或短语，找到抽象的词语或术语将其转化成更简单、具体的术语，并注意将复杂问题拆分为两个或更多的问题。考虑到条目的内容以及清晰度，在问卷设计时应请求同事和专家对工具进行评估。

为研究修改和缩短整套调查工具

通常情况下，研究收集的数据多于将被分析的数据。长时间的访谈、问卷调查以及检查可能令应答者感到疲劳从而降低他们回答问题的准确性和可重复性。最好不要理会保留额外问题或测量的诱惑，即万一这些问题或测量能产生有趣的数据的想法。那些对回答主要研究问题而言不是必需的问题会增加数据收集、录入、清理，以及分析的工作量。为不必要或价值不大的数据投入时间会分散精力，并降低研究的整体质量和效率。

研究者可以在分析和报告研究结果前思考，以决定一个概念是否必要。列出最终表格将有助于确保了解工具中已包括所有必需变量，并且确认那些不太重要的变量。一旦完成上述工作，可以采用下列格言决定纳入哪些条目：疑罪从无，即有疑问时放弃它。

预测试

对工具的简明性和时效性进行预测试。对于关键的测量，大型预调查对于发现每一个问题是否会产生足够范围的回答是有意义的，并且可以检验工具的效度和可重复性。

验证

可以采用与其他类型测量（第4章）一样的方式，评估问卷和访谈的效度（准确度的一方面）和信度（精确度）。此过程从选择符合表面效度（face validity）的问题开始，即对某一事物特征进行评估时主观但重要的判断，然后致力于建立内容效度（content validity）和结构效度（construct validity）。只要可行，新的工具应该与测量关注现象的既有金标准（gold standard）方法进行比较。最后，可以将测量与未来的结局相关联以评估工具的预测效度（predictive validity）。

如果一项工具旨在测量变化，那么可以在患者接受治疗（经其他测量被认为有效）的前后进行测量，以检验其反应性。例如，为测量视觉受损患者的生活质量而设计的一项新工具可能包括表面效度的问题（"您不戴眼镜或隐形眼镜时能看报纸吗？"）。可以将答案与在重度白内障患者和正常眼检查结果者的现有的验证工具（例15.1）中的回答进行比较。可以通过比较白内障患者手术前后的反应，验证该工具对变化的反应性。但是，验证新工具的过程是耗时且昂贵的，只有在既有的工具不适用于研究问题或研究人群时这样做才有价值。

■ 管理调查工具

问卷与访谈

有两种基本方法用于收集有关态度、行为、知识、健康，以及个人史的数据。问卷是由应答者自己填写的工具，访谈是通过访谈者口头询问的方式。每种方法都有其优缺点。

问卷（questionnaires）通常是更高效以及标准的管理简单问题的方式，如年龄或烟草使用习惯。由于问卷调查需要科研人员的时间较少，而且易于标准化，因此比访谈所需费用更少。通常情况下，访谈对于收集需要解释或指导的复杂问题的答案是一种更好的方式，并且访谈者可以确保答案的完整性。当参与者阅读和理解问题的能力存在差异时，访谈可能是必需的。但是，访谈（interviews）费用更高、耗时更长，并且答案可能会受到访谈者和应答者之间关系的影响。

这两种工具都可以标准化，但是每次访谈不可避免地存在差异。两种信息收集方法都有记忆不准确导致的误差；两种方法也会由于应答者倾向于给出社会所接受的答案而受到影响，尽管程度不同。

访谈

访谈者的技巧对应答的质量有重要的影响。将访谈程序标准化（standardizing）是最大程度保证可重复性的关键，即在访谈过程中采用统一的提问语言及非语言信号。访谈者必须努力避免根据自己的偏好通过改变语言或语调影响受访者。为了便于访谈者一字不差地、舒适地阅读题目，应采用类似于通常说话的语言书写访谈提纲。大声地提出听起来不自然或生硬的问题，会鼓励访谈者做出即兴改变，这是一个更自然但缺乏标准化的提问方式。

有时有必要根据应答者的答案进行追问，鼓励他给出一个合适的答案，或阐明其答案的意思。这种"探索（probing）"也可以通过在每个问题的旁边或下边写上标准的短语以进行标准化。对于应答者通常一天喝几杯咖啡的问题，有些应答者可能会回答："我不确定，每天都不同。"问卷可以包括进一步的引导："您尽量想想：告诉我通常情况下您一天喝几杯咖啡。"

访谈可以面对面或打电话进行。计算机辅助电话访谈［computer-assisted telephone interviewing（CATI）］是一种电话调查技术，访谈者根据脚本进行调查，而计算机会使数据采集和编辑更方便。交互式语音应答［interactive voice response（IVR）］系统用计算机生成问题取代了访谈者，并通过电话键盘或语音识别收集受访者的答案[7]。但是，如果研究需要直接观察参与者或对其进行体检，或潜在的参与者没有电话（如无家可归者）时，那么面对面（in-peson）访谈可能是必要的。

问卷管理的方法

可以亲自将问卷交给受访者，或通过邮件、电子邮件、或网站进行管理。直接发放问卷可以使研究者在参与者开始回答问题之前进行解释说明。当研究需要参与者到研究地点进行检查时，可以提前发放问卷，并在参与者离开前核实答案的完整性。

电子邮件问卷（e-mailed questionnaires）相对于发送纸质邮件有几个优点。虽然电子邮件调查问卷只能发送给有互联网且熟悉互联网的参与者，但通过电子邮件发放调查问卷是一种简单的调查方式，它能提供能被直接录入到数据库中的数据。

网站问卷调查（questionnaires on websites）或手持电子设备（handheld electronic devices）是被广泛用于采集健康调查信息的高效且廉价的方式[8]。因为可以自动核查缺失值和极端值，向应答者指出错误，并且只有在纠正错误后才能接受答案，所以这些方法可以产生非常干净的数据。

■ 考虑直接测量

测量仪器和生物检测的进展正创造着能替代问卷和访谈对许多常见疾病与暴露进行测量的方法。例如，相对于体力活动的问卷调查，佩戴小型计步器直接测量体力活动可以更客观并更精确地估计总活动量，记录活动模式，以及能量消耗[9]。夜里佩戴传感器可以更精确地测量睡眠质量和时长[10]。测量血中的营养素水平如维生素 D，相对于询问消费的食物中维生素 D 的含量，可以提供更准确的营养素暴露的测量。研究者应关注新技术，使用无线电子设备，直接测量以往只能通过问卷调查和访谈间接评估的特征。

■ 小结

1. 对于许多临床研究而言，研究结果的质量取决于问卷调查（questionnaires）和访谈（interviews）的质量和适宜性。研究者应在研究开始之前确保工具（instruments）尽可能有效（valid）和可重复（reproducible）。

2. 开放式问题（open-ended questions）允许受访者在不受研究者限制的情况下回答问题，而封闭式问题（closed-ended questions）更易于回答和分析。封闭式问题的答案选项应该是全面（exhaustive）且互斥的（mutually exclusive）。

3. 问题应该明确（clear）、简单（simple）、中立（neutral）且适用于（appropriate）拟研究人群。研究者应以潜在参与者的视角检查可能的问题，发现模棱两可的术语（ambiguous terms）和常见的陷阱，如复合问题（double-barreled questions）、隐藏的假设（hidden assumptions），以及与问题不匹配的答案选项（answer options that do not match the question）。

4. 调查问卷应该易读（easy to read），访谈的问题应该适于读出声来。格式（format）

应与电子数据录入方法相匹配，且要有足够的空间而不拥挤。

5. 为了测量抽象的变量（abstract variables），如态度或健康状况，可以使用多条目量表（multi-item scales）合并问题后计算总分。这种评分的前提是假设所有问题均测量一种特征，且答案具有内部一致性（internally consistent）。

6. 研究者应检索并使用已知的可产生真实和可靠结果的既有工具（existing instruments）。有必要修订既有测量（modify existing measures）或研发一个新工具（devise a new one）时，研究者应当首先收集既有测量作为可能的模型或想法来源。

7. 在研究开始前，应对拟用于研究的整套工具开展预测试（pretested）。对于新的工具，小型的初步预测试能改善问题和指引的明确性；之后，大型的预调查研究可以检验并确定出新工具的范围（range）、可重复性（reproducibility）和效度（validity）。

8. 自填问卷（self-administered questionnaires）比访谈更经济、更易于标准化，而且隐私保护的增强能提高回答的有效性。另一方面，访谈（interviews）可以确保更完整的回答，并通过提高理解而增加效度。

9. 采用计算机辅助电话访谈（computer-assisted telephone interviewing）、电子邮件（e-mail）、便携式电子设备（electronic devices）或在研究网站（website）发放问卷可以提高研究效率。

附录 15
吸烟调查问卷的一个实例

下列条目是从骨质疏松性骨折研究的一份自填纸质问卷中摘录出来的。注意分支问题后的箭头会将研究对象引到下一个合适的问题,而且格式是整齐的,要求每个回答在其区域内左对齐。该实例的在线版本的链接,见 www.epibiostat.ucsf.edu/dcr/。

1. 您在一生中是否已至少吸了 100 支香烟?

□ 是 →
　2. 您第一次吸烟时是多大年龄?
　　□□ 岁

□ 否

　3. 从您开始吸烟,按平均时间算,您每天吸多少支烟?
　　一天 □□ 支烟
　4. 在过去一周内您吸过烟吗?

　□ 是 →
　　5. 在过去一周内,您每天吸多少支烟?
　　　一天 □□ 支烟
　　请跳转下一页至问题 7

　□ 否

　6. 请问您戒烟时多大年龄?
　　□□ 岁

请跳转至问题 7

7. 您是否曾经与规律吸烟者在一起居住过至少一年吗?

□ 是 →
　8. 您与规律吸烟者在一起居住了总计多少年?
　　□□ 年
　9. 按平均时间算,与您居住在一起的人每天在家吸多少支烟?
　　一天 □□ 烟支
　10. 您现在是否与规律吸烟者一起居住?
　　□ 是
　　□ 否

□ 否

问题 11 等

232

参考文献

1. Iarossi G. *The power of survey design: a user guide for managing surveys, interpreting results, and influencing respondents.* Washington, DC: World Bank, 2006. Available at: https://openknowledge.worldbank.org/bitstream/handle/10986/6975/350340The0Powe1n0REV01OFFICIAL0USE1.pdf?sequence=1, accessed 03/11/13.
2. McDowell I. *Measuring health: a guide to rating scales and questionnaires*, 3rd ed. New York: Oxford University Press, 2006.
3. Streiner DL, Norman GR. *Health measurement scales: a practical guide to their development and use*, 4th ed. New York: Oxford University Press, 2009.
4. Bland JM, Altman DG. Cronbach's alpha. *BMJ* 1997;314:572.
5. Mangione CM, Berry S, Spritzer K, et al. Identifying the content area for the 51-item National Eye Institute Visual Function Questionnaire: results from focus groups with visually impaired persons. *Arch Ophthalmol* 1998;116:227–233.
6. Mangione CM, Lee PP, Pitts J, et al. Psychometric properties of the National Eye Institute Visual Function Questionnaire (NEI-VFQ). NEI-VFQ Field Test Investigators. *Arch Ophthalmol* 1998;116:1496–1504.
7. Kobak KA, Greist JH, Jefferson JW, et al. Computer assessment of depression and anxiety over the phone using interactive voice response. *MD Comput* 1999;16:64–68.
8. Dillman DA, Smyth JD, Christian LM. *Internet, mail, and mixed-mode surveys: the tailored design method*, 3rd ed. Hoboken, NJ: Wiley, 2008.
9. Mackey DC, Manini TM, Schoeller DA, et al. Validation of an armband to measure daily energy expenditure in older adults. *J Gerontol A Biol Sci Med Sci* 2011;66:1108–1113.
10. Girshik J, Fritschi L, Heyworth J, et al. Validation of self-reported sleep against actigraphy. *J Epidemiol* 2012;22:462–468.

第 16 章

数据管理

Michael A. Kohn, Thomas B. Newman, and Stephen B. Hulley

吕亚奇　彭晓霞　唐迅　译

我们已经了解到实施临床研究项目需要选择研究设计、定义总体，并明确预测和结局变量。最终，将大部分研究对象和变量信息录入到计算机数据库（database），以便存储、更新并监察数据，也便于统计分析时统一数据格式。研究数据库也可以存储管理数据（administrative data），例如通话记录、访视时间安排及报销记录。由单一的数据表格组成的简单研究数据库可以使用电子表格（spreadsheet）或统计软件管理。包含多个相互关联数据表的复杂数据库则需要使用数据库管理软件（database management software）。

临床研究的数据管理包括定义数据表格（data tables），开发数据录入（data entry）系统，以及用于监察（monitoring）和分析（analysis）的数据查询（querying）。在大型临床试验中，特别是为申请药物或医疗器械获得审批的预备试验中，那些负责创建数据录入表、管理和监察数据收集过程，并为统计分析而统一数据格式以及提取数据的专业人员被称为临床数据管理员（clinical data managers）[1]。大型制药企业在开展多个临床试验时，会投入较大的资源和人力进行临床数据管理。刚开始从事研究的人员也需要认真处理数据管理相关事宜，尽管他们的研究规模通常要小得多。

■ 数据表格

所有的计算机数据库包含一个或多个数据表格，其中行（rows）对应个体记录（records）（可以代表研究对象、事件或费用），列（columns）对应字段（fields）（记录属性）。例如，最简单的研究数据库只有一个表格构成，每行对应一个研究对象，每列对应研究对象的特定属性如姓名、出生日期、性别以及预测或结局状态。一般情况下，第一列是唯一的研究对象识别编码（subject identification number）（"研究对象 ID"）。使用唯一的研究对象标识（这些标识在研究数据库外没有意义）可以简化从研究对象个体到研究数据的"去标识"过程，从而实现保护研究对象隐私的目的。如果数据库包含记录了检查、实验室结果或通话记录的其他表格时，这些表格的第一列都应该是唯一的记录标识，如检查 ID、实验结果 ID 或电话 ID。数据表格的唯一记录标识也称为表格的主关键字（primary key）。

图 16.1 展示了一个简单的数据表，用于一项假设的队列研究（受一项真实研究[2]的启示）以分析新生儿黄疸和 5 岁时智商评分的关联。表格每一行对应一个研究对象，每一列对应这个研究对象的属性。二分类预测变量是研究对象是否患有"黄疸"，连续的结局变量是"IQ"，即研究对象 5 岁时的 IQ 评分。

SubjectID	FName	DOB	Sex	Jaundice	ExamDate	WghtKg	HghtCm	IQ
2101	Robert	1/6/2005	M	1	1/29/2010	23.9	118	104
2322	Helen	1/6/2005	F	0	1/29/2010	18.3	109	94
2376	Amy	1/13/2005	F	1	3/22/2010	18.5	117	85
2390	Alejandro	1/14/2005	M	0				
2497	Isiah	1/18/2005	M	0	2/18/2010	20.5	121	74
2569	Joshua	1/23/2005	M	1	2/13/2010	24.8	113	115
2819	Ryan	1/26/2005	M	0				
3019	Morgan	1/29/2005	F	0	2/9/2010	19.1	105	105
3031	Cody	2/15/2005	M	0	4/16/2010	15.2	107	132
3290	Amy	2/16/2005	F	1	4/12/2010	18.0	102	125
3374	Zachary	2/21/2005	M	1				
3625	David	2/22/2005	M	1	2/10/2010	19.2	114	134
3901	Jackson	2/28/2005	M	0				

图 16.1 新生儿黄疸和 5 岁时 IQ 评分关联的队列研究的简单数据表。二分类预测变量是"黄疸",定义为出生后 2 天总胆红素水平升高至 25 mg/dl 或更高,连续结局变量为"IQ",即研究对象在 5 岁时的 IQ 评分。研究对象 2390、2819、3374 和 3901 尚无 5 岁时的检查结果。

如果研究数据限制在单一表格(single table)中,如图 16.1 中的表,它们很容易与电子数据表格或统计软件包兼容。我们通常将包含一维或二维表格的数据库称作"平面文件"(flat file)。许多统计软件包已增加了兼容多个表格的功能,但是其核心大多数仍是平面文件。

如果研究要对每一个研究对象追踪多个实验室结果、用药或其他重复测量,研究数据库需要包含更多表格(将数据从电子数据表格或统计软件中转移到数据管理软件)。每个研究对象一行的单一数据表不适合样本量大且变量多的重复测量。数据库应使用单独的表格存储用药信息、实验室结果或其他重复测量,这些表格明显不同于研究对象表格。这些独立表格中的行对应单个测量,例如,包括测量类型、测量日期/时间,以及测量结果或者测量值。行中的字段必须包括研究对象识别编码,将测量结果与研究对象特定字段连接起来。在这种"多表格关系型数据库(multi-table relational database)"中,研究对象表格与测量结果表格之间的关系是一对多(one-to-many)。严格来讲,"关系型"这一术语与表格之间的关系无关。事实上,"关系"是从数据表的数学集合理论引用的正式术语[3-4]。

虽然在我们的婴儿黄疸研究中,研究对象只在 5 岁时接受了一次智商测验,但是他们中的大多数在研究期间接受了其他检查,在接受其他检查时,会评估身高和体重。身高和体重的数据用于计算体重指数(BMI)和生长百分曲线[请参阅本章后面"提取数据(数据质疑)"]使以上数据兼容的最好方法是采用独立的检查表,其中每一行对应具体检查,每一列对应检查日期、检查结果,以及研究对象识别编码[采用此编码可以实现这些信息与研究对象表,如性别、出生日期(DOB)以及是否有新生儿黄疸的链接]与连接(图 16.2)。在这种有两个表的数据库结构中,查询在某一特定时期内完成的所有检查需要检索单独的检查日期列。在一个地方改变研究对象特定字段如出生日期时,要保持一致性。个人标识信息的字段(如姓名和出生日期)仅出现在研究对象表格中,其他表格可以通过研究对象 ID 链接到此信息。数据库也可以包含没有检查的其他研究对象(如 Alejandro、Ryan、Zachary 和 Jackson)。

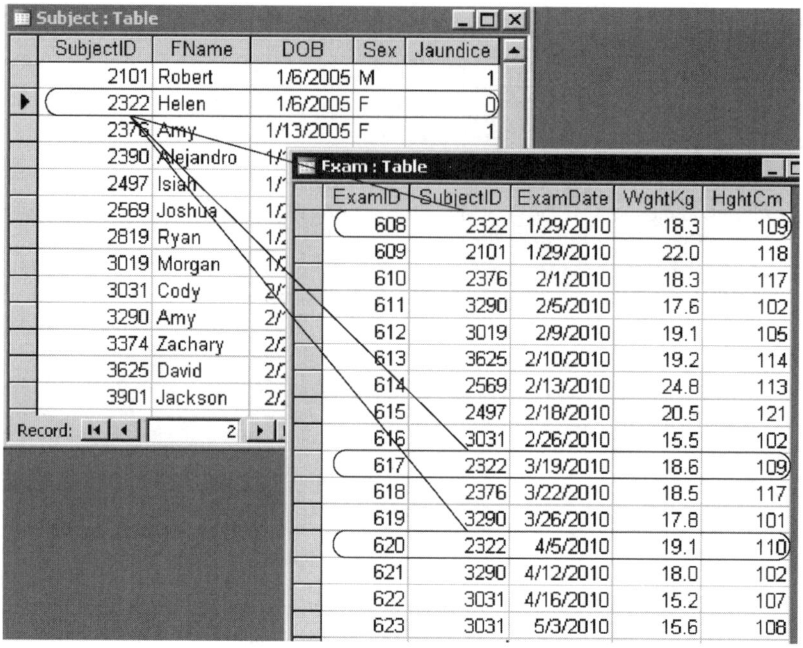

图 16.2 由两个表组成的婴儿黄疸研究数据库有研究对象表（其中每行对应一个研究对象）和检查表（每行对应一项检查）。例如，研究对象 2322 号在第一个表中被标识为 Helen，出生日期为 1/6/2005，在匿名的第二个表中则显示为 3 次检查数据。由于研究对象可能有多次检查，因此两个表格之间的关系是一对多。检查表中的研究对象 ID 字段将特定检查数据和研究对象数据连接起来。

实验室结果的详细追踪也需要单独的表格。新生儿黄疸在这里表示为二分类的研究对象特征字段。如果研究者需要出生后完整的胆红素水平变化数据，那么数据库应该包括含有每次实验记录和实验检测日期/时间、实验检测类型（总胆红素）、检测结果（胆红素水平）的单独的实验结果表格，以及用于链接到研究对象特定信息的研究对象 ID（图 16.3）。

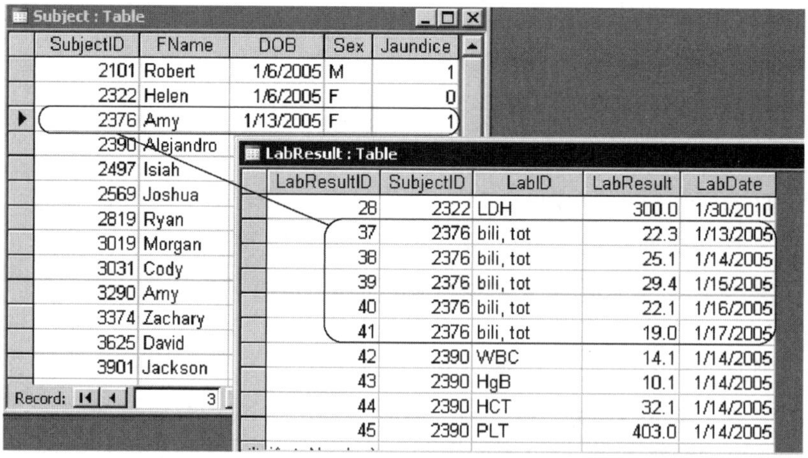

图 16.3 研究对象表格和实验室结果表格之间的连接。实验室结果记录了 Amy 出生后前 5 天的总胆红素水平变化。

一项研究的管理数据，如通话记录、访视时间安排以及报销记录也需要多个单独的表。在新生儿黄疸研究中，研究者给每个研究对象的父母打了多次电话。在每个研究对象一行的数据表中追踪这些电话可能是困难的。反而，应该使用单独的表格，每次电话记录在一行，通过研究对象 ID 字段连接到打电话的研究对象。

用多个关联表格构建数据库，而不是尝试将数据容纳在一个很宽很复杂的单一表格中，称为规范化（normalization）。一些数据管理员认为标准化是将一个或几个"矮胖"的表格转化成多个"瘦高"的表[1]。标准化减少了冗长的存储和不一致的机会。为保持引用完整性（referential integrity）可以设置关系型数据库软件，这意味着不允许为研究对象表格中不存在的研究对象记录检查、实验室结果或通话记录。类似地，这可以防止研究对象被删除，除非该研究对象的所有检查、实验室结果和电话记录已被删除。

数据字典、数据类型及域

到目前为止，我们只在"数据表"视图中看到过表格。每列或字段有一个名称，并且隐含着数据类型和定义。在图 16.2 的"研究对象"表中，"FName"是包含研究对象名字的文本字段；"DOB"是包含研究对象出生日期的日期字段，"Jaundice"为表示出生后 2 天胆红素是否超过 25 mg/dl 的是/否字段。在"检查"表，"WghtKg"是以千克为单位的真实体重数值，"IQ"是取整的 IQ 分值。数据字典（data dictionary）使这些定义清晰明了。图 16.4 显示了用表格设计（或"数据字典"）的研究对象和检查表。值得注意的是，数据字典本身是行代表字段、列代表字段名、数据类型和字段说明的表格。由于数据字典是数据库本身的信息表格，因此被称为元数据（metadata）。虽然图 16.4 展示了两个数据字典，一个是"研究对象"表，一个是"检查"表，但是整个数据库可以被看作有一个数据字典而不是每个表格均有一个数据字典。对于数据库中的每个字段，除字段名、字段类型、字段描述和允许值范围之外，单一的数据字典要求定义字段的表格名称。

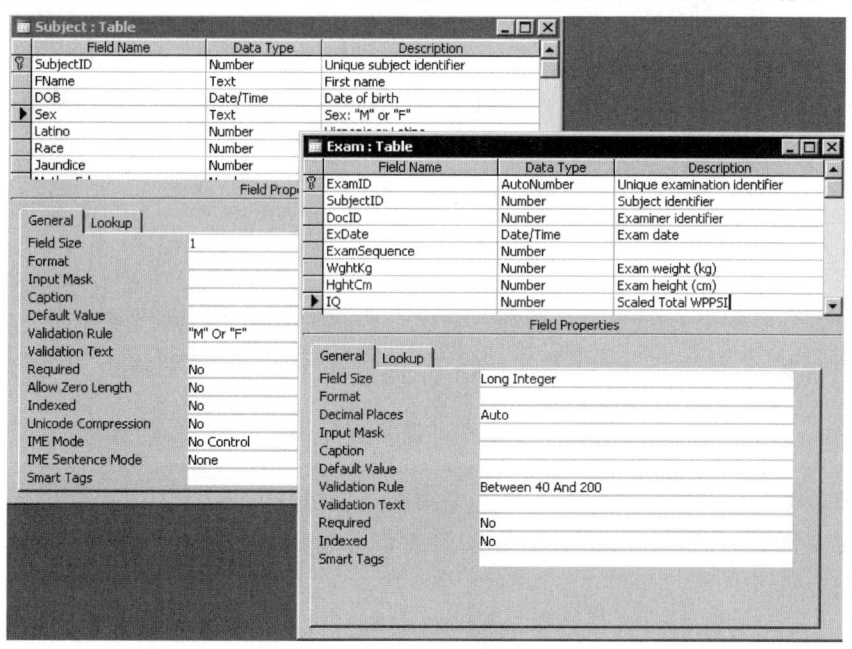

图 16.4 研究对象（"Subject"）表和检查（"Exam"）表的"数据字典"视图。每个变量或字段有名字、数据类型、描述说明以及域或允许值设置。

每个字段也有域（domain）或允许取值范围。例如，"性别"字段的允许值是"男"和"女"。软件将不允许在此字段下录入其他值。类似地，"IQ"字段仅允许 40～200 之间的整数。临床试验的数据管理员通常定义验证规则作为"编辑核查"[1]。创建允许值的验证规则可以防止数据录入错误。某些数据类型配有自动验证规则。例如，数据库管理软件将总是拒绝像 4 月 31 日这样的日期。

变量名

大多数电子表格、统计和数据库管理程序允许长的列标题或变量名。原理和命名规则有很多。我们建议变量名要足够短以便能够快速输入，但也要足够长以具有自明性。尽管软件允许，但我们建议变量名避免使用空格和特殊字符。我们在变量名中恰当使用"大小写"区分独立词汇，但其他人可能更喜欢使用下划线字符。通常情况下，更好的方法是使用描述字段的变量名而不是描述它在数据采集表格中位置的变量名（例如使用"EverSmokedCigarettes"或"EverSmo"，而不是"Question1"）。大多数软件包允许用户命名较长的、更具描述性、且易读的变量标签（variable label）用于数据录入表格和报告以代替缩写的变量名。

公共数据元

一些基金和监管机构发起倡议来开发用于临床研究特定领域的研究数据库的公共数据元素。这些组织包括政府机构，如国家神经系统疾病和卒中研究所[5]，国家癌症研究所[6]，美国食品和药品管理局[7]，以及欧洲药品管理局和非政府、非营利协会，如临床数据交换标准协会（CDISC）[8]。

其理论依据是在同一临床领域的研究通常需要收集相同的测量。标准化的记录结构、字段名称/定义、数据类型/格式和数据收集表（病例报告表）将消除在新的研究中经常发生的"无用功"[5]，使多个独立研究间实现数据的共享和合并。这需要建立一个数据字典和一套数据收集说明，并鼓励某一特定研究领域的所有研究者使用。自己选择的研究领域中部分学术人员了解既有的数据标准。

■ 数据录入

无论研究数据库是否包含一个或多个表格，是否使用电子表格、统计或数据库管理软件，填充数据表（populating the data tables）的过程（录入数据）是必不可少的。

键盘转录

在以前，填充数据库的常用方法是首先用纸质表格（paper forms）收集数据。在临床试验中，对应特定研究对象的纸质数据表格通常称为病例报告表（case report form）或 CRF。研究者或研究团队成员可以填写纸质表格，在某些情况下，由研究对象本人填写。然后由研究人员使用键盘将纸质表格的数据转录到计算机表格中。转录可以直接在数据表中进行（例如，将第 10 个研究对象对第 3 个问题的回答录入到第 10 行、第 3 列的空格中），或通过设计的屏幕形式使数据录入更容易且包括数据自动验证核查功能。转录应该在数据收集后尽快进行，以便发现缺失或超范围答案时，还可以找到研究对象和访谈者或数据收集人员。另外，如本章稍后讨论的，一旦数据录入计算机数据库后才可能实施数据问题监察（如异常值）和初步分析。

如果从纸质表格转录，研究者可以考虑双重数据录入（double data entry）以确保转录的精确性。数据库程序比较每个变量输入的两个值，并列出不匹配的数值。然后针对有差异的条目核查原始表格并进行更正。双重数据录入的避免数据错误录入的代价是需要双倍数据录入时间。另一种方法是对数据的随机样本进行双重录入。如果错误率较低，就可以不用费时间和精力对剩余数据进行双重录入。

分布式数据录入

如果在多个分中心收集数据，各分中心可以通过电子邮件或传真形式将数据发送到研究中心并转录到计算机数据库中，但这种做法越来越少见。更常见的是，由各个分中心直接将数据以在线形式录入研究数据库。如果网络连接存在问题，可以将数据存储在分中心的本地计算机上，并通过网络或便携式存储装置如 USB 驱动器进行转运。政府法规要求电子健康信息要去标识或安全传输（如加密和密码保护）。

电子数据采集

在临床研究中，用纸质载体收集原始数据始终有其重要地位；将数据捕获在稳定介质上所能采用的快速且人性化的方式是纸和笔；但是，将数据手写到纸上的形式越来越罕见。通常，研究应使用在线表格（online forms）收集主要数据。在临床试验中，电子表格称为电子病例报告表（eCRFs）。通过在线形式录入数据有很多优点：

- 将数据直接录入（keyed directly）到数据表中，不需要第二步转录，可以消除错误来源。
- 计算机表格可以包括验证核查（validation checks），并在录入数值超出范围时提供即时反馈。
- 计算机表格也可以整合逻辑跳转（skip logic）。例如，只有在研究对象对有关吸烟的问题回答"是"时，才会出现每天吸几包烟的问题。
- 表格是可视化的，而且可以在便携式无线设备（portable wireless devices）如平板电脑（iPad）、智能手机或笔记本电脑上录入数据。

当使用在线表格进行电子数据采集时，在收集完成后立即打印纸质记录有时是有意义的。类似于在自动取款机上办理完一笔交易后打印凭证。在收集数据后立即将记录的纸质"快照"打印出来，并在需要提供纸质版本时作为原始文件或源文件。

有编码的答案与自由文本

在数据表中定义变量或字段包括确定其允许值范围。为了后续分析，最好将答案限制在一个可编码数值范围内，而不允许使用自由文本应答。这与第 15 章"封闭式"与"开放式"问题之间的区别一样。如果答案的可能范围不清楚，那么在研究预实验阶段收集的原始数据可以允许将自由文本答案用于未来开发答案备选项编码。

问题的一套答案备选项应该是详尽的（exhaustive）（提供所有可能的选项）且互斥的（mutually exclusive）（没有两个选项同时正确）。一套相互排斥的答案备选项总是通过加入"其他"而趋于详尽。在线数据收集表格提供了三种可能的形式来展示问题备选项的详尽与互斥：下拉菜单、选项菜单（字段列表）或选项组（图 16.5）。任何研究对象或使用在线表格的数据录入人员都熟悉这些格式。需要注意的是下拉菜单节约屏幕空间，但将屏幕形式的表格打印到纸上用于数据收集时将无法使用，因为不能看见答案备选项。

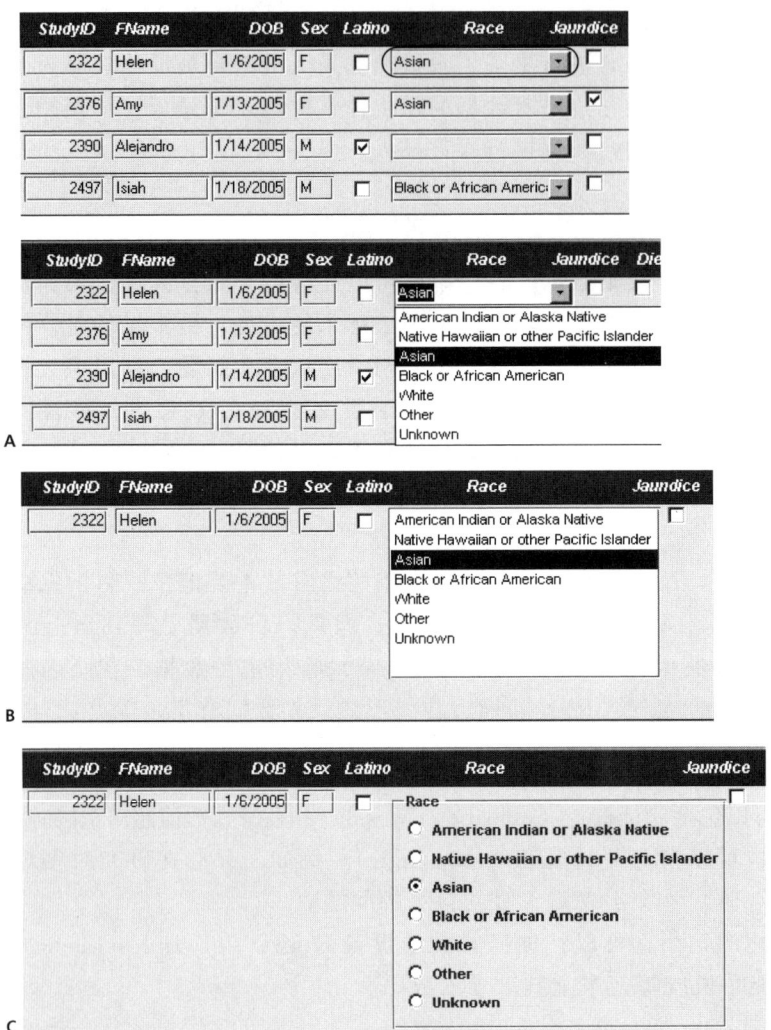

图 16.5 互斥的、详尽的录入答案备选项的格式。下拉菜单（**A**；点击后出现下拉菜单再选择）节约界面空间，但是如果将屏幕格式打印出来就无法显示。选择菜单（即永久性的下拉菜单；**B**）和选项组（**C**）都需要更大的界面空间，但打印出来也可以使用。

在数据表中，每一个字段对应带有一套互斥答案的问题。相反，"适用于所有"的问题答案不是互斥的。当存在可能答案时，他们尽量多地选择是/否字段回答。按照惯例，"适用于所有"问题的答案选项应使用方形的复选框，而不采用圆形的单选按钮来选择带有相互排斥答案的组别。正如第 15 章所讨论的，我们不鼓励"适用于所有"问题答案，而倾向于为每一个条目提供是/否的答案。否则，没有标记的答案可能意味着"不适用"或"没有回答"。在编码是/否（二分类）变量时，使 0 表示否或没有，1 表示是或存在。使用这种编码，变量平均值可解释为属性所占比例。

导入测量和实验室结果

很多研究信息，如医院登记系统的基线人口学信息、实验室计算机系统中的实验室结果，以及通过双能 X 射线吸收（DEXA）扫描仪和动态心电图监测仪获得的数据，已经是数字化电子格式。只要有可能，可以将这些数据直接导入到研究数据库中，以避免在再次录入数据时出现人工和潜在的转录错误。例如，在婴儿黄疸研究中，人口学数据和联系方式是从医院数据库中获得的。计算机系统通常能产生直接导入数据库软件的制表符分隔或固定列宽的文本文件。在临床试验中，此类批量上传信息被称为"非 CRF（病例报告表）数据"[1]。

数据管理软件

现在，我们已经讨论过数据表和数据录入，我们可以区别研究数据库的后台和前端。后台（back end）由数据表本身组成。前端（front end）或"界面"由用于数据录入、查看和编辑的在线表格组成。表 16.1 列出了用于临床研究数据管理的一些应用软件。由一

表 16.1 用于研究数据管理的一些软件

电子表格
　Microsoft Excel
　Google Drive Spreadsheet *
　Apache OpenOffice Calc *
统计分析
　Statistical Analysis System（SAS）
　Statistical Package for the Social Sciences（SPSS）
　Stata
　R *
　EpiInfo *（仅用于 Windows）
集成桌面数据库系统
　Microsoft Access（仅用于 Windows）
　Filemaker pro
关系型数据库系统
　Oracle
　SQL Server
　MySQL *
　PostgreSQL *
用于研究数据管理的集成网络平台
　Research Electronic Data Capture *（REDCap—仅用于学术，由研究者所在机构托管）
　QuesGen（主要用于学术，供应商托管）
　MediData RAVE（主要用于非学术的企业，供应商托管）
　Oracle InForm（用于非学术的企业，公司托管）
　Datalabs EDC（企业，供应商托管）
　OnCore
　OpenClinica
在线调查工具
　SurveyMonkey
　Zoomerang
　Qualtrics
* 免费使用

个数据表组成的简单研究数据库，可以使用电子表格或统计软件处理后台数据表格，并且研究人员可以将数据直接录入到数据表的单元空格中，而不需要通过前端数据收集表格。更复杂的研究数据库由多个数据表组成，它们需要关系型数据库（relational database）软件来维持后台数据表。如果数据首先收集在纸质表格上，需要将数据转录到在线表格中。

正如第15章所讨论的，有几个工具，包括 SurveyMonkey、Zoomerang、和 Qualtrics 可用于开发在线调查，可以给研究参与者发送电子邮件或将其公布在研究网站上。所有这些工具提供多种问题格式选项、逻辑跳转、以及整合、报告、并导出调查结果的能力。

一些统计软件包（statistical packages），如 SAS，已经开发了数据录入模块。集成的桌面数据库（integrated desktop database）程序，如 Microsoft Access 和 FileMaker Pro，也提供了开发屏幕表格的强大工具。

研究越来越多地使用集成的、基于网络的研究数据管理平台。REDCap（研究电子数据采集，Research Electronic Data Capture）是由美国范德堡大学学术联盟开发的基于网络的数据收集系统。它能让研究者建立数据录入表格、调查以及使用附加的数据录入表进行调查。REDCap 仅供学术研究人员所用并且必须由研究人员所在机构进行托管。对于刚起步的学术研究者来说这是一款出色的"自助"工具，允许研究者快速开发调查和使用屏幕数据收集形式。它还允许从存储库里下载数据收集工具。与所有的自助网络开发工具一样，定制和高级功能的选项是受限的。REDCap 数据库由一个表格组成，表格每行对应每一个研究对象固定数量的用户自定义"事件"。它不允许详细追踪每个研究对象的大量的重复测量，如实验室结果、生命体征、用药或通话记录。REDCap 也不能进行精细的数据核查、查询（见本章下文）或报告，但确实使数据导出到统计软件包中变得比较容易。

功能全面的，基于网络的研究数据管理平台，如 QuesGen, Medidata RAVE，或 Oracle InForm 可以适应复杂的数据结构并提供先进的数据核查、查询和报告。开发这些工具的公司也提供支持和配置协助。虽然可能涉及额外费用，但自助工具无法满足研究要求的精确度时，以上方案是值得考虑的。

■ 提取数据（数据质疑）

一旦建立数据库并录入数据，研究者将要整理（organize）、排序（sort）、筛选（filter）并查看（view）（"查询"）数据。数据质疑（query）被用于监查数据输入、报告研究进程，以及最终的结果分析。处理关系型数据库（relational database）中数据的标准语言被称为结构化查询语言或 SQL（发音为"sequel"）。所有的关系型数据库软件系统使用一种或另一种变型的 SQL，但大多数提供图形界面用于构建查询，从而使临床研究者不必学习 SQL。

数据质疑可以从两个或多个表格中链接（join）数据，只显示选定字段，并筛选符合特定条件的记录。查询也能根据表格中的原始数据字段计算数值。图16.6显示了新生儿黄疸数据库查询结果，筛选在二月份检查的男孩，并计算月龄（出生日期到检查日期）及 BMI（由体重和身高计算）。查询也使用先进的表格查找功能来计算儿童 BMI 生长曲线百分位值。注意，查询的结果在数据表视图上看起来仍然像一个表格，这次查询连接了两个数据库，只显示某些字段，基于特定标准选择行，并计算某些值。关系型数据库模型的原则之一是针对表格的操作产生类似表格的结果。图16.6的数据很容易被导出到统计分析软件包。需要注意的是在查询时不包含个人标识。

Boys Examined in February (With BMI Percentile) : Select Query

SubjectID	Sex	ExamDate	AgeMonths	WghtKg	HghtCm	BMIcalc	BMIPerc
2497	M	2/18/2010	61	20.5	121	14.0	8
2569	M	2/13/2010	60	24.8	113	19.4	99
3031	M	2/26/2010	59	15.5	102	14.9	33
3625	M	2/10/2010	59	19.2	114	14.7	26
4430	M	2/23/2010	59	35.0	100	35.0	100
5305	M	2/23/2010	60	20.5	116	15.2	43
5310	M	2/24/2010	60	19.6	115	14.8	28

Record: 5 of 7

图 16.6 电子数据表视图查询，筛选二月份检查的男孩并计算月龄（从出生日期到检查日期）以及由体重和身高计算出的体重指数（BMI）。这项查询也用到了复杂的表格查询功能来计算儿童 BMI 生长曲线百分位值。对于 ID 号为 4430 的研究对象，BMI 为 35.0 且与其对应的第 100 分位值提醒研究者注意异常值可能是数据录入错误。

识别和校正数据的错误

避免数据错误的第一个步骤是将数据收集和管理系统的检验作为整个研究预实验的一部分。应该使用虚拟数据测试完整的系统（数据表、数据录入表单和查询）。对于向 FDA 提交的临床试验，这是联邦法规第 21 章 11 部分（21 CFR11）的条例要求[9]。

我们已经讨论过从数据收集开始时就提高键盘转录或电子数据采集精确度的方法。超出允许范围的值不应该通过数据录入过程。但是，也应该对数据库缺失值和异常值（异常值是指无论如何都不在允许范围之内的极端值）进行质疑。例如，对 5 岁的孩子来说 35 kg 体重可能在允许值范围之内，但如果他比数据集的其他任何孩子都重 5 kg，那么就需要调查一下。许多数据录入系统无法做跨字段校验，这意味着数据表格的某一字段值可能在允许范围内，但与其他字段不一致。例如，对于 35 kg 重的 5 岁儿童，身高为 100 cm 是不可能的。虽然体重和身高值都在允许范围内，但体重（对 5 岁儿童是极高的）与身高（对 5 岁儿童是极低的）并不一致。这种不一致可以用图 16.6 所描述的数据质疑方法发现可疑数据。

缺失值、异常值、不一致，以及其他数据问题可以通过查询并和研究人员的交流识别，这些研究人员可以通过核查原始数据文件、访问参与者或重复测量来应对。如果研究依赖于纸质数据文件，那么针对数据的任何改变应进行标识（如用红线），注明日期并签名。正如本章后面讨论的，电子数据库应该保留所有数据变化的审核记录。

如果由多个研究者从不同的地点收集数据，应该比较不同研究者和地点之间的均数和中位数。研究者和地点之间的重要差异会提示测量或数据采集的系统差异。

对于越重要的变量，越应重视数据的编辑和清理。例如，在一项随机化试验中，最重要的变量是结局变量，所以应保证缺失数据和错误最小化。相反，其他变量的错误，如访视日期，可能基本上不影响结果分析。数据编辑是反复进行的过程；在识别和纠正错误后，应重复编辑过程直到几乎不能发现重要错误。对一些研究而言，这时会宣布完成编辑的数据库为最终的或“锁定”（locked）的数据库，因此，不再允许更多改变[1]。

数据分析

分析数据通常需要根据数据集的原始字段值创建新的、衍生的变量。例如，可以将连续变量转换为二分类变量（如将 BMI>25 定义为超重）、创建新的分类（特定的药划分为抗生素组），以及进行计算（吸烟年数×每天吸烟的包数＝总包数）。缺失数据的处理应前后一致。"不知道"可能被记录为一个特殊类别，与"否"合并，或被作为缺失值排除。如果研究使用数据库软件，可以在导出到统计分析软件包之前用数据质疑功能产生新的变量。这对于类似图 16.6 中的百分位数变量尤为重要，这些变量需要复杂的程序或单独的"查询"表格。另外，统计软件包本身可以产生新字段。相对于数据库程序，许多研究者更熟悉统计软件包，更喜欢导出后计算衍生变量。

保密和安全

如果研究对象既有门诊患者又有住院患者，必须遵循《健康保险隐私及责任法案》（Health Insurance Portability and Accountability Act，HIPAA）中隐私保护条例保护他们的识别信息[10]；也就是说，无论研究对象是否为患者，研究者均有义务在道德和法律上保护其隐私。数据库应该为每一个研究对象提供唯一的研究对象识别编码（subjectID），该编码在研究数据库外没有意义（即研究对象识别编码不应体现参与者姓名、缩写、出生日期或病案号）。任何包含个人身份信息的数据库字段应该在数据共享前删除。如果数据库有多个表，个人识别信息可以保存在单独的表中。必须将包含个人身份信息的研究数据库保存在安全的服务器上，只有研究团队授权的成员才可以获取，每个人有一个用户 ID 和密码。专用的基于网络的研究数据管理平台，如 REDCap 和 QuesGen 允许指定字段包含参与者标识信息。允许或禁止不同的用户角色进行导出、更改甚至查看这些特别指定的字段。

数据库系统应该审核（audit）所有的数据录入和编辑（data entry and editing）。审核可以确定数据元何时被更改，谁做出的更改，以及做了什么样的更改。对于新药试验，这是一项法定要求[9]。专用的基于网络的研究平台，如 REDCap、QuesGen 和 Medidata RAVE 可以自动提供用户验证和审核。

研究数据库必须定期备份（backed up）并异地存储（stored off-site）。应当通过恢复数据的备份副本对备份程序进行周期性测试。作为用户验证和审核，托管平台如 REDCap、QuesGen 和 Medidata RAVE 会自动提供备份以保证数据安全。在研究结束时，原始数据、数据字典、最终数据库以及研究分析应该存档（archived）以供将来使用。这些存档可以在未来几年内重新查询，允许研究者回答与数据完整性或分析有关的问题，开展进一步分析以解决新的研究问题，并与其他研究人员共享数据。

小结

1. 研究数据库（database）包含一个或多个数据表格，其中，行（rows）对应记录

（records）（如研究对象），列（column）对应字段（fields）（记录的属性）。

2. 使用唯一的研究对象编码识别研究对象，此编码在研究数据库外没有任何意义，从而使研究数据与个人识别信息"脱钩"，达到保持保密（confidentiality）的目的。包含个人识别信息（personal identifiers）的数据库必须被保存在安全的服务器上，并限制访问和审核。

3. 每个研究对象可以有数次重复测量（repeated measurements），如实验室结果或用药，需要将测量数据规范化地（normalization）录入到单独的表格中，其中每行对应一个测量（measurement），而不是一个单独的研究对象。

4. 研究数据库还可以存储管理数据（administrative data），如通话记录（call logs）、检查时间安排（exam schedules），和报销记录（reimbursement records）。

5. 数据字典定义数据库中所有字段的名称（name）、数据类型（data type）、描述（description）和允许范围值（range of allowed values）。

6. 数据录入系统（data entry system）是填充数据表格的方式；在线形式的电子数据采集（electronic data capture）正在逐渐取代纸质表格完成的数据录入。

7. 电子表格（spreadsheet）或统计软件包（statistical package）仅能满足最简单的研究数据库（study databases）；复杂的数据库需要采用基于结构化查询语言（SQL）的数据库管理软件（database management software）来创建一个关系型数据库（relational database）。

8. 数据库质疑（database queries）可以排序和筛选数据，并基于原始数据字段来计算数值。查询可用于监查（monitor）数据录入、提供研究进展的报告（reports）和格式化分析（anzlysis）结果。

9. 必须通过定期备份（backups）和异地存储（off-site storage）来防止数据丢失，并将数据库的主要版本备份存档（archiving）以供将来使用。

参考文献

1. Prokscha S. *Practical guide to clinical data management*, 3rd ed. Boca Raton: CRC Press, 2012.
2. Newman TB, Liljestrand P, Jeremy RJ, et al. Outcomes among newborns with total serum bilirubin levels of 25 mg per deciliter or more. *N Engl J Med* 2006;354(18):1889–1900.
3. Codd EF. A relational model of data for large shared data banks. *Communications of the ACM* 1970;13(6):377–387.
4. Date CJ. *An introduction to database systems*, 7th ed. Reading, Mass: Addison-Wesley, 2000.
5. Grinnon ST, Miller K, Marler JR, et al. National Institute of Neurological Disorders and Stroke common data element project—approach and methods. *Clin Trials* 2012;9(3):322–329.
6. NCI. *The National Cancer Institute Cancer Data Standards Registry and Repository*. 2012. Available from: https://cabig.nci.nih.gov/concepts/caDSR/, accessed 9/29/12.
7. FDA. Driving biomedical innovation: initiatives to improve products for patients. October, 2011. Available from: http://www.fda.gov/downloads/AboutFDA/ReportsManualsForms/Reports/UCM274464.pdf, accessed 1/29/13.
8. CDISC. The Clinical Data Interchange Standards Consortium Study data tabulation model. 2012. Available from: http://www.cdisc.org/sdtm, accessed 1/29/2013.
9. DHHS. Guidance for industry: computerized systems used in clinical trials. May, 2007. Available from: http://www.fda.gov/downloads/Drugs/GuidanceComplianceRegulatoryInformation/Guidances/UCM070266.pdf, accessed 1/29/2013.
10. DHHS. Protecting personal health information in research: understanding the HIPAA Privacy Rule. 2003. Available from: http://privacyruleandresearch.nih.gov/pr_02.asp, accessed 1/29/2013.

第 17 章

实施研究和质量控制

Deborah G. Grady and Stephen B. Hulley

蔡思雨　彭晓霞　唐迅　译

本书大部分内容讲解了临床研究模式的左边部分，阐述研究设计要点（图 17.1）。在这一章里，我们将转到图 17.1 所示的右边虚线部分，即实施（implementation）研究。即使是设计精妙的、最好的研究计划在实践中也可能会与设想有所不同。例如缺少技术熟练的研究人员、研究空间不足、参与者加入研究的积极性低于预期、干预难以忍受，以及测量方法具有挑战性，都可能会影响研究。研究设计再好，其结论也可能在实施和完成研究方案的过程中因无知、粗心、缺少培训和标准化以及其他错误而受到干扰。

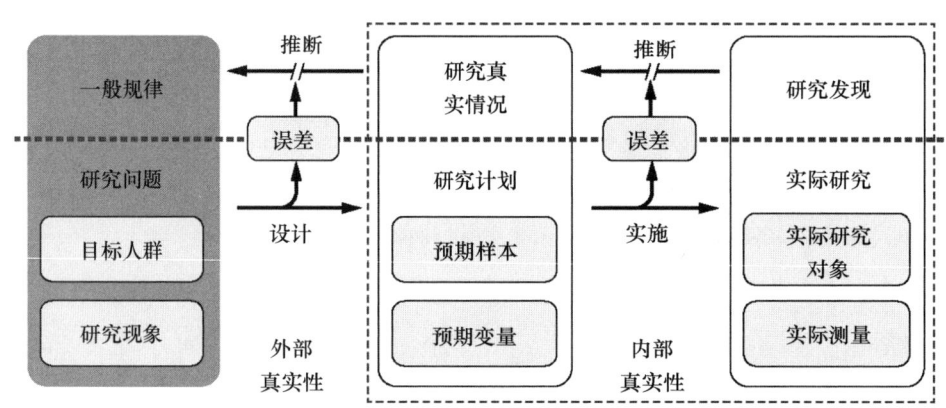

图 17.1　本章主要关注虚框内的内容：实施一项研究计划

在研究启动（study start-up）前整合资源（assembling resources），包括场地、员工和经费管理是成功实施研究计划的开始。完成研究方案（finalize the protocol）的下一个任务是对招募、测量、干预计划开展预实验，以避免在数据收集开始后再修改方案（protocol revisions）。然后根据 FDA 认可的药物临床实验质量管理规范（Good Clinical Practice，GCP）原则，在研究实施过程中对临床（clinical）和实验室过程（lab procedures）以及数据管理（data management）进行系统的质量控制（quality control）。

本章提及的一些策略主要是关于资深研究者领导的多中心大规模研究团队所开展的大型研究。然而，这些信息同样适用于初级研究者，他们可能是上述大型研究的合作研究者，也可能是小型研究的 PI。

■ 整合资源

场地

完全在线开展一些临床研究是可能的，使用基于网络的交互系统、邮寄干预物品（如药物或设备）、远程监控、入户访视测量，以及在线录入数据。然而，大多数研究仍然需要场地进行研究访视和测量。这个场地应该是交通方便的、有吸引力的，而且有足够大的空间。不能在研究规划过程的早期成功解决场地问题可能导致招募参与者的难度增加、影响研究访视依从性、造成数据的不完整和员工的不悦。临床研究场地（clinical research space）对参与者来说必须交通便利而且有足够的可使用停车场。研究场地应该是友好的，舒适的，有足够的空间以容纳研究人员、测量设备，以及存储研究药物和研究相关文件。如果有体检，场地必须提供私密的空间以及洗手的地方。如果参与者必须去其他地方做检测（比如医院实验室或放射科），这些地方应该容易到达。在一些研究中，比如那些纳入了重病患者或实施干预有危险的研究，可能也需要配有心肺复苏术团队及相关设备。

许多医学中心有临床研究中心（clinical research centers），这些中心提供了由经验丰富的研究人员管理的设备齐全的研究场地。临床研究中心通常具备专业测量技术（如热量摄入、骨密度和胰岛素钳夹的研究），同时提供其他服务（如招募参与者、管理数据库，以及统计分析）。这些中心为开展临床和转化研究提供了很好的选择，但通常需要单独申请和审评程序，并实行有偿服务。

研究团队

研究团队的规模有大（包括多名全职研究人员的大型研究）有小（仅包括研究者和兼职研究助理）。无论大小，研究团队必须完成类似的工作并扮演类似的角色，见表17.1。常常，一个人会承担上述工作中的几项。然而，其中的一些职责需要特定的专业人员，如统计编程和分析人员。一些团队成员，例如财务和人力资源管理者，一般由大学或医学中心雇用，且由研究者所在部门或单位提供。无论研究团队大小，项目负责人（principal investigator，PI）必须确保表17.1所描述的职能都得以实现。

表 17.1 研究团队成员的功能职责*

角色	功能	备注
项目负责人	全面负责研究设计、资金、人员、实施和质量控制，以及报告研究发现	
项目主管/临床协调员	对所有研究工作提供日常管理	经验丰富、有责任心、一丝不苟，且具备良好的人际沟通和组织能力
招募人员	确保招募到足够数量的合格参与者	知识渊博，并且对各种招募技术有丰富的经验
研究助理/临床人员	实施研究访视和测量	实施查体或需要专业执照或认证才能开展的其他程序

表 17.1 研究团队成员的功能职责*（续）

角色	功能	备注
质量控制协调员	确保所有人员遵循标准操作程序（SOPs），并监督质量控制	监督研究程序以确保遵守 SOPs，可以由第三方例如美国食品药品管理局监督审查
数据管理员	设计，测试，并实施数据录入、编辑以及管理系统	
程序员/分析人员	产生描述招募、依从性、及数据质量的研究报告；实施数据分析	在 PI 和统计师监督下工作
统计师	协助研究设计、估算样本量与效能、设计统计分析计划和数据及安全监察指南、解释结果	在整个研究设计、实施、中期监察、数据分析、和结果解释过程中起重要作用
行政助理	提供行政支持，组织会议等	
财务管理者	预算的筹备与支出管理	提供帮助管理预算的方案
人力资源管理者	辅助准备岗位说明、聘用、评估	帮助解决人员问题

*在小型研究中，一个人可能同时担任几个角色；其他人员，如财务和人力资源管理者，通常由部门提供或与其他团队共享。

在确定团队人员数目和职责分配后，下一步是与部门管理者合作找到合格且经验丰富的求职者（job applicants）。这可能是困难的，因为一些研究团队成员提供的正式培训是不同的，而且研究间的岗位要求也不尽相同。例如，项目主管的关键岗位可能由一个具备护理、药学、公共卫生、实验室服务、或药学研究背景的人来承担，并且该岗位的职责也可能有较大变化。

大多数大学和医学中心有正式的渠道发布空缺岗位信息，但其他渠道，如报纸和网络广告也是有用的。最安全的方法是找到了解的能胜任的人员；例如，为项目已经结题的同事工作的人。与同事协商从他们的团队中雇佣经验丰富的人员做兼职也是常见的。一些医学中心或医疗中心内的单位支持雇佣经验丰富的研究协调员（CRC）和可以兼职的其他人员组成研究团队。

领导力与团队建设

研究团队涉及多名成员时，研究质量取决于 PI 的领导力（leadership of the PI）和诚信。PI 应确保所有人员接受过适当的培训并胜任其职责。他应该清晰地传达以下信息，即保护人体参与者，维护隐私、数据的完整性和准确性，以及公允地报道研究结果是最重要的。PI 不能监督同事和员工实施的每个测量，但是如果他能让大家感到他对所有研究活动都给予关注，并且非常重视人类受试者的保护和数据质量，那么大多数人将会给予回应。时常与团队中的每个成员会面，表达对他们的赞赏并与他们讨论和解决问题是有帮助的。好的领导者善于适当地下放权力，同时建立分级监督体系以确保对研究的各方面进行足够的监管。

从研究计划阶段开始，研究者应组织团队的所有成员定期召开员工会议（staff meetings）。会议应该提前分发议程，以及报告进展的成员名单——他们负责研究的特定领域。这些会议提供了发现和解决问题的机会，并让每个人都参与到项目开发，以及研究实施的过程中。科学讨论以及和项目有关的更新会推动员工会议。定期员工会议可以激励士气并使员工对研究目标感兴趣，以及提供"工作中的"教育和培训。

大多数研究为目标的大学和医学中心为开展临床研究提供了广泛的机构资源（institutional resources）。这些资源包括人力资源和财务管理服务、咨询服务以及提供场地和经验丰富的研究人员的临床研究中心。许多大学也有可以实施专业测量的重点实验室，并提供集中场地和储存生物标本或图像的设备、集中式数据库管理服务、专业化招募中心与美国食品和药物管理局（FDA）和其他条例相关的知识，以及研究表格和文件的图书馆。这个基础设施在庞大的机构可能不易被发现，研究者应该在自己实施研究前尝试熟悉当地资源。

研究启动

在研究开始时，PI 必须落实预算，制订和签订研究所涉及的合同、明确员工岗位、雇佣并培训员工、获得伦理审查委员会（IRB）批准、编写操作手册、开发并测试表格和问卷、开发并测试数据库，以及计划参与者招募。在第一个参与者入组之前，这一阶段的研究活动被称为研究启动（study start-up），需要投入大量精力。为研究启动而投入的足够的时间和计划对开展高质量研究是重要的。

足够的资金对于实施研究是至关重要的。在提交标书申请基金时将准备预算（budget），并在研究开始时提前做好预算（第 19 章）。大多数大学和医学中心雇用有财务知识的员工协助制订预算［科研项目申请主管（preaward manager）］。很好地了解这个人，理解他在时间表截止日期前完成既定目标的压力，并充分理解不同来源的经费的使用规则是一个好主意。

一般情况下，NIH 和其他公共资金的经费使用规则比企业或基金会经费使用更为严格。如果工作证明实际支出比预算高，通常也不能增加预算总额，并且挪用不同类别的经费时（例如人员、设备、耗材、差旅费）或者减少关键人员的工作比例均需要研究资助者的批准。大学和医疗中心一般会雇用财务人员，其主要职责是确保研究者合理使用来自基金和合同的经费。科研经费管理主管（postaward manager）需要制订常规报告和估算，使研究者可以调整预算使可用资金在研究过程中得到最佳利用，确保研究结束时不会透支预算。在研究结束时有少量盈余是一件好事，因为资助者常常同意"无成本扩展（no-cost extensions）"，即在研究正式结束后，利用剩余的资金来完成或扩展资助范围内的工作。

由制药公司支持的研究预算是合同的一部分，合同是由研究者和资助者共同完成研究方案并对任务进行明确描述。合同（contracts）是法律文件，要求研究者实施研究活动，并描述为产生特定"成果（deliverables）"而制订的研究时间进程和花费数额，如完成招募的阶段性目标并提交进展报告。大学或医疗中心的律师需要帮助拟定此类合同以确保他们保护研究者的知识产权、数据获取、发表权利等。然而，律师通常并不熟悉具体研究所需要完成的任务，来自研究者的介绍是至关重要的，特别是关于工作范围和产出相关的内容。

伦理审查委员会的批准

招募开始前必须由伦理审查委员会（IRB）批准研究方案、知情同意书、招募材料

（第 14 章）。研究者应该熟悉当地 IRB 的要求和获批的时间要求。IRB 工作人员可以帮助处理这些问题，应该及早与他们联系以讨论研究程序中可能影响研究参与者的任何设计决定以及程序上的问题。

操作手册和表格编制

通常会拓展研究方案来创建操作手册（operations manual），它包括研究方案、研究组织和策略的信息，以及研究方案中方法学部分的细化版本（附录 17A）。操作手册准确地细化如何招募和入组研究参与者，并描述每一次访视中开展的所有工作——如何实现随机化和盲法，如何测量每个变量，实行质量控制，实施数据管理、统计分析计划、数据和安全监察计划（第 11 章）。它同时也包括所有用于研究的问卷和表格，联系研究参与者、开展访谈、完成和编码研究表格、录入和编辑数据、收集和处理标本的说明。操作手册对于由多人参与实施的研究是非常重要的，尤其是由多个中心的研究者进行合作的研究。即使由一个研究者完成所有工作，书面的操作定义也有助于减少随机变异和随时间变化而发生的测量技术的改变。

数据收集表格（data collection forms）的设计对数据质量和研究的成败有重要影响（第 16 章）。在招募第一个参与者之前，应该对表格进行预先测试。表格中任何涉及判断的条目均需要简明的操作定义，即在表格上对其进行简要总结，并在操作手册中阐明更多细节。条目应具有连贯性且使用跳转模式清晰地明确其顺序（附录 15）。预测试将确保表格具备清晰的含义且容易使用。在每一页标注日期、参与者以及研究人员的姓名和 ID 号来保障数据的完整性。必须在开始研究前对基于网络的电子表格、手提电脑、个人数码助手（PDA）和其他设备进行预测试，并将其使用说明写入操作手册。

数据库设计

在招募第一个参与者前，必须建立和测试将被用于录入、编辑、储存、监察和分析数据的数据库。根据将要使用的数据库类型和研究范围，在具有相应技能的人员被确定、雇用和培训后，需数周至数月的时间开发和测试数据录入管理系统。许多医学中心可以提供服务以帮助研究人员开发适用的数据库，并提供广泛应用的数据库软件程序。对于非常大型的研究，可得到专业的数据库设计和管理服务，但最好从受信任的内部技术专家和高级顾问那里获得选择数据库的建议。

即使是小规模的研究，在研究开始时花费时间建立储存研究数据的数据库是值得的（第 16 章）。研究者渴望启动研究就开始记录数据，有时仅仅把数据记录在纸质表格上或像 Microsoft Excel 这样的电子表格上，而不是真正的数据库程序。这种方法，开始时比较容易，但在后来会花费更多的时间和精力，尤其是分析数据时。及早创建数据库的好处在于可以允许研究者在一开始就考虑每个变量的取值范围，并且不接受超出范围的值、不合逻辑的值和缺失值，或对其产生警报。高质量的数据录入和管理系统可以在数据收集和录入阶段提高质量控制，并减少了后期数据清洗需要花费的时间；但高质量数据系统最重要的价值在于避免在研究后期发现有大量缺失值、无法纠正的超出范围的值或不合逻辑的值。

招募（Recruitment）

在第 3 章介绍过成功招募足够数量的研究参与者的方法。在这里我们想强调的是及时招募是许多研究中最困难的一个方面。足够的时间、人员、资源、经费和专业知识是必不可少的，而且应在研究启动前就事先规划好。

■ 研究方案定稿

预测试和彩排

设计预测试和预实验研究的目的是为了评估研究方法的可行性、效率、成本，测量的可重复性和准确性，可能的招募率，以及有时结局发生率和效应大小。预测试和预实验的性质和规模取决于研究设计和研究的需要。对于大多数研究，一系列预测试和小规模预实验就很有用，但对于大型、费用高的研究来说，全方位的预实验比较合适。用高达研究总成本 10% 的花费来确保招募策略可行、测量方法恰当、样本量估算符合实际是比较理想的。

预测试（pretests）指评估特定问卷、测量方法，或由研究人员实施的流程来评价其功能、适宜性和可行性。例如让研究人员用有缺失值、超出范围值或不合逻辑值的数据来完成表格对数据录入和数据库管理系统进行测试：录入这些数据；并通过检测以确保数据编辑系统能发现这些错误。

研究开始前，采用全方位彩排（dress rehearsal）的方式测试临床访视计划和其他程序是个好主意。其目的在于消除研究工具和程序最后存在的问题。书面上看起来顺畅、没有问题的研究方案，通常会在实施中显现出逻辑的问题和实际的问题，通过彩排能够完善研究方法。PI 可以亲自作为模拟参与者（mock subject），从参与者的角度去体验研究和研究团队。

数据收集开始后研究方案的小修正

无论多么精心设计的研究方案并对程序进行预测试，研究一旦开始仍不可避免地出现问题。一般原则是在这个阶段尽量不做改变。但是，有时候研究方案的修订可以提高研究质量。

有关是否可以对研究方案进行提高研究整体质量的小改动（minor change）的决定通常是在方法学完善所带来的获益与不利的方面进行权衡后决定的，如改变了研究方法的一致性，需要花费时间和金钱去修改系统，以及给团队的一些成员造成困扰。仅涉及使操作定义（operational definition）更具体的决定是比较容易的。例如在排除酗酒人群的研究中，已经戒酒多年的人是否应纳入研究？这应该与合作研究者协商后做出决定，但是研究者通过备忘录和操作手册进行充分沟通，以保证所有的研究工作人员会在后续的研究中应用统一的操作定义。通常类似的细微调整不需要申请伦理审查委员会审批，尤其是不涉及到改变已被伦理审查委员会批准的方案时，但是 PI 应该向伦理审查委员会工作人员咨询是否存有异议。对于研究方案、知情同意书、操作手册或者其他研究文件做出的任何改变，均应给修订后的文件提供新的版本号，并且应该将方法落到实处，以确保研究人员使用的每一份文件都是最新版本。

数据收集开始后研究方案的大修正

研究方案的大修正（major changes），例如纳入不同类型参与者或改变干预措施或结局，是非常严重的问题。尽管有充足的理由做出这些修改，必须分别从分析和报告数据的角度，判断修改是否能让研究者更合理地解释研究发现。我们将用两个雷洛昔芬治疗心脏病的试验（RUTH）来说明以上判断；RUTH 是一项多中心临床试验，以 10 101 位具有发生冠心病事件高风险的女性为研究对象，评估雷洛昔芬治疗冠心病的效果。最初定义的主要结局是发生非致死性心肌梗死（MI）或冠心病导致的死亡。在试验早期，人们注意到结局事件的发生率低于预期，可能是因为新的临床联合干预降低了 MI 的发生风险，如溶栓治疗和经皮血管成形术。经过认真思考，RUTH 执行委员会决定将主要结局修改为急性冠脉综合征，而不是 MI。在试验早期做出的修改，允许研究者收集潜在心脏事件的适当信息来判断它们是否符合新标准，即急性冠脉综合征，从而允许我们在修改前的数据库中检索到急性冠脉综合征事件[1]。

也是在 RUTH 试验的早期，对雷洛昔芬多重结局评价试验（MORE）结果显示雷洛昔芬治疗明显地降低了乳腺癌的相对风险[2]。这些结果不是结论性的，因为乳腺癌患者的数量很小，而且 MORE 试验纳入的女性全部患有骨质疏松症，所以需要考虑结果的可外推性。为了确定雷洛昔芬是否也会减少另一个人群的乳腺癌风险——未患骨质疏松症的老年女性——RUTH 执行委员会决定将乳腺癌作为第二个主要结局[1]。

这些改变每一个都很重要，需要对研究方案进行修订，申请每个临床试验中心的 IRB 的批准、FDA 的许可，还需要对大量表格和研究文件进行修订。这些都是进行了大修改的例子，这些修改在没有损害研究整体完整性的前提下增强了研究的可行性，或增加了研究信息量。研究方案的修改并不都是成功的，只有在与研究团队成员和合适的顾问（如数据安全监察委员会、发起者或资助机构）权衡利弊后才能做出大修。然后研究者必须在分析数据和做出结论时处理修改带来的潜在影响。

收尾

在所有纵向研究与临床试验的某一时点，会终止对参与者的随访。人们常常把参与者在研究中完成最后一次访视的阶段称为"收尾"。临床研究的收尾会出现一些需要仔细规划的问题[3]。至少，收尾阶段的访视人员应该感谢参与者为研究付出的时间和精力，并让他们知道他们的参与对研究的成功是至关重要的。此外，收尾可能包括以下工作：

- 通常会向参与者（及其医生）反馈临床相关实验室检查或研究期间实施的其他测量结果，可以在最后一次访视时将纸质副本亲自交给他们，或之后通过邮件告知。
- 在设盲的临床试验中，应告诉参与者他们的治疗状况，可以选择最后一次访视时告知，或在所有参与者完成试验后并完成了主要数据分析、或基于研究结果完成了主要论文的发表时，通过邮件告知。
- 通常应该将基于研究结果撰写的主要论文和新闻稿，或其他采用任一语言撰写的结果描述的复印件在发布或出版时邮寄给参与者（及其医生），并提供电话号码供有疑问的参与者咨询。
- 在所有的参与者完成研究后，研究者可能邀请他们参加一个招待会，届时由 PI 对他们表示感谢，与他们讨论研究结果，并回答问题。

研究过程中的质量控制

临床研究规范

确保研究的所有方面都是高质量的方法是临床研究的关键。高质量研究指南，即药物临床实验质量管理规范（Good Clinical Practice，GCP），专用于需要 FDA 或其他监管机构批准的药物临床试验，被定义为"涉及人类受试者参与试验的设计、实施、记录，以及报告的国际伦理和科学质量标准。该标准向公众提供了保护试验参与者权利、安全，以及健康的保证"[4]。

这些原则越来越多地被应用于由联邦和其他公共机构发起的临床试验，以及其他研究设计（表 17.2）。联邦法规第 21 条的食品与药品管理篇详细地描述了 GCP 规定[4-5]。国际协调会议提供了质量控制指南，已被欧洲、美国和日本的监管机构所采用。

表 17.2　GCP 涵盖的临床研究实施的各个方面

- 设计有临床前试验、动物实验或其他数据的合理支持
- 研究实施遵循伦理学原则
- 严格遵循书面的研究方案
- 研究人员和提供临床照顾的人员是经过培训且有资质的
- 所有的临床和实验室程序符合质量标准
- 数据可靠且准确
- 保存完整且准确的记录
- 预先确定并严格遵守统计方法
- 清晰、公正地报告结果

落实 GCP 最好的方法是对研究相关的所有活动实施标准化操作流程（standard operating procedures，SOPs）。研究方案、操作手册、统计分析计划以及数据和安全监管计划均属于 SOPs，但常常不涵盖以下领域，如员工的培训和认证，数据库开发和测试，研究文件的保存、保密、备份。许多医学研究中心有专人负责处理满足 GCP 指南的工作，并可以提供各种 SOPs 模板和模型。本书在第 14 章阐述了研究伦理学管理的相关主题，我们在本章重点关注研究过程和数据管理的质量控制。

临床过程的质量控制

指定研究团队中的一位成员作为质量控制协调员是个好主意，他负责对研究的各个方面落实适当的质量控制技术，并监管员工培训和认证，以及监督研究过程中质量控制程序

的使用。目标是在问题发生前即识别可能发生的问题并加以预防。质量控制协调员也可能要负责应对 IRB、FDA、研究发起者或 NIH 的审核工作,并担任联络员。质量控制开始于研究设计阶段,并贯穿于整个研究。(见表 17.3)

表 17.3　临床程序的质量控制[*]

研究开始前的步骤	制订操作手册
	确定招募策略
	创建测量的操作定义
	创建标准化的工具和表格
	创建质量控制系统
	创建对参与者和研究者的设盲系统
	任命质量控制协调员
	培训研究团队并记录
	认证研究团队并记录
研究过程中的步骤	提供稳定和体贴的领导
	定期召开工作人员会议
	创建药物干预的专有程序
	重新认证研究团队
	定期进行绩效考核
	对技术员之间以及不同时间的测量结果进行比较

*临床程序包括血压测量、结构式访谈、病历核查等。

- **操作手册**。操作手册是质量控制很重要的一个方面(附录 17A)。例如,在将身高变化作为骨质疏松症预测变量的研究中要考虑如何测量身高。由于身高测量是部分主观结果而没有可行的金标准,因此操作手册应该对要使用的测量设备类型(身高测量仪的品牌和型号)进行具体说明,并说明参与者的准备(脱鞋)、患者在测量设备上的体位及如何测量。
- **校准、培训和认证**。测量设备(标尺、身高测量仪、影像设备、实验室设备等)应在研究开始前进行专业校准,并在研究过程中定期校准。研究人员的规范化培训是高质量研究必不可少的。参与研究的所有人员应在研究开始前接受适当培训,并通过认证以确保他可以胜任关键操作和测量。例如进行身高的测量时,可以针对测量的各个方面对团队成员进行培训,并要求在已知高度的模拟参与者身上获得令人满意的测量结果。在研究过程中应进行定期的重新认证并在研究现场保存培训记录、认证以及再认证记录。
- **绩效考核**。监察员应该定期到有代表性的临床访视点评估开展临床研究的方法,或通过电话审查临床过程。在得到研究参与者的允许后,监察员至少跟随一位参与者,暗中观察由研究团队的每个成员实施的各种访谈和技术程序。这个过程在一开始似乎比较尴尬,但很快会自在起来。在观察中使用标准化清单(checklist)(基于研究方案和操作手册制定并预先提供)是有帮助的。此后,可以通过查看清单促进监察员和研究团队成员之间的沟通,并且采用积极而非指责的方式解决关注到的任何质量控制问题。应在培训记录中记录绩效考核的时间和结果。

将研究团队的同行(peers)作为审查员有助于鼓舞士气并促进团队合作,而且有助于确保从事相同工作的研究成员采用一致的标准程序。在此系统中使用同行作为观察员的一个优势在于使研究团队的所有成员都树立质量控制过程的主人翁意识。另一个优势在于观察者通过观察其他人的行动可以同正在接受审查程序者一样学到很多东西。

- **定期报告**。定期对临床程序和测量的技术质量汇总数据（tabulate data）是非常重要的。这样可以为缺失值、不准确或变化的测量值提供线索。例如过去两个月在血压筛查小组成员之间观察到的平均水平差异，可以引导我们发现不同人员技术测量的差异。同样，数月间读数的标准差发生渐变可能提示测量技术的改变。定期报告也应该公布招募的成功、数据录入的及时性、缺失值和超范围值的所占比例、回应数据查询的时间，以及随访是否成功和干预依从性。

- **药物干预的专用程序**。使用药物的临床试验，尤其是设盲时，需要特别关注贴标签，药物发放和存储，配药，以及回收和处理未使用药物的质量控制。通过与参与药品流通方式有关的药厂或研究药房精心策划，通过监督药物流通过程，以及偶尔检测在盲法试验中的药物成分来确认参与者体内含有正确的药物成分，从而确保提供正确的药物和剂量。药物研究也需要明确的程序和记录用于追踪参与者接收研究药物，储存、分配，以及交回剩余药物。

实验室程序的质量控制

表 17.3 描述的临床程序使用的质量控制方法中，有很多可用于实验室程序的质量控制。此外，基于参与者采集标本（发生错误标记的可能）和实验室检测技术性质等事实，产生以下几个特有策略：

- **注意标签**。当参与者的血样被错误地标记为另一个人的名字后，这种错误不可能被纠正，甚至在以后也不会被发现。唯一的解决办法是防患于未然，在为每一份标本贴标签时要认真核对参与者的姓名和编码，来避免贴错标签和换位的错误（avoiding mislabeling and transposition errors）。电脑打印采血管和记录的标签加快了贴标签的过程，并避免了手写编码时可能出现的错误。将血清从一个试管转移到另一个试管时，好的方法是提前标记新试管，并且并排握住两支试管，大声读出一个标签同时核对另一个；这个程序也可以通过扫描条形码（bar codes）自动完成。
- **盲法**。当涉及标本测量时，对观察者设盲的任务是容易实现的，好的办法是给标本贴标签使技术人员不知道研究分组或其他关键变量的值。即使对看起来客观的程序，例如自动化血糖测量，这种预防措施会减少偏倚的机会并在报告结果时提供更强的方法学支持。然而，对实验室工作人员设盲意味着必须有明确的向研究成员（他们有审查结果的资质并决定是否对参与者给予关注或采取其他行动）报告异常结果的程序。在临床试验中，如果实验室检测提示与试验干预相关的异常且需要立即做出应对时，必须有揭盲的策略（有时是紧急的）。
- **盲法重复，标准库和一致测量**。当标本或影像被送到中心实验室进行化学分析或判读时，可取的方法是从相同的系统中送一份设盲的复制品，即从参与者中随机抽取第二份标本，并给予独立和虚拟的 ID 编码。这种策略可以测量实验室技术的精确度。处理可冷冻储存的血清标本的另一种方法是一开始就准备一个血清库，通过系统定期地发送分装血清，这个系统采用虚拟 ID 编码进行盲法标记。在开始时采用可获得的最好的技术测量血清库，建立其参考值；然后将血清库作为整个研究期间的金标准，对测量准确度和精确度进行评估。对于存在内部变异的测量，第三种方法是由两个独立的、设盲的读片者完成，例如巴氏涂片检查和乳房 X 线照相技术检查的读片。如果阅片结果在预先设定的范围内保持一致，那么就可以确定结果。不一致的结果可能通过讨论和协商，或第三人的意见来解决。

- **商业实验室合同**。在一些研究中，对血液、血清、细胞或组织的生物学测量是与商业实验室合作完成的。这些实验室必须是经过授权和认证的，研究办公室应该保存这些认证材料的复印件。商业实验室应提供测量重复性的数据，如变异系数，保证及时服务并提供处理编码标本的标准化程序，将异常结果向研究者通报，以及将数据传送到主数据库。

数据管理的质量控制

研究者应当在研究开始前建立并测试数据管理系统。包括设计记录测量值的表格，选择数据输入、编辑和管理的电脑硬件和软件，针对缺失值、超范围值和不合逻辑的条目设计数据编辑参数，测试数据管理系统，并设计虚拟表格以确保收集到适当的变量（表 17.4）。

表 17.4　数据管理的质量控制：研究前的措施

简约：只收集需要的变量
选择合适的电脑软件及硬件用于数据管理
编写数据库程序以标识缺失值、超范围值和不合逻辑值
用缺失值、超范围值和不合逻辑值测试数据库
用虚拟表格制订分析计划并测试
设计具有以下特征的纸质或电子表格：
　具有自明性
　一致性（如多项选择题应详尽而且互相排斥）
　清楚规定数据录入格式，用箭头指向跳转模式
　用小写字体打印但用大写、下划线、加粗字体表示强调
　美观易读
　预测试和验证（第 15 章）
　在每一页标记日期、姓名、ID 编码，和（或）条形码

- **缺失值**。如果缺失值影响了一大部分测量，可能带来灾难性后果，甚至少数缺失值有时也可能使结论产生偏倚。例如一项研究发现手术长期后遗症的延迟死亡率的效应为 5%，如果 10% 的参与者失访，并且在死亡是失访的普遍原因时，可能严重低估这种后遗症的效应。有时可以对缺失导致的错误结论进行事后矫正——在此例中通过努力追踪失访的参与者——但通常不能替代测量值。可以根据基线的其他信息，或随访信息，或其他参与者的均值用一些统计学方法来填补缺失值（imputing missing values）。尽管这些方法是有用的，尤其在有多个预测变量存在缺失值时进行多变量分析，否则可能导致较大比例的参与者无法用于统计分析，但是缺失值填补不能保证结论不受无应答偏倚的影响。

唯一的好的解决方法是在设计和实施研究时避免缺失数据，例如在参与者离开诊室前由研究团队成员复核表格的完整性，设计电子数据录入界面时不允许不做回答即跳过，并且设计数据库使缺失数据可以被立刻标志以引起研究人员注意（表 17.5）；研究者应该在参与者仍在诊室时，重视缺失的临床测量，这时纠正发现的错误是相对容易的。

表 17.5　数据管理的质量控制：在研究过程中的措施

当参与者仍在诊室时，标记或检查遗漏和主要错误
　　ID 编码、姓名代码，或每页纸上的日期没有错误或移位
　　指定访视的所有表格均被填满
　　无漏项或错误的跳答模式
　　条目清晰易读
　　关键变量的值在允许范围内
　　关键变量的值相互一致（如年龄和出生日期）
定期描述频率分布分析和变异测量以发现异常值
创建其他周期性表格以发现错误（见附录 17B）

- **不准确和不精确数据**。这是一种潜在的问题，往往不易被发现，特别是不止一人进行测量时。最坏的情况是研究者设计研究但让他的研究助理收集数据。当研究者分析数据时，一些测量可能由于持续使用了不恰当的方法而发生了严重偏倚。当错误数据无法在事后被识别时，问题会特别严重。研究者将假设变量符合他预期的意义，但忽视这个问题，可能会导致他的研究得到错误的结论。

　　对工作人员培训和认证、定期进行绩效评估，并定期对不同工作人员收集数据的均值或范围的差异进行评估，有助于识别或防止这些问题。计算机化编辑（computerized editing）起到重要的作用，使用程序化的数据录入和管理系统来标识，不允许提交有缺失值、不一致数值、和超范围值的表格。应该应用标准化程序更改任何数据表格中的原始数据。一般来说，应该尽可能在数据采集后即完成以上工作，在此过程中包括标注原始记录（而不是删除它），并在修改的地方签署姓名和日期。类似的过程应包括在电子数据录入和编辑系统中。计算机化编辑提供了电子"审核记录"，以证明数据的改变并防止欺骗。

　　在过去的错误仍有可能被纠正（例如通过电子邮件或电话联系参与者，或请求参与者返回到研究机构），并在未来研究能进一步预防此类错误时，定期绘制表格并对重要研究变量的频数分布进行检查可以让研究者及时评估数据的完整性和质量。一份有用的质量控制报告的主题清单见附录 17B。

- **虚假数据**。领导研究团队的临床研究者必须时刻警醒可能有不诚实的同事和员工，他们选择伪造研究信息作为完成工作的最简单方式。防止这种灾难性事件发生方法包括：谨慎地选择同事和员工；与他们建立密切的关系，让他们明确理解并严格遵循道德操守；进行数据检查时警惕伪造数据的可能性，并对数据的主要来源进行不定期检查以确保数据是真实的。

多中心协作研究

许多研究问题需要大量的参与者，数量超出单中心能提供的数量，这些问题往往由几个地方的研究团队开展协作研究才能得到解决。有时，这些研究中心来自同一城市或州，而且一个研究者可以监督所有研究团队。然而，协作研究常常由多个城市的研究者开展，研究团队相距甚远，有各自的经费、行政管理、和监管机制。

这类多中心研究需要特殊的手段以保证所有的中心在使用相同的研究程序，并产生可以在结果分析时能合并的可比的数据。协调中心（coordinating center）建立沟通网；协调操作手册，表格的制订，以及试验的其他标准化的质量控制程序；在每个中心培训参加测量的工作人员；并监督数据管理、分析和发表。协作研究一般使用通过互联网连接的分布式的电子数据输入系统。

也有必要建立监管系统，此系统包括由 PI 和资助机构代表组成的指导委员会（steering committee）和各小组委员会。一个小组委员会（subcommittee）需要负责质量控制（quality control）问题，开发培训、认证，并进行研究人员绩效考核的标准化程序系统。这些工作往往是复杂且昂贵的，需要对来自每个中心的相关工作人员进行集中培训（centralized training），实地考察（site visits）进行绩效评估，并且由协调中心的工作人员和同行进行数据审核（附录17B）。其他小组委员会通常包括监督招募（recruitment）和临床工作（clinical activities）的小组，一个审查和批准出版和发表（publications and presentations）的小组，以及一个考虑提出补充研究的小组。

在多中心研究中，操作定义和其他研究方法的变化通常源于临床中心提出的问题，相关研究人员或委员会要回答这些问题，并用滚动的清单公布在研究网站上，以确保研究涉及的每个人了解这些改变。如果累积大量的改变，应该在操作手册上标注修改日期，并且准备包括这些改变的其他研究文件。小样本单中心研究可以采用简单的模式，对依然保留在操作手册中的变化进行标注并给予更新。

最后的思考

在研究中常见的错误是倾向于收集太多数据（too much data）。基线期间是测量基线变量的唯一机会这一事实，会导致研究者渴望收集能想到的所有感兴趣的数据，且倾向于进行更多次的随访访视收集更多数据。研究者倾向于收集远多于分析或发表所需的数据。

这种做法带来的问题是由于测量不重要的变量花费了时间和成本；参与者变得疲倦和烦恼，从而影响更重要测量的质量。另一个问题是，增加了数据库的规模和复杂性，使质量控制和数据分析更困难。明智的做法是对将要收集的每一个变量质疑是否有必要，从而删除许多可选变量。有意加入一些多余的变量能改善重要变量的真实性，但简约性是一般规则。

■ 小结

1. 研究成功实施开始于资源整合（assembling resources），包括场地（space）、员工（staff）、研究经费（funding）及研究启动（start-up）；所有这些都需要 PI 强有力的领导

(leadership)。

2. 研究启动（study start up）需要管理预算（budget），获得伦理审查委员会批准（IRB approval）并通过预测试（pretesting）来确定招募（recruitment）计划、干预（interventions）、预测变量（predictor variable）和结局变量（outcome variable）测量（measurements）、表格（forms），以及数据库（database）的适宜性和可行性后，最后确定研究方案（protocol）和操作手册（operations manual）；其目的在于减少数据收集开始后再对研究方案进行修订的需要。

3. 在研究开始后进行方案小修正（minor protocol revisions）相对容易实现（easily accomplished），如在研究问卷中增加条目或修改操作定义，虽然有时需要 IRB 批准，而且可能影响数据分析。

4. 在研究开始后的方案大修正（major protocol revisions）会有重大影响，应尽量避免，如改变干预的性质、入选标准，或主要结局，这些改变需要主要机构批准，如 DSMB、IRB 及资助机构。

5. 需要收尾（closeout）程序以适当地向参与者通报研究结果以及做好有医疗照顾指征的患者的转交管理。

6. 研究过程中的质量控制（quality control）应在质量控制协调员（quality control coordinator）的监督下通过系统方法保证，遵循药物临床实验质量管理规范（Good Clinical Practice，GCP）原则，包括：

（1）标准化操作流程（standard operating procedures，SOPs）应附有操作手册（operations manual）与员工培训（staff training）、认证（certification）和绩效考核（performance review），定期报告（periodic reports）（关于招募、访视依从性和测量），以及定期的团队会议（team meetings）。

（2）实验室过程（laboratory procedures）的质量控制——设盲（blinding）和系统标识（labeling）来自研究参与者的标本，并使用标准库（standard pools）、盲法重复（blinded duplicates）和一致的测量（consensus measures）。

（3）数据管理（data management）的质量控制——设计表格和电子系统来监管数据收集、录入、编辑和分析的完整性（completeness）、准确性（accuracy），及数据的真实性（integrity）。

7. 多中心协作研究（collaborative multicenter studies）建立小组委员会（subcommittees）和其他分布式系统来管理研究和进行质量控制。

附录 17A
操作手册实例目录表[①]

第1章　研究方案

第2章　组织与规章

　　参与部门（临床中心、实验室、协调中心等），以及研究人员和工作人员

　　行政和管理（委员会、资助机构、数据安全监察等）

　　规章指南（出版和发表、补充研究、利益冲突等）

第3章　招募

　　入选和排除标准

　　抽样设计

　　招募方法（宣传、转诊联系、筛查等）

　　知情同意书

第4章　临床访视

　　基线调查内容

　　随访的内容和时间

　　对于无应答者的随访程序

第5章　随机化和盲法

第6章　预测变量

　　测量方法

　　干预，包括药物标签、分发和处理程序

　　依从性评估

第7章　结局变量

　　主要结局变量的评价和裁定

　　其他结局和不良事件的评估和管理

第8章　质量控制

　　概述和责任

　　研究流程培训

　　工作人员认证

　　设备维护

　　同行评审和实地考察

　　定期汇报

第9章　数据管理

　　数据收集和记录

　　数据录入

[①] 这是大样本多中心试验的模板。小样本研究的操作手册可以不必这么详细。

　　　　编辑、存储和备份
　　　　保密
第 10 章数据分析计划
第 11 章数据和安全监察指南
附录
　　　　给参与者、基层医生的信件等
　　　　调查问卷、表格
　　　　研究流程、标准的详细信息等
　　　　招募材料（广告、传单、信件等）

附录 17B
质量控制表和清单

I. 对要监查的工作特征列表②
   A. 临床特征
      1. 招募
         a. 招募筛查的参与者人数，排除的人数并针对排除原因列表
         b. 绘制已招募人数的累积图，并与要求实现的招募目标进行比较
      2. 随访
         a. 每一次预期访视要完成随访检查的人数；特定时间框内观察人数
         b. 测量研究干预，访视和测量过程中的依从性
         c. 失访人数及无法随访的参与者的人数
      3. 数据的数量和质量
         a. 完成的表格数量、产生修正信息的数量、未回答编辑疑问的数量、解决疑问的时间
         b. 表格缺失的数量、缺失变量的数量及所占比例
      4. 方案依从性
         a. 纳入不合格的参与者的数量
         b. 药片计数和治疗组其他依从性测量数据的总结
   B. 数据中心的特征
      1. 收到和等待数据录入的表格数量
      2. 编码和方案改变的累积列表
      3. 已完成和未完成任务的时间列表
   C. 中心实验室特征
      1. 已收到样本数和已分析数量
      2. 未能充分识别、丢失、或毁坏的样本数
      3. 需要重新分析的样本数及其原因的列表
      4. 盲法重复的均数和方差，基于已知标准的重复测量的长期趋势分析
   D. 判读中心的特征
      1. 已收到的记录数量和判读的数量
      2. 已收到但存在不当标识或其他缺陷的记录数量（对缺陷列表）
      3. 对重复判读结果进行分析，将其作为检查判读可重复性和监测判读过程是否在阅读过程中随时间发生偏移的方法
II. 现场访视内容

---

② 表格应包含研究全过程产生的结果，适当时，覆盖到产生最终报告时期。适当时应提供研究人员和参与部门之间的评估并对其进行比较。

A. 临床中心的现场访视
   1. 现场访视员与 PI 进行单独会谈
   2. 现场访视员与临床工作人员举行会议
   3. 视察用于检查和记录存储的设备
   4. 对随机选择的数据表所包含数据与其他电脑数据文件包含的数据进行比较
   5. 对数据表文件和相关记录进行复核，以评估数据的完整性和安全性，防止丢失或误用
   6. 观察临床人员实施特定操作的过程
   7. 检查操作手册、表格和其他门诊文件，以评估它们是否得到及时更新
   8. 观察或口头检查某些特定程序的全过程（例如确定参与者是否合格时需要的一系列检查）
   9. 在招募参与者过程中或纳入后与实际的研究参与者进行沟通，将其看作对知情同意过程的检查
   10. 与主要支持人员进行单独会谈，以评估他们关于数据收集的行为和经验
   11. 针对已确认的问题与 PI 进行单独会谈
B. 数据中心的实地考察
   1. 审查对门诊来源数据进行总结的方法
   2. 审查数据管理和核实方法
   3. 评估将门诊获得的纸质记录进行归档和存储的方法的充分性，包括存储区域的安全性和保护记录防止丢失或未经授权使用的方法
   4. 审查可获得的计算资源
   5. 审查随机化和保证随机化过程不被破坏的方法
   6. 审查数据编辑过程和轨迹
   7. 审查计算机数据文件结构和用于维护分析数据库的方法
   8. 审查用于数据管理和分析的编程方法，包括评估程序文件
   9. 对原始研究表格中包含的信息与计算机数据文件中包含的信息进行比较
   10. 审查产生分析数据文件及相关数据报告的方法
   11. 审查对主要数据文件进行备份的方法
   12. 审查关键研究文档的主要文件的完整性，如手册、操作手册、数据表格、研究委员会的纪要等

参考文献

1. Mosca L, Barrett-Connor E, Wenger NK, et al. Design and methods of the Raloxifene Use for The Heart (RUTH) Study. *Am J Cardiol* 2001;88:392–395.
2. MORE Investigators. The effect of raloxifene on risk of breast cancer in postmenopausal women: results from the MORE randomized trial. Multiple outcomes of raloxifene evaluation. *JAMA* 1999;281:2189–2197.
3. Shepherd R, Macer JL, Grady D. Planning for closeout–From day one. *Contemp Clin Trials* 2008;29:136–139
4. http://www.fda.gov/downloads/Drugs/Guidances/ucm073122.pdf
5. FDA Regulations Relating to Good Clinical Practice and Clinical Trials. Available at: www.fda.gov/ScienceResearch/SpecialTopics/RunningClinicalTrials/ucm114928.htm
6. Information about Good Clinical Practices in the European Medicines Agency International Conference on Harmonization. Available at: http://www.ich.org or at http://www.ema.europa.eu/ema/index.jsp?curl=pages/regulation/general/general_content_000035.jsp&murl=menus/regulations/regulations.jsp&mid=WC0b01ac0580027645&jsenabled=true

第 18 章

社区和国际研究

Norman Hearst and Thomas Novotny

刘天怡　彭晓霞　唐迅　译

大多数临床研究在大学医学中心或其他大型医学研究机构中开展。此类场所为实施研究提供了许多有利条件，其中一个明显的优势是拥有经验丰富的研究人员。研究机构所有的既定文化背景、声誉以及基础设施可以为每个工作人员（从初级研究人员到终身教授）提供便利。如此良性循环，临床研究会集中选择在好的研究中心开展。与此相反，本章关注在这些研究中心以外的地方开展的研究。

我们将社区研究（community research）定义为在一般医疗中心环境之外开展的研究，设计此类研究是为了满足开展研究所在社区的需求。国际研究（international research），尤其是在贫穷国家，可能涉及满足当地需求和在之前没有基础设施的地方建立基础设施的挑战。而且，此类研究需要理解国际研究中出现的大量政治的、官僚的，以及文化的复杂性。社区研究和国际研究通常都涉及当地研究者与既有研究中心同事之间的合作（collaboration）。这种合作在解决长期存在或全球以及当地突发卫生问题时至关重要，这些问题可能是个人成长和相互学习的绝佳机会。然而，由于研究者之间的空间距离（physical distances）和文化差异（cultural differences）、地方和国家机构的政治因素（political issues），以及供需双方的资金制约（funding constraints），这些合作是富有挑战性（challenging）的。

■ 为什么开展社区和国际研究？

合作研究往往是解决某些研究问题的唯一途径，因为这些研究必须关注特定的背景、新发或复发疾病或特定人群。学术型医学中心的研究倾向于关注不同于当地社区需求的临床或基础科学的优先问题，甚至与影响全球很大一部分人口的卫生问题也存在很大差异。鉴于人道主义，这些全球问题需要大家的共同努力，因为国家、州或地区边界无法将社区置于这些问题的影响之外。卫生研究中的"10/90 差距"（"10/90 gap"），即 90% 的全球疾病负担仅获得 10% 的全球研究投入[1]，这是开展更多合作性研究的充分理由，这些合作研究可以解决低收入和中等收入国家（low-and middle-income countries，LMICs）的大多数健康问题。同样，也需要通过国际和国内合作提高低收入和中等收入国家以及社区的研究能力（capacity）。包括密切关注建立伦理审查过程以及对人类受试者的保护。此外，参与者在研究过程可以从社区和研究人员那里获益，这些获益远远超出他们在某一研究中收集到的信息的价值。关注公益事业的社区研究可能建立持久的关系、自豪感，甚至经济发展。

当地问题

许多研究问题只能通过当地研究（local research）得到答案。中心来源的国家或州一级的数据或许不能准确反映当地疾病负担或当地社区危险因素分布。干预，特别是针对行为改变设计的，在不同环境下可能有不同的效果。例如，将避孕套营销作为 HIV/AIDS 的预防策略，在美国产生的公共卫生效果与非洲有很大差异[2]。寻找满足当地需求的方法需要当地的研究方法（表 18.1）。

表 18.1 需要开展当地研究的问题实例
在芝加哥低收入地区，儿童汽车座椅和安全带使用率是多少？
在乌干达，肺结核分离株的抗菌耐药模式是什么？
基于工作场所开展的性病预防宣传对德克萨斯州的移民农场工人会产生什么影响？
在巴西女性中，冠心病有多大比例与吸烟有关？

关于疾病病理生理学和治疗效果的生物数据通常可推广到更大范围的人群和文化中。然而，可能会有种族、文化、或遗传差异，以及当地疾病病因学差异，这些差异均需要本土研究。例如，降压药的效力在非裔和欧洲血统的患者中可能有所不同[3]；肺炎的病原体以及抗菌药物敏感性模式在玻利维亚和波士顿也存在差异；此外，健康理念、卫生保健，以及疾病在不同社区间可能明显不同。[4]

更大的外推性（Greater Generalizability）

社区研究（community research）有时有助于得到更具外推性（generalizable）的结果。例如，在中心医院就诊的背痛患者不同于在初级保健医师处就诊的患者。因此，在三级医疗中心开展的背痛自然病史研究或疗效研究对于在社区临床实践的使用可能是有限的。

为了解决这个问题，一些基于实践的研究网络（practice-based research networks）已经组织起来，在此网络下，来自社区的医师一起工作，针对相互感兴趣的问题开展研究[5]。在基层医疗实践中对腕管综合征患者的治疗反应进行评价就是一个例子[6]。大多数患者通过保守治疗得到改善；少数患者需要转诊到专科医生或进行更复杂的诊断试验。之前的研究根据在主要转诊中心接受治疗的患者的研究，推荐针对腕管综合征进行早期手术干预。

外推性在国际研究（international research）中也是重要议题。从一个国家获得的研究发现并不总适用于另一个国家。但是当研究结果可以在研究完成地进行很好的推广时，它们对于来源于所研究国家的移民人群也同样适用。截止到 2010 年，全世界有 2.14 亿国际移民，这些移民在全球化的世界有着越来越重要的意义[7]。全球化使我们从更广的角度看待疾病风险，且需要合作研究的方法以解决那些容易跨国界发生的疾病。

建设自身能力

临床研究不应该是学术型医学中心所独有的特权。这些中心的研究者的优先选择必然会反映资助者优先资助的方向，他们在日常实践中遇到的问题，以及他们相信具有重要科学或经济意义的问题。在社区和国际环境下开展研究则要确保优先考虑对当地有重要意义的问题[8]。

在研究中，社区参与（community participation）的价值远远超出每个研究所收集的特定信息的价值。研究的实施通过提升当地学术水平并鼓励创造性和独立思维能力而具有积极的连锁效应。每个项目建立了技能和信心，使当地研究者将自己视为科学研究的参与者，而不仅仅是产生的知识的消耗者。这反过来激励当地开展更多研究。此外，参与研究可以给社区带来知识和财政资源，有助于鼓励当地的社区建设和自给能力。

■ 社区研究

理论上，开展社区研究与其他研究所实施的过程是相同的。本书描述的基本方法既可以用于美国乡村小镇或尼泊尔，也可以应用于旧金山或伦敦。实际上，最大的挑战是找到有经验的同事或导师与他们交流学习。这种帮助在当地可能无法获取。这往往导致未来的社区或国际研究者尽早做出重要决定：是单独工作还是与其他地方更为成熟的研究者进行合作。

独立开始

缺乏有丰富经验的同事的帮助开展研究就像自学游泳：这不是不可能，但是很困难，而且有时充满不可预见的危险。然而，这通常是唯一的选择。遵循以下规则可以使这一过程容易一些。

- **从简单的开始**。在社区研究开展随机对照试验作为研究起点根本不是好主意。能产生有用的当地数据的小样本描述性研究的预实验可能更有意义——获得小成功总是好于大的失败经历。更大的项目可以留到以后，并且利用前期预实验产生的数据得出结论。例如，由当地初级研究者开展的关于乌干达年轻男性使用避孕套的一项描述性研究，可以作为在该社区进行 HIV/AIDS 预防的大型干预实验的第一步[9]。
  - **考虑当地的相对优势**。相比于其他地方，研究者能够在当地环境下回答哪些问题？这通常意味着将新的实验室技术和治疗方法的开发留给学术型医学中心和药物研究机构。对于年轻的研究者而言，最好的莫过于关注其他地方不常见，却在当地社区常见的健康问题或人群。
    - **网络**。正如第 2 章所讨论的，网络对于任何研究者都是重要的。新研究者应该尽可能与其他地区正在解决相似研究问题的科学家取得联系。如果无法进行正式合作，至少可以找到一些人，通过电子邮件和电话对研究计划书草案、调查问卷或手稿给出反馈。参加感兴趣领域的学术会议是取得上述联系的好途径，并且参考资深同事的研究工作可能是建立联系的好办法。

合作研究

由于独立开展研究比较难，在社区开始研究的一个好方法是与其他地区富有经验的研究人员进行合作，尤其是这些研究人员已经在目标国家建立了诚信、联系以及方法学时。此类合作主要有两种模式：自上而下和自下向上[10]。

自上而下（top-down）模式指研究来自学术中心，且由社区研究者招募病人并实施研究。例如，常常发生在大样本多中心临床试验中，试验邀请医院和诊所医生将患者招募到已建立的研究中。这种方法的优势在于有资深合作者参与，他们通常负责设计研究，并获取必要的开展研究的资源，同时扫清障碍。

自下而上（bottom-up）模式，由经验丰富的研究者为当地研究者和社区提供指导和技术支持，制订他们自己的研究日程。一些学术型医学中心为社区研究者或国际研究人员提供培训项目。如果能够获得这样的项目或建立平等的关系，那么对于建设当地研究能力是较为理想的，尤其是将这种合作关系建立在长期合作基础上时。然而，建立此类官方联系并不容易。大多数资助机构更有兴趣资助特定的研究项目，而不是将资源投入到当地研究能力和合作关系的建设中去。即使有时可以得到涵盖培训和差旅费用的资助，有经验的研究者可能更愿意花时间开展自己的研究，而不是帮助他人去启动研究。此外，不能用满足感、重要性、当地社区相关性等词语过分强调合作性的基于社区的参与研究（community-based participatory research，CBPR）的价值，在此类研究中，社区研究者全面参与了研究的各个方面[11]。

社区研究者需要充分利用他们能为经验丰富的研究人员（他们想与其一起工作的）提供潜在激励的优势。在自上而下的模式中，他们能够提供的最重要的是获得研究对象。在自下而上的模式中，激励机制可以包括在社区开展研究的内在科学价值、成果发表的共同作者署名，以及建立合作关系并帮助社区提高研究能力的满足感。

开始一项新的研究项目，理想的选择是与富有经验的研究机构建立长期合作关系。合作机构可以签订谅解备忘录（Memoranda of Understanding，MOUs）作为沟通和协议的书面证据提供给潜在资助者。事先确立这种合作关系可节省时间并降低失败风险。在这种框架下的合作可以包括自上而下和自下而上项目的结合。然而，必须牢记的是，良好的科研合作本质上是基于研究者个人之间的合作。学术机构可以提供合作氛围、框架和资源来支持个人合作，但个人本身必须具有文化敏感性、相互尊重、努力工作，以及长期承诺使合作运转下去。

国际研究

国际研究通常涉及具有不同等级经验和资源的组间协作，因此与社区研究存在很多相同的问题。然而，国际研究会产生其他挑战（additional challenges）。后续描述的问题尤其重要。

距离、语言和文化的障碍

许多研究者发现，如果缺乏对一个社区文化观点的透彻理解，即使拥有深思熟虑的设计和先进的技术，完美的计划也会失败。为了避免失败，研究者必须理解他们将工作的社区对疾病的文化观点，并为他们的合作研究开发健全的文化沟通方法。因为涉及距离（distances）问题，国际同行之间进行面对面沟通（communication）的机会有限。只要有可能，双方同事应该至少对彼此的机构进行一次实地考察（site visit）。有时国际会议可能会提供额外的见面机会，但这样的机会可能很少。幸运的是，电子邮件（e-mail），互联网和网络电话（Skype）使国际交流更容易、快捷且便宜。任何距离之间都可以进行良好沟通，但这需要双方的努力。如果他们不能定期使用的话，即使有最现代化的沟通方式也无济于事。丧失了定期沟通以及对任何一方询问的及时回复，预示着远距离合作可能出现问题。

语言（language）差异通常叠加在由距离导致的沟通障碍之上。如果所有研究地点的研究者母语都不一样，那么有一种每个人都可以使用的语言是非常重要的（通常是英语）。我们希望所有的互动都用英语，然而，这使许多国家的研究者处于不利地位。不会讲当地语言的外国研究者对该国文化只可能是表浅的理解，而不能完全参与到研究的许多关键方面，包括问卷的开发和验证。他们将无法与研究受试者和研究助理进行交谈。这种交流在行为因素的研究中尤为重要。

即使克服了语言障碍，文化（cultural）差异可能导致研究人员与其受试者之间或研究者之间产生严重误解。问卷的字面上的逐字翻译可能有不同的含义、不适应当地文化之处，或忽略了当地的关键要素，不同地区的制度规范可能不同。例如，在一些场合，几乎不直接参与研究的国外合作机构主管可能希望成为研究结果发表的第一作者。作为项目机制发展过程中的一部分，研究者应事先预料到并明确提出此类问题。耐心、善意和各方面的灵活性通常可以克服这类问题。对于大型项目，建议将人类学家、伦理学家或其他文化方面的专家作为研究团队的成员。

定期、清晰、开放的交流以及对所有疑问或困惑的及时澄清是必要的。在处理文化和语言差异时，最好的方法是重复或陈述显而易见的风险而不是对其他人的想法和所说的话做出错误假设。阐明共同责任和义务的书面合作协议有助于澄清以下事项，如数据所有权、作者排序、版权，以及关于研究结果架构的决定。制订此类协议需要双方合作者亲自并谨慎处理。

资金问题

由于经济的不平衡，富裕国家和贫穷国家的机构间合作，通常只可能由富裕国家资助（funding），或极少数情况由其他富裕国家或国际组织资助。越来越多的大型捐助机构活跃在全球卫生研究中，但他们的资助通常局限于对测量结果有严格要求的特定研究议程。多数双边捐助资金倾向于富裕国家的机构，从而强化了低收入和中等收入国家机构的从属地位。在权力不均衡（unequal balance of power）的情况下，这将带来伦理学挑战。当来自富裕国家的研究者掌管财务时，通常情况下，他们更可能将贫穷国家的合作者看作雇员而非同事。国际捐赠者和资助机构需要特别小心这种情况，并促进合作双方实现真正的联合管理[8]。

财务管理（financial management）的不同做法是研究联盟成员之间发生冲突的另一个潜在领域。富裕国家的机构可能试图实行会计准则，这在当地很难或几乎不可能满足。低收入和中等收入国家的机构可能希望将购买计算机或其他设备编入预算，以便在研究结束后仍然可以保留使用。考虑到他们的需求以及缺乏其他资金来源，这是可以理解的，重要的是超出研究实施实际成本的补助应该通过明确的协商，并且应根据会计惯例以满足资助机构的要求。相反，高昂的机构日常管理费用和研究人员工资通常会造成一种不平等状态，因为大部分合作研究经费保留在捐赠国家，甚至在大多数工作由合作国家完成时。

资助国家的机构及捐赠者应特别注意建立当地合作伙伴的研究管理能力（administration capacity）。这意味着要提供管理和预算培训或使用该领域的顾问以帮助完成当地的管理任务。国际合作伙伴需要获取 D-U-N-S 编码，这是一个唯一的九位数识别编码，为每个当地实体机构提供的从美国联邦政府（http://fedgov.dnb.com/webform）申请合同和基金的编码。为培养管理能力所付出的努力将会在日后得到回报，即提高在最后期限做出响应的能力，可以产出更高效的报告、避免不必要的冲突，以及为将来的研究建立坚实的基础。

伦理学问题

必须诚实面对国际研究引发的伦理学问题。研究申请涉及的所有一般伦理学问题见第 14 章。由于国际研究可能存在违反人类受试者保护的特定风险，因此需要格外注意并提供保障措施。

例如，在常规治疗都无法实现的低收入和中等收入国家验证新的治疗方案时，什么是适宜的对照组（appropriate comparison group）？当其他有效治疗在其他地方是标准治疗方案时，安慰剂对照是不符合伦理的。但是，在大多数人因为太穷而无法承担许多国家可获得的有效治疗的社区，什么才是"标准治疗"呢？一方面，研究者不可能为研究的每一个参与者提供最好的治疗。另一方面，仅仅因为无法获得足够的药品或医疗服务而允许使用安慰剂是不符合伦理的，并且受到很多政府间团体和患者利益保护组织的质疑。例如，在大多数女性无法获得已证实治疗有效的国家中，研究使用便宜的口服抗反转录病毒药物预防 HIV 母婴传播时会存在这些问题[12-13]。

对于因经济成本而无法在东道国人群验证治疗时（testing treatments that are unlikely to be economically accessible to the population of the host country），必须面对相关问题。即使他们遵循了所有的一般原则，此类研究是否符合伦理？例如，在无法负担新药的低收入和中等收入国家研究新药治疗 2 型糖尿病符合伦理吗？这些问题没有简单的答案。建立的管理伦理学研究的国际规范，如赫尔辛基宣言，也面临挑战且被给予多种解释[14-15]。

首先要考虑为什么在低收入的国家开展此类研究。如果真正的目标是收集信息来帮助那个国家的人们，那么应该权衡这项研究得到的支持，并做出相应的设计。理想的情况下，应持续改变研究目标并为东道国创造增值[16]。另一方面，如果研究目标是为了一己私利或避开在发达国家开展研究的障碍，那么研究应该满足所有的适用于研究发起国家的伦理学要求，包括公平分配的重要要求（14 章）。

由于许多的原因，由其他的地方指导或资助的在贫穷国家开展的研究，需要获得两个国家的伦理审查委员会（ethical review boards in both countries）审批。但是，尽管这样的审批是必要的，它并不能保证研究符合伦理。在许多贫穷国家，研究的伦理审查系统是比较薄弱的或根本不存在，并且有时候由当地研究者或政客操控。相反，富裕国家的审查委员会有时对国际研究涉及的特殊事项会忽视或不敏感。官方的批准并没有解除研究者自身对符合伦理地实施研究应负的责任。

另外一个重要的伦理学考虑是低收入和中等收入国家合作伙伴的合作者权益（treatment of collaborators）问题。有几个问题必须事先达成一致。谁拥有将要产生的数据？谁需要谁的允许去进行分析并发布结果？当地研究者能在不以放弃第一作者为代价的基础上得到在国际上发表文章的支持吗？双方的承诺能遵守多长时间？在几个贫穷国家开展的通过自愿咨询和检测以预防 HIV 感染的一项大型试验在印尼合作中心突然中止[17]。根据研究者所言，这是因为研究者发现研究所关注的结局变量在当地是不常见的，而不像计算研究效能时所预计的那样。尽管这个决定具有实际意义，它仍然被印尼人认为是失信的。

其他伦理学问题可能与当地经济和政治现实（local economic and political realities）相关。例如，在未感染 HIV 的商业的性工作者中使用"替诺福韦"预防的一项临床试验被取消，即使这项临床试验通过了多个国家的伦理审查委员会审批[18]。考虑到预期的研究对象在试验结束时没有 HIV 感染或药物效应相关问题的卫生保健资源，以及他们没有终身医疗保险，他们不愿参加试验。该国首相介入终止了试验。

最后，所有国际合作的明确目标应当是提高当地研究能力（increase local research capacity）。当研究结束时项目将留下什么技能和装备？研究会为项目成员提供什么培训活动？当地研究人员会参加国际会议吗？这些机会是不是仅针对已经有很多类似机会的高水平的当地研究者，还是年轻的同事也有机会呢？当地的研究人员是真正的合作者和出版物的主要作者吗，还是仅被雇佣来收集数据？贫穷国家的科学家应当问这些问题并希望得到明确的答案。如表 18.2 所总结的，在成功的国际合作研究中，良好的沟通和长期承诺（good communication and long-term commitment）是常见的主题。

表 18.2　提高国际合作研究的策略

低收入和中等收入国家（LMICs）的科学家
　谨慎选择合作者
　学习英语（或者其他合作者的语言）
　熟悉研究领域的国际科学文献
　确保合作将增强当地研究能力
　事先阐明管理和科学预期

高收入国家的科学家
　谨慎选择合作者
　学习当地的语言和文化
　对当地伦理问题保持敏感
　在研究过程的各个方面鼓励当地合作者
　事先阐明管理和科学预期

基金资助机构
　根据公共卫生需求制订资助优先级
　鼓励真正的合作，而不是单纯的"自上而下"的模式
　认识到建设当地研究能力的重要性
　为当地设备和基础设施提供补贴
　确保高收入国家的日常管理费用和高薪不会占太多的预算

世界卫生组织最近发布了一系列全球卫生研究中处理伦理学问题的案例研究[19]，以帮助研究人员、伦理审查委员会成员、卫生官员，以及其他人在符合伦理的研究实施中发挥各自作用。从其他人的错误和成功中可以学到很多，但持有良好意愿的资助者、捐助国

的合作伙伴，以及研究合作双方的官员，可以在国际性研究中保证符合伦理学原则，并且具备在全球范围内使此类研究得以增强的能力。

风险与挫折

来自发达国家的想参与国际研究的研究人员需要在一开始时对研究涉及的困难和风险有现实地认识。启动这样的工作通常是一个长期、缓慢的过程。官僚主义障碍（bureaucratic obstacles）在双方都很常见。在缺乏基础设施和政治稳定的国家，多年的工作因自然或人为灾害（catastrophes）而受到影响。在极端情况下，这些情况可能威胁到项目工作人员或研究者的安全。例如，在卢旺达和刚果，已建成多年的 HIV/AIDS 合作研究由于内战被彻底破坏。外籍研究者所面临的较小的灾难和常见的挑战是日常艰辛和健康风险（health risks），范围从不安全饮用水和疟疾到烟雾、普通犯罪和交通事故。

低收入和中等收入国家的研究者所面临的另一挫折是很难应用他们的发现（applying their findings）。即使能成功地制定预防和治疗疾病的新策略并且证明他们是有效的，但是缺乏政治意愿和资源常常阻碍其在东道国的广泛应用。研究者需要正视他们的期望，如果是有效的，推动他们的工作朝着能实施的研究策略行进，并且准备为提高其所研究人群的健康而倡导行动。

奖励

尽管困难重重，在世界许多地方开展更多卫生研究的需求是无法阻挡的。相比于学术象牙塔内的学者，援助国的研究者通过参与国际研究有可能对公众健康（impact on public health）产生更大更直接的影响。这种影响不仅来源于研究本身，而且来源于全球卫生外交（global health diplomacy）。事实上，健康被视为外交政策优先的主要驱动力[20]。可以通过针对全球卫生挑战开展的合作研究来实现卫生外交，如艾滋病、疟疾、结核病、孕产妇和儿童健康，以及日渐完善的卫生系统。卫生与政治总是相互交融，然而在全球化的世界中，以解决重大跨国卫生问题为目的而开展合作研究的需求日渐增长；国际研究正是这一全球性努力的一部分。得到有意义的参与并为全球卫生做出真正贡献的机会是一种荣幸，它可以丰富职业生涯（enrich careers）和个人生活。这些意味着通过加强合作和扩大研究机会可以获益。

■ 小结

1. 社区和国际研究（community and international research）对于发现以下方面的地区差异（regional difference）是必要的，如疾病的流行病学（epidemiology），决定哪种干预（intervention）有效（effective）的文化（cultural）和其他当地因素。

2. 本土参与（local participation）临床研究能为该区域带来间接受益，如提高学术水平（scholarship）和自给自足（self-sufficiency）。

3. 虽然社区与国际研究涉及的理论和伦理问题普遍适用，但是，获得资助和指导等实际问题在社区或国际环境中更加困难（more difficult）；成功的要点包括从小的研究开始（starting small）、考虑当地优势（local advantages），并建立网络（networking）。

4. 学术型医学中心和社区研究者之间的合作（collaboration），可以遵循自上而下的模式（top-down model）（社区研究者实施来源于学术中心的研究）或自下而上（bottom-up model）的模式（学术中心的研究者帮助社区研究者实施他们自己发起的研究）。

5. 国际研究（international research）与面临额外挑战（challenges）的社区研究一样，涉及许多相同议题，尤其是在低收入和中等收入国家（LMICs），这与交流（communication）和语言（language）、文化差异（cultural differences）、资金（funding）、不平等权力结构（unequal power structures），以及财务和行政管理（financial and administrative practices）有关。

6. 国际研究有其特有的一系列伦理问题（ethical issues），包括针对低收入和中等收入国家负担不起的治疗（treatments that may be unaffordable）进行试验，在弱势群体（vulnerable populations）中使用安慰剂（placebos），以及合作者（collaborators）的地位和权益。

7. 克服国际研究中的挑战可以带来的收益包括：帮助有需求的人（helping people in need）、成为大型全球卫生社区的一部分（being part of a larger global health community），以及丰富个人的文化经历（enriching one's cultural experiences）。

参考文献

1. Unite for Sight. The importance of global health research: closing the 10/90 gap. Available at: http://www.uniteforsight.org/global-impact-lab/global-health-research#_ftnref12, accessed 9/23/12.
2. Hearst N, Chen S. Condom promotion for AIDS prevention in the developing world: is it working? *Studies in Family Planning* 2004;35(1):39–47.
3. Drugs for hypertension. *Med Lett Drugs Ther* 1999;41:23–28.
4. Griffith BN, Lovett GD, Pyle DN, et al. Self-rated health in rural Appalachia: health perceptions are incongruent with health status and health behaviors. *BMC Public Health* 2011;11:229. doi:10.1186/1471-2458-11-229.
5. Nutting PA, Beasley JW, Werner JJ. Practice-based research networks answer primary care questions. *JAMA* 1999;281:686–688.
6. Miller RS, Ivenson DC, Fried RA, et al. Carpal tunnel syndrome in primary care: a report from ASPN. *J Fam Pract* 1994;38:337–344.
7. United Nations Department of Economic and Social Affairs (UN DESA). Trends in international migrant stock: the 2008 revision. Available at: *http://esa.un.org/migration/index.asp?panel=1*, accessed 1/12/2013.
8. Lee K, Mills A. Strengthening governance for global health research: the countries that most need health research should decide what should be funded. *BMJ* 2009;2000:775–776.
9. Kajubi P, Kamya MR, Kamya S, et al. Increasing condom use without reducing HIV risk: results of a controlled community trial in Uganda. *Journal of AIDS* 2005;40(1):77–82.
10. Hearst N, Mandel J. A research agenda for AIDS prevention in the developing world. *AIDS* 1997;11(Suppl 1):S1–4.
11. Minkler M and Wallerstein N, eds. (2008). *Community-Based Participatory Research for Health: From Process to Outcomes*. ISBN 978-0-470-26043-2. Jossey-Bass
12. Lurie P, Wolfe SM. Unethical trials of interventions to reduce perinatal transmission of the human immunodeficiency virus in developing countries. *N Engl J Med* 1997;337:853–856.
13. Perinatal HIV Intervention Research in Developing Countries Workshop Participants. Science, ethics, and the future of research into maternal-infant transmission of HIV-1. *Lancet* 1999;353:832–835.
14. Brennan TA. Proposed revisions to the Declaration of Helsinki: will they weaken the ethical principles underlying human research? *N Engl J Med* 1999;341:527–531.
15. Levine RJ. The need to revise the Declaration of Helsinki. *N Engl J Med* 1999;341:531–534.
16. Taylor D, Taylor CE. *Just and lasting change: when communities own their futures*. Baltimore: JHU Press, 2002.
17. Kamenga MC, Sweat MD, De Zoysa I, et al. The voluntary HIV-1 counseling and testing efficacy study: design and methods. *AIDS and Behavior* 2000;4:5–14.
18. Page-Shafer K, Saphonn V, Sun LP, et al. HIV prevention research in a resource-limited setting: the experience of planning a trial in Cambodia. *Lancet* 2005;366(9495):1499–1503.
19. Cash R, Wikler D, Saxena A, et al. *Casebook on ethical issues in international health research*. Geneva: World Health Organization, 2009.
20. Katz R, Kornblet S, Arnold G, et al. Defining health diplomacy: changing demands in the era of globalization. *The Milbnk Quarterly* 2011;89(3):503–523.

第 19 章

撰写标书申请研究基金

Steven R. Cummings, Deborah G. Grady, and Stephen B. Hulley

蔡思雨 彭晓霞 唐迅 译

研究方案（protocol）是详细的书面研究计划。撰写研究方案迫使研究者对研究的所有要素进行组织、明确并凝炼，从而提高项目的科学严谨性和效率。即使研究者不需要研究基金，研究方案在指导工作以及获得伦理审查委员会（IRB）批准时也是必需的。标书（proposal）是为从资助机构获取研究经费而撰写的书面文件。它包括描述研究的目的、意义、研究方法、涉及人类受试者的相关问题，以及预算和特定机构要求说明的其他管理和支持信息。

本章将描述如何撰写（how to write）标书以获得资助（get funded）。原创性研究使用美国国立卫生研究院（National Institutes of Health，NIH）推荐的原创性研究标书的格式，但针对大多数其他资助机构的标书（如美国退伍军人事务部、美国疾病控制中心、美国医疗保健研究与质量管理署，以及私人基金会）一般也要求类似格式。有关撰写申请、准备预算，并提交标书的常规建议参见 NIH 网站（http://grants.nih.gov/grants/writing_application.htm）。

■ 撰写标书

标书的准备工作通常需要几个月来组织、撰写和修改。下列步骤有助于您的项目有一个良好的开端。

- **决定向哪里投递标书**。每一个资助机构有其特定的兴趣领域、流程，以及对标书的要求。因此，研究者应在一开始便决定向哪里投递标书，确定资助金额的上限，获取关于标书撰写的具体指南（specific guidelines）以及该机构投递标书的截止日期。NIH 是个开始的好地方，网址为 http://grants.nih.gov/grants/oer.htm。每个机构在网站上描述了各自的优先资助领域，可以从中确认感兴趣的领域。有关每个领域当前重点关注的附加信息可以通过与 NIH 的科研管理人员沟通（talking）获得，他们的联系方式和负责领域都列在 NIH 资助项目公告及研究所的网站上。

- **组建团队并指定领导者**。大多数标书是由多人组成的团队（他们最终将开展此项研究）撰写的。团队可能很小（只包括研究者及其导师）或很大（包括合作者、生物统计师、财务管理者、研究助理和支持人员）。重要的是，团队应包括或可以联系到设计研究所需的主要专家。

团队中必须有一名成员承担领导责任。通常，这个人称为项目负责人（principal investigator，PI），他将对该研究有最终解释权并对研究负责。PI必须在标书撰写过程中发挥稳定的领导职能，包括分配撰写和其他任务、设定最后期限、定期召开组会、确保按时完成所有必需任务，以及亲自负责该标书的质量。

PI通常是经验丰富的科学家，其知识架构对设计决策是有用的，并且他在既往研究的记录会增加研究成功的可能性，因此也会增加获得资助的可能性。也就是说，NIH鼓励新研究者（new investigators）请PI，为他们提供专项资助机会，并且常常倾向于优先资助其标书（http://grants.nih.gov/grants/new_investigators/）。NIH对"新研究者"的定义是尚未作为PI获得NIH资助项目的科学家。但是，如果他们已经具有在资深科学家指导下开展研究的经验，并获得由该科学家提供的基础或职业发展启动基金、机构或基金会的小额资助，那么首次担任PI者（first-time PIs）最有可能获得资助。为了证明新研究者有潜力成为成功的独立科学家，已准备好并有能力领导该项研究，对其论文发表（publishing）的记录，包括第一作者署名是必要的。

首次担任PI者应当在基金申请时包括在某一领域有成功研究记录的共同研究者（co-investigators），可以为研究的实施提供指导并增加得到有利评价的机会。有时可以通过多PI（multiple-PI）机制实现；如果多个PI之间有不同的但互补的经验，并且可以清晰定义其各自的任务和职责，那么NIH允许存在多个PI（http://grants.nih.gov/grants/multi_pi/overview.htm）。

- **遵循资助机构的指南**。所有资金来源机构均提供书面的指南（guidelines），研究者必须在开始撰写标书前认真研读指南。指南信息包括拟资助的研究类型以及组织标书的详细说明、页数限制、申请额度、时间进度，以及标书必须包括的要素。

    然而，这些指南并不包含研究者需要了解的有关资助机构运作和资助偏好的所有重要信息。在撰写标书的早期，与机构中能阐明机构偏好（如标书涉及的范围和细节）的人讨论研究计划（discuss the plan）是个好主意。NIH，以及其他联邦机构和私人基金会有科研管理人员［"项目官员"（project officers）］，他们的工作是帮助研究者设计标书，从而更符合该机构优先资助的方向。与负责相关研究领域的项目官员通过e-mail或电话联系，搞清楚机构指南、研究兴趣和评审程序是非常有帮助的。接下来，在学术会议上或出差到机构总部附近时，偶遇项目官员与其会面是与其建立工作联系的一种好方法，这种联系将增加标书被资助的机会。

    在提交标书前制定所需细节的清单（checklist），并核查清单是有用的。因没有遵守特定细节而导致优秀的标书被拒，是令人沮丧但可以避免的教训。大学的基金管理者通常在提交标书前有核查清单。

- **建立时间表并定期开会**。完成撰写任务的日程表可以给予团队成员适当压力，使他们按时完成任务。除了突出资助机构规定的科学要素，时间表（timetable）还需要考虑研究所在机构的管理要求。在向资助机构提交标书前，大学通常需要对预算和项目承包合同进行耗时的审查，因此完成标书的真正期限应设在资助机构限期的前几天甚至前几周。将这些细节留在最后可能导致紧要关头的危机，而使不错的标书毁于一旦。

如果时间表确定了书面标书的最后期限，而且每个参与成员都将其设定为自己的任务，那么时间表通常会发挥重要作用。应在标书撰写团队的定期会议或电话会议上审查时间表，以检查任务是否按日程安排的时间完成以及是否可在最后期限前完成标书。

- **查找标书模板**。从资助机构借阅成功的标书（successful proposals）是非常有帮助的。成功的申请以具体实例的方式说明了一份好标书具有的格式和内容。研究者可以从模板中找到新想法的灵感，从而设计并撰写一份更清晰、更富有逻辑性、更具说服力的标书。借阅机构提供的针对以前成功或未成功的标书的书面评阅意见也是一种好方法。这将提示一些对评审标书的科学家重要的关键点。这些例子通常可以从研究者所在机构的同事或资助项目办公室获取。

- **从大纲开始工作**。用大纲的形式开始标书撰写（表19.1）。大纲为撰写工作提供了起点，并在组织需要完成的任务时很有用。如果几个人为了申请基金而工作，大纲有助于为标书每一部分的撰写分配职责（assigning responsibilities）。制订大纲时最常见的障碍之一是感到在开始写第一句话前必须制订出完整的研究计划。研究者应该摒除杂念，文思泉涌，创造可用于编辑凝练的原始材料，并从同事那里获得具体建议。

- **重复审查和修改**。标书撰写是一个反复的过程（iterative process）；通常会有多个版本，每个版本反映新的想法、建议和其他数据。在开始撰写标书的早期，应该请熟悉研究主题和资助机构的同事对草稿进行严格评阅。应对研究的意义和创新性、设计和方法的真实性，以及写作的清晰性给予特别关注。在标书提交前获得尖锐而具体的批评，好过因为未能预见并解决问题而导致标书被拒。准备提交标书时，最后一步是认真审查其内部连贯性，格式，是否遵守机构的指南，以及排版、语法和拼写错误。马虎的书写意味着马虎的工作和不胜任的领导，并且严重有损于本来很好的想法。

■ 主要基金的标书要素

主要研究基金如NIH R01的标书要素列于表19.1。申请其他类型的NIH基金和合同，以及从其他资助机构申请资助，可能需要较少的信息或不同的格式，研究者应该特别注意接收标书机构的指南。

开始

标题（title）应该是描述性的且简明扼要。标题提供了研究的第一印象并持续提醒着整个研究目标和研究设计。例如，题为"磁共振成像引导高频超声与假超声相比治疗症状性子宫肌瘤的一项随机化试验"——就简明扼要地总结了研究问题和研究设计。避免不必要和无意义的词语，如"为确定……的一项研究"

项目小结（project summary）或摘要（abstract）是研究方案的简短总结，应该从研究目的及其原理开始，然后陈述设计和方法，并对研究潜在结果的影响进行总结陈述。摘要对于正在从事相同或相关领域工作的人来说应该是翔实的,并且能被具有科学素养的普通读者所理解。大多数机构要求摘要限制字数,因此最好使用高效简洁的术语。摘要应经过反复修改以确保它是最好的。这将是一些评审人唯一阅读的一页,而对其他人而言则是标书细节的提醒。因此,必须独立为一个整体,整合拟开展研究的所有主要特点,并有说服力地描述其优势与潜在影响。

表 19.1　基于 NIH 模板,一份标书的主要要素

标题
项目总结或摘要
管理部分
　预算及预算说明
　研究者简介
　设备和资源
具体目标
研究策略
　意义
　创新
　方法
　　概述
　　说明(计划研究的原理和前期数据)
　　研究对象
　　　选择标准
　　　抽样设计
　　　招募计划
　　　优化依从性和完成随访的计划
　　研究程序(如适用)
　　　随机化
　　　盲法
　　测量方法
　　　主要预测变量(如果是一项临床试验,则为干预)
　　　　潜在的混杂因素
　　　结局变量
　　统计学
　　　统计学分析方法
　　　假设、样本量和效能
　　研究访视的内容和时间
　　数据管理和质量控制
　　时间表和组织结构图
　　局限性和替代方法
人类受试者
参考文献
附件及合作协议

管理部分

几乎所有机构都要求有管理部分，包括预算和人员资质的描述、研究者所在机构的资源，以及可用的设备、场地和专家。

预算（budget）部分通常按照资助机构的指南进行组织。例如，NIH 有既定格式，要求提供最初 12 个月的详细预算，以及整个项目期间的总预算（一般为 2～5 年）。详细的 12 个月预算包括以下几类费用：人员（包括参与项目的所有人员的姓名和职务，每个人将投入项目的时间比例，以及每一个人所需的薪酬及附带福利的美元总额）、咨询费用、设备、耗材、差旅、患者的医疗费用、改建和翻修、协作组/合同费用，以及其他费用（如电话、邮件、电话会议、复印、作图、出版、书籍、有偿服务合同等费用）。

预算不应该被留到最后一分钟再做。许多要素需要时间（如对场地费用、设备和人员的费用进行合理估计）。大学通常雇佣知识渊博的管理者，他们的工作是帮助研究者准备预算和标书的其他管理部分。最好的办法是尽快和管理者沟通关于标书提交的计划，并制订日程，定期召开会议或请他审核管理部分的完成过程及时间表。一旦形成标书大纲，管理者就可以开始工作了，建议预算条目的数量，并帮助研究者确保不会忽略重要的支出。机构有必须遵循的规章条例和截止日期，有经验的管理者能帮助研究者遵守其所在机构的规则，避免失误和可能的延误。管理者在撰写预算说明及资源部分，收集简介、附件，及标书的其他支持材料时，也是非常有帮助的。

必须在预算说明（budget justification）部分对预算每个项目的所需金额进行充分解释。在典型的临床研究项目中，薪酬通常是项目总额最重要的组成部分，因此说明每个人的分工和具体职责以证明申请的金额比例是十分重要的。完整而简洁地描述研究者和研究团队中其他成员的工作应让评审专家毫无疑义，被评估的每个人对项目都有贡献是项目成功的必要部分。

评审专家通常会关注研究团队中重要成员的投入时间比例。偶尔，标书会因为在预算列表中重要人员仅有非常少的时间投入而被批评，因为在其他方面投入大量精力意味着他们不可能为正在申请的研究投入必要精力。更常见的是，评审专家会对所描述的超出工作的需求的夸大的比例有所疑虑。

即使是计划最合理的预算（budgets）也会随着研究改变的需要，或存在意外支出和结余时而发生改变（change）。一般来说，一旦给予资助，如果改变不大且花费都与研究目的有关，研究者就可以按照不同于预算指定的方式花钱。当研究者想在预算类别间调整资金或视重要研究者的努力做出实质性的调整（向上或向下），他可能需要得到资助机构的批准。只要研究者不请求增加资助总额，机构通常同意重新制订预算的合理要求。

NIH 要求拟资助的所有研究者和顾问提供简介（biosketches）。简介是遵循特定格式的四页纸的简历，包括研究者的经历如何使他非常适合开展此项研究的个人陈述，以及其教育和培训经历、职务和职位、荣誉、限定数目的相关发表论文，以及相关研究基金及合同。

标书中关于项目可获得资源（resources）部分可能包括电脑和技术设备、特定成像或测量装置、办公室和实验室场所，招募参与者的可用资源、数据收集和管理、标本储存。资源部分通常借鉴"样板文件"完成——以前标书的描述，或来自研究者所在机构、中心或实验室提供的材料。

具体目标

具体目标是使用具体术语定义预期结局从而对研究问题进行阐述。NIH 的标书中该部分必须简练，因为只有一页的篇幅供其阐述。由于许多评审专家对此页尤为关注，所以在撰写标书时应认真撰写并反复修改。

一种常见的模式是，以总结背景信息的两到三个小段落开始：研究问题及其重要性，已完成的研究及其未能解决的问题，以及在拟开展的研究中计划解决问题的方法。紧跟着是对具体目标的简明阐述，只要有可能，将其表达为像可验证的假设（hypotheses）一样切实的描述性目标。

按照研究者为其计划的研究而斟酌的逻辑顺序呈现研究目标。他可能以基线收集阶段的横断面研究目标为起始，然后是与随访发现相关的目标。或者他可能从阐述病生理机制的目标开始，以阐述临床或公共卫生结局为目标结束。特别适用于职业发展基金（称为"混合方法研究"）的模式始于定性研究目标，即采用集中研讨小组设计关键措施或干预，然后紧跟着是预测因素，结局和假设检验的定量目标。还有另一种模式从最重要的目标开始，以突出其重要性；目标的顺序通常作为组织标书后续部分的大纲（outline），因此这种模式的优势在于在标书的首要位置给出主要目标，比如样本量和效能。

具体目标部分通常用简短的段落结束，该段简明扼要地概括研究发现对健康和疾病的知识、临床实践、公共卫生或未来研究的潜在影响（impact）。目的是为了给人以令人信服的理由，从而让评审委员会成员，非第一、第二评审专家（以及只阅读标书这一页的人）给出优异的分数。

研究策略

目前，NIH 的格式限制大部分类型的标书用 12 页陈述研究策略（research strategy），包括三个部分：

- 研究意义（significance）部分，通常为 2~3 页，描述研究结果可能如何提高科学认识，解决重要问题或该领域中的进展障碍、改善临床实践或公共卫生，或影响政策。这部分可以简要地说明问题的严重性，总结已完成的研究，用现有的知识定义问题，并展示拟申报的研究将如何推动该领域的进步。
- 创新（innovations）部分，通常为 1~2 页，指出拟开展的研究与该主题先前的研究不同的方面。可以证明新的疾病机制、新的测量方法、不同或更大的研究人群、新的治疗或预防方法，或者新的分析数据方法的潜在可能。NIH 指南重视研究如何使用创新的概念、方法或干预改变当前的研究或临床实践规范。也就是说，许多获得资助的临床研究的结果可以促进概念、方法或干预的不断改进和完善。我们的建议是准确地描述研究的创新特点，不要夸大地声称该研究将改变规范或者使用了完全创新的方法。
- 方法（approach）部分，通常为 7~9 页。该部分提供了研究设计和实施的细节，并且会受到评审专家的严格审查。NIH 指南建议根据具体的目标组织方法部分，其包含的内容及大致顺序见表 19.1。该部分通常始于对方法的简要概述，有时附有流程图或表格以引导读者（表 19.2）。概述应当清晰地阐述研究设计，并对研究参与者、主要测量方法、干预措施、随访时长和主要结局进行简要描述。

表 19.2　睾酮管理影响心脏病、前列腺癌和骨折危险因素效应的随机对照试验的研究时间表

	筛查访视	随机化访视	3 个月	6 个月	12 个月
病史	X	—	—	—	X
血压	X	X	X	X	X
前列腺检查	X	—	—	—	X
前列腺特异性抗原	X	—	—	—	X
血脂水平	—	X	X	X	X
炎症标志物	—	X	—	—	X
骨密度	—	X	—	—	X
骨转换标志物	—	X	X	—	X
握力	—	X	X	X	X
不良事件	—	—	X	X	X

　　方法部分通常包括简短的研究原理，该原理由前期数据（preliminary data）支持——研究者及其团队开展的前期研究，提示拟开展的研究将会成功。应将重点放在前期工作的重要性以及应该让此工作继续研究或延伸的理由。支持研究问题重要性和研究可行性（feasibility）的预实验研究结果对许多类型的标书都是十分重要的，尤其是研究团队在拟申请的方法方面前期经验有限时及当研究问题很新颖时，以及对拟申请研究流程或招募参与者的可行性存在疑问时。这是一个展示研究者及其团队具备开展研究的特定经历和必备专业知识的机会。

　　方法部分的其他部分的撰写已在前面讨论过。研究对象（study subjects）部分应明确定义（第 3 章），并提供入选和排除标准的原理，以及明确抽样方法；这部分应描述如何招募研究参与者，让评审专家确信研究者有能力纳入预期数量的研究参与者是至关重要的；此部分也应该提供优化研究干预（如适用）和访视依从性的计划。

　　方法部分也应包括对重要研究流程（study procedures）的描述，如随机化和盲法。研究测量（study measurements）（第 4 章）应清晰地描述如何测量预测因素、结局和潜在的混杂变量，何时完成这些测量，还有如何实施干预，以及如何确认和测量主要结局。

　　统计学（statistics）部分通常以分析计划（plans for analysis）开始，根据具体目标进行组织。可以按照逻辑顺序制订计划；例如，首先是描述性制表，然后是分析变量之间关联的方法。紧跟着讨论样本量和效能（sample size and power）（第 5~6 章），从研究目标对应的无效假设开始，确定研究的样本量。样本量和效能的估计依赖于可能观察到的关联强度的大小，以及测量的精确度。这些假设必须根据已发表文献或支持这些判断的前期工作阐明其合理性。有必要用表或图显示效应大小、效能，或影响样本量的其他假设如何变化，以证明研究者做出了合理的选择。大多数 NIH 评审小组相当重视统计学部分，因此邀请统计师参与撰写此部分是个好主意。

　　编制表格，列出研究访视（study visits）或与参与者的接触、访视时间，以及每次访视的流程和测量内容是十分有帮助的。这样的表格提供了所有研究活动的简要概述（见表

19.2)。数据管理（data management）和质量控制（quality control）的描述（第16～17章）应说明如何收集、存储和修订研究数据，以及计划如何最大限度提高数据质量和安全性。

标书必须提供可实现的工作计划和时间表（timetable），包括研究每一个主要阶段的起始和完成日期（图19.1）。可以为人员配置和项目的其他要素准备类似表格。对于大型研究，描述研究团队的组织框架（organizational chart）可以显示研究团队的专业水平及其责任、权限划分，以及团队是如何运作的。

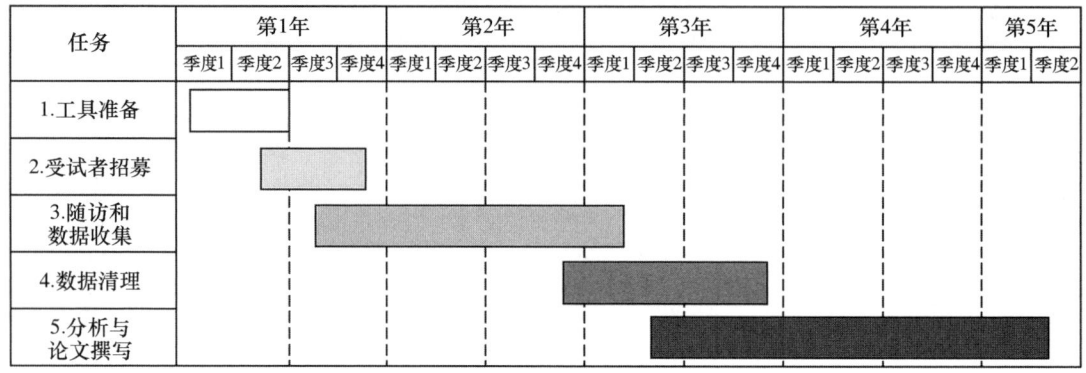

图19.1　假定的时间表

作为非必需的部分，对拟开展研究的局限性（limitations）及其替代方法（alternative approaches）进行讨论是有帮助的。研究者可以对其进行明确说明，讨论在做出计划选择时，对各种利弊的权衡，而不是忽略其潜在缺点。指出重要的挑战和可能的解决方案可以将针对申请的潜在批评转化为支持。然而，过度强调这些问题也是一种错误，因为这么做会导致评审专家过度关注标书的薄弱环节。这部分目的是让评审专家确信研究者已经预计到所有重要的潜在问题，并且有切实可行和深思熟虑的方法来处理这些问题。

标书主体的最后部分

人类受试者（human subjects）部分涉及由研究引发的伦理问题——安全、隐私和保密的问题。这部分要显示具体计划以告知潜在的参与者参与研究的风险和获益，以获得参与者的同意（第14章）。应NIH对标书的要求，该部分也应描述如何纳入妇女、儿童和少数群体的参与者，并且说明对这些群体的排除标准。

参考文献（references）展现了研究者对该领域熟悉程度的信息。文献应该是全面而精炼且最新的——并非详尽和未经筛选的罗列。应准确引用每一篇参考文献；引用的错误或对研究工作的误解将会导致熟悉该领域的评审专家的负面评价。

对于某些类型的标书而言，附件（appendices）可以为正文中简要提及的内容提供详细的技术和支持材料。（但是为了避免通过使用附件来避开标书的页数限制，NIH严格限制使用这种方式）。附件可以包括数据收集工具（如问卷）、临床方案，以及最多三篇已被接收但尚未发表的稿件和摘要。评审委员会成员中只有第一、第二评阅专家可以看到附件。因此，必须在标书的主体部分对每一个重要内容进行简要概述。

应描述每一名顾问（consultant）的预期作用和价值，并附上其个人简介和签名的同意函。(从基金资助中领取薪金的研究者不需提供同意函，因为他们是标书的正式成员)。也应当包括来自其他提供设备或资源者的支持函（letters of support）。应当包括申请机构和协作机构（collaborating institutions）以及实验室之间的程序化和行政安排的说明，并附有负责人为研究者签署的承诺书。

■ 好标书的特征

一份申请研究基金的好标书有若干属性。首先是研究策略的科学性（scientific quality）：它必须建立在一个好的研究问题上，采用严谨可行的设计和方法，并拥有一个经验丰富、技术成熟并有决心开展研究的团队。其次是清晰的表述（clarity of presentation）；一份简洁的、吸引人的、精心组织的、用心撰写的、表达生动的，且没有错误的标书可以使读者确信研究的实施可能是高质量的。

评审专家经常面对一大摞标书而不堪重负，因此必须以某种方式凸显该项目的优势，让标书即使在快速而粗略的浏览中也不会被忽略掉。遵从具体目标的一个清晰的大纲（outline），带有意义明确副标题（subheadings）的简短章节，使用表格和数字（tables and figures）打破正文的长句，可以引导评审专家去理解标书的重要特征。目前 NIH 指南推荐每段起始的主题句（topic sentence）使用黑体字标示重点，让不堪重负的评审专家通过快速浏览主题句理解标书的基本要素。当面对大量对该研究领域不熟悉的评审专家时，考虑评审专家的不同观点和专业领域是至关重要的，因此标书应该包括足够的细节来说服评审专家去理解拟申报工作的重要性与合理性。

大多数评审专家会由于过度夸大以及其他申请资助的大手笔方式而对标书失去兴趣。夸大项目重要性或高估完成项目可行性的标书会招致评审专家的怀疑。饱含热情的撰写是好的，但研究者应该意识到项目的局限性。评审专家善于发现设计或可行性方面存在的潜在问题。

最后一轮科学评审由未参与过该标书撰写的经验丰富的科学家完成，这样做对于标书有极大的帮助，也可以让科学家们获得合议经验，这时做出切实改变依然是及时的。请具有高超写作技巧的人修改行文方式、检查拼写和语法，并对标书风格和清晰性提出建议也是非常有用的。

■ 为研究寻求支持

研究者应在没有采用正式标书申请基金时抓住开展好的研究的机会。例如，刚入门的研究人员可以自己分析由其他人收集的数据，或从资深科学家或其部门获得短期研究的机会来开展小型研究。在没有正式标书资助时就开展研究是一种更快更简单的方法，但缺点是该项目必然被限制在一定范围内。此外，学术机构往往把研究者获取研究资助的记录作为其职业晋升的部分决定基础。

医学研究的资助类别主要有四类：

- **政府**［特别是 NIH，还有退伍军人事务部、疾病控制中心、医疗保健研究与质量管理署、以患者为中心的实效研究所（PCORI）、美国国防部（DOD），以及许多其他的联邦、州和县级机构］；
- **基金会、专业协会**，如美国心脏协会（AHA）和美国癌症协会（ACS），以及个人捐助者（individual donors）；
- **企业**（主要是制药和设备制造公司）；
- **内部资源**（例如研究者所在大学）。

从这些资源获得支持是一个复杂且充满竞争的过程，他们倾向于资助有经验（experience）和坚持不懈（tenacity）的研究者，并且强烈建议刚入门的研究者找到具备上述特征的导师。在以下部分，我们将重点介绍几个最重要的资助来源。

NIH 基金和合同

NIH 提供多种类型的基金和合同。"R"基金（"R" awards）（R01、较少的 R03 和 R21 基金）支持研究者自选题目或按照 NIH 下属的某一机构发布的要求而撰写研究项目（见 www.nimh.nih.gov/research-funding/grants/research-grants-r.shtml）。"K"基金（"K" awards）（K23、K01、K08、K24 以及地域性基金 K12 和 KL2）是为初级研究者提供薪酬支持职业发展和培训的优质资源，也在一定程度上资助研究（见 www.grants.nih.gov/training/careerdevelopmentawards.htm/）。

机构发起（institute-initiated）项目是为了在 NIH 咨询委员会指定研究领域激励研究而设计的，并结合了委托项目（RFPs）或自由申请（RFAs）两种形式。RFP 是研究者签署合同开展由 NIH 决定的科研活动。RFA 则是研究者针对 NIH 定义的主题范围开展研究，而具体的研究问题和研究计划是由研究者提出的。RFPs 采用合同（contract）机制向研究者所在机构提供达到预期目标所需费用，而 RFAs 使用拨款（grant）机制支持更多的开放性研究。

在提交标书后，申请将进入评审程序（review process），包括由 NIH 工作人员进行初步的形式审查、由一组科学家完成同行评审（peer review）、由 NIH 咨询委员给出资助建议，以及由 NIH 主任做出资助的最后决定。基金申请通常由许多 NIH "研究部门（study sections）"中的一个部门进行评审，部门人员由来自全国范围研究机构的特定领域的专家组成。可在 NIH 的网站上获得研究部门及其当前成员的名单。

NIH 在 cms.csr.nih.gov 上给出了标书评审和资助的过程。当研究者提交基金申请时，它将被 NIH 科学评审中心（CSR）分配到一个特定的研究部门（图 19.2）。标书被分配给一个一级和两个或以上二级评审专家，他们每个人会对标书的意义（significance）、创新（innovation）、方法（approach）、研究者（investigators）和环境（environment）分别在 1～9 分的范围内打分，然后对研究的可能影响（impact）给出一个整体评分。"1 分"表示基本没有弱点的特别优秀的申请，而"9 分"表示存在严重的实质性弱点的劣质标书。指定评审专家的评分会在研究部门进行公示，得分在前 50% 的标书会由全体委员会讨论；其余则"暂行搁置"（不予讨论），一小部分被推迟到 4 个月后的下一轮评分，在此期间阐明不清楚的部分。经讨论后，由指定评审专家再次对标书进行评分（分数可能因讨论结果发生改变），然后所有委员会成员以无记名方式打分。计算平均分，乘以 10，从而得到 10（最好）至 90（最差）的总分，最后由每个机构根据分数确定优先资助的对象。

研究者应该根据资深同事的建议提前决定向哪个研究部门投递标书是最好的选择。研

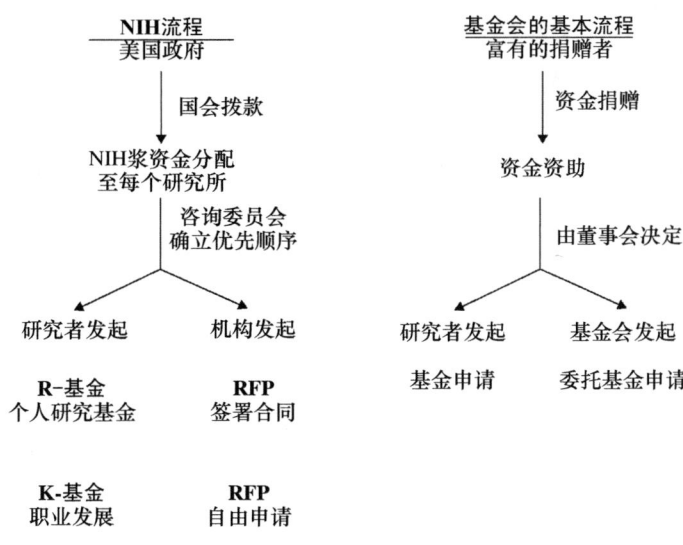

图 19.2 NIH 及基金会的资金来源和工作机制概述

究部门之间不仅在研究领域上有很大区别，同时在评审专家和竞争的标书质量上也存在差别。虽然不能完全控制标书将会被分配到哪个研究部门，但是研究者可以通过联系负责项目的项目官员来影响标书的分配。

除了将每一份基金申请书分配到特定研究部门，CSR 也将其分配到特定的 NIH 研究所（institute）（或中心）。然后每个研究所按照咨询委员会评审的优先顺序资助分配给它的项目，有时研究所会重新调整顺序（图 19.3）。尚未获得 NIH 研究资助的新研究者相对于已得到过资助的研究者而言，在某种程度上评分和资助百分率的界限较为宽松。如果申请涉及多个研究所，研究所有时会安排联合资助。

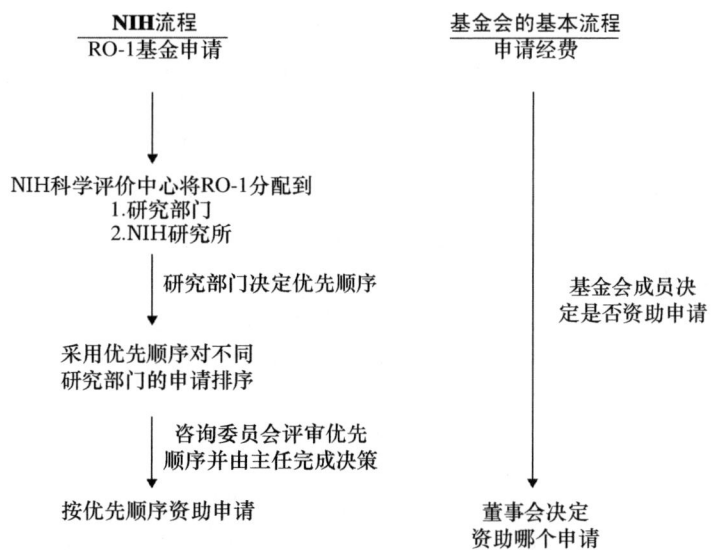

图 19.3 NIH 及基金会审查基金申请的流程

在申请经过评审后，研究者会收到来自研究部门的书面通知。该总结声明（summary statement）包括由评审项目的委员会成员给出的标书评分和详细的评论及批评意见。

通常情况下，第一次提交的标书没有获得 NIH 资助时，只可以修改并重新提交一次。如果评审专家的批评和评分提示标书可以更具吸引力，那么修改后的标书在被重新提交时，很可能获得资助。（如果评审专家表明该标书缺乏创新或意义，那么它将很难获得评审专家的青睐。）来自相关研究所的项目官员通常会参加研究部门的会议，在会后与项目官员讨论评审结果是非常重要的，因为书面评论常在会前已写好，可能无法反映研究部门各成员的意见，而他们的意见会导致分数的修订。

研究者不需要对评审专家给出的所有建议进行修改，但是应该采纳修改建议，针对可能修改的地方修改到评审专家满意，对无法修改之处说明为什么没有做出修改。NIH 将对评审意见的答复说明限制在一页，以描述在标书修改版中做出的改变。一个好的说明格式是在总结陈述中采用粗体或斜体简明扼要地总结每一条批评意见，并对标书的改变结果作简明陈述。为了让评审专家注意到这些修改，应对改变的地方进行标记，例如，在文本左侧空白处标记垂直线。

来自基金会和专业协会的基金

私人基金会（private foundations）（如 Robert Wood Johnson 基金会）一般只将其资助限定在特定领域。有些针对疾病的基金会和专业学会（professional societies）（如美国心脏协会和美国癌症协会）也会资助研究项目，其中有许多用来支持初级研究者。研究支持的总额远远低于 NIH，而大部分基金会都会用这些钱有目标地资助一些有价值的，但这些项目由于选题或方法不太可能被 NIH 资助。少数基金会提供职业发展启动基金以关注如医疗保健质量这样的特殊领域。基金会中心（The Foundation Center）（http：//fdn-center. org/）提供各基金会可检索的资助目录和联系信息，以及如何撰写符合基金会要求的标书的建议。关于资助决定所采用的方法在不同基金会之间存在差异，但通常对较短的标书（short proposals）会做出快速回复（respond rapidly）（图 19.3）。资助决定往往是通过行政过程而非同行评审做出的；通常情况下，基金会工作人员做出推荐并经董事会批准。

为了确定基金会是否对特定标书感兴趣，研究者应该咨询导师并查阅基金会网站（foundation's website）。网站通常会说明基金会的目标和意向，并常常会列出最近资助的项目清单。如果基金会看起来是合适的资助来源，最好与基金会相关工作人员取得联系以介绍自己的项目，确定可能的兴趣，并获得有关如何提交标书的指导。许多基金会要求研究者用一封信描述项目的背景和主要目标、研究者的资历，以及研究的大约期限和费用。如果这封信足够吸引人，基金会可能要求提交更详细的标书。

来自企业的研究支持

制药公司（corporations）和设备公司是基金的主要来源，尤其是新治疗的随机对照试验。大公司常常接受研究者发起的研究，这些研究可能包括有关治疗作用机制和效应的小样本研究，或有关公司感兴趣疾病的流行病学研究。他们往往会将公司感兴趣的，由研究者提议的药物或设备以及匹配的安慰剂应用于临床试验。他们也会提供小额资金用于支持其感兴趣领域的教育项目。但是，企业对临床研究最大规模的资助是通过与临床 PI 签订合同，为多中心试验（multicenter trials）招募参与者来验证新药或新设备。这些大型试验有时是由学术协调中心来设计和管理的，但通常情况下由企业资助者运作，通过与临床研究机构（CRO）签订合同来运作。

无论是申请研究或教育项目资助，还是作为参与试验的分中心，通常都需要从联系公司的区域代表开始。如果公司对选题感兴趣，可能会要求研究者提交一份相对简短的申请并完成预算和其他表格。公司往往优先考虑参与过研究或为公司提供咨询的"学科带头人（opinion leaders）"，他们是知名的临床医生或研究者，他们的观点可能影响其他医生开药或使用设备。因此，正在寻求企业资助的年轻研究者一般应该获得知名导师的帮助以便与公司建立联系，并递交申请。

临床试验中招募参与者的合同（contracts）通常会针对多中心试验中招募到的每一个参与者向分中心 PI 支付固定的费用，直到满足预期研究目标时停止招募。研究者可能招募到足够的参与者从而获得多出成本的经费，在这种情况下，他可能将多余经费作为长期无限制使用的账户，但是，如果他招募的参加者过少，以至于不能支付工作人员的费用和试验的开支就会导致赔钱。在决定是否成为多中心试验的分中心前，研究者应确定其合同可以及时获得行政办公室和研究者所在机构的伦理审查委员会的批准，从而在招募结束前纳入足够的参与者。

来自企业，特别是市场营销部门的资助，往往会将研究主题和活动引导到增加公司产品销量额的方向。企业管理的试验的结果通常是由公司的统计师分析得出的，并且有时由公司的医学写手撰写论文。通常会选择一些分中心 PI 作为同行评审出版物的共同作者。联邦法律规定，作者有权获得数据（包括分析所有研究数据的权利），作者应对论文做出实质性贡献，并对研究结论承担责任；如果成功满足这些著者要求（authorship requirements），我们鼓励分中心 PI 寻求其自身和共同研究者的著者权益。理想情况下，分析计划、撰写草稿，以及报告多中心研究成果应当由出版委员会审查并同意，出版委员会必须有书面指南而且大部分成员不是研究资助公司的职员。

企业资助的优势（advantage）在于它是解决某些研究问题的唯一可行方法。例如，测试一种尚未上市的新抗生素是不可能有其他来源资助的。另一个优势是获得这种来源的资金是相对快速的；关于小型的研究者发起的申请可以在几个月内做出决定，而且制药公司常常渴望有资质的研究者与他们签署合同参与多中心临床试验。公司的科学家们对治疗和研究方法一般都具备丰富的专业知识，从而有助于计划分析并解释结果。此外，大多数制药公司将维持公司诚信声誉置于首位，因为诚信将加强他们与 FDA 的来往和提高对公众的影响力。研究的专业知识、统计学支持及其提供的经费可以提高研究质量。

内部支持

大学通常为自己的研究者提供本单位的研究基金。内部基金提供的资助通常限制于相对小额的研究，但可以更快速（quickly）地获得（几周到几个月），而且比 NIH 或私人基金会的资助比例更高（higher proportion）。内部基金可能仅限于特殊目的，如为了申请外部基金而开展的预实验，或购买设备。这种基金通常指定给予初级研究人员，并为新研究者提供一个独特的机会以获取领导资助项目的经历。

小结

1. 标书（proposal）是详细的书面研究计划［方案（protocol）］的扩展版本，用于申请基金，同时也包括预算、资助机构所需要的管理和支持信息。

2. 正在撰写标书的研究者开始时应从有经验的同事那里获得有关研究问题（research question）与选择资助机构（choice of funding agency）的建议。下一步是学习资助机构的书面指南（guidelines），并联系该机构的科研管理者（contact a scientific administrator）听取建议。

3. 撰写标书的过程往往比预期要花更长的时间，包括组建具备专业知识的团队（team）；指定项目负责人［principal investigator（PI）］；严格遵从机构指南（agency guidelines）列出标书大纲（outlining a proposal）；为标书撰写制订时间表（timetable）；寻找标书模板（model proposal）；并且定期召开会议（meetings）审查标书进展。标书应由懂行的同事进行审查（reviewed）、反复修改，并在最后对细节进行润色。

4. 标书的主要要素包括摘要（abstract）（小结），围绕预算、申请预算理由、简介和资源的管理部分（administrative parts），以及阐明研究意义（significance）、创新（innovations）和方法（approach）部分［包括研究者前期研究（previous research）的研究策略（research strategy）］。

5. 一份好标书（good proposal）不仅需要一个好的研究问题（good research question）、研究计划（study plan）和研究团队（research team），而且也需要清晰的表达（clear presentation）：标书的表达必须清楚、简洁，根据有逻辑性的大纲进行表达，并在研究计划中展示对研究优缺点的权衡（trade-offs）。应该用副标题（subheadings）、图表（tables and diagrams）突出标书的优点（merits），从而使评审专家不会因为匆忙而忽略这些内容。

6. 临床研究有四种主要资助来源：

（1）NIH 和其他的政府来源是最大（largest）的资助提供者，采用复杂的同行和行政评审系统，过程缓慢，但为研究（research）和职业发展（career development）提供基金和合同（grants and contracts）。

（2）基金会和学会（foundations and societies）通常对 NIH 没有资助的有希望的研究问题感兴趣，而且比 NIH 有更快（quicker）的评审过程，但资助范围较窄（parochial）。

（3）药品和设备厂家（manufacturers of drugs and devices）主要为由公司主导的新药（new drugs）和医疗设备（medical devices）的研究提供大额资助（large source）；但是，企业会与一流的科学家建立合作伙伴关系，并支持一些研究者发起的研究。

（4）来自研究者所在机构的内部基金（intramural funds）倾向于为申请小额资助的人快速（quickly）提供资助，且具可观的资助率（favorable funding rates），而且是预实验研究（pilot studies）和新研究者（new investigators）关键的第一步。

练习

张莹　刘天怡　彭晓霞　译

第 1 章　研究起始：临床研究的"解剖学"与"生理学"

1. 附录 1 提供了由加州两个研究型医学中心实施的"早期限量使用配方奶（ELF）"研究的大纲，该研究旨在鼓励对体重下降≥5%的新生儿给予母乳喂养。在此随机临床试验中，ELF 组向被设盲的访问者报告称前 3 个月中单纯母乳喂养的母亲占 79%，对照组为 42%（$P=0.02$）（Flaherman et al. *Pediatrics* 2013；131 [出版]）。对于以下每一种陈述，意味着：(1) 推断是否符合内部真实性或外部真实性；(2) 你认为这是否是一个真实的推断；(3) 如果不是真实的推断，可能的原因是什么。

　　a. 对于该研究中的女性，早期限量提供配方奶者提高了 3 个月时的母乳喂养率。

　　b. 在波士顿社区医院内，向出生 36 小时之内体重下降＞出生时体重 5%的新生儿早期限量提供配方奶可能导致 6 个月时的母乳喂养率更高。

　　c. 根据该研究结果，在国际范围内为大多数新生儿提供配方奶的努力可能提高母乳喂养成功的可能性并改善新生儿和母亲的健康。

2. 针对从已发表研究中摘录的总结，用一句话说明研究设计和研究问题，包括主要预测和结局变量以及抽样总体。

　　a. 在美国北卡罗来纳州的温斯顿-塞勒姆，调查员随机抽样获得 2228 名当地高中学生，调查他们在前 2 周内观看摔跤电视节目的频率，并在 6 个月后对相同的学生询问他们在学校和约会时打架的情况。那些报告 6 个月前观看过摔跤的学生在每次观看摔跤节目后和别人打架的调整风险会增加 14%（DuRant et al. *Pediatrics* 2006；118：e265—272.）。

　　b. 为评估母乳喂养的数量是否能保护女性免患卵巢癌，调查者调查了 493 名新诊断为卵巢癌的中国女性和 472 名因其他疾病住院治疗的女性，所有人都至少母乳喂养过一个孩子。他们发现卵巢癌风险降低和母乳喂养的总月数之间存在剂量-反应关系。例如，母乳喂养至少 31 个月的女性与母乳喂养不足 10 个月的女性相比，患卵巢癌的比值比为 0.09（95%CI 为 0.04～0.19）（Su et al. *Am J Clin Nutr* 2013；97：354—359）。

　　c. 为研究膳食饱和脂肪的摄入与男性不育患者精子浓度减少之间的关联是否可外推到一般人群，丹麦的研究者在入伍体检时从同意参加研究的年轻男性中收集了精液标本并进行了食物频率的问卷调查。他们发现下降的精子浓度与膳食饱和脂肪的摄入间存在明显的剂量-反应关系（例如，饱和脂肪摄入量位于上 1/4 的男性精子浓度较下 1/4 的男性降低了 41%（95%CI 为 4%～64%）（Jensen et al. *Am J Clin Nutr* 2013；97：411—418）。

　　d. 大约 20%的经抗生素治疗或复发的艰难梭菌腹泻患者尚无有效的药物治疗。阿姆斯特丹的研究者对18周岁以上，至少经过一个疗程的足量抗生素治疗后复发的艰难梭菌腹泻的患者进行研究。随机将其分配（没有采用盲法）到三种疗法中的一种：万古霉素治疗5天后施以肠灌洗，志愿者提供经鼻十二指肠灌注的粪便悬液；或是给予标准14天万古霉素治疗，并在第4天或第5天进行或不进行肠灌洗。试验在中期分析后被提前终止，分析显示使用供体粪便灌注组的10周无复发治愈率为13/16（81%），单用万古霉素组为4/13，万古霉素加灌洗组为3/13（分别两两比较 $P<0.001$）（van Nood et al. *New Engl J Med* 2013；368：407—415）。

第2章 构建研究问题与制订研究计划

1. 思考研究问题："抑郁和健康有什么关系？"首先，把这个问题转变成一个更详细的描述以阐述研究设计、预测变量、结局变量和人群。然后讨论你所选择的研究问题和研究设计是否满足 FINER 标准（可行、有趣、创新、伦理、相关）。重新撰写研究问题与设计以解决在满足以上标准时遇到的任何问题。

2. 思考研究问题："对乙酰氨基酚（扑热息痛）会引起哮喘吗？"假设你自己回到2000年（当时人们刚刚问起这个问题），并用一句话描述两个观察性研究和一个临床试验来逐步回答这一研究问题。确保每一句话均可明确研究设计、预测变量、结局变量和人群。然后，针对每一项研究分别思考你选择的研究问题和研究设计是否满足 FINER 标准（可行、有趣、创新、伦理、相关）。

3. 采用本章介绍的方式并结合你自己的兴趣构建研究问题，并针对可能实施的研究撰写一页大纲。它是否满足 FINER 标准？和同事一起讨论不同的研究设计、人群抽样和研究变量，以优化研究的 FINER 特点。

第3章 选择研究对象：确定、抽样与招募

1. 一名研究者关注以下研究问题："导致人们开始吸烟的因素是什么？"她决定在高中生中开展横断面抽样调查，从研究者所在的郊区中学邀请11年级学生参与，然后对志愿参加研究的学生进行调查。

　　a. 讨论此样本是否可以代表研究者关注的目标总体。

　　b. 假设研究者为了避免选择志愿者而产生的相关偏倚，决定随机抽取第11年级全体学生的25%进行调查，结果实际样本中包含了70%的女性。如果已知第11年级的男生和女生人数大致相等，那么性别分布的不均衡则显示存在抽样误差。是随机误差、系统误差，还是两者共同导致了这样的现象的发生？请给出您的答案。

2. 研究者正在考虑设计一项研究来调查摇滚音乐会观众，了解他们对为了保护听力而在音乐会上佩戴耳塞的态度。使用下列抽样方案选择个体，请他们填写一份简短问卷。请评价其可行性以及研究结果是否可以外推到所有参加摇滚音乐会的人群。

　　a. 每一位观众入场时，要求他投掷虚拟骰子（在调查人员的手机上）。邀请所有掷出6的观众填写问卷。

　　b. 每一位观众入场时，要求他投掷骰子。邀请掷出1的男性和掷出偶数的女性填写问卷。

　　c. 对演出门票进行编码，然后在售票处按照连续顺序卖票，邀请门票编码尾数为1的

观众填写问卷。

d. 在所有观众落座后，通过抽取洗过的纸牌随机选择5排观众，每张纸牌代表剧场的1排观众。邀请这5排的所有观众填写问题。

e. 邀请入场的前100名观众。

f. 有些门票是通过邮寄方式售出的，有些门票是在演出开始前在售票处售出的。无论何时，只要有5个人或更多的人在售票处排队买票，则邀请队尾（有最多的时间）那个人填写问卷。

g. 演出结束后观众开始退场时，邀请那些愿意并且可以填写调查问卷的观众。

3. 爱德华等（Edwards et al. N Engl J Med 2013；368：633—643）报告了5岁以下儿童感染人类偏肺病毒（HMPV）导致的负担。研究对象是来自辛辛那提、纳什维尔，以及纽约州罗切斯特周围的县儿童，他们在2003年至2009年的11月至次年5月间，因急性呼吸道疾病或者发热而就医。周日至周四的住院病例，每周1~2天的门诊病例，每周1~4天的急诊病例，经知情同意后被纳入研究。作者结合了全国范围内每一个地点的儿童检测阳性比例数据（来自国家急救医学服务调查和国家医院急救服务调查），根据因急性呼吸道疾病或发热而就诊的全部人群的频率来估算HMPV在美国造成的总体负担。他们估计每年每1000名儿童中有55例门诊和13例急诊病例是由于感染HMPV导致的。

a. 此项研究的目标总体是什么？

b. 可获得总体是什么，是否可外推到目标总体？

c. 抽样设计是什么，是否可外推到可获得总体？

d. 概括地描述，计算HMPV感染率的置信区间时应如何进行抽样。

第4章 设计测量：精确度、准确度和真实性

1. 将以下变量按照二分类、名义、有序、连续或离散数值变量进行分类。可以通过修改以下变量来提高统计效能吗？如何修改？

a. 心脏病发作史（有/没有）

b. 年龄

c. 受教育水平（大学学历或高于/低于大学学历）

d. 受教育水平（上学的最高年限）

e. 种族

f. 每日饮酒量

g. 抑郁（无、轻度、中度、重度）

h. 冠状动脉闭塞百分比

i. 头发颜色

j. 肥胖（BMI≥30）/非肥胖（BMI<30）

2. 研究者感兴趣的研究问题是："6个月时的果汁摄入量是否可以预测1岁时的体重？"研究者计划采用前瞻性队列研究，用婴儿体重计测量体重。预试验过程中存在一些问题。这些问题是由于准确度不足、精确度不足，还是二者都不足？这些问题主要源自观察者、受试者，还是仪器的变异，以及如何改善？

a. 校准体重计时，将10千克（kg）的参照重量称重为10.2 kg。

b. 体重计似乎给出了有变异的结果，但给10 kg的参照物称重20次，得到的均数为

10.01±0.2（标准差）kg。

　　c. 有些婴儿害怕，当他们试图爬出体重计时，观察者将他们稳定在体重计上完成测量。

　　d. 有些婴儿检查时扭来扭去，体重计指针剧烈地左右摆动。

　　e. 有些婴儿在进食后立刻进行检查，然而有些婴儿是空腹检查；有些婴儿检查时则戴着湿尿布。

　　3. 研究者有兴趣研究限制驻院工作时间对外科住院医师的影响。她希望解决的一个问题是工作倦怠，并计划采用两个问题（来自更广泛应用的问卷）对其进行评估（7分制）：(a)"您在工作中会经常感到倦怠吗？"和（b)"自从您开始高级专科住院实习后，你会经常感到自己对待患者更加冷酷无情了吗？"

　　研究者开始评估这些问题测量工作倦怠的效度。对下列每一种描述，写出所评估效度类型的名称：

　　a. 工作倦怠评分越高的住院医师在接下来的一年中越有可能退出项目。

　　b. 这些条目似乎提出了可以说明工作倦怠的原因的合理问题。

　　c. 工作倦怠评分在最艰难的轮转时期会升高，而在休假时降低。

　　d. 一项纳入10 000名医学生、住院医师、和执业医师的前期研究表明，同被广泛接受（但更长）的Maslach倦怠量表（West et al. *J Gen Intern Med* 2009；24：1318—1321）一样，这两个条目几乎完全地反映了倦怠的情感耗竭和去人格化维度。

第5章　准备估计样本量：假设和基本原则

　　1. 解释下列概念（加粗字体）

　　研究者有兴趣设计一项有足够**样本量**的研究来分析在50～75岁女性中，体重指数是否与胃癌相关。她正在计划一项病例组和对照组数量相等的病例对照研究。**无效假设**是胃癌病例组与对照组的体重指数均值没有差异；她选择了双侧**备择假设**。她期望效能为0.80，在0.05 **统计学显著性水平**（α），能观察到病例组和对照组之间体重指数差异为1 kg/m^{2}的**效应值**。文献综述提示女性体重指数的**变异**程度为标准差等于2.5 kg/m^2。

　　2. 下列案例，哪个可能是Ⅰ类错误？Ⅱ类错误？或两者都不是？

　　a. 一项随机试验发现使用新型镇痛剂药物治疗的患者，其研究期间的疼痛评分降低的均值大于使用安慰剂的患者（$P=0.03$）。

　　b. 一项10年的研究报告110名吸烟者的肺癌发病率不比294名非吸烟者的肺癌发病率高（$P=0.31$）。

　　c. 研究者得出结论为"我们的研究首次发现在50岁以下男性中，饮酒可以降低患糖尿病的风险（$P<0.05$）。"

第6章　估计样本量与效能：应用与举例

　　1. 复习第5章习题1。确定研究所需要多少胃癌病例。要是研究者想达到0.90的效能，或将统计学显著性水平设为0.01，又怎么样？

　　额外学分：假设研究者只能获得60例病例。她能怎么做？

　　2. 肌肉力量随年龄的增加而下降。初步证据提示肌肉力量降低的部分原因可能是由于脱氢表雄（甾）酮（dehydroepiandrosterone，DEHA）的进行性缺乏。研究者设计了随机对照试验，给予老年受试者 6 个月 DHEA 治疗或安慰剂治疗，然后测量肌力。前期研究已报告老年人的平均握力是 20 kg，标准差为 8 kg。假设 α（双侧）$= 0.05$，$\beta = 0.10$，欲验证治疗组与安慰剂组间肌力存在 10% 或更大的差异，需要多少研究对象？如果 $\beta = 0.20$，需要多少研究对象？

3. 习题 2 中，样本量计算提示所需研究对象多于能招募到的人数。同行指出老年人握力有很大的差异。这种差异将解释治疗后力量发生变化的大部分原因，从而掩盖了治疗的效果。她建议你测量握力基线值，在治疗后再次测量，用握力的变化值作为结局变量。小型预试验显示 6 个月期间的握力变化值的标准差只有 2 kg。使用这种研究设计时，假设 α（双侧）$= 0.05$，$\beta = 0.10$，每组需要多少研究对象？

4. 研究者怀疑在三年级学生中，阅读困难症者与非阅读困难症者相比，左利手更常见。前期研究提示大约有 10% 的人是左利手，而且阅读困难症并不常见。研究计划开展病例对照研究，选取一个校区内所有阅读困难症学生组成病例组，随机挑选相同数量的非阅读困难症学生组成对照组。若要得出左利手学生比右利手学生患阅读困难症的优势比为 2.0，需要多少样本量？假设 $\alpha = 0.05$（双侧），$\beta = 0.20$。

5. 研究者想要确定在其研究所中的医学生的平均智商评分，其 99% 置信区间为 ±3 分。小型预试验提示医学生的智商评分范围是 110～150。大概需要多少样本量？

第 7 章　横断面研究和队列研究设计

1 研究问题是："维生素 B_{12} 缺乏会导致老年人髋部骨折吗？"

a. 简明列出采用前瞻性队列研究阐明这一研究问题的研究计划大纲。

b. 另外一种可选的方法是从老年诊所人群中选取一个样本，比较他们之中曾发生过髋部骨折与未发生过骨折者的维生素 B_{12} 水平。与横断面方法相比，至少列出前瞻性队列研究的一条优点和一条缺点。

c. 是否可以将队列研究设计为回顾性研究？如果可以，将如何影响这些优点或缺点？

2. Sung 等（Sung et al. *Am J Obstet Gynecol* 2009 May；200（5）：557. e1—5）使用 PRIDE（Program to Reduce Incontinence by Diet and Exercise，通过饮食和运动减少尿失禁项目）临床试验的基线数据，研究在 338 名 30 岁及以上超重或肥胖女性中，尿失禁发生频率和抑郁症状之间是否存在关联。他们报道有抑郁症状的女性（$N = 101$）相较于那些没有抑郁症状者，报告的平均每周尿失禁次数增加（28 *vs.* 23；$P = 0.005$）。

a. 这个研究属于何种类型？

b. 这个结果的一种可能解释是抑郁会增加尿失禁频率。这个关联还有其他解释吗？如何改变研究设计能帮助你解决这个问题？

第 8 章　病例对照研究设计

1. 研究问题是："卵巢癌家族史会使卵巢癌风险增加多少？"研究者计划用病例对照研究来回答这一问题。

a. 她将如何挑选病例？

b. 她将如何挑选对照？

c. 请针对病例和对照抽样时的潜在偏倚来源进行评述。

d. 她将如何测量"卵巢癌家族史"作为研究的预测变量？请针对测量的潜在偏倚来源进行评述。

e. 她将使用何种测量来评价关联？将使用何种检验方法检验统计学差异？

f. 针对此研究问题，您认为病例对照方法是合适的方法吗？针对此研究问题相关的其他方面，讨论病例对照设计的优缺点。

2. 研究者想调查玩赛车电脑游戏与发生真实车祸（作为驾驶者）风险之间的关系。

a. 假设暴露效应是习惯性玩这类游戏的长期效应。采用病例对照研究回答这一问题时，她会如何选择病例和对照，以及如何测量暴露？

b. 现在假设暴露效应是开车前几小时玩这种游戏是否会使短期风险增加。研究间歇暴露的短期效应时，研究设计是什么？陈述如何开展研究来回答这一问题？

第9章 增强观察性研究中的因果推断

1. 研究者拟采用病例对照研究回答以下研究问题："多吃水果和蔬菜是否可以降低冠心病风险？"假设她的研究显示对照组人群相对于冠心病患者报告了较高的水果和蔬菜摄入量。

水果蔬菜摄入与冠心病之间存在反向关联的可能解释是什么？对其进行解释时需要特别关注一种可能性，即水果蔬菜摄入与冠心病之间的关联可能会受到锻炼所导致的混杂效应的影响（如果水果、蔬菜摄入较多的人同时锻炼得也多，那么这就是水果、蔬菜摄入较多的人群中冠心病发生率较低的原因）。你将采用何种方法处理锻炼这种潜在的混杂因素，以及每种设计的优缺点是什么？

2. 由儿科医生 RPOS（办公环境下的儿科研究）网络开展的研究发现因发热去儿科医生那里就诊的小婴儿（小于 3 个月）中，未进行包皮割除的男孩发生尿道感染的风险大约是包皮割除男孩的 10 倍（Newman et al.：*Arch Pediatr Adolesc Med* 2002 Jan; 156 (1): 44—54），这个关联已在很多研究中被发现。有趣的是，在该研究中未进行包皮割除的男生患耳部感染的风险较低（相对危险度为 0.77, $P=0.08$）。解释在本研究中如何通过仅纳入发热婴儿来发现环境与耳部感染的关联，而这种关联在小婴儿的一般人群中并不存在。

3. 第二章习题 1，我们要求您设计一项研究来回答对乙酰氨基酚是否引起哮喘的问题。对这一关联已提出的机制为对乙酰氨基酚引起谷胱甘肽（可以保护肺部免受氧化损伤）消耗会导致炎症反应。如果要推断母体对乙酰氨基酚的使用和后代哮喘发生之间的关联是因果关系，请简要描述您如何利用母体抗氧化剂基因型的变异来增强推断强度。

第10章 随机化盲法试验的设计

1. 一种中草药提取物——石杉碱甲，在中国已被用于治疗痴呆症，而且在动物和人体的初步研究显示很有希望。研究者想检验这种新治疗是否会减缓阿尔兹海默症的进展。研究已发现血浆中 β 淀粉状蛋白质（1—40）水平是阿尔兹海默症的生物指标：其水平升高会显著增加患痴呆症的风险，而且 β 淀粉状蛋白质（1—40）水平会随着痴呆的进展而升高。设计试验来验证石杉碱甲预防有轻度认知障碍的老年患者患痴呆的效力，研究者考虑有两种可能的结局指标：β淀粉状蛋白质（1—40）水平的改变，或痴呆（临床诊断）的发病率。

    a. 请列出使用β淀粉状蛋白质（1—40）作为试验主要结局的一个优点和一个缺点。

    b. 请列出使用新诊断痴呆发病率作为试验主要结局的一个优点和一个缺点。

2. 针对石杉碱甲，人们正在计划一项相对大样本（每组>200人）的试验。主要目的是检验这种中草药提取物是否能降低有轻度认知功能障碍的老年男性和女性的痴呆（临床诊断）发病率。

    a. 人们预计石杉碱甲会偶尔引起胃肠道症状，包括腹泻、恶心和呕吐。请描述一项计划来评估这种新治疗的不良反应（除外痴呆）。

    b. 请描述基线数据收集的总体计划：应该收集什么类型的信息？

    c. 携带Apoε4等位基因的人患痴呆的风险增加。为了确保携带不同Apoε4基因型的人们在治疗组和对照组间均衡，请分别列出一个支持和反对使用分层区组随机化（而不使用简单随机化）的理由。

第11章 其他临床试验设计和实施事项

局部使用非那雄胺对治疗男性秃顶有中等程度的效果，而且已获得美国食品药品管理局（FDA）批准用来治疗此病。人们还发现他汀类药物可以促进啮齿类动物的毛发生长，而且他汀类药物发挥作用的途径和非那雄胺不同。设想一个新起步的公司想要获得FDA批准，上市一种新的治疗男性局部秃顶的他汀类药物（HairStat）。

1. 请描述HairStat治疗男性秃顶的Ⅰ期试验。治疗组将是什么？预期结局是哪类？

2. 公司想要比较HairStat和非那雄胺的效力。请至少列出用以下方法验证非那雄胺和局部使用他汀类药物相对效果的一个优点和一个缺点。

    a. 随机分配秃顶男性到非那雄胺组或局部使用他汀类药物组。

    b. 在析因设计中，将男性随机分配到（1）非那雄胺和HairStat，（2）非那雄胺和HairStat-安慰剂，（3）非那雄胺-安慰剂和HairStat，（4）双安慰剂。

3. 想象一下，该公司计划开展为期一年的HairStat治疗秃顶的安慰剂对照研究。结局是接受治疗的脱发区域照片的头发数量等级的改变。每3个月随访一次（使用照片）。请制订一份研究计划大纲——至少包含两个要素——鼓励参与者依从研究治疗，并返回参加访视以评估结局。

4. 在这个研究中，试验中20%的男性没有在3个月随访时返回，并且40%的患者在1年时停止。一部分人停止试验是因为头皮上长了皮疹。请列出采用严格的意向性治疗方法来分析治疗效果（头发生长）的一个缺点和一个优点。

5. 在意向性治疗分析中，HairStat相对于安慰剂治疗，头发生长（由被设盲的结局评估者基于基线和1年时的照片比较来评估）增加了20%（$P=0.06$）。后续分析显示，40岁以下男性使用HairStat相对于安慰剂能使头发多生长45%（在此亚组中$P=0.01$）。您认为该公司的HairStat对治疗40岁以下男性秃发有效的结论存在什么问题吗？

第12章 医学检验的研究设计

1. 如果您有兴趣研究红细胞沉降率诊断腹痛女性是否患盆腔炎性疾病（pelvic inflam-

matory disease，PID）的效果。

a. 要开展这一研究，您将需要收集患或不患盆腔炎性疾病的女性。最佳抽样方法是什么？

b. 如果采用盆腔炎最终诊断作为金标准，而进行确诊的人已经清楚红细胞沉降率的检测结果，将会如何影响结果发生偏倚？

c. 如果采用红细胞沉降率至少为 20 mm/hr 的标准，其灵敏度为 90%，但特异度仅为 50%；另一种情况为采用红细胞沉降率至少为 50 mm/hr 的标准，则灵敏度仅为 75%，但特异度为 85%。应该采用哪个截断值来定义红细胞沉降率为异常？

2. 如果您有兴趣研究在急诊科（emergency department，ED）对儿童行头颅计算机断层扫描来诊断颅脑外伤的收益。您使用放射科数据库来寻找所有小于 18 岁并因颅脑外伤在急诊科预约的患者的所有 CT 报告。然后对所有 CT 扫描结果异常患者的急诊科病历记录进行评估来确定体格检查是否可以预测异常。

a. 在 200 个扫描结果中，10 例显示颅内损伤。然而，您确认这 10 人中的 8 人接受了局部神经系统检查或出现精神状态改变。因为只有 2 名显示异常扫描结果的患者无法通过体格检查进行预测，您的结论为在这种情况下，"非预期"颅内损伤在 200 人中仅有 2 例（1%）。这个结论有何错误？

b. 使用 CT 扫描确认的所有颅内损伤作为诊断收益研究的结局变量有何不妥？

c. 研究 CT 扫描在临床决策中的效果，而不是仅研究其诊断获益有何优势？

3. 您现在希望使用局部神经系统检查结果预测颅内损伤的灵敏度和特异度。（由于颅内损伤的样本量较小，您通过将研究扩大到其他急诊科来增加样本量。）研究局部神经系统结果时您会遇到的问题是，有局部神经系统情况的孩子相对于没有进行检查的孩子更有可能接受 CT 扫描。请解释在下列情况下，这一问题将如何影响结果的灵敏度和特异度及其原因。

a. 研究仅纳入进行 CT 扫描的患儿。

b. 将有头颅创伤但未行 CT 扫描的患儿也纳入进来，如果他们未接受神经外科干预就康复时，可以假设他们没有颅内损伤。

第 13 章　使用既有数据进行研究

1. 研究问题是："美国拉美裔患胆囊疾病的率高于白人、非裔或亚裔美国人吗？"哪些已有的数据库可以让您在短期内以较低的费用分析胆囊疾病的种族、年龄，以及性别发病专率？

2. 一名研究员感兴趣的问题是轻度或中度肾功能不全是否会增加冠心病事件和死亡的风险。由于存在经费以及为获得原始数据开展研究时的困难，他检索到一个包含拟回答研究问题所需要变量的已有数据库。他发现心血管健康研究（Cardiovascular Health Study，CHS），一项由 NIH 资助的大型的旨在对老年男性和女性心血管疾病进行预测的多中心队列研究，提供了他回答研究问题所需的全部变量。他的导师可以把他介绍给 CHS 的一位主要研究者，这位研究者帮助他准备并提交了分析方案，并获得了 CHS 指导委员会的批准。

a. 采用此类方法回答此类研究问题的优点是什么？

b. 有哪些缺点？

3. 研究者感兴趣的是绝经后雌激素或者选择性雌激素受体调节剂（SERMs）的治疗效果是否根据内源性雌激素水平不同而发生变化。研究者如何使用补充研究来回答这一问题？

第 14 章　处理伦理问题

1. 研究问题是确定 II 型糖尿病发病风险增加的相关基因。研究者发现，可以从一项已经完成的大样本前瞻性队列研究中获得冻存血液标本和临床资料，该队列研究旨在研究冠状动脉疾病的危险因素。这项研究收集了饮食、运动、临床特征的基线数据，并测量了胆固醇和糖化血红蛋白 A1c。随访数据包括冠状动脉结局事件和糖尿病的发展。研究计划对参与者进行 DNA 测序，不需采集新的血液标本。
   a. 该研究计划可以在队列研究的原有知情同意下进行吗？
   b. 如果原有知情同意书并未提供进行该研究的许可，那么此项研究该怎么做？
   c. 当设计会收集血液标本的研究时，研究者如何允许未来的研究使用他们的数据和标本？

2. 研究者计划开展一项抗肿瘤新药的 III 期随机对照试验，它在治疗结肠癌方面颇有前景。为了减少样本量，研究者想开展安慰剂对照试验，而不是将其与当前治疗进行比较。
   a. 在此类情况下采用安慰剂对照会涉及哪些伦理问题？
   b. 基于伦理可接受的方法能开展安慰剂对照研究吗？

3. 研究者计划开展一项研究，为未来的 HIV 疫苗试验做准备。研究目的旨在确定（1）尽管有高水平的 HIV 预防咨询，是否仍有可能招募到 HIV 血清阳转率高的参与者组成队列，以及（2）队列随访率是否足够高到可以开展疫苗试验。参与者将是 HIV 感染的高危人群，包括采用注射方式的药物滥用者、性工作者及多性伴者。大多数参与者文化水平低且健康素养较差。这项研究为观察性队列研究，对参与者随访 2 年以确定血清阳转率和随访率。
   a. 联邦法规要求什么内容是知情同意中必须告知参与者的？
   b. 采取哪些措施可以确保知情同意书向参与者真正告知了这些内容？
   c. 在此项观察性研究中，为了减少这些高危参与者感染 HIV 的风险，研究者有哪些责任？

第 15 章　问卷设计、访谈和在线调查

1. 作为关于酒精和肌肉力量研究的一部分，研究者计划用自填式问卷，问询下列条目来确定当前的饮酒情况：
"您每天喝多少啤酒、葡萄酒或甜酒？"
○ 0
○ 1～2
○ 3～4
○ 5～6
○ 7～8

针对该条目，简要提出至少两个问题。

2. 写一系列简短的问题，编制自填式问卷以更好地评估当前的饮酒情况。

3. 对采用自填式问卷相对于结构式访谈在评估危险性行为方面的优缺点进行评述。

第 16 章　数据管理

1. 参考附录 15 中关于吸烟的样本问卷的前 6 个条目。你有 3 个研究对象的答案，如下：

研究对象 ID	吸烟史的描述
1001	17 岁时开始持续吸烟，平均每天 30 支
1002	21 岁时开始吸烟，每天吸 20 支，直到三年前 45 岁时戒烟
1003	高中时吸过烟（<100 支）

创建一个数据表，包含这些研究对象对附件 15 中前 6 个问题的回答。表格应有 3 行（每行为一个研究对象），7 列（一列为研究对象 ID，其他每列对应 6 个问题）

2. PHTSE（癫痫持续状态的院前治疗）研究（Lowenstein et al. *Control Clin Trials* 2001；22：290—309；Alldredge et al. *N Engl J Med* 2001；345：631—637）是一项随机化盲法试验，使用氯羟去甲安定、地西泮或安慰剂治疗院前癫痫持续状态。主要终点是到达医院时终止惊厥。为了招募患者，医务工作人员通过无线电广播联系基层医院的医生。以下为基层医院医生为两名入选患者填写的数据采集表：

a. 将这两个数据采集表中的数据采用两行数据表形式进行展示。

b. 为练习 2a 中的数据表创建 9 个字段的数据字典。

c. 纸质数据采集表由忙碌的基层医院医生（他们从急诊室被呼叫到无线电室）完成。使用电脑屏幕上的表格替换纸质表格的利与弊是什么？如果您来设计研究，您将选用哪一种？

3. 习题 2 中的数据采集表包括癫痫发作是否持续到到达接收医院（这是研究的主要结局）。此数据项对应字段名为 HospArrSzAct，将"是"（癫痫发作持续）编码为 1，将"否"（癫痫发作停止）编码为 0。

用均值解释 HospArrSzAct 如下显示：

	HospArrSzAct	
	（1＝是，发作持续；0＝否，发作停止）	
	例数	均值
氯羟去甲安定	66	0.409
地西泮	68	0.574
安慰剂	71	0.789

PHTSE

基层医院医生数据采集表

PHTSE 研究对象 ID：

研究药物管理　　　　　　　 189

研究药物盒#：　　　　　　　A322

发放日期和时间：　　　3 / 12 / 94　　　$\dfrac{17：39}{使用24小时制}$

转运评估

发作停止

发作停止时间　　　　　　$\dfrac{17：44}{（使用24小时制）}$

最终（"转运结束"）评估

到达接收医院急诊室的时间　　$\dfrac{17：48}{（使用24小时制）}$

到达接收医院时：

[X] 1 癫痫发作（强直阳性/阵挛发作）持续

[ ] 0 癫痫发作（强直阳性/阵挛发作）停止言语反应（Verbal GCS）

　　　[ ] 1 没有语言回应

　　　[ ] 2 难以理解的语言

　　　[ ] 3 不恰当的语言

　　　[ ] 4 糊涂的语言

　　　[ ] 5 清楚

<u>由 PHTSE 研究人员填写该页面!!</u>

```
PHTSE
                    基层医院医生数据采集表
PHTSE 研究对象 ID：
研究药物管理              410
研究药物包#：             B536
                                        01：35
发放日期和时间：       12 / 01 / 98   ─────────
                                     （使用 24 小时制）
转运评估
[X] 发作停止
                        01：39
发作停止时间         ─────────
                     （使用 24 小时制）
最终（"运输结束"）评估
                        01：53
到达接收医院急诊室的时间 ───────── 到达接收医院时：
                     （使用 24 小时制）
     [ ] 1 癫痫发作（强直阳性/阵挛发作）持续
     [X] 0 癫痫发作（强直阳性/阵挛发作）停止言语反应（Verbal GCS）
     [ ] 1 没有言语反应
     [ ] 2 难以理解的语言
     [ ] 3 不恰当的语言
     [X] 4 糊涂的语言
     [ ] 5 清楚

              由 PHTSE 研究人员填写该页面！！
```

第 17 章　实施研究和质量控制

1. 研究者针对以下研究问题进行研究："什么是心肌梗死住院后死亡的预测因素？"。研究助理从图表中获取详细数据，并在随后 1 年中对 120 住院患者进行了密切访视。大约有 15％的患者在随访期间死亡。完成数据采集后，一个研究助理使用电子表格将数据录入电脑中。当研究者开始分析数据时，他发现一些预测变量存在 10％～20％的缺失值，而其他变量似乎没有什么意义。只有 57％的患者被随访至 1 年，其中部分患者已超过一年。针对该项目以下问题，请您进行咨询。

　　a. 要提高数据质量，研究者现在应该做什么？
　　b. 请简要阐述在下一个研究中减少缺失值和错误的方法，至少 3 种。

第 18 章　社区和国际研究

1. 研究者决定研究不明原因腹痛患者的特征和临床病程。他计划招募经标准成套检查后仍无法明确原因的腹痛患者。招募研究对象有两个选择：（1）他所在的大学医疗中心的肠胃门诊，或者（2）当地社区诊所网络。每种方法的优点和缺点是什么？

2. 研究者被指派到中国卫生部一起在中国开展预防吸烟相关疾病的新项目。针对下列研究问题，当地对了解这些问题的需求程度与其他地区开展的研究相比如何？

    a. 吸烟率和分布是怎样的？

    b. 吸烟会导致哪些疾病？

    c. 鼓励人们戒烟的最有效策略是什么？

第 19 章　撰写标书申请研究基金

1. 检索 NIH 网站（http://grants.nih.gov/grants/oer.htm），找到至少三种类型的研究者发起的 R 系列基金。

2. 搜索基金中心网站（http://fdncenter.org/），找到可能对您的研究领域感兴趣的基金。列出至少两个。

3. 联系导师和同事们，找到可以阐明您感兴趣领域的一个研究问题、且获得资助的研究方案。认真阅读该研究方案。

练习题答案

张莹　刘天怡　彭晓霞　译

第 1 章　研究起始：临床研究的"解剖学"与"生理学"

1a. 这是一个内部真实性的推断（因为推断适用于本研究女性），推断可能是真实的。然而，如果是早期限量使用配方奶（ELF）以外的因素（如对照干预对母乳喂养造成负面影响）导致母乳喂养率不同，如果自我报告的母乳喂养状态不能反映真实情况，或者二者之间的关联性不是因果关系（$P=0.02$ 不能排除偶然发生的可能性），那么这种推断也可能是不真实的。

1b. 这是一个外部真实性的推断（因为推断涉及向研究外部的推广），推断也许是真实的。但是，除了上述提到的威胁内部真实性（也会威胁外部真实性）的因素外，在社区医院和在国家其他地方分娩的女性可能对干预有不同的反应，或者其他负责提供早期限量使用配方奶的医生，可能采用不同于原始研究的干预实施方式，或母乳喂养的获益可能不会持续到 6 个月之久。

1c. 这是一个外部真实性的推断，它远远超出了所研究的总体和干预，这可能是不真实的。它不仅涉及推论到其他地区的母亲和新生儿，还包括了体重下降没有超过 5% 的新生儿；将早期、限量使用配方奶扩展到无限制提供；并且肯定了 ELF 研究中没有观察到广义的、模糊的健康获益，尽管这是合理的。

2a. 这是一项队列研究，调查在温斯顿-塞勒姆高中学生中，观看摔跤电视节目是否能预测随后发生的打架。

2b. 这是一项病例对照研究，调查在至少用母乳喂养过一个婴儿的中国女性中，母乳喂养的持续时间是否与卵巢癌风险降低存在关联。

2c. 这是一项横断面研究，调查参加入伍体检的丹麦男性中，精子浓度是否与自我报告的饱和脂肪摄入有关系。

2d. 这是一项开放标签的随机对照试验，验证在成人中使用短期万古霉素、肠灌洗和供体粪便十二指肠灌注与标准的万古霉素联合或不联合肠灌洗相比，是否能提高复发艰难梭菌腹泻的治愈率。

四句话中的每一句通过注释设计和研究问题的要素（关键变量和总体）对整个研究进行了简明扼要的总结。例如，在练习题 2a 中，设计是队列研究，预测变量是观看摔跤电视节目，结局变量是打架斗殴，总体是温斯顿-塞勒姆高中学生。

第 2 章　构建研究问题与制订研究计划

1. 由研究问题到研究计划的过程经常是反复进行的。研究者可能从试图回答像："用横断面研究来确定年轻成人中，抑郁是否与健康状态相关"这样的问题开始。"抑郁"与"健康状态"相关的可能性看起来是"有趣"且"重要"的，但是问题的陈述仍然太模糊以至于无法判断此研究是否可行、创新，并合乎伦理。无法判定如何测量抑郁和健康状态，以及在什么人群中开展？此外，采用横断面设计建立因果也是困难的——是抑郁导致健康恶化或反之亦然？

一个更加具体的，更能满足"FINER 标准"（取决于如何完善）的研究设计可能是："用 CES-D 问卷评估大学三年级学生，通过队列研究确定抑郁能否预测他们在未来一年因疾病到学生卫生服务中心就诊的次数。"

2. 以研究对乙酰氨基酚与哮喘的关联性为例，观察到在全球范围内对乙酰氨基酚的使用和哮喘患病率均在升高（考虑到对乙酰氨基酚可以导致谷胱甘肽消耗减少的生物学合理性），从而产生了"有趣"且"重要"的研究；当完成的研究越来越多时，研究的"创新性"就消失了。

研究#1：一项病例对照研究，将伦敦南部全科诊所观察到的有哮喘症状成人的（病例组）自我报告的对乙酰氨基酚使用频率与从同一个全科诊所中随机挑选出来的没有类似症状成人（对照组）报告的频率进行比较。病例对照研究经常是一种开始调查是否存在关联的好方法（第 8 章）。此项研究尤其"可行"，因为它是一项基于人群的病例对照研究的一部分，这项研究正在调查膳食中抗氧化剂对哮喘的影响。在日常使用对乙酰氨基酚人群中，哮喘发生的 OR 值随着对乙酰氨基酚使用频率的增加而增加，在每天均使用该药的人群中 OR 最高达到 2.38（95％CI 为 1.22～4.64，趋势检验 $P=0.0002$）。因为这是一个观察性研究，研究对象未承担风险，因此是符合伦理的。（Shaheen et al. *Thorax* 2000；55：266—270）。

研究#2：一项多个国家参与的横断面研究，调查对乙酰氨基酚在父母报告的有过敏症状（哮喘、花粉热和湿疹）的 6～7 岁儿童中的使用情况，包括前几年使用对乙酰氨基酚和出生后第一年用对乙酰氨基酚退热的问题。如果这项研究不是国际儿童哮喘和变态反应研究（ISAAC）的一部分，那么它（从 31 个国家 73 个中心共纳入 205 487 位 6～7 岁的儿童）不太可行。这说明在调查一个新的研究问题时寻找已有的数据和研究的重要性（第 13 章）。作者发现正在使用对乙酰氨基酚和喘息之间存在强剂量-反应关系，对"您的孩子年龄小于 12 个月时，是否经常用扑热息痛（对乙酰氨基酚）治疗发热？"回答"是"的孩子发生喘息的比值比为 1.46（95％CI 为 1.36～1.56）（Beasley et al. *Lancet* 2008；372：1039—1048）。

研究#3：一项随机双盲试验，旨在招募正在接受哮喘治疗的 6 个月至 12 岁的发热儿童，比较对乙酰氨基酚（12 mg/kg）与布洛芬（5 或 10 mg/kg）在住院病例和门诊病例治疗满 4 周时的疗效。随机试验通常情况下可行性较差，因为其较高的花费与内在的逻辑。此外，随着潜在药物副作用的证据积累，为确认药物副作用而开展随机试验就变得更加不符合伦理。这种情况下，研究者对 1993 年完成研究对象招募的波士顿大学发热研究（一项随机双盲试验）中的哮喘儿童亚组数据进行了回顾性分析。他们发现被随机分配到对乙酰氨基酚组的儿童因哮喘住院的风险升高了 59％（差异无统计学意义），同时因哮喘就诊的风险升高了 79％（RR=1.79，95％CI 为 1.05～2.94；$P=0.01$）（Lesko et al. *Pediatrics* 2002；109：E20）。

第 3 章 选择研究对象：确定、抽样与招募

1a. 如果吸烟的经历发生在更小的年龄，那么第 11 年级的样本可能不是非常适合此研究问题。更受关注的目标总体可能是高中学生。可获得总体（这一所高中的学生）可能无法充分代表目标总体——不同文化环境中吸烟原因各不相同，调查人员从整个地区中随机抽取几所高中，然后从其中抽样应该更好。最重要的是，抽样设计（呼吁志愿者参加）可能会吸引在吸烟行为方面无法代表可获得总体的学生。

1b. 不具有代表性的样本可能是由于随机误差引起的，但除非是一个非常小的样本，这种现象是不可能发生的。如果样本总数为 10，7：3 这样的不均衡可能由于偶然性而经常发生；事实上，从有 50％女生的大班中选择至少 7 名女生的概率大约是 17％（加上选择至少 7 名男生的另一种偶然性）。但是，如果样本量是 100，至少抽到 70 名女生的概率小于 0.01％。这说明一个事实，即研究者一旦获得样本，就可以估计抽样误差中随机部分的大小，调查人员可以通过增加样本量将随机误差减少到预期水平。

不具有代表性的样本也可能源于系统误差。女性比例大可能是由于男生与女生的参与比例不同导致的。避免无应答偏倚的策略包括在第 3 章中讨论的加强招募的技术。女性比例大也可能代表在列举或选择要抽样的名字时犯下的技术错误。避免这些错误的策略包括恰当地使用预调查和质量控制程序（第 17 章）。

2a. 随机抽样（概率）。外推主要担心的问题是无应答——问卷尽量简短是十分重要的，并可为填写完问卷提供一些激励。（可能的无应答偏倚是在这个问题上讨论到的所有抽样设计都会涉及的议题。）

2b. 分层随机抽样（概率），针对女性使用 3 倍抽样，可能是因为调查人员预计参加音乐会的女性相对于男性会少很多。

2c. 系统抽样（非概率）。虽然可能方便，但是也可能导致夫妻成员的数量不足。还有，至少在理论上，售票处的工作人员可以控制哪些顾客获得尾数为 1 的票。

2d. 整群抽样（概率）。这可能方便，但是需要在分析中考虑整群效应，因为坐在同一排的人可能会比随机选择的音乐会观众彼此之间更具相似性。如果音乐声在某些排比其他排更大，那可能会是一个突出的问题。

2e. 连续样本（非概率）。连续样本通常是一个好选择，但是较早到达音乐会的人可能与到场晚的人有所不同，所以分别在不同时间选择几个连续样本会更好。

2f. 方便样本（非概率）。这种设计会丢失采用邮寄方式买票的人。此外，以团体形式来参加音乐会的人们可能具有过高或过低的代表性。

2g. 方便样本（非概率）。这种抽样设计不仅会由于调查者一时的兴致而造成偏倚，还可能因为无法听到邀请的观众而导致无应答。

3a. 目标总体（作者希望外推到的总体）是他们这些年研究的 5 岁以下美国儿童总体。我们之所以了解这些是因为作者使用全国性调查数据来估计美国的人偏肺病毒（HMPV）感染的疾病负担。当然，外推到未来某年也是研究者所关注的，很多读者会这样做而不会有其他考虑。但重要的是，我们应意识将研究结果外推到若干年外是额外的、潜在易推翻的推断，尤其是感染性疾病每年都在变化。

3b. 可获得总体（从中抽取研究对象的总体）是居住在三个研究场所（辛辛那提市、纳什维尔、纽约州的罗切斯特）周围县的 5 岁以下，并在研究地点就医的儿童。据推测，

选择这些城市是因为它们离研究者比较近。至于这些地区的 HMPV 感染率是否可以代表美国其他地区，并不清楚。

3c. 抽样设计是方便抽样。从一周中选择几天（尚未确定）可能引入一些偏倚，例如，孩子在周末有轻微呼吸道症状时，家长会等到星期一才带他们去看病，此时，HMPV 的症状会比其他病毒更重或者不太重。在调查人员招募研究对象的那些天里，他们会尽量获得一个连续样本（也不是指定的），这将有助于控制选择偏倚。研究设计并没有提供将时间限定在一年中特定几个月的原因，但据推测，可能是因为作者们相信几乎所有的 HMPV 病例都发生在这几个月中。

3d. 观察常常具有地理区域的聚集性，因此人们会从统计学角度考虑按城市划分整群。城市间的估计越不同，置信区间就会越宽。直观地看，这很有意义。城市感染率非常不同时会导致研究者怀疑，如果调查包含不同城市时，感染率的估计会有多大的不同，我们会期待看到这种不确定性反映在一个更宽的置信区间内。

逐年的整群变化更敏感。再者，如果 HMPV 发病率逐年变化很大，那么如果研究目的是外推到未来的年份（而不是仅仅估计在研究的这些年中的发病率），那么需要从统计学角度考虑每年作为一个整群效应，而且显著的发病率逐年变化也会导致更宽的置信区间。

第 4 章 设计测量：精确度、准确度和真实性

1a. 二分类

1b. 连续

1c. 二分类

1d. 离散数值

1e. 名义

1f. 离散数值

1g. 有序

1h. 连续

1i. 名义

1j. 二分类

使用包含有序信息的结局变量可以提高统计效能。例如，"上学的最高年限"比"大学学历或高于/低于大学学历"有更高的统计效能。相似的，对于大多数研究问题来说，使用"体重指数"作为连续结局变量（包含更多信息）比"是/不是肥胖"可以提供更高的统计效能。通常采用的折中选择是采用有序变量，如正常/超重/肥胖。

2a. 这是一个准确度问题。可能是由于观察者没有正确读数导致的（第二位观察者可以检查这一结果），但更可能是体重计需要校准。

2b. 这是一个精确度问题。过大的变异可能是观察者错误导致的，但更有可能是体重计需要修理。

2c. 这种情况会使准确度和精确度都得以降低。准确度下降是因为观察者扶住婴儿可能会改变观察到的体重；这也许会一致性地增加或减少观察到的体重。解决这个由于研究对象造成的问题，需要让母亲用一些时间来安抚婴儿；或采用取代方法，即测量母亲抱婴儿或不抱婴儿时的体重，然后求差值。

2d. 这主要是一个精确度问题，因为体重计指针会在真实体重测量值周围摆动（如果体重计准确的话）。该问题与研究对象有关，相同的解决方法参见习题 2c。

2e. 这主要是一个精确度问题，因为婴儿体重会根据检查前是否进食以及是否弄湿尿布而改变。可以指导母亲在检查前 3 小时内不要喂食，并裸体称量所有婴儿来减少受试者变异。

3a. 预测效度：倦怠评分预测了与倦怠相关的期望结局。

3b. 表观效度：询问人们是否经常感到倦怠似乎是一个评估倦怠的合理方法。

3c. 结构效度：倦怠测量会针对我们预期影响倦怠的环境做出反应。

3d. 效标效度：两个条目与公认标准测量高度一致。

第 5 章 准备估计样本量：假设和基本原则

1. 样本量：研究者为了能够观察到既定效应值（特定 α 和 β 水平下）而需要估计的研究对象数量。

无效假设：研究假设的表述，表明各个比较组之间不存在差异。

备择假设：研究假设的表述，表明各个比较组之间存在差异。

效能：如果总体的真实差异等于效应值，那么观察到各个比较组之间存在有统计学意义的差异的可能性（既定样本量，既定统计学显著性水平）。

统计学显著性水平：错误拒绝无效假设的预设概率。

效应值：研究者期望观察到的两个比较组之间的最小差异值。

变异：测量的变化范围，通常计算为标准差或均数的标准误。

2a. 都不是。这是一个有统计学意义的结果，没有任何提示这代表 I 类错误。

2b. 样本量小而且几乎不可能有研究对象在研究过程进展为肺癌。这些阴性结果几乎肯定是由于 II 类错误导致的，尤其是有大量来自其他研究的证据证明吸烟导致肺癌。

2c. 没有流行病学或病理生理学的原因令人们相信饮酒可以降低糖尿病发生的风险；这个结果可能是由于 I 类错误导致的。研究者可以提供更多信息：$P<0.05$ 可以是 $P=0.04$ 或 $P=0.001$；后者将降低（虽然不能排除）犯 I 类错误的可能性。

第 6 章 估计样本量与效能：应用与举例

1. H_0：胃癌病例组与对照组的体重指数无差异。

H_A（双侧）：胃癌病例组与对照组的体重指数有差异。体重指数是连续变量，病例对照的结局指标需为二分类变量，因此应该使用 t 检验。

$$效应值 = 1 \text{ kg/m}^2$$
$$标准差 = 2.5 \text{ kg/m}^2$$
$$E/S = 0.4$$

查附录 6A，

如果 $\alpha=0.05$，$\beta=0.20$，那么每组需要 100 名研究对象。

如果 $\alpha=0.05$，$\beta=0.10$，那么每组需要 133 名研究对象。

如果 $\alpha=0.01$，$\beta=0.20$，那么每组需要 148 名研究对象。

额外学分：如果研究者只能获得 60 个病例，下列哪个策略最能提高效能？

a. 使用连续变量——体重指数已经作为连续变量被测量。

b. 使用更精确的变量——体重和身高是相当精确的变量，因此，体重指数的标准差大多是由个体间变异造成的，且无法减小。认真地将身高和体重测量进行标准化以减少测量误差仍是一个好想法，但不是最佳选择。

c. 使用配对测量——不适用；体重指数的"改变"与此情况并不相关。

d. 使用一个更常见的结局——不适用。

e. 使用不相等的组内样本量——因为比较容易找到没有患胃癌的研究对象，因此可以将对照增加为 n。例如，如果对照组数量能增加 4 倍至 240 例，就可以运用 67 页的近似公式进行计算：

$$n' = [(c+1) \div 2c] \times n$$

n' 表示病例的"新"数量，c 表示对照与病例的比值（本例中为 4），n 代表"原来的"病例数（假设每个病例有一个对照）。在本例中，

$$n' = [(4+1) \div 8] \times 100 = (5/8) \times 100 = 63,$$

这大约正好是可获得的病例数量。因此，有 60 例病例和 240 例对照的研究与有 100 例病例和 100 例对照的研究有相似的效能。

2. H_0：DHEA 治疗组与安慰剂组之间的平均肌力没有差异。

H_A：DHEA 治疗组与安慰剂组之间的平均肌力有差异。

$\alpha = 0.05$（双侧）；$\beta = 0.10$

检验方法 = t 检验

效应值 = $10\% \times 20\,\text{kg} = 2\,\text{kg}$

标准差 = $8\,\text{kg}$

标准化效应值（E/S）为 0.25（2 kg/8 kg）。查看附录 6A，从左侧一列向下找到 0.25，然后移到从左侧数第五列，α（双侧）$= 0.05$，$\beta = 0.10$。每组大约需要 338 名研究对象。如果 $\beta = 0.20$，那么每组样本量是 253。

3. H_0：DHEA 治疗组与安慰剂组之间的握力变化均值没有差异。

H_A：DHEA 治疗组与安慰剂组之间的握力变化均值有差异。

$\alpha = 0.05$（双侧）；$\beta = 0.10$

检验方法 = t 检验

效应值 = $10\% \times 20\,\text{kg} = 2\,\text{kg}$

标准差 = $2\,\text{kg}$

标准化效应值（E/S）为 1.0（2 kg/2 kg）。查找附录 6A，从左侧一列向下找到 1.00，然后移到从左侧数第五列，α（双侧）$= 0.05$，$\beta = 0.10$。每组大约需要 23 名研究对象。

4. H_0：阅读困难症学生与非阅读困难症学生中左利手的分布频率没有差异。

H_A：阅读困难症学生与非阅读困难症学生中左利手的分布频率有差异。

$\alpha = 0.05$（双侧）；$\beta = 0.20$

检验方法 = 卡方检验（两变量均为二分类变量）

效应值 = 比值比为 2.0

假设非阅读困难症学生中左利手的比例（P_2）大约为 0.1，研究者希望发现在比值比为 2.0 时，阅读困难症学生的左利手比例（P_1）。样本量估计使用卡方检验，研究者需要使用附录 6B。然而，附录是根据两个比例设立的，而不是优势比，而且仅有一个比例

($P_2=0.1$) 是已知的。

为计算优势比为 2 时的 P_1 的值,可以使用 57 页的公式:

$$P_1=\text{OR}\times P_2 \div [(1-P_2)+(\text{OR}\times P_2)]。$$

本例中,

$$P_1=(2\times 0.1)\div[(1-0.1)+(2\times 0.1)]=0.18$$

因此,P_1 为 0.18,P_2 为 0.1。P_1-P_2 为 0.08。

附录 6B 中的表 6B.2 显示每组样本量为 318。

额外学分:使用 76 页公式尝试本例;努力尝试,小数点后保留 6 位。然后从我们的网站计算器(www.epibiostat.ucsf.edu/dcr/)获得即时答案。

5. 智商评分的标准差约为"普通"范围的 1/4 (170-130=40 分),或 10 分。

置信区间的总宽度=6(上下浮动 3)。置信水平=99%。

置信区间的标准宽度=总宽度/标准差:

$$W/S=0.6$$

使用表 6D,在 W/S 列向下找到 0.60,然后横着找到 99% 置信水平。欲获得特定置信区间下智商评分的均值,大约需要 74 名医学生。

第 7 章 横断面研究和队列研究设计

1a. 由大于 70 岁且无髋部骨折病史的人组成队列,测量其血清维生素 B_{12},随访他们一段时间(如 5 年),获得髋部骨折的发生情况,然后分析维生素 B_{12} 水平与髋部骨折发生的关联。(尽管研究的可外推行差,但可以仅针对女性开展小规模研究,因为她们有较高的髋部骨折发生风险;甚至可以仅纳入白人女性来开展更小规模的研究,因为她们的骨折发生率最高。)

1b. 研究维生素 B_{12} 缺乏与髋部骨折的前瞻性队列设计的优点为:
- 时间序列(如髋部骨折发生在维生素 B_{12} 缺乏之后)有助于建立因果关系。发生髋骨骨折的人可能会在骨折出现维生素 B_{12} 缺乏,因为他们已降低维生素 B_{12} 摄入,也许是因为养老院的安置。

前瞻性队列设计的缺点:
- 前瞻性队列研究将需要对许多研究对象随访多年,因而研究花费大,而且结果会被延迟。

1c. 如果您发现有保存了血清,并且有相当完整的随访可以确定谁发生过骨折的队列时,可以采用回顾性队列研究。这种设计的主要优点在于开展研究的时间和费用较少。主要缺点在于维生素 B_{12} 的测量结果可能由于长期储存而发生改变,而且可能无法获得潜在混杂(如体育活动、吸烟等)的测量结果。

2a. 尽管 PRIDE 研究是随机化试验,基线检查的报告却是(观察性)横断面研究。横断面研究通常是队列研究或随机化试验的第一步。

2b. 尽管抑郁可能会增加尿失禁频率,但尿失禁增加抑郁发生的风险似乎同样合理。正如我们将在第 9 章讨论的内容,这种关联也可能是由于偏倚(即使抑郁的女性并没有发生更多的尿失禁,她们也更有可能报告这种情况)或混杂(如果第三个因素,如肥胖的严重程度,既可以导致抑郁也可以导致尿失禁)所致。

纵向（队列）研究则有助于澄清关联发生的时间序列。例如，抑郁和非抑郁女性在基线时几乎没有尿失禁，可以通过随访观察抑郁女性是否会随着时间的过去而发生更多或更严重的尿失禁。同样，可以随访有或没有尿失禁且没有抑郁病史的女性，确定有尿失禁的女性是否更有可能发生抑郁。最后，也最具说服力的是，研究者可以研究抑郁或尿失禁的改变，无论是自然发生的还是（理想化地）作为干预的结局，并且了解先发生的变化是否会产生其他变化。例如，当成功治疗尿失禁后，抑郁症状是否得到改善？抑郁减轻是否能改善尿失禁（报告的）？

第 8 章　病例对照研究设计

1a. 病例组可能包括当地肿瘤登记系统报告的年龄在 30～75 岁之间所有患卵巢癌的女性（可以通过电话联系且同意参加者）。

1b. 对照可以是肿瘤登记系统中来自相同县，年龄在 30～75 岁之间所有女性的随机样本。可以通过随机拨号获得随机样本（因此需要将病例限制在那些拥有电话的人群中）。

1c. 由于卵巢癌需要强化治疗且可能是致命的，因此一些病例可能不愿意参加研究或者可能在被访问前已经死亡。如果卵巢癌家族史与卵巢癌恶性程度有关（有家族史者恶性程度更高），那么研究可能会低估其相对风险，因为那些有阳性家族史的病例可能不能存活至被纳入病例样本中。如果家族性卵巢癌相对于其他卵巢癌倾向于良性，那么会发生相反的结果。

同样，有家庭成员患卵巢癌的健康女性可能对研究更感兴趣，从而更有可能作为对照参加研究。在这种情况下，将人为升高对照组中有卵巢癌家族史人群所占比例，那么由于家族史导致卵巢癌的风险将会被错误地低估。如果人类伦理审查委员会接受的话可以采用不告诉潜在对照组研究对象准确的研究问题或研究的是哪种癌症的策略将此问题最小化。

1d. 测量卵巢癌家族史通常要询问研究对象有多少女性亲属，其中多少人患卵巢癌。采用这种方法时可能发生回忆偏倚的问题。患卵巢癌的女性相对于健康女性（她们不会去思考患病的可能性）更会关心疾病的遗传易感性，从而更有可能记住或发现患有卵巢癌的亲属。这会导致家族史与卵巢癌发生之间的关联被错误地高估。

此外，女性可能会混淆妇科癌症（子宫颈、子宫和卵巢）和需要手术的妇科良性肿瘤与恶性肿瘤。这将会导致错分（一些没有卵巢癌家族史的女性会报告有危险因素从而被错分）。如果错分在病例和对照中均等发生，那么家族史和卵巢癌之间的关联将会被错误地低估。如果这种错分在病例中更常见一些（他们更可能错误解释亲属所患癌症类型或手术原因），那么家族史和卵巢癌之间的关联将会被错误地高估。可以通过核对那些报告有卵巢癌的家庭成员的病理记录来核实诊断从而降低错分。

最后，值得注意的是要考虑病例和对照存在阳性家族史的机会：有许多姐姐的女性相对于那些仅有弟弟或妹妹的女性来说，具有卵巢癌阳性家族史的机会更高。正如第 9 章所讨论的，匹配和分层是两种处理这一可能性的方法。

1e. 最简单的方法是将卵巢癌家族史划分为两类（如是否为一级亲属）并使用比值比作为关联测量指标。因为结局（卵巢癌）罕见，所以比值比近似于相对危险度。简单卡方检验是检验统计学差异的适用方法；另外，如果家族史可以定量（如一级和二级女性亲属中患者所占比例），研究者可以通过计算每个暴露等级的比值比来观察剂量反应关系。

1f. 尽管存在抽样偏倚、回忆偏倚和之前提到的错分，但病例对照设计是回答此类研究问题的适用方法。主要的替代方法可以是大型队列研究；然而，因为卵巢癌如此罕见，仅为了回答这一个具体问题而采用队列设计可能不具有可行性。如果可以找到已系统收集了家族史数据的队列的话，回顾性队列研究可能是理想的。

2a. 病例可以是曾发生车祸的年轻司机（可能在 16～20 岁之间），而对照可以是他们确认的朋友或熟人。重要的是要排除和他们一起玩电脑游戏的朋友，以避免过度匹配。采用随机拨号确认对照可能不是最成功的策略，因为在这个年龄段孩子中使用手机的比例很高（与固定电话不同，手机号码不是按地理位置确定的）。如果研究者能获得汽车保险公司的记录，也可以确认病例和对照。考虑到玩电脑游戏和发生车祸均在青年男性中更常见，因此人们会对病例和对照应该进行性别匹配存在争议。通过问卷或访谈了解电脑游戏的使用情况来测量暴露。询问电脑游戏是否涉及赛车是非常重要的，因为如果关联具有特异性，也就是说，这只是驾驶/赛车游戏而非射击或其他游戏的效应，那么就可以加强因果推断。

2b. 假设间歇暴露有短期效应，像正好在开车前玩电脑游戏，病例交叉研究会是更适合的选择。正如习题 2a 中，病例为发生车祸的年轻司机。在病例交叉研究中没有对照，仅用暴露时间作对照。因此，将询问病例司机在发生车祸的那趟旅行前是否正好玩过赛车类电脑游戏，同时询问他们没有发生车祸时的对照暴露时间。对车祸前的时间间隔与其他时期进行配对分析来看车祸前玩赛车类游戏是否比其他时期更普遍。

第 9 章　增强观察性研究中的因果推断

1. 水果和蔬菜的膳食摄入与冠心病之间的关联，有五种可能解释：

a. 偶然——冠心病患者摄入的水果和蔬菜较少的发现是由于随机误差所致。正如第 5 章所述，P 值可以对仅仅由于机遇所致的观察值与期望值之间的差异进行量化；95％置信区间显示与研究结果一致的取值范围。在其他条件相同的情况下，P 值越小，无效值越远离置信区间的界限，偶然越不可能成为存在关联的解释。

b. 偏倚——关于样本、预测变量或结局变量，均存在系统误差（研究问题和研究计划实施方法之间的差异）。例如，如果对照和病例一样是来自同一健康计划中的患者，但都是来自那些每年都参加健康体检的人，由于这些患者可能相较于全人群中有冠心病风险的人更加关注健康（因此会吃更多的水果和蔬菜），这时样本可能存在偏倚。膳食的测量也可能存在偏倚，如患心脏病的人相较于对照更可能回忆不良膳食行为（回忆偏倚），或者不设盲的采访者对病例和对照采用不同的提问或记录答案方式。

c. 因果倒置——患心脏病可能会改变人们的膳食偏好，因此他们在患心脏病后吃的水果和蔬菜会少于患病前。通常可以通过设计变量检查二者的时间顺序来解决因果倒置的可能性——例如，向病例和对照询问他们之前的膳食而不是现在的。

d. 混杂——在吃水果和蔬菜较多的和较少的人中可能还存在其他差别，而这些差别可能是冠心病发生率较低的真正原因。例如，那些吃水果和蔬菜较多的人可能锻炼得更多。

控制由于锻炼导致混杂的可能方法总结见下表：

方法	计划	优点	缺点
设计阶段			
限制	只纳入那些报告没有常规锻炼的人	简单	会限制合格研究对象的来源,使招募更困难;研究可能无法外推到锻炼人群
匹配	为每个病例匹配具有相似运动量的对照	消除运动作为冠心病预测因素的效应,通常会轻微提高将膳食作为预测因素的研究精确度(效能)	为每个病例确定可匹配的对照需要付出额外努力;如果没有相似运动量的对照将会浪费病例;失去研究运动对冠心病影响的研究机会
分析阶段			
分层	为了分析,将研究对象按运动量分为3或4层	简单、易于理解,且是可逆的	仅能合理评价少数几层和少数混杂变量;将连续变量测量转换为分类变量,将丢失按连续变量测量运动时包含的信息,这可能导致不能完全控制混杂
统计校正/调整(建模)	使用 logistic 回归模型控制拟合程度以及其他潜在混杂	在拟合中可以采用连续预测变量,可逆地控制所有信息,同时控制其他潜在混杂因素,如年龄、种族和吸烟	统计模型可能不适合数据,导致混杂控制不完全并可能误导结果。例如,膳食或体育锻炼的效果可能在吸烟和不吸烟人群中并不相同。重要的潜在混杂因素必须提前测量。有时很难理解并描述模型结果,尤其是当变量不是二分类变量时

除了针对观察性研究的四种混杂控制策略外,还有终极解决方案:设计随机试验。

e. 因果关系——第五种可能的解释是吃水果和蔬菜确实可以降低冠心病事件发生率。给出这一解释可能部分通过排除过程,得出其他四种解释均不可能的判断,部分则通过寻找其他证据来支持因果假设。生物学证据便是后者的一个实例,即水果和蔬菜的成分(如抗氧化剂)可以对抗动脉硬化,而且生态学研究发现吃水果和蔬菜较多的人群中冠心病患者不常见。

2. 这是一个共享效应的例子:研究只纳入发热婴儿,可能是由于尿道感染和耳部感染引起的。因为未接受包皮割除男孩更容易发生尿道感染,他们更有可能是因为自身原因发热,而不是因为耳部感染(他们可能过度代表了那些没有发生耳部感染的男孩)。

3. 可以在队列研究中验证母亲使用对乙酰氨基酚和子代发生哮喘之间的关联,在此队列研究中,询问母亲在孕期使用对乙酰氨基酚的情况并对子代是否发生哮喘进行随访。研究者将寻找证据证明母亲基因型改变了母亲暴露于对乙酰氨基酚对儿童哮喘的效应(交互作用),并且在那些预测具有遗传易感性人群中,暴露和结局之间存在更强的关联。事实上,Shaheen 等在埃文河父母和儿童纵向研究(ALSPAC)中报告过这一发现(*J Allergy Clin Immunol* 2010;126(6):1141—1148 e7.)。

第 10 章 随机化盲法试验的设计

1a. 采用生物标记物（连续变量）作为试验主要结局的主要优点在于可以通过更小样本量和更短时长来确定治疗是否可以降低该标记物的水平。主要缺点则是无法确定治疗导致的生物标志物水平降低是否意味着治疗会减少更重要的临床远期结局（患痴呆症）的发生率。

1b. 临床诊断痴呆是该试验中更有意义的结局，因为可以改善预防痴呆症的临床实践。不足则在于这样的试验可能需要大样本、长时间、高费用。

2a. 应该在每一次随访时询问研究对象是否经历了腹泻、恶心和呕吐。采用复选框形式完成此项询问易于编码和分析。为了发现其他预期之外的不良反应，还应该在每次随访时请研究对象描述他们自上次随访后发生的其他症状、疾病或医疗服务（如住院或新的处方药）。可以采用开放式方法询问这些问题，随后对答案进行分类并按类分析。

2b. 基线数据收集应该包括（1）与研究对象、亲近的朋友、家庭成员、医生取得联系的信息，以确保更完整的随访；（2）纳入人口的特征（如年龄、民族/种族、性别），对研究队列进行描述；（3）纳入影响结局的危险因素（如高血压或痴呆症家族史），以识别结局发生率最高的研究对象，并解释研究分组的基线可比性，也用来定义二次分析时的亚组；（4）结局的测量（认知障碍的严重程度）。应存储生物标本以备将来可能检测的因素，例如可能影响治疗效果的药物代谢酶的基因分型。

2c. 分层区组随机化可以保证治疗组和安慰剂组中 Apoε4 基因型的研究对象数量接近。如果基因型表现会影响治疗效果，该方法就显得非常重要。另一方面，该过程使得试验更复杂（在入组前进行 Apoε4 基因型评估会延迟随机化，且会产生一些问题，包括如何将基因型分析的结果告知研究对象）。实际上，相对大型的试验（每组＞200 人）存在不均衡的风险较低，所以简单随机化会是好的选择。

第 11 章 其他临床试验设计和实施事项

1. Ⅰ期试验的主要目标是确定治疗方法是否足够安全并有较好的耐受性，从而判断是否开展进一步试验来探索最佳剂量以及检验其临床疗效。某Ⅰ期试验招募男性秃顶患者，并使用一种或多种可能引起主要不良事件结局（如长疹子）的治疗剂量（只有在前一个剂量没有引起副作用时才能增加剂量）。Ⅰ期试验通常没有对照组。

2a. 对 HairStat 和非那雄胺进行比较的价值很大程度上取决于有多强力的数据支持使用非那雄胺作为男性秃顶的标准治疗方法。如果这些数据不够有力或者非那雄胺在临床实践中并不常用，那么 HairStat 最好和安慰剂进行比较。安慰剂对照试验将提供清晰的证据证明 HairStat 优于安慰剂。如果非那雄胺被认为是治疗男性秃顶的标准疗法，而且已有高质量的随机化试验证明非那雄胺的效力，那么将 HairStat 和非那雄胺作比较就合乎情理。在这种情况下，研究者首先应该决定他们是否认为 HairStat 比非那雄胺更有效。如果是这么认为的，那么有效的比较试验可能是比较 HairStat 和非那雄胺疗效的最佳选择。如果研究者认为 HairStat 仅仅和非那雄胺一样好，但 HairStat 可以更便宜，那么他们应该考虑非劣效试验。在这种情况下，研究者必须谨慎地选择一种试验设计，这种设计与曾用于证明非那雄胺效力的试验设计非常相似（纳入标准、剂量、治疗持续时间、结局测量），而且必须对试验进行管理以确保最低的不依从性和失访。非劣效试验的主要缺点在于所需样本量可能远大于安慰剂对照试验。

2b. 包含安慰剂的析因设计优点在于可以将每种治疗与安慰剂进行比较，并检验联合治疗是否优于任一种单独治疗（如果研究计划有足够的统计效能）。缺点是样本量更大、试验费用更高，且实施更复杂。

3. 可通过以下策略提高研究对象对访视、方案和研究药物的依从性：
- 雇用友善且热衷于该研究的研究人员
- 提醒即将进行的访视以及依从治疗的重要性（通过短信、电子邮件、电话或邮件）
- 报销路费、停车费，以及其他与研究有关的花费
- 在随机化之前进行两次筛选访视以识别更可能失访的那些受试者
- 在洗脱期，要求受试者使用安慰剂（发胶），排除不依从者
- 其他可能策略见表11.2

4. 意向性治疗分析的主要缺点在于它包括了没有遵守随机化分配治疗的受试者，因此这些人会降低在所有随机化分组中观察到的效果大小。但是，使用接受治疗分析而不是意向性治疗分析的缺点甚至更多。因为不遵从干预的受试者在某些重要但无法测量的方面，通常不同于那些遵从干预的受试者，接受治疗分析不再是真正的随机化比较，而且可能得出HairStat有效的错误结论。

5. 基于亚组分析得出的HairStat在较年轻男性中效果更好的结论可能是错误的，因为这一结果可能出于偶然。当总体效应没有统计学意义时，在亚组中发现"有意义"效应的概率会随着亚组数量的增加而增加；人们不清楚要进行多少次亚组检验才发现这一个"有意义"的效用。在40岁以下男性中治疗有效的说法意味着治疗在40岁以上男性中无效，或者甚至有相反的作用。此结果也应该被报告，并对HairStat导致的头发生长与年龄的效应修饰进行统计检验。只有在事前确定了亚组分析（理想地情况是，基于生物学基础怀疑HairStat可能对年轻男性更有效）、要检验的亚组数量不多，而且治疗和年龄间的效应修饰（交互作用）的P值有统计学意义时，才能做出HairStat在年轻男性亚组中有效的说法。

第12章 医学检验的研究设计

1a. 通常情况下，诊断试验最好的研究对象抽样方法是从具有患病风险的人中抽样，并且应在知道谁患病或者不患病之前。在这个例子中，从那些与盆腔炎性疾病相一致的腹痛而紧急去门诊或急诊室就诊的女性中进行抽样可能是最好的方法。对因盆腔炎性疾病住院的女性和健康对照人群的红细胞沉降率进行比较是最糟糕的方法，因为两组人群的疾病谱，尤其是未患病人群的疾病谱并不能代表此项检测临床应用的人群。（那些因盆腔炎性疾病入院的人的病情可能更严重，而健康志愿者的红细胞沉降率不太可能高于盆腔炎性疾病以外的其他原因导致腹痛的女性。）

1b. 如果进行最终诊断的人用红细胞沉降率来帮助确定谁患有或未患盆腔炎性疾病，那么灵敏度和特异度都有可能被错误地高估。诊断越依赖红细胞沉降率，研究的偏倚就越大（称为"联合偏倚"）。

1c. 最佳答案是不应该使用任意指定的截断值来定义异常结果。而是，应该使用受试者工作曲线（receiver operating characteristics，ROC）图来展示灵敏度和特异度之间的权

衡，并且提供多种红细胞沉降率区间（如＜20，20～49，≥50 mm/hr）的似然比而不是计算不同截断值所对应的灵敏度和特异度。根据题目所提供的信息，可得下表进行解释：

红细胞沉降率	患有盆腔炎	未患盆腔炎	似然比
≥50	75%	15%	5.00
20～49	15%	35%	0.43
＜20	10%	50%	0.20
	100%	100%	

ROC 曲线也可用来比较红细胞沉降率与其他一个或多项检测（如白细胞计数）的诊断价值。下图展示了假设的 ROC 曲线，提示预测盆腔炎性疾病时红细胞沉降率优于白细胞计数。

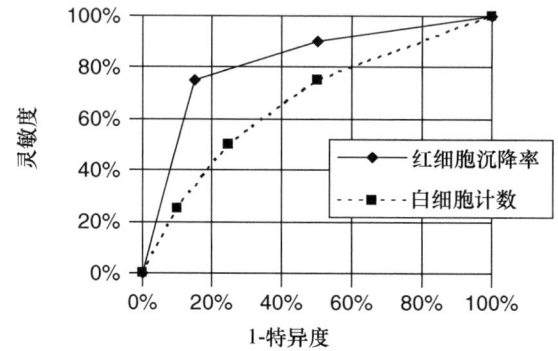

2a. 这个问题说明了从分子中排除而没有从分母中排除研究对象的常见错误。尽管确实仅有两个儿童发生了"非预期"的颅内损伤，但结果的分母必须是那些非预期颅内损伤儿童的总数，也就是那些神经和精神状态检查正常的人。这可能大大小于 200 人。例如，假设接受 CT 扫描的人中仅有 50 人有正常的精神状态并且没有神经检查发现。在这种情况下，结果为 50 人中有 2 人患病，或 4％的患病比例——几乎是上述结果的 4 倍。

2b. 除非颅内损伤的发现会导致管理的改变，并且有可以估计管理改变对结局产生的效应的方法，否则很难了解多大的获益值得做 CT 扫描。更好的方法是使用"颅内损伤需干预"作为本研究的结局，尽管这将需要在什么损伤需要干预以及评估干预对改善结局的效果评估方面达成一致。

2c. 研究 CT 扫描对临床决策产生效应的首要优点在于分析正常结果可能获益的能力。例如，正常 CT 扫描结果可能将管理计划由"住院观察"改为"送回家"。在诊断获益研究中，正常结果通常被认为没有什么价值。其次，如之前所提到的，异常 CT 扫描通常可能并不会导致管理上的改变（如果不需要神经外科手术患者也会被收入院）。研究检测对临床决策的效果可帮助我们确定检测提供的信息有多大用处，除了预约检测时所知道的信息。

3a. 如果研究仅纳入接受 CT 扫描的儿童，研究易发生"证实偏倚"（附录 12B），灵敏度会被错误地高估，而特异度会被错误地低估，因为那些没有局灶神经功能异常（他们可能是"假阴性"或"真阴性"）的儿童可能在研究中不能被充分代表。

3b. 如果纳入那些没有接受 CT 扫描的头部损伤儿童，并且在他们没有接受神经外科手术就康复时假设他们没有颅内损伤，那么研究容易受到多重参照偏倚（"双重金标准偏倚"；附录12C）的影响，这种偏倚倾向于导致灵敏度和特异度升高。

第13章　使用既有数据开展研究

1. 一些可选择的方法：

a. 分析来自国家健康与营养调查（NHANES）的数据。这些以人群为基础的全国性研究是定期开展的，而且任何研究者均可用很小的费用获得这些结果。其中的数据包括自我报告的胆囊疾病临床病史相关变量以及腹部超声检查的结果。

b. 用医疗保险数据分析美国65岁以上患者接受胆囊手术次数，或者用全国医院出院调查数据分析所有年龄段人口的手术次数。这两个数据库都包含种族这一变量，分母则采用人口普查数据。像NHANES一样，这些研究有非常好的基于人群的样本，但在回答些许不同的研究问题（如胆囊疾病的手术治疗率是多少）时存在一些问题。这个率与真正的胆囊疾病发病率有所区别，被诸如医疗服务可及性等因素影响。

2a. 使用CHS数据进行二次数据分析的主要优点在于快速、易行，且经济——尤其是与计划并实施大型队列研究所需的时间与费用相比时。此外，研究人员由于与CHS的研究者发展为持续合作关系，从而能够为CHS增加一些更先进的肾功能测量作为补充研究。

2b. 一些情况下，二次数据集无法提供最适宜的预测变量、结局变量，或潜在混杂变量的测量。投入获取数据所需要的时间和努力之前，确认数据库能够为研究问题提供合理答案是至关重要的。更深层次的缺点在于从其他研究获取数据可能是比较困难的——研究者通常需要写标书，找到研究的共同负责人作为合作者，并从研究指导委员会和发起者那里获得批准。

3. 现在已有几项大型随机对照试验研究雌激素和选择性雌激素受体调节剂对不同疾病结局的影响，包括癌症、心血管事件和血栓栓塞事件。这些试验包括妇女健康计划随机试验（the Women's Health Initiative randomized trials）、乳腺癌预防试验（the Breast Cancer Prevention trial）、雷洛昔芬多结局评估试验（the Multiple Outcomes of Raloxifene Evaluation trial），及雷洛昔芬用于心脏病试验（the Raloxifene Use for the Heart trial）。研究者最好的起点是确定雌激素是否可以用冷冻储存血清测量，如果可以，再确认这些大型试验是否已经储存了可用于这种测量的血清。回答这个问题的最佳设计是巢式病例对照研究或病例队列研究。研究者可能需要为此项补充研究撰写标书，获得试验指导委员会以及发起者的批准，并获得进行测量的经费——这是相对便宜的，因为研究的大部分费用已经被试验主体所包含。

第14章　处理伦理问题

1a. 这取决于原有研究中的受试者是否已同意使用其标本进行DNA测序，他们是否同意在未来的研究中进行DNA的测定，以及明确可使用其标本的未来研究类型。如果使用收集的血样仅仅是为了在丢失样品或实验室意外时用于研究方案中指定的重复测试（如胆固醇和血红蛋白A1c），那么原始的知情同意将不包含拟开展的研究。同样，如果受试者同意在未来开展的冠状动脉疾病研究中使用血标本进行DNA的遗传学检测，但并未提及在糖尿病研究中可使用标本时，那么原始的知情同意也不包含拟开展的研究。

1b. 根据联邦法律，如果新的研究者无法直接或通过其他人的帮助确定受试者，那么可以基于现有的标本和数据开展研究。因此，如果新的研究者收到的标本和数据仅用 ID 号进行标记，而且研究人员无法获得链接标本和受试者身份的代码，或已将其破坏，那么在开展二次研究时，不需要获得额外的知情同意。伦理依据是：采用这种方式对数据匿名可以保护受试者免受研究者违反保密规定的损害，这是使用现有材料和数据开展研究的主要风险。该理据的假设是，在没有违反保密规定风险的前提下，没有人会反对将他们的资料和数据用于研究。然而，需要注意的是，由于 DNA 包含了可能最终导致保密性受损的信息，因此一些受试者可能会反感有人对他们的 DNA 进行测序，即使保密性未被破坏。

1c. 当研究人员在研究项目中收集新标本时，谨慎的做法是针对收集和存储额外血样以用于未来研究的情况征得同意。存储标本允许研究者在将来更高效地开展研究，而不是重新建队列。建议进行分级知情同意；受试者被要求知情同意（1）指定研究（如原始的队列研究），（2）针对同一主题的其他研究项目（如冠状动脉疾病的风险），或（3）由 IRB 和科学审查小组批准的其他所有未来的研究。为了解决习题 1b 中提出的问题，受试者也可能被要求知情同意，尤其是需要对他的 DNA 进行测序的研究。受试者可以同意一个、两个或所有选项。当然，现在的研究者不太可能描述未来的研究。因此，对未来研究的同意并不是真正意义上的知情，即受试者并不了解未来研究的性质、风险和获益。希望受试者可以信任 IRB 和科学评审小组在未来将只允许符合科学和伦理规范的研究。

2a. 在已知药物有效时，不给对照组发放药物会伤害对照组成员，因此是不符合伦理的。即使受试者对于参加这样一项安慰剂对照试验给予了知情同意，IRB 也不会批准这样的研究，因为它违反了法规的要求，即风险/获益的平衡是可被接受的，而且风险要最小化。

2b. 如果试验中的所有受试者均采用化疗的现行标准疗法进行治疗，那么受试者也可被随机分配到新治疗组或安慰剂组。此外，研究者可能会尝试确认一个患者亚组，没有治疗显示可以延长他们的生存期（大多数癌症治疗中最具临床意义的终点）。例如，尽管使用了几种标准化疗方案但病情依然恶化的患者，在没有其他选择（被证明有效的治疗）时，可能邀请他们参加实验性干预的安慰剂对照试验。能被接受的对照治疗可能是安慰剂或当前最好的治疗。这种方法假设若药物对先前未经治疗的患者有效，对于经其他治疗失败的患者也会有效。当然，作为一线治疗有效的药物也可能面对难治性疾病时是无效的。

3a. 在知情同意中，研究者必须阐述：（1）研究的性质；（2）访视的次数和时长；（3）受试者潜在的获益和风险（一旦违反保密可能导致的耻辱和歧视）；（4）参与试验的替代方案，包括在试验外能获得的 HIV 预防措施；（5）自愿参与的性质以及随时退出试验的权利；（6）对机密的保护符合国家公共卫生报告的要求。

3b. 调查人员需要采用受试者能够理解的方式提供信息。健康素养较低的受试者可能无法理解详细的书面知情同意书。向社区和宣传小组咨询如何呈现知情同意的信息对研究者将是有用的。建议形式可以包含录像带、DVD 和漫画书，应进行广泛的预测试。此外，研究人员应该确定有关研究的常见误解有哪些，并通过修订知情同意过程来解决这些问题。

3c. 尽管此研究是一项观察性研究，然而研究者有伦理学义务向参与者提供有关如何减少 HIV 感染风险的信息。这样做既有伦理原因也有科学原因。研究者有伦理学义务保护参与者在研究中免受危害。他们应该不会隐瞒已知可以预防潜在致命疾病（也是研究的终点）的可行的公共卫生措施。这些措施包括咨询、安全套，以及参加药物滥用的治疗和针具交换项目。即使试验的效能将被降低，研究人员也必须采用这些措施来防止参与者在随后的疫苗试验中受到伤害。

第 15 章　问卷设计、访谈和在线调查

1a. 没有定义"饮酒"的量是多少。

1b. 如果受试者每天饮酒超过 8 次，则无法回答该问题。

1c. 该问题没有限制时间——平日还是周末，每天还是不到一天。

1d. 最好定义特定的时间范围（如在过去 7 天中）。

2a. 以下哪个选项能最好地描述你在过去一年中**多久**喝一次含酒精的饮料？酒精饮料包括葡萄酒、甜酒或混合饮料。请在 8 个选项中选择一项。

○ 每天　　　　　　○ 每周 5~6 天
○ 每周 3~4 天　　　○ 每周 1~2 天
○ 每月 2~3 次　　　○ 大约每月 1 次
○ 一年少于 12 次　　○ 很少或根本不饮酒

2b. 在过去一年，在您喝酒的日子里，您通常喝多少酒？一份大约为 12 盎司啤酒，5 盎司葡萄酒，或 1.5 盎司烈性酒。_____（1 盎司＝28.35 克）

2c. 在过去一年，您能回忆到的**一日最大饮酒量**是多少？_____

2d. 您第一次喝含酒精的饮料是几岁？_____岁（如果您从来没有饮用过酒精饮料，写"从不"）

2e. 您是否曾有过一段饮酒量比现在多很多的时期？

○ 是 →
○ 否 ↓

> 如果是，以下哪个选项能最好地描述您在那段时间喝酒的频率？请在 8 个选项中选择一项。
>
> e（i）.　○ 每天　　　　　　○ 每周 5~6 天
> 　　　　○ 每周 3~4 天　　　○ 每周 1~2 天
> 　　　　○ 每月 2~3 次　　　○ 大约每月 1 次
> 　　　　○ 一年少于 12 次　　○ 很少或根本不饮酒
>
> e（ii）. 在那段时间的喝酒的日子里，您通常喝多少酒？_____酒
>
> e（iii）. 您有多少年的时间饮酒量比现在多？_____年

2f. 您曾经是否认为自己有酗酒的问题？

○ 是
○ 否

3a. 相对于自填式问卷，通过访问获取数据需要更多的员工培训和时间，因此费用也更高。

3b. 有些受试者不喜欢告诉别人性行为方面相关的敏感问题的答案。

3c. 除非采访者都训练有素且标准化，否则获得的信息可能会有所不同。

3d. 然而，相对于自填式问卷，采访者可以重复和探索，采用这种方式来提高受试者对题目的理解，从而产生更多准确且完整的答案。

第 16 章　数据管理

1.

研究对象编号	曾经吸烟达100 支	初次吸烟年龄	每天平均吸烟量	过去一周是否吸烟	过去一周每天吸烟量	戒烟年龄
1001	1	17	30	1	30	
1002	1	21	20	0		45
1003	0			0		

这是数据在电子制表程序（如 Excel）中的形式。各字段名称（列标题）有很多种可接受的备选。这些字段名称使用内部大写（特指英文字段名：用单词首字母大写来划分各部分）。数据库设计者中喜欢和不喜欢采用内部大写的人各占一半。

2a.

研究对象编号	药物编号	发药日期	发药时间	是否在院前停止发作	发作停止时间	到达医院时间	到达医院时表现	到达医院时言语评分
189	A322	3/12/1994	17：39	0		17：48	1	
410	B536	12/1/1998	01：35	1	01：39	01：53	0	4

2b.

字段名	数据类型	描述	验证规则
研究对象编号	整数	唯一的研究对象标识码	
药物编号	文本[5]	5 位数的研究药物编码	
发药日期	日期	研究药物发放日期	
发药时间	时间	研究药物发放时间	
是否在院前停止发作	是/否	发作在送往医院前就停止了吗？	
发作停止时间	时间	发作在送往医院前停止的时间（如果发作没有停止就空着）	
到达医院时间	时间	到达医院时间	
到达医院时表现	是/否	到达医院时仍有持续发作吗？	再次检查是否在院前停止发作
到达医院时发作停止时的言语评分	整数	到达医院时言语评分（如果发作持续就空着）	1～5 之间

2c. 使用电子表格的优点：
- 不需要从纸质表格转录到计算机数据表格中
- 即时反馈无效的条目

- 程序性的跳过逻辑（如果在送往医院之前发作停止，计算机则提示填写发作停止的时间；否则，这个字段是不可用的并且跳过）
- 通过网络浏览器可以在多个站点同时使用

使用电子表格的缺点：
- 硬件要求——计算机工作站
- 需要对使用者进行一些培训

使用纸质表格的优点：
- 使用简单且快速
- 方便携带
- 能够记录预期之外的信息或非结构化的数据（在空白处记录，原本没考虑到的答案，等等。）
- 硬件要求——钢笔
- 所有数据录入人员需接受简单培训

使用纸质表格的缺点：
- 需要后续转录到计算机数据库中
- 没有即时反馈或自动跳过逻辑
- 数据查看和录入限制在固定的人员和地方

虽然通过电子数据采集表录入数据有许多优点，而且我们向大部分研究推荐使用该方法，但在这项研究中使用电子数据采集表格是不切实际的。最简单、快速且最友好的方式仍然是使用笔和纸在稳定的介质上记录数据。

3. 当对*否*或*不存在*赋值为 0，对*是*或*存在*赋值为 1 时，二分类（是/否）变量的均值可解释为属性的比例。被随机化分配到劳拉西泮治疗的患者中，有 40.9%（66 人中有 27 人）在到达医院时仍持续发作；被随机化分配到地西泮治疗的患者中，有 57.4%（68 人中有 39 人）仍持续发作；而被随机化分配到安慰剂组的患者中，有 78.9%（71 人中有 56 人）仍持续发作。

第 17 章 实施研究和质量控制

1a. 不够！但他可以进行以下步骤：
  - 识别所有缺失值和超范围值，并重新检查纸质表，以确保数据被正确录入。
  - 从图表中检索缺失数据。
  - 从存活的参与者收集缺失的访谈数据（但这种方式无法应用于已经死亡的参与者，或那些可能随时间发生变化的答案）。
  - 尽力找到失访的受试者，至少通过电话采访到他们。
  - 利用国家死亡索引或帮助寻人的公司获得生存状态。

1b. 收集少量数据。
  - 在收集数据后立刻在现场检查表格，以确保所有的项目都完整准确。
  - 使用内置的交互式数据录入软件检查缺失值、超范围值和不合逻辑值。
  - 数据录入后尽快核查数据库，从而在参与者离开医院（或死亡）前能收集到缺失数据。
  - 在研究过程中，定期对所有项目的数值分布制表，以识别缺失值、超范围值、和潜在错误。
- 定期举行小组会议以审查研究进展并强调数据完整的重要性。

第 18 章 社区和国际研究

1a. 胃肠门诊
- **优点**：可能是方便、易获得的患者来源。门诊工作人员有参与研究的经验。为腹痛患者进行一整套标准的诊断检查应该不难。
- **缺点**：门诊患者可能是从社区所有腹痛患者中高度选择出的一个子集，这些患者的临床病程可能有别于社区其他患者。因此，研究结果的外推可能会有局限性。

1b. 社区诊所
- **优点**：在这里，您可以第一时间确定患者，而没有转诊过程的选择或导致的延误。社区医生可从参与研究的机会中获益。
- **缺点**：主要是逻辑性。确定参与的医生和患者并实施一套标准的研究程序将是主要的组织任务，质量控制也会带来挑战。

2a. 这是一个只能用当地数据来回答的问题。其他地方的研究将无法提供帮助。

2b. 这个研究问题从国际上的文献中就可以广为人知。在中国重复这样的研究不可能是对资源的有效利用。

2c. 对于这个问题，基于其他地方的研究进行推广可能是需要权衡的。在其他国家证明有效的戒烟策略可以作为在中国试行策略的基础，但没有当地研究时，人们无法保证这些策略在中国会取得同样成功。在其他与中国有文化联系的人群中，如最近移民到美国的中国人群，完成的前期研究可能会有帮助。

第 19 章 撰写标书申请研究基金

1～3. 我们希望您能想出一些有用的想法用于规划自己的研究日程，并且我们鼓励您邀请您的导师与同行一起讨论如何更好地推进研究。

专业词汇表

蔡思雨　刘天怡　吕亚奇　译

α（Alpha）：设计研究时，预设的犯Ⅰ类错误的最大概率，即拒绝正确的无效假设的最大概率。例如，选择 α 为 0.05，研究者设定该研究发现非白种人与结肠癌风险之间存在有统计学意义的关联这一结果时，单纯由偶然性造成的最大概率为 5%，也称为统计学检验水准。

安慰剂对照（Placebo control）：应用于随机试验中，与阳性药物或干预措施无区别的阴性对照。例如，治疗尿失禁的新疗法的随机化安慰剂对照试验中，安慰剂应该看起来、闻起来、尝起来和感觉起来都与新药一样。

β（Beta）：设计研究时，预设的犯Ⅱ类错误的最大概率，即未拒绝错误的无效假设的最大概率。只有在已知效应值的前提下，该值才有意义。例如，如果研究者设定 β 为 0.2（α=0.05），那么她需要每组 25 000 个研究对象，随访 10 年，才能证明每日服用阿司匹林导致结肠癌发病风险减半。换言之，如果阿司匹林确实有效，那么每组 25 000 人的研究不拒绝没有差异的无效假设（α=0.05）的可能性为 20%。见效能。

暴露（Exposure）：一个术语，用来表示研究受试者有特定的危险因素。例如，暴露于阿司匹林被定义为在过去 6 个月中平均每周摄入一片或多片阿司匹林片（任意大小）。

备择假设（Alternative hypothesis）：假设预测变量与结局变量在总体中存在关联，用于样本量估算。例如，研究的备择假设是吸烟的青少年与不吸烟者相比，辍学的可能性有差异。见无效假设。

比（Odds）：疾病评价风险（或其他结果）除以（1-风险）。例如，如果女性患乳腺癌的终生风险是 15%，那么患乳腺癌的终生比是 0.18（0.15/0.85）。对于罕见疾病来说（人群中发生率不到 10%），风险与比的值是近似的。

比值比（Odds ratio）：暴露组中患病与非患病者的比值和非暴露组中患病与非患病者的比值的比。当疾病在暴露组与非暴露组均罕见时，相对危险度和比值比是相似的，因为疾病的比和风险是相似的。例如，高血压患者发生肾衰竭的比值比为 2，这意味着，高血压患者发生肾衰竭的可能性是非高血压患者的两倍。

边缘值（Marginals）：列联表的行和列总数。例如，2×2 表的边缘值表明：研究中的男性和女性数量相似。

变量（Variable）：可以有不同值的测量。例如，性别是一个变量，因为有两个不同的值——男性或女性。见分类变量、混杂变量、连续变量、二分类变量、离散变量、名义变量、有序变量，结局变量和预测变量。

变异（Variability）：测量的离散大小，通常用标准差计算。例如，如果由饮食变化导致的体重改变为从大幅度体重增加到大幅度体重降低，那么这种改变就叫高度变异。参见标准差和均数的标准误。

变异系数（Coefficient of variation，CV）：评价测量精确度的一种方法，用一系列测量值的标准差除以测量值的平均值。有时，变异系数是由测量的中间值和极端值计算获得的。如在围绝经期妇女（雌激素水平非常低）样本中，血清雌二醇水平的变异系数为10%，而在相对年轻的女性中仅为2%。

标书（Proposal）：一种为获得基金机构资助而起草的文件，包括研究方案、预算以及其他管理和支持信息。例如，美国国立卫生院基金（the National Institutes of Health，NIH）会征求多种类型研究资金的标书。

标准差（Standard deviation）：用于测量连续变量的变异（离散）。例如，研究者报告队列中450名男性的平均年龄为59岁，标准差为10岁。

标准化（Standardization）：针对如何进行测量而制订的特定的具体详细说明，以保证测量最大程度的可重复性和精确度。例如，在测量血压的研究中，测量的标准化可包括研究对象的准备工作、袖带尺寸、袖带位置、袖带的充气和放气的高度，及指示收缩压和舒张压的心音。

表面效度（Face validity）：一个术语，描述了根据一个测量看似是否合理来衡量它对特定的现象的测量效果如何，它通常是一个非常可靠的方法，以评估有效度。例如，青少年中的测量流行度被视为具有表面效度，因为研究者认为，在上高中和未上高中的学生中流行度有差别。见结构效度、内容效度和效标关联效度。

病例队列研究（Case-cohort study）：在这种研究设计中，在大型随访队列中进展为某种疾病（或其他结局）的研究对象作为病例组，与整个队列的随机样本进行比较。例如，在2000名前列腺癌早期的男性队列中实施病例队列研究，比较随访中死亡人群与队列随机抽样人群的基线雄性激素和维生素D水平。

病例对照研究（Case-control study）：将患有疾病的病例组（或其他结局）与未患疾病的对照组进行比较的一种研究设计。例如，在一个病例对照研究中，比较急诊室内憩室炎患者与作为对照组的其他消化道疾病患者的每周坚果平均消耗量。

病例（Case）：患有或进展为某个感兴趣结局的研究对象。例如，将随访期间发生不稳定心绞痛、心肌梗死或猝死的研究对象定义为病例。见对照。

病例交叉设计（Case-crossover study）：病例对照设计的一种变形，每一个病例进行自身对照，比较结局事件发生前的某一特定时间的暴露值与其在一个或多个对照时期的暴露值。这种设计容易受到回忆偏倚的影响，因此最适用于可以客观测定暴露值的情况。例如，在一个病例交叉研究中，在急诊室中表现出偏头痛的患者中，更可能在过去的2个小时内而不是一天前的同一时间内食用巧克力。

参与者（Participant）：参加到研究中的人。*participant*这个词在使用时通常优先于*sub-*

ject，因为前者强调加入到研究的人是推动科学进步的积极参与者，而不仅是实验受试者。例如，在治疗失眠的某种新药研究中，参与者是符合标准且自愿加入到研究中的人。

测量误差（Measurement error）：测量的精确度或准确度（或两者皆有）不够完美的情形，因此，大多数变量或多或少都存在测量误差（可能死亡除外）。例如，为了减少测量误差，研究者每周都使用 2 kg 重的不锈钢砝码来校准婴儿秤。

查询（Query）：根据关系型数据库的命令或指令来选择或操作数据。例如，研究协调员写了一个查询来选择在未来 2 个月内需要被随访，但还没有被安排上日程的所有研究参与者的姓名和联系方式。

差异性偏倚（Differential bias）：测量值随着研究对象的状态系统性改变的情况的统称，通常取决于研究对象是否是病例组或对照组；通常伴随回忆暴露而发生。例如，因为相比于在相同环境长大的兄弟姐妹，患有脂泻病的成人病例组更可能回忆起儿童时期有小麦制品暴露，研究者认为参与者的回忆存在差异性回忆偏倚。见无差异偏倚。

抄袭（Plagiarism）：一种学术不端行为，指研究者在没有给予适当标注的情况下占用其他人的想法、结果或用词。例如，在没有标注恰当出处的情况下使用其他研究者关于某种新测量方法的说明。

巢式病例对照研究（Nested case-control study）：一种病例对照研究，病例组与对照组来自一个（较大）队列或曾是队列研究中已纳入的受试者。当对队列中所有受试者进行测量非常昂贵以致于无法对所有受试者进行测量时使用该研究方法；而是仅对基线时存储了标本的受试者进行测量。例如，研究者用巢式病例对照研究在 2009 年俄亥俄州的出生队列中确定新生儿筛查时血样中的细胞因子水平是否与脑瘫的发生有关。

抽样（Sampling）：当符合条件的参与者数量大于估计的样本量时，选择参与者进入研究的过程。例如，研究人员使用了"3 选 1"抽样方案，平均每 3 名合格受试者里抽 1 人。见整群抽样、连续样本、方便样本、概率抽样、分层随机抽样、系统抽样。

次要研究问题（Secondary research question）：主要研究问题以外的问题，通常包括额外的预测变量或结局变量。例如，如果主要研究问题是确定孕妇酒精消耗和低出生体重儿之间的关联，次要的问题可能是确定怀孕期间酒精消耗和贫血的关系。

错分（Misclassification）：指分类变量的测量误差，即受试者某变量的值被（误）计为另一个值。例如，研究人员担心，由于医疗记录不完整，有些在住院期间曾跌倒的患者被错分为不曾跌倒。见差异性错分和非差异性错分。

代表性样本（Representative sample）：代表目标总体而被纳入研究的样本。例如，在 Framingham 心脏研究中，目标总体为所有成年人。可获得总体（对于在波士顿的研究者而言）是马萨诸塞州 Framingham 小镇的成年人。研究者罗列了 Framingham 的成年人并要求每一位居民加入到研究中。这个方法可以得到代表性样本，但一些人会拒绝加入并由志愿者替代。由于志愿者通常要比非志愿者有更加健康的习惯，样本可能过度代表健康人群。除此之外，Framingham 的人群（大多为白人）不能代表所有的美国成年人，并且一定也不能代表其他国家的人。

单侧假设（One-sided hypothesis）：研究者想要评估在两种可能方向中仅发生一种可能性的

Ⅰ类错误时采用的备择假设（例如较大或较小风险，而不是都可以）。例如研究者检验吸烟会增加痴呆风险的单侧假设。见双侧假设。

单样本 t 检验（One-sample t test）：一个用于比较样本中某变量的均值和固定常数（一个特殊的数字）的统计检验。最常见的单样本 t 检验的类型为配对 t 检验。在这种 t 检验中，将配对测量变量的差值（如同一个体不同时间点的测量）作为样本均值与 0 值进行比较。例如，研究者发现男性在其住院期间体重增加均值（±标准差）为 4±3 kg（$P=0.03$，通过单样本 t 检验得到）。见两样本 t 检验。

导入期（Run-in period）：临床试验中的一个短暂的时间段，在此期间符合条件的参与者服用安慰剂或阳性干预，只有那些依从性达到一定水平，且耐受干预的参与者，或对中间结果有获益效应的参与者才符合主要试验的条件。例如，在心律失常抑制试验中，只有那些在导入期服用阳性药后室性早搏减少到一定程度的患者，才会被随机分配到继续服药组或换到安慰剂组。

登记（Registry）：患某特定疾病的人群或经历某特定过程的人组成的数据库。研究可以通过收集结局数据作为登记的一部分，或通过将登记数据链接到其他来源，如癌症登记或国家死亡指数的研究。例如，旧金山乳房 X 线登记表可以获得在旧金山三大乳房 X 线照相术中心接受乳房 X 线照相术的所有女性检查的数据；研究者将其与当地的癌症登记链接来评估乳房 X 线照相术的准确性。

等效研究（Equivalence study）：一类旨在证明两种（或更多）治疗有相似结果的研究；通常，一个是新治疗手段，其他是已知有效的治疗手段。例如，用等效研究来比较两种抗生素（新的药物 A 与旧药物 B）治疗肺炎的效果。

递归划分算法（Recursive partitioning）：一种根据人们的结局风险进行分类的多元技术；不同于需要建模的技术（如 logistic 回归），它不需要任何关于预测变量和结局变量之间的关系形式假设。这种技术创建了分类树，包括一系列是（否）问题，被称为分类和回归树（Classification and Regression Tree，CART）。例如，调查人员使用递归分割确定，年龄在 20~65 岁，有腹部疼痛，但没有食欲下降、发烧或反跳痛的急诊科患者患急性阑尾炎的风险较低。见临床预测规则和过度拟合。

调查（Survey）：对特定人群的横断面研究，通常涉及问卷。例如，在酒精和相关疾病的全国流行病学调查中，招募了有代表性的美国成人样本，并问了他们一些关于目前和曾经的酒精消费量、酒精使用障碍及酒精治疗服务的利用的情况。

调整（Adjustment）：考虑一个或多个变量对其他两个变量之间的关联产生的影响时，采用的各种统计学技术的统称。例如，调整收入后，会使教育水平与死亡率二者之间的关联程度得以降低。

独立变量（Independent variable）：见预测变量。

独立（Independent）：该术语至少有两种使用方式。第一，指两个变量互不影响。例如，研究者认为坚果的膳食消费量和血糖水平是独立的：在他们的研究中没有证据表明，坚果消费影响血糖水平，反之亦然。第二，是指一个变量对另一个变量的影响不依赖于第三个量（即"独立于"）。例如，因为她认为母亲文化水平和母乳喂养是相互关联的，所以研究者调整母亲文化水平，以估计母乳喂养对 2 岁儿童语言技能的独立效应。

队列研究（Cohort study）：前瞻性队列研究涉及纳入一组研究对象（队列），测量基线数据，然后随访直至观察到结局发生；回顾性队列研究涉及确定一组已完成测量的研究对象（队列），且其中一部分或全部的随访研究对象的结局已发生。例如，研究者开展回顾性队列研究探索美国士兵情商测试结果与随后进展为创伤后应激障碍（PTSD）的可能性是否相关。

对照（Control）：该术语有两个不同含义。一，对照是指未发生感兴趣结局的研究对象，因此作为发生感兴趣结局者（病例组）的对比组。例如，在消化性溃疡危险因素的研究中，对照组是研究期间来自同一医院非消化系统疾病的患者。二，对照是指在临床试验中未接受研究干预的而接受阴性"治疗"（如"安慰剂"或"常规治疗"）的参与者；在这种情况下，对照也指接受阴性治疗的参与者。例如，对照组给予与阳性药物看似相同的安慰剂药片。见病例与干预

多变量调整（Multivariate adjustment）：常用统计技术术语，指在研究时调整一个或多个潜在混杂变量对预测变量和结局变量之间关联的影响。例如，使用多变量调整校正年龄、性别、教育水平、基线认知功能和吸烟后，研究发现摄入补充维生素 D 与认知能力下降的风险增加有关。

多分类变量（Polychotomous categorical variables）：有三个或更多类别的分类变量。例如，血型包括 A、B、O 型，就属于多分类变量。

多重参照偏倚（Differential verification bias）：在诊断试验中，不同的研究对象使用不同的金标准时，会发生此类偏倚，至少在一定程度上取决于欲研究的试验结果。例如，前列腺特异性抗原（PSA）筛查男性前列腺癌的研究中，那些 PSA 水平高的研究对象接受前列腺穿刺活检，而那些 PSA 水平正常的研究对象接受临床随访；这会在 PSA 筛检男性无痛前列腺癌患者时，增加多重参照偏倚，错误地提高灵敏度，降低特异度。

多重队列研究（Multiple-cohort study）：一个队列研究纳入两个或两个以上不同分组的受试者（队列），然后比较其结果。通常用于职业暴露研究，在此类研究中队列与潜在危险因素暴露组或非暴露组比较。例如，研究者进行多重队列研究，以探讨飞机飞行中宇宙射线暴露是否与血液系统恶性肿瘤的风险增加相关，研究者建立 4 个队列：飞行员和乘务员（暴露于宇宙射线）以及票务代理和舱门服务员（不暴露于宇宙射线）。见双队列研究。

多重假设检验（Multiple hypothesis testing）：研究者在研究中有不止一种假设（通常比一种多很多）的情形，从而增加了一种 I 类错误的风险，除非调整统计学显著性水平。例如，虽然研究者报告维生素 D 的消费和认知能力下降之间的关联有统计学显著性（$P = 0.03$），但是她的结果因为没有考虑多重假设检验而被质疑，因为这项研究关注了 30 多种营养补充剂。见 *Bonferroni* 校正。

二次数据分析（Secondary data analysis）：使用已有数据而非原始数据来回答研究问题。二手数据可能包括以前的研究、医疗记录、医疗保险账单数据和死亡证明。例如，医院的出院数据和国家死亡指数可被用于二次数据分析，以确保险定有急性胰腺炎出院诊断的患者的 1 年死亡率。

二分类变量（Dichotomous variable）：变量的值只能是二选一，如是/否或男/女。例如，研究者将收缩压分为高血压（≥140 mmHg）或非高血压。见分类变量和连续变量。

发表偏倚（Publication bias）：属于一种已发表文献的失真，发生在发表的研究不能代表所有已完成的研究时，通常因为阳性结果被提交并发表的机会比阴性结果更多。例如，meta分析的作者怀疑存在发表偏倚，因为发现已发表的研究中有 6 个小样本的阳性结果研究，但仅有 1 个大样本阴性结果研究。

发病率（Incidence）：受试者在随访期间出现结果的比例，有时被称为发病比或累积发病率。例如，研究者发现，素食孕妇比吃肉的孕妇的早产发生率要低得多。

发病率（Incidence rate）：特定疾病或结果在先前未患该疾病的一组受试者中的发生率。通常用新发病例数除以人时算得。例如，中年男性心肌梗死的发病率为 35.3/1000 人年，是中年女性的两倍（17.4/1000 人年）。见人时。

发病密度抽样（Incidence-density sampling）：在巢式病例对照研究中，当重要暴露随时间变化时，抽取对照的技术；因此，需要在同一时间对暴露组与对照组进行测量。例如，由巢式病例对照研究来确定使用抗组胺药物（有季节性变化）是否会增加髋部骨折的短期风险（可能由于跌倒的风险增加）时，使用发病密度抽样获得对照，例如，在髋关节骨折病例发生当月测量对照使用抗组胺药的情况。

方便抽样（Convenience sample）：指一组研究对象被选择进入一个研究仅仅是因为他们容易获得。例如，研究者使用来自她的诊所的患者的方便样本作为病例对照研究的对照组，探究脑膜瘤的危险因素。

非劣效试验（Non-inferiority trial）：比较已有一定优势的新治疗（例如，新的治疗更安全、更便宜或更容易使用）与现有治疗的临床试验，研究目标旨在证明新治疗方法的疗效不逊于已有治疗方法。例如，一项关于不引起嗜睡的新止痛药的试验证实其在缓解手术后疼痛的方面不劣于羟考酮。

分层（Stratification）：根据潜在混杂因素水平将研究对象分层，并在每层分别分析预测变量和结局变量关联的一种用于控制混杂的分析策略。例如，在锻炼与中风风险的研究中，不锻炼通常可能与中风风险增加有关，这是由于很多不锻炼的人肥胖，而肥胖会增加中风的风险。为了将潜在的混杂效应（肥胖的效应）最小化，根据研究对象的体重指数进行分层，并分别对基线时的正常体重者、超重者或肥胖者进行分析。

分层区组随机化（Stratified blocked randomization）：用于确保具有某种特征（通常是某种混杂因素）的研究对象被等量地随机分配到每个研究组的一种随机化方法。随机化是根据感兴趣的特征分层的；在每层中，研究对象被随机分配到事先确定数量的区组。例如，在骨折预防药物的试验中，椎骨骨折病史是结局和对治疗反应的一个强预测因子，并且最好能够保证每个研究组中有/无椎骨骨折病史的研究对象数量相等。因此，研究者采用分层区组随机化将研究对象分为两层（有无椎骨骨折病史）；在每层中，以 6~10 人为一个区组进行随机化。

分层随机抽样（Stratified random sampling）：一种抽样技术，根据一些特征（如年龄、种族或性别）将潜在研究对象分成不同的组，并从每个层中进行随机抽样。每层之间通过不同方式设定权重。例如，研究者在加州预防胰腺癌的患病率研究中采用分层随机抽样对少数种族和民族进行过抽样。

分类变量（Categorical variable）：只有几个可能的取值的变量。例如，研究者将教育水平的调查值转化为包含 4 个取值的分类变量：高中以下、高中、大学或大学以上学历。见连续变量、二分类变量、名义变量和有序变量。

分类和回归树（Classification and Regression Trees，CART）：见递归划分（算法）。

Meta 分析（Meta-analysis）：将有类似预测变量和结局变量的几项研究结果合并为单一汇总结果的方法。例如，一项纳入 12 篇发表研究的 meta 分析发现使用非甾类抗炎药会导致患哮喘的风险增加 28%。

分析性研究（Analytic study）：探究两个或多个变量之间是否存在关联的研究。例如，研究者使用分析性研究探索医学生血压是否与身高相关。见描述性研究。

风险比（相对危险度）[Risk ratio (relative risk)]：一组结局风险除以比较组风险。例如，如果使用雌激素女性发生静脉血栓栓塞事件的风险为 5/1000（0.5%），而那些从未使用过雌激素的女性的风险是 2/1000（0.2%），则使用雌激素女性比未使用女性，其相对危险度为 2.5。参见危险比和比值比。

风险差（Risk difference）：一组的结局风险减去比较组风险。例如，如果使用雌激素的女性的静脉血栓栓塞事件的风险为 5/1000（0.5%），而那些从未使用过雌激素女性的风险是 2/1000（0.2%），那么使用雌激素女性比未使用女性，其风险差为 3/1000（0.3%）。见需治疗人数。

符合方案分析（Per-protocol analysis）：在临床试验中，对依从研究方案（指按指示服用或使用研究干预）的研究对象数据进行分析的的一种方法。例如，治疗严重骨性膝关节炎的手术和物理疗法作比较的随机试验，符合方案分析可能仅包括确实接受了手术治疗的手术组研究对象的数据和确实接受了物理治疗的物理治疗组的研究对象的数据。见意向性治疗分析。

复杂假设（Complex hypothesis）：有一个以上预测变量或结局变量的研究假设。应尽量避免复杂假设，因为很难进行统计学检验。例如，研究者改良了他们的复杂假设（"病例管理的新项目会影响留院时间长短和重新入院的可能性"），变为两个简单假设（"病例管理的新项目对会影响留院时间长短"和"病例管理的新病例会影响重新入院的可能性"）。见简单假设。

概率抽样（Probability sampling）：这是个随机过程，通常使用随机数字表或计算机程序完成，以保证总体中每个个体有指定的机会被纳入到样本中，从而为从样本到总体的推论提供严谨的依据。例如，基于加利福尼亚州所有医院的出院诊断按 5% 的概率抽样慢性阻塞性肺疾病（chronic obstructive pulmonary disease，COPD）患者，对他们的观察应该提供有关再住院和死亡危险因素的可靠发现。

干扰（Co-intervention）：在临床试验中，发生在随机化之后、且不是研究设计的干预会影响结局发生率。研究组中的不同干扰发生率会造成结局事件的偏倚，导致很难将结局的发生归因于欲研究的干预。例如，一项婴儿母乳喂养干预与随后过敏性疾病关系的研究结果很难进行解释，是由于干预组女性不仅采用母乳喂养的时间更长，且与对照组相比，更可能添加固体食物比较晚，或购买低敏配方奶粉，以上这两项都是潜在干扰。

干预（Intervention）：在随机试验中，受试者接受的有效治疗。经常用作形容词（干预组）。例如，在焦虑症心理治疗的随机试验中，干预措施是与重视认知—行为方法的执业心理学家每周谈话 1 小时连续 6 个月。见对照（第二个定义）。

工具变量（Instrumental variable）：一个与预测变量相关联但与结局变量无关联的变量，因此，可以用它来间接估计预测因素对结果的影响。例如，研究者发现一个新型流感疫苗的使用在区域间存在差异，所以他们可以用居住区作为工具变量来研究流感疫苗对老年人总死亡率的影响。

固定效应模型（Fixed-effects model）：多水平统计分析中使用的一个通用术语，本书中仅就 meta 分析进行讨论，即一种统计模型，仅基于纳入研究的研究内方差来估计研究权重和总效应方差。例如，在一项针对练习瑜伽对抑郁症的作用的临床试验 meta 分析中，试验的结果有在变异，基于固定效应模型估计的合并效应受大样本研究支配，其中置信区间比随机效应模型计算的窄。见随机效应模型。

关联（Association）：两变量之间的定量关系。例如，研究发现在 60～69 岁人群中，男性与认知缺损风险之间存在关联，相对危险度为 1.6。

关系型数据库（Relational database）：允许用一系列表格存储相关信息的软件。表格可以通过公用字段实现彼此链接。例如，一项研究的关系型数据库可以包括基本信息表中的每个研究对象的研究编号和出生日期，以及随访表中的研究编号和随访日期（其中每个研究对象可能有多次随访）。研究对象在某次随访日的年龄可以通过研究编号将每个对象的随访日期和出生日期链接起来而进行计算。

观察性研究（Observational study）：研究设计中的通用术语，研究者只需观察研究对象而不进行任何干预措施的研究设计方法。因此，该术语包括横断面研究、病例对照研究和队列研究，但不包括随机试验或前后对照研究。例如，研究者进行一项观察性研究以确定黑色素瘤的危险因素。

观察者偏倚（Observer bias）：调查者（或研究助理）进行非客观评估时，会受到他对受试者属性的一个或多个认知的影响，如受试者属于病例组还是对照组、暴露或不暴露于特定的危险因素。例如，根据采访发现西班牙裔青少年比亚洲人更可能有愤怒管理问题，但自填式调查问卷和学校记录的评价发现两组之间没有差异，因此，这一发现显然是由于观察者偏倚导致的。

规范化（Normalization）：在关系型数据库中，通过确保每个数据项都存储在唯一的行或表中，来消除冗余和提高可靠性的过程。例如，数据库顾问将数据库规范后，他可以通改变一个单独表中的一行来更新受试者的电话号码。

过度拟合（Overfitting）：当研究者基于部分样本的偶然变异为多元模型选择变量或分界点时产生的问题，这一问题会导致的结果外推性差。例如，审稿人怀疑作者报告预测复发性白内障的最佳模型存在过度拟合，即研究对象仅包括了 3 月或 8 月出生的 65 岁到 74 岁之间的女性。

过度匹配（Overmatching）：为了控制混杂而过度匹配的情况，降低了研究者确定风险因素是否与结局关联的能力，因为对照与病例太相似。例如，由于对照组与病例组是按年龄（±3年）、性别、种族和社会经济地位匹配的，因此一旦匹配变量是某组受教育水平的主要决定因素，过度匹配会导致无法判断教育是否与年龄在65岁以上的研究对象患脑卒中的风险相关。

合并效应（Summary effect）：在meta分析中，纳入研究中的加权平均效应；不同模型使用不同的加权公式。例如，在血管紧张素转换酶抑制剂（ACE）治疗心血管疾病患者的死亡率的随机试验的meta分析中，采用固定效应模型计算的合并效应为加权平均相对危险度，以每个纳入研究的相对危险度的方差倒数作为权重。见固定效应模型和随机效应模型。

横断面研究（Cross-sectional study）：这种研究设计在有限的时间段内选择研究对象并进行测量，通常用于估计某种暴露或疾病的流行程度。例如，在加州伯克利分校的1200名大学生中进行横断面研究来估计近视的流行情况。

Kappa：衡量两个（或多个）观察者判断某现象是否发生的一致程度的统计学术语，而不仅仅是依然预期。数值从-1（完全不一致）到1（完全一致）。例如，用kappa值比较两个病理学家用肝活检标本诊断肝硬化的一致性，为0.85。

患病率（Prevalence）：在某一时点患某种疾病或健康状态的人员比例。患病率受疾病发病率和病程时间的影响。例如，系统性红斑狼疮的患病率是在某一时点患该病的人的比例；如果该疾病变得更寻常或治疗水平提高以致患该病的人存活时间更长，那么患病率会增加。

回顾性队列研究（Retrospective cohort study）：建立队列、基线测量和随访都在发生在过去的一种队列研究。例如，为描述胸主动脉瘤自然史，研究者于2012开展回顾性队列研究，他从2007年确诊为主动脉瘤患者的出院记录中获得数据，并便用出院记录和国家死亡指数，确定哪些患者在2012年之前发生了主动脉瘤破裂或死亡。

Logistic回归模型（Logistic regression model）：用于估计一个或多个预测变量对二分类结局变量产生效应的统计方法，该方法可以调整其他预测变量和混杂变量的影响。例如，在Logistic回归模型中，在调整了年龄、血压和糖尿病后发现，男性中风的风险是女性的两倍，黑人中风的风险是白人的三倍。

回忆偏倚（Recall bias）：一种特殊的偏倚类型，研究对象回忆他是否和如何暴露于某危险因素的情况受到其他因素的影响，尤其与这个研究对象属于病例还是对照有关。例如，肌萎缩性脊髓侧索硬化症病例比对照组更可能回忆起自己暴露于杀虫剂的情况就是产生回忆偏倚的原因。

混杂变量（Confounding variable）：见混杂。

混杂因素（Confounder）：见混杂。

混杂（Confounding）：在这种流行病学现象中，预测变量与结局变量的关联是由于第三个变量（称为混杂因素或混杂因素），而不是预测变量和结局变量之间的因果关系。例如，吸烟与子宫颈癌之间的显著关联由于人乳头瘤病毒（HPV）的存在而混淆，因为吸烟的女性更可能（有多个性伴）感染 HPV。见效应修正。

校准（Calibration）：确保仪器能够稳定读数的过程；通常通过测量已知标准来完成，然后对仪器进行相应调整（校准）。例如，通过称重 50 kg 的钢块对体重计进行每月一次的校准。

基于人群的样本（Population-based sample）：代表总体人群的样本人群。例如，国家健康与营养和健康调查（the National Health and Nutrition Examination Survey，NHANES）提供了美国总体人群的随机样本数据，这就是基于人群的样本。

基于实践的研究网络（Practice-based research networks）：一种工作网络，在其中社区医生可以一起对感兴趣的科研问题开展研究。例如，基于实践的研究网络开展腕管综合症初级治疗实践的研究说明大部分患者通过保守治疗得到改善。这与医学科研中心在之前文献中表明大多数腕管综合征患者需要手术治疗的结果相反。

基于医院的对照（Hospital-based controls）：在病例对照研究中，在选择病例的同一医院选择对照组。例如，在某研究中发现食用加工过的肉类是否与上消化道肿瘤有关，研究者采用与病例来自同一医院的非恶性胃肠道疾病患者作为基于医院的对照组。

基于诊所的对照（Clinic-based control）：在病例对照研究中，选择与病例组来自相同诊所（或同一医生）的患者作为对照组。例如，研究者在研究每周在人行道上跑至少两英里与膝盖的放射性关节炎是否相关时，选择基于临床的对照。

疾病谱偏倚（Spectrum bias）：样本测试准确度与总体不同的情形，因为样本中的疾病的谱（影响灵敏度）或非疾病谱（影响特异度）不同于该试验将被应用的人群。例如，由于疾病谱偏倚，一个研究发现，比起应用于健康医学生，一种新的用于诊断食管癌的血清试验应用于中晚期食管癌患者是相对准确的，但当应用于原因不明吞咽困难的老年患者时却结果不佳。

记录（Record）：包含人员、事务、结果或事件信息的关系型数据库中的一行（最好由主关键字标识）。例如，研究对象表格中可能每个研究对象只有一条记录，用研究编号作为主关键字，研究中也有（如出生日期和性别）等字段信息。

剂量反应（Dose-response）：暴露（剂量）越大，结局程度或发生可能性（反应）越大的现象。（如果暴露是保护因素，那么暴露越大，结局发生的可能性越小。）例如，有研究报告了日照与黑色素痣个数的剂量反应关系；另一个研究报告了痣的个数与黑色素瘤的剂量反应关系。

假设（Hypothesis）：一个通用术语，用来阐明研究将会发现什么的表述。例如，研究假设是长期使用抗癫痫药物与患口腔癌的风险增加有关。见零假设和研究假设。

假阳性结果（False-positive result）：有两种不同使用方式的术语。在涉及医疗检测时，它是指患者的检测结果为假阳性。例如，虽然患者没有乳腺癌或在随访的 6 年中未患乳腺癌，但她的乳房 X 光检查为假阳性结果。在涉及研究时，它是指研究结果在样本中检测到总体中实际不存在的效应（即研究结果具有统计学意义）。例如，尽管随后的研究表明，吸烟不会增加患帕金森病的风险，但一个早期的病例对照研究却呈现了假阳性结果（$P = 0.03$）。

假阴性结果（False-negative result）：有两种不同使用方式的术语。在涉及医疗检测时，它是指患者的检测结果为假阴性。例如，尽管患者经活检证实患有乳腺癌，但她的乳房 X 光检查为假阴性结果。在涉及科学研究时，它是指研究结果未能在样本中检测到总体中确实存在的效应（即研究结果不具有统计学意义）。例如，虽然随后的研究表明，吸烟会增加中风的风险，但早期的病例对照研究却呈现了假阴性结果（$P=0.23$）。

简单假设（Simple hypothesis）：只有一个预测变量和一个结局变量的假设。例如，研究者将其复杂假设修改为简单假设：每周吃至少 5 次水果的人患结肠癌的风险更低。见复杂假设。

交叉研究（Crossover study）：在这种研究设计中，所有的研究对象从一种治疗（或对照）转换到另一组，通常发生在研究开展一半时。有时，两个阶段中会有一个洗脱期。这种可以让所有研究对象接受干预治疗的研究设计，只有在患者治疗后可以恢复到基线水平的情况下才可以使用。例如，将偏头痛的患者纳入到交叉研究，比较某种新药与安慰剂相比预防偏头痛的效果。

交叉（Crossover）：用于描述研究对象的一个术语，常用于临床试验，指在研究中研究对象从一组开始（如常规治疗组），随后转换到另一组（如干预治疗组）。通常发生在干预治疗涉及过程的情况下。例如，15 名患有前列腺癌的研究对象起初被分配到留院观察组，在试验中交叉分配到接受放射治疗或手术组。

结构效度（Construct validity）：用于描述测量与该特征理论定义（"结构"）的一致程度的术语。例如，认为某种用于测量社会焦虑的量表具有结构效度，因为被朋友描述为"风趣"和"外向"的人群和被描述为"害羞"和"不喜欢参加聚会"的人群相比，其测量值有很大差异。见内容效度和效标效度。

结局变量（Outcome variable）：对每个受试对象结局的正规定义。例如，在研究不同类型运动对体重和身体成分影响时，结局变量被定义为千克体重改变（从基线到 1 年后的最终测量），以及同时期以厘米度量的腰围改变。

结局（Outcome）：研究终点的通用术语，如死亡或出现某种疾病。例如，在研究外科放射治疗是否对单发颅内转移瘤患者有益时，结局为研究对象在熟练的护理下被随访至死亡或肿瘤定植。

金标准（Gold standard）：明确判断一个患者是否患特定疾病或结果的一种方法。例如，髋部骨折诊断的金标准是经委员会认证的放射线学专家的影像学诊断。

精确度（Precision）：变量测量的可重复性，几乎每次测量都得到相同的测量值。例如，杆秤可以以非常精确地测量体重，然而对于测量抑郁症严重程度的研究者来说，更可能的是不同观察者得到不同的值。

具体目标（Specific aims）：在研究方案中，对研究目标的简要陈述。例如，一项研究睾酮对男性骨密度影响的随机试验的具体目标可能是："检验如下假设：与接受安慰剂的男性相比，那些接受睾酮的男性在 3 年治疗期间的骨质流失会更少。"

均等（Equipoise）：不知道两种可能性（药物 X 优于安慰剂/药物 X 不如安慰剂）哪种更可能是正确的情形。因此，在一项随机试验中比较药物 X 和安慰剂的效果是符合伦理的。

例如，研究人员认为，在临床上两组人群从试验中获益的可能性是均等的，因为并不知道使用食管癌的新疗法是否使其结局比现行的标准治疗手段更好。

均数的标准误（Standard error of the mean）：用于估计样本连续变量均数的精确度，它取决于标准差和样本量大小（平方根）。例如，研究者报告队列中 450 名男性的平均年龄为 59 岁，标准误为 0.48 岁。

卡方检验（Chi-squared test）：用于比较两个（或多个）构成比之间是否有统计学差异的统计学方法。例如，每周锻炼两次以上的人与锻炼两次以下的相比，痴呆发生率是否相同，使用卡方检验比较两组风险的统计学差异。

可获得总体（Accessible population）：研究者可以获取的一组人，并且他们可以被选择或愿意参与研究。例如，研究可获得人群为 2013 年 1 月 1 日至 2014 年 6 月 30 日期间，在 Longview 医院初始诊断为乳腺癌，且 6 周内接受了治疗的女性。见预期样本和目标总体。

可重复性研究（Reproducibility study）：测量可重复性是主要研究问题的研究，通常由相同的人或机器（观察者内可重复性）完成多次测量，或由不同的人或机器完成相同的测量（观察者间可重复性）并对其结果进行比较。例如，研究者进行可重复性研究来决定是否一种新的电子听诊器是否可以提高检测舒张期心脏杂音的能力。

Ⅰ类错误（TypeⅠerror）：因为研究结果有统计学意义，而拒绝了在真实总体中正确地无效假设的错误。例如，如果一项关于膳食胡萝卜素对患结肠癌风险的影响的研究（$\alpha=0.05$）结论为胡萝卜素可以降低结肠癌风险（$P<0.05$），而实际上两者没有关系时，即发生了Ⅰ类错误。见假阳性结果。

Ⅱ类错误（TypeⅡerror）：因为研究没有拒绝实际上错误的无效假设而发生的错误（例如，$P>\alpha$）。例如，如果研究未能拒绝胡萝卜素对结肠癌风险没有作用的无效假设（$P>0.05$），而实际上胡萝卜素可以降低结肠癌风险，那么就发生了Ⅱ类错误。见假阴性结果。

累积发病率（Cumulative incidence）：见发病率。

离散变量（Discrete variable）：一种只有几个取值的变量。考虑到实际目的，连续变量有时可作为离散变量。例如，年龄通常记为最近一个生日的年龄，吸烟状况记为平均每日吸烟支数。见连续变量。

李克特量表（Likert scale）：一组提供等距选项的答案（通常为 5 个）的问题。例如，问题"你有多大可能回到这个急诊室寻求治疗？"的潜在答案如下：很可能、有点可能、不确定、不太可能、非常不可能。

连续变量（Continuous variable）：理论上，这种测量值有无限个可能的取值。在实际中，这个术语是指"许多"（如 10 个或更多、20 个或更多）个可能的取值。例如，使用水银血压计测量的收缩压值作为一个连续变量，单位为 mmHg。见分类变量、二分类变量和离散变量。

连续抽样（Consecutive sample）：一种研究抽样技术，研究对象一个接一个地被选入研究直到达到样本量。通常用于预期样本；也可以在复习医疗记录时使用，因为不需要知情同意。例如，研究者采用连续抽样来复习来风湿门诊就诊的前 100 名患有类风湿关节炎患者的病例，起始日期为 2013 年 1 月 15 日。

两样本 t 检验（Two-sample t test）：用于比较样本中某个变量的平均值与另一个样本的平均值的统计检验。例如，研究者对使用橄榄油营养补充品使高密度脂蛋白胆固醇水平平均值增加 10 mg/dl 和使用安慰剂使其增加 2 mg/dl 的两组研究对象进行比较（两样本 t 检验，$P=0.14$）。见单样本 t 检验。

量表（Scale）：针对多个问题进行打分并整合成量表来测量抽象概念的一种常用方法。例如，测量生活质量的 SF36 量表包括 36 个问题，涵盖与功能性健康和良好行为有关的 8 个量表。（SF 代表"短表"。）见李克特量表。

疗效（Efficacy）：虽然这个术语没有标准的定义，我们用它来衡量在随机试验中干预效果的好坏，而不是它在实际实践中效果的好坏。例如，一个临床实验报道组织型纤溶酶原激活剂（tPA）在降低急性脑卒中患者的发病率和死亡率方面有 25% 的疗效。见有效性。

临床前期试验（Preclinical trial）：在干预措施进行人体测试前进行的研究。这类试验可能包括细胞、组织或动物。例如，美国食品药品监督管理局要求在两种不同种属的动物中进行临床前试验，以在新药被用于人体验证前证明其安全性。

临床试验（Clinical trial）：在这种研究设计中，研究对象接受两种不同干预中的其中一种（至少）。通常，干预是随机分配的；由此产生了随机临床试验（*randomized clinical trial*）的概念。临床试验有时也称为实验。例如，研究者开展一项临床试验来研究使用青霉素进行预防性治疗是否可以在口腔治疗过程中降低心脏瓣膜异常患者发生细菌性心内膜炎的风险。

临床预测规则（Clinical prediction rule）：一种结合多个预测变量（包括存在或不存在的各种迹象或症状，以及医学检验结果）的算法，用于估计某一特定疾病或结局发生的可能性。例如，研究者开发了一种临床预测准则来根据绝经期女性先前发生骨折的信息、摔倒的特征（如果发生的话）、前臂的体格检查和现用药物来诊断腕部骨折。

灵敏度（Sensitivity）：诊断试验呈阳性人群患病受试者的比例（"疾病为阳性"或是 PID）。例如，与病理活检结果相比，血清前列腺特异性抗原检测结果 >4 ng/mL 诊断前列腺癌的灵敏度约为 20%；换句话说，20% 的前列腺癌患者的前列腺特异性抗原 >4 ng/mL。见特异度。

流行病学家（Epidemiologist）：专家，与年龄和性别无关。例如本书作者之一（但我们没有说是哪一个！）。

流行病学（Epidemiology）：研究人群中疾病或其他健康结局的频率和决定因素的科学。例如，某课题研究市中心的手枪暴力的流行病学。

率（Rate）：风险测量指标，定义为出现结局的对象数量除以暴露于风险中的人时。例如，研究中卒中的率为 23/1000 人年。见风险率。

盲法（Blinding）：通常是在随机试验背景下，用于确保研究对象和（或）研究者不知道研究对象被分到哪一组（如干预组或对照组）的过程。它也被称为掩盖，尤其是在眼科学研究中。例如，通过使用完全一样的安慰剂，并将研究对象分配名单另行保存，可以对研究对象和研究者（包括研究助理）设盲，令他们不清楚哪些研究对象接受药物治疗。

孟德尔随机化（Mendelian randomization）：通过利用影响风险因素或治疗的易感基因的遗传随机性来提高因果推断的技术。例如，在研究产妇使用对乙酰氨基酚和儿童哮喘之间的因果关系时，观察到这种关联在携带谷胱甘肽 S-转移酶 T1 基因型的母亲中明显增强，因为此酶参与对乙酰氨基酚的代谢解毒。

描述性研究（Descriptive study）：一种不探索关联，不进行假设检验或比较的研究。例如，研究者进行一个关于学龄前儿童肥胖发生率的描述性研究。见分析性研究。

敏感性分析（Sensitivity analysis）：使用不同的方法（例如不同预测或结果变量的定义、不同的统计检验），来确定主要分析的结果是否稳健。例如，在选择性 5-羟色胺再摄取抑制剂对抑郁症影响的临床试验的 meta 分析中进行敏感性分析，当分析仅限于高质量试验时，研究者可能只纳入盲法试验以证明结果是稳健的。

名义变量（Nominal variable）：没有逻辑顺序的分类变量。例如宗教信仰（基督教、佛教、印度教、穆斯林、犹太教、其他、无）就是名义变量。

Cox 模型（Cox model）：也称 Cox 比例风险模型。是一种多重统计方法，用于样本中比较一个或多个预测变量的结局发生率（风险），同时考虑研究对象的不同随访长度。例如，采用 Cox 比例风险模型，在校正年龄、血压、糖尿病史和随访长度后，得出男性进展为中风的风险为女性的两倍，黑人的风险是白人的三倍。见 logistic 回归模型。

目标总体（Target population）：研究者希望将研究结果外推到的一个大的用临床和人口学特征定义的人群。例如，研究者所在医院开展儿童哮喘新治疗药物研究的目标总体是全球患有哮喘的儿童。

纳入标准（Inclusion criteria）：研究潜在受试者必要的属性列表。例如，一项研究的纳入标准为 18～65 岁、生活在旧金山、既往无抑郁症病史。见排除标准。

纳入标准（Entry criteria）：属性列表，受试者必须具备其中属性才有资格加入研究。如果受试者被纳入到不同分组，纳入标准可能会有所不同，比如病例对照研究或双向队列研究。例如，一项关于痛风新治疗方法的研究，其纳入标准包括年龄在 20～75 岁之间，在过去的 12 个月中至少一次被医生诊断为痛风，以及血清尿酸水平至少为 6 mg/dl。见排除标准和纳入标准。

内容效度（Content validity）：用于描述某种测量代表待研究现象的几个方面的程度的术语。例如，认为某一测量失眠的量表有内容效度，因为它全面地测量了睡眠、夜间觉醒、晨间早醒、次日精神状态和日间嗜睡程度。见结构效度和效标效度。

排除标准（Exclusion criteria）：用以防止某些潜在受试者进入研究的属性列表。例如，某研究的排除标准是在过去的两年中曾使用抗抑郁药物进行治疗、目前使用 α-受体阻滞剂或 β-受体阻断药，和阅读英语无法达到六级水平。见纳入标准。

配对测量（Paired measurements）：以某种方式密切关联的测量，如同一个人的不同侧面、双胞胎的不同个体，或（最常见地）相同研究对象在不同时间点（如干预前后）的测量。例如，在关于锻炼项目对 2 型糖尿病患者糖化血红蛋白水平的影响的研究中，糖化血红蛋白的配对测量包括基线测量和锻炼 3 个月后的再一次测量。

匹配（Matching）：在病例对照研究中，选择某些属性与病例组相似的对照，以减少这些属性的混杂效应。例如，一项布鲁氏菌病危险因素的病例对照研究，对照组与病例组以年龄（3 岁以内）、性别和居住地匹配。见匹配过度。

偏倚（Bias）：由于研究设计、实施或分析阶段的缺陷而导致测量或估计的关联发生系统误差。例如，由于研究对象对有毒化学物质暴露记忆的偏倚，导致白血病患者比对照组研究对象更可能报告使用杀虫剂。

平均值（Mean）：在样本或总体中的连续变量均值；计算方法为变量所有取值之和除以受试者数目。例如，287 名中年女性的平均血清胆固醇水平为 223 mg/dl。见中位数和标准差。

Ⅰ期试验（PhaseⅠ trial）：试验的早期阶段，通常不设盲，不设对照，在小部分人体志愿者中逐步增加剂量采测试治疗的安全性。例如，治疗更年期潮热的某种新药的Ⅰ期试验通常招募少数志愿者（伴有或没有潮热）接受剂量逐步增加的药物，来确定其对全血计数、肝肾功能、阳性体征症状的影响，以及其他非预期的不良事件。

Ⅱ期试验（PhaseⅡtrial）：测试一定剂量范围内新疗法的副作用、替代或临床结局的小型随机（最好设盲）试验。例如，在Ⅰ期试验已被证明安全性的治疗潮热的新药的Ⅱ期试验可能要招募小部分具有潮热症状的更年期女性，将她们随机分配到 2 个或 3 个不同剂量的新药组或安慰剂组，然后对其进行随访以确定潮热的频率以及副作用。

Ⅲ期（关键环节）试验〔PhaseⅢ（pivotal）trial〕：足够大型的测试新疗法有效性和安全性的随机（最好设盲）试验。例如，如果已在Ⅱ期试验时确立了治疗潮热的新疗法的最佳剂量，而且新疗法的安全性可接受，下一步就是开展大型Ⅲ期试验将有潮热症状的更年期女性随机分配到新疗法和安慰剂组，并随访潮热症状和不良反应的发生。

Ⅳ期试验（PhaseⅣ trial）：可以是或不是随机试验的大型研究，在药物获监管机构〔如美国食品药品监督管理局（U. S. Food and Drug Administration，FDA）〕批准后进行，通常用来确定比Ⅲ期试验时间更长的药物安全性。例如，在治疗更年期潮热的新药被 FDA 批准后，Ⅳ期试验可能需要招募潮热症状相对于Ⅲ期试验不太严重的女性。

前后对照研究（Before-after study）：用于比较某干预使用前后的参与者的情况的研究。例如，比较实行低脂膳食前后的平均血清胆固醇水平。

前瞻性队列研究（Prospective cohort study）：一种研究设计，其中一组确定的研究对象（队列）有预测变量的基线值，随后随访一般时间以获得特定结局。例如，护士健康研究属于女性常见疾病危险因素的前瞻性队列研究。队列由美国注册护士组成，而且结局包括心血管疾病、癌症和死亡。

倾向评分（Propensity score）：研究对象具有预测变量某特定值的估计概率，通常是接受某特定治疗的概率。控制倾向评分（例如通过匹配、分层或多因素分析）是通过指征处理混杂的一种方法：研究者创建多因素模型来预测治疗的可能性，而不是调整所有与结局有关联的因素。然后每个研究对象有一个可预测的可能性被分配到治疗组（倾向评分），这在评估治疗与结局关联时将其作为唯一的混杂因素。例如，研究者用倾向评分调整与阿司匹林使用有关的因素来确定阿司匹林使用和结肠癌之间的关联。

区组随机（Blocked randomization）：一种将研究对象按照预设大小（如 4 或 6）的区组（组）分配到指定干预组的方法，以确保将相似数目的研究对象被分配至干预组和对照组。通常在多中心研究中使用，研究者希望每一个分中心的干预组和对照组总人数相近。例如，每个诊所的患者以每 6 人为一个区组，将其随机分配至治疗组或对照组，从而保证每组的研究对象人数相差在 3 以内。见分层区组随机。

缺失数据（Missing data）：研究期间未收集的数据，无论是基线收集期还是随访期间。例如，调查人员担心，关于酒精摄入的资料有较大比例的（34%）受试者缺失数据，可能会给关于跌倒危险因素的研究带来偏倚。

人时（Person-time）：将处于风险人群中的每个受试对象的时间数量求和，作为计算发病率的分母，也可以计算为处于某项结局风险的研究对象数量乘以他们处于风险的平均时间。例如，随访平均暴露于风险 2.5 年的 1000 个研究对象的总人时为 2500 人年，尽管 5% 的研究对象仅随访了 1 个月甚至更短。见发病率。

弱势群体（Vulnerable persons）：使用伦理上不恰当的方法开展研究时，面临更大风险的潜在研究对象。例如，有认知功能障碍或沟通问题的人可能无法给予充分知情同意的情况下进入研究，因此他们被认为是弱势群体。其他情况包括儿童、犯人、胎儿，以及社会经济地位低的人。

设盲（Masking）：见盲法。

生存分析（Survival analysis） 用于比较组间结局发生时间（不一定是存活）的一种统计学方法。例如，在比较冠状动脉旁路术与经皮冠状动脉腔内成形术在预防心肌梗死和死亡的随机试验中，使用生存分析比较两组从开始接受治疗到发生结局的时间。

失访（Dropout）：无法得知结局状况的研究对象，通常由于该研究对象拒绝接受随访。有时还有包括由于在研究过程中去世而失访的研究对象。例如，一项研究中有 17 人失访：8 人是由于拒绝随访，6 人由于死亡，3 人由于进展为老年痴呆症。

时间序列设计（Time series design）：一种组内研究设计，在每个研究对象（或整个社区）接受干预前后进行测量。由于这种设计将每个研究对象作为自身对照，因此消除了混杂。然而，这种组内设计容易受到学习效果、向均数回归以及长期趋势的影响。例如，采用时间序列设计，在开始锻炼前后测量一组糖尿病患者的空腹血糖水平，来确定锻炼是否会降低空腹血糖水平。见组内设计。

实验（Experiment）：在临床研究中，受试者被随机分配到一个（或更多）治疗或对照组的研究。它也被称为随机试验。例如，研究者进行了一个试验来确定药物 X 治疗纤维肌痛的疗效是否优于安慰剂。

事后假设（Post hoc hypotheses）：在数据被分析完后提出的假设。例如，在一项关于失眠和卒中风险相关关系的研究中，假设失眠会增加憩室炎风险就属于事后假设。

视觉模拟评分（Visual analog scale）：从一个极端到另一个极端代表答案的连续范围（通常是一条线）的尺子。通常情况下，有线是长 10 cm，得分以厘米为单位，从最低极值开始衡量距离。例如，评估疼痛严重程度的视觉模拟量表是一条直线，其中"不疼"作为一端而"难以忍受的疼痛"作为另一端；研究对象在能最好地描述疼痛程度的地方用"X"标记。

受保护的健康信息（Protected health information）：可识别的个性健康信息。联邦医疗隐私法规（在健康保险流通与责任法案后被称为 HIPAA 法规）要求研究者在研究过程中要保证受保护健康信息的保密。例如，受保护健康信息不应该被存储在闪存盘或通过普通电子邮件传递。

受试者工作特征曲线［Receiver operating characteristic（ROC）curve］：一种作图技术，用来量化诊断试验准确性并解释定义测试结果为阳性的不同阈值时灵敏度与特异度之间的相互变化。该曲线展示了在几个测试阳性截断值时 Y 轴上的真阳性率（灵敏度）以及 X 轴上的假阳性率（1-特异度）。ROC 曲线下面积取值从 0.5（代表测试无效）到 1.0（代表好的测试），该指标用于总体评价诊断试验的准确性。例如，用 CT 扫描诊断阑尾炎（诊断为强阳性、可能阳性不确定、可能正常、正常）的 ROC 曲线下面积为 0.95，显然优于超声（诊断结果分类与 CT 相似），其 ROC 曲线下面积为 0.77。

受试者（Subject）：见参与者。

受试者偏倚（Subject bias） 见回忆偏倚。

数据表（Data table）：研究数据的表格，其中每一行表示一条记录，每一列表示一种字段或属性。所有研究都会有一个研究对象的表格，每一行表示每一个研究对象个体，每一列表示研究对象的特定信息，如性别和出生日期。大多数研究会用附加表格，每一行表示研究随访、实验室结果、电话联系等。

数据（Data）：用于描述测量值的复数名词，通常是数字形式。（数据的单数形式是 datum。）例如，在做健康保健资源分配决策时，各种疾病的患病率数据是十分有用的。

数据字典（Data dictionary）：包含研究中每一个变量信息的表或电子表格，包括变量的名称和类型（如数字或字符）、每个值的定义、取值范围。例如，在当研究者忘记变量"种族"取值为"5"表示美洲印第安人还是阿拉斯加土著时，可以查询数据字典。

双侧假设（Two-sided hypothesis）：研究者希望评估在两种可能的方向犯Ⅰ类错误的可能性的备择假设（例如风险更大或更小）。例如，研究者采用双侧假设检验萨尔萨舞是否与痴呆症风险增加或降低有关。见单侧假设。

双队列研究（Double-cohort study）：这种研究将研究对象纳入到两个不同队列中的一个中，通常根据职业分类。如用一个双队列研究比较制陶工人与舞者的手部接触性皮炎或足部真菌干扰风险。

双重金标准偏倚（Double gold standard bias）：见多重参照偏倚。

似然比（Likelihood ratio）：一个描述医学检验定量反映患者患被检测疾病可能性的术语。它被定义为检测结果发现正确的患病的可能性除以检测结果显示的未患病可能性（助记符为 WOWO：with over without）。例如，通过典型心绞痛特征性症状诊断冠状动脉疾病时，其似然比（劳力型胸骨后压迫）约为 50。

随机化盲法试验（Randomized blinded trial）：合格的研究对象以预先确定好的概率被随机分配到各研究组，而且研究者、研究对象和其他研究团队工作人员都不知道研究组如何分配的一种研究设计。例如，为治疗腹泻的某种新药丸设计的随机化盲法试验要求合格研究对象被随机分配到新药丸或外观相同的安慰剂药丸（通常分配到每个组的概率为50%）组，并且研究者、研究对象和工作人员都不知道研究对象是服用阳性药物还是安慰剂。

随机化（Randomization）：在随机试验中，将随机分配合格的研究对象随机分配到某个研究组的过程。治疗组的数量和被分配到任一组的概率都是在随机化前就决定好的。尽管合格的研究对象通常以均等的概率（50%）被分配到两个研究组，但随机分配可以做到研究组的任一数目都有事先确定的概率。例如，在比较两种治疗方法和安慰剂对照的研究中，随机化可以设置为3组，两组阳性治疗组，任一组分配比例为30%，安慰剂组为40%。

随机误差（Random error）：由于偶然变异使得测量或估计偏离真实值。随机误差可以通过重复测量和增加样本量而降低。例如，如果总体中患冠心病人群使用鱼油的实际使用率为20%，那么在招募100名研究对象的研究中可能会发现确实有20%的人使用鱼油，但是恰好因为随机误差的存在，这个比例可能会比预期更高或更低。

随机效应模型（Random-effects model）：在多元统计分析中使用的通用术语；在本书中仅在meta分析部分，描述一个统计模型时进行了讨论，在此模型中将纳入研究结果之间的变异合并入研究权重和合并效应估计的方差中。例如，在一项练习瑜伽对抑郁症影响的临床试验的meta分析中，试验结果存在变异；因此，基于随机效应模型，较小的研究会对总体效应有更多贡献，并且置信区间比固定效应模型更宽。见固定效应模型。

随机样本（Random sample）：通过列举总体单元并随机选择子集获得的样本。例如，某研究者诊室的白内障患者的随机样本要求研究者列出所有白内障患者，并使用随机数字表或计算机生成随机数来选择样本。见概率抽样。

t检验（或学生t检验）：用于检验一组连续变量的均数值是否显著不同于另一组的一种统计学检验。例如，在使用两种不同抗抑郁药治疗的研究对象中，用t检验比较两组治疗后的平均抑郁得分（非配对两样本t检验）或两组治疗后得分与基线得分相比的平均变化值（配对两样本t检验）。见单样本t检验和两样本t检验。

特异度（Specificity）：未患病受试者中诊断实验结果为阴性的比例（"阴性健康"或NIH）。例如，与病理活检结果相比，血清前列腺特异性抗原检测结果>4 ng/mL诊断前列腺癌的特异度约为95%；换句话说，95%的未患前列腺癌的男性的PSA≤4 ng/mL。见灵敏度。

替代标志（Surrogate marker）：被认为是与有意义的临床指标相关的测量。好的替代标志通常会测量决定临床结局的主要通路中的中间因素的变化。例如，人类免疫缺陷病毒（HIV）感染者的CD4淋巴细胞计数的增加是抗逆转录病毒有效的好的替代标志，因为它预示着机会性感染的风险降低。

同行评审（Peer review）：由准备研究方案、标书或稿件的研究者同行对这些文件进行评审。例如，为获得NIH（美国国立卫生研究院）资助而投递的标书会由同一领域的科学家进行同行评审，并用事先定义好的标准打分。同样，投到医学期刊的稿件由帮助期刊编辑决定是否发表该稿件的科学家进行评议。

同质性（Homogeneity）：指在不同研究间，预测变量与结局变量间的关联一致的情形。例如，具有合理样本量的关于吸烟对肺癌影响的研究是同质的：所有研究都发现吸烟者的风险大大增加了。

统计显著性水平（Level of statistical significance）：见 α。

推断（Inference）：基于样品观察得出关于总体结论的过程。例如，因为膀胱癌患者中饮用井水的人数是对照组的两倍（$P=0.02$），所以研究人员推论饮用井水会增加人群发生膀胱癌的风险。

外推性（Generalizability）：研究结果被认为适用于其他人群的程度。例如，同行专家质疑报道食管下端腔内射频消融术成功率达90%的研究的外推性，因为所有程序都是由胃肠病学家完成，该程序由他发明并通过350例患者完善了技术，而大部分胃肠病医生在他们的职业生涯只能看到少量有同样问题的患者。

危险比（Hazard ratio）：暴露于危险因素人群的危险率除以未暴露人群的危险率的比值；常用比例风险模型（Cox模型）。例如，50～59岁的男性与同年龄段女性相比，患冠状动脉疾病的危险比为2。

危险率（Hazard rate）：测量总体中结果的瞬时发生率的流行病学术语。常用它来估计结果发生的率。例如，50～59的女性发生冠状动脉疾病的危险率估计为每年0.008。

问卷（Questionnaire）：通过一系列问题获得研究对象信息的测量工具。问卷可以由被调查者自己完成或由研究人员完成填写。例如，膳食频率调查问卷通常询问110种食物的摄入量，以评估多个营养素和食物种类的摄入。

污染（Contamination）：由于一部分或大部分干预的结果同样会影响对照组而造成的不良结果。例如，关于教孩子们倒着数数时候是否能提高他们的算术能力的研究会受到污染的困扰，因为干预组的儿童忍不住把这个技能教给他们在对照组的朋友们。

无差异偏倚（Non-differential bias）：一种不受受试者为病例组还是对照组影响的偏倚（或者为受试者是否暴露于第三变量）。无差异偏倚往往使关联更难被发现，因为它减少了组间的明显差异。例如，让病例组和对照组回忆过去对抗生素的暴露是不完善的做法，其中可能出现无差异偏倚，因为对医疗记录的核查表明这两组人群有相似的不待确性。见差异性偏倚。

无效假设（Null hypothesis）：研究假设指定比较的组间无差异。例如，无效假设为服用他汀类药物的血脂水平正常的受试者与服用安慰剂的受试者发生跛行的风险是相同的。

无应答偏倚（Non-response bias）：因受试者未作出应答（例如问卷调查）而影响研究结果的偏倚。例如，研究非法药物使用对肾衰竭风险的影响时，研究者关注无应答偏倚。

析因试验（Factorial trial）：包括两种或多种治疗的临床试验（如A和B），有时具有两个无关的结果，在试验中受试者随机分配接受治疗A和安慰剂B，治疗B和安慰剂A，治疗A和B或安慰剂A和B。例如，研究者进行析因试验以确定长期服用β-胡萝卜素和阿司匹林是否影响患胃肠道肿瘤的风险。

洗脱期（Washout period）：在交叉研究中，第一次和第二次治疗之间的时间间隔，旨在使干预的效果逐渐减少，并使结果测量回归到基线水平。例如，在比较利尿药物和安慰剂治疗高血压的交叉试验中，研究者可以考虑一个月的无治疗洗脱期以使血压恢复至基线水平。

系统抽样（Systematic sample）：通过列举合格人群单元，并采用预先制定的过程选择人群子集的样本。例如，在 Framingham 心脏研究中，研究者编写了一个马萨诸塞州弗明汉镇所有成年居民的名单，然后每隔几个居民选择一个纳入研究组成系统样本。

系统误差（Systematic error.）：见偏倚。

系统综述（Systematic review）：一种医学文献的综述，采用系统的方法检索既定研究问题的所有研究，有明确的研究纳入标准，并采用标准化的方法从纳入研究中提取数据。系统综述还可能包括对研究结果进行 meta 分析。例如，研究者对锌补充降低感冒风险的所有研究进行系统综述。

限定共享效应（Conditioning on a shared effect）：一种流行病学研究的偏倚来源，某一关联是由同一效应的两个不同原因之间的限定共享效应导致的。例如，由于限定共享效应（总屏幕时间），每日屏幕时间 6 小时以上的儿童中，看电视与打电子游戏的时间存在反向关联：看电视时间长的孩子玩电子游戏的时间短。

限定（Conditioning）：在限定变量的固定水平下，两个或两个以上其他变量的关联的过程量。限制、匹配、分层、及多变量校正是最常用的限定变量的方法。例如，在限定性伴个数后，研究者发现使用可卡因与梅毒发病风险无关。

限制（Specification）：设计阶段应对混杂因素的策略，通过指定一个值，将混杂因素作为研究的纳入标准。例如，在使用安抚奶嘴对婴儿猝死综合征风险影响的研究中，研究者可能使用限制的方法，只纳入配方奶喂养的婴儿进入研究。如果发现奶嘴使用者猝死的风险降低，则不可能是因为他们是母乳喂养导致的。

相对危险度（Relative risk）：见风险比。

相关系数（Correlation coefficient）：统计学术语，指两个连续型测量值线性相关的程度，即一个测量值随另一个测量值的改变而变化的程度，通常用缩写 r 表示。例如，在中年女性的一个样本中，身高和体重相关关系表示为 $r=0.7$。

相互作用（Interaction）：又名效应修饰。

向均数回归（Regression to the mean）：边缘值（非常高或非常低）在重复测量时向总体均数靠近的趋势。例如，研究基于收缩期血压高于第 95 百分位数招募的一组儿童，大多数儿童被发现在第一次随访时血压值较低，尽管他们还没接受任何治疗。

项目负责人（Principal investigator）：对设计和研究实施负有最终责任，并对研究发现进行分析和报告的人。例如，基金审核委员会因为有些成员对标书持有疑问，而要求和研究的项目负责人进行谈话。

Bonferroni 校正（Bonferroni correction）：一种预防 I 类错误的方法，用研究总体 α 除以假设检验次数。例如，由于研究者进行了 4 次不同的假设检验，他们使用 Bonferroni 校正将每次假设检验的 α 从 0.05 减少至 0.0125。

效标关联效度（Criterion-related validity）：用于描述某种测量与其他针对同一现象测量的相关程度的术语。例如，研究者认为某个测量青少年抑郁的量表具有效标效度，因为其结果与贝克氏抑郁症调查表高度相关。见结构效度和内容效度。

效度（Validity）：测量可以反应关注现象的程度程度。例如，生活质量量表的得分能够真实测量生活质量的有效程度。

效果（Effectiveness）：虽然这个术语没有标准的定义，我们用它来衡量在实际实践中干预效果的好坏，而不是随机试验中效果的好坏。例如，因为临床试验发现，数个在城市环境下进行的实验中，组织型纤溶酶原激活剂（tPA）可以减少脑卒中的发病率和死亡率，所以研究人员在 25 个农村急救室中研究了它的效果。见功效。

效能（Power）：如果在人群中的实际效应等于或大于指定的效应大小，可以正确地拒绝样本中无效假设的概率。例如，假设运动导致整体人群中患糖尿病女性的空腹血糖水平平均降低 20 mg/dl。如果研究者设置效能为 90%，并从总体中多次抽样，每次以相同的测量措施开展相同的研究，然后每 10 次研究中有 9 次将正确地拒绝无效假设并得出锻炼可以降低空腹血糖水平的结论。见 β 值。

效应修饰作用（Effect modification）：预测变量和结局变量之间的关联强度被第三个变量所影响（通常被称为效果修正因子，虽然难以确定哪个是预测变量哪个是效果修正因子）。例如，研究者发现，收入对中风风险的影响在白人和黑人中不同，在黑人中贫困与中风比在白人中有更强的关联。见混杂。

效应值（Effect size）：根据计划的样本量，它用来衡量研究者希望检测到的进行比较的组间差异的大小或关联的强度。一般情况下，这种差异或关联的实际大小会在研究结束后得到。例如，研究者基于样本量估计两组间平均血糖水平效应值相差 20 mg/dl。

虚假关联（Spurious association）：无论是由于偶然还是或偏倚，一项研究发现了预测变量和结果变量之间的关联，但这种关联在总体中并不真实存在。例如，观察性研究发现服用 β-胡萝卜素补充剂的人患心血管疾病的风险降低了。然而，一项随机试验发现 β-胡萝卜素补充剂对心血管疾病的风险没有影响，表明在观察性研究中观察到的关联是虚假的。

需治疗人数（Number needed to treat）：为了防止结果的发生，需要接受治疗的人的绝对数量计算为风险差值的倒数。例如，当评估治疗轻到中度高血压的获益时，需治疗人数是约每年治疗 800 例，可以预防 1 例中风的发生。

选择标准（Selection criteria）：定义谁有资格参加研究的规则，包括纳入和排除标准。例如，在经皮注射睾酮以提高绝经后女性性欲的临床试验研究中，选择标准可能是年龄在 45～60 岁、性欲低下、无冠状动脉疾病，且在前一年没有超过 3 个月经期的女性。

选择偏倚（Sampling bias）：使研究纳入样本不能代表目标总体的系统误差。例如，如果关于骨质疏松症危险因素的研究参与者来自因髋部骨折住院的患者，由于选择偏倚，跌倒可能错误地被认为是骨质疏松症的危险因素。

学术不端行为（Scientific misconduct）：一个通用术语指科学界的故意欺诈，包括研究不端行为（编造和篡改数据、剽窃），代笔作者和影子作者，未经披露或管理的利益冲突。例如，研究者所在机构因为他没有披露他持有正在研究的医疗器械所属公司的股权，认定他有学术不端行为。

亚组分析（Subgroup analysis）：试验研究对象子集的随机组之间的比较。例如，在某种用于预防乳腺癌复发的选择性雌激素受体调节剂（SERM）的随机试验中，研究者采用亚组分析比较不同癌症阶段的治疗效果，分别比较在一期、二期、三期、四期癌症女性中，SERM 与安慰剂的效果。

研究标书（Research proposal）：为获得研究资助而撰写的文件，描述相关研究设计、研究对象、测量方法、统计分析和伦理问题。例如，美国国立卫生研究院每年从想要得到他们资助的研究者那里收到上千份研究标书。

研究不端行为（Research misconduct）：非法或不道德的研究行为，包括抄袭、伪造或篡改研究数据。例如，纽约奥尔巴尼退伍军人医疗中心的研究协调员被发现重复提交虚假文件从而允许不具备研究资格的人员进入研究，随后所有来自奥尔巴尼中心的数据被排除，因此导致研究对象的时间和努力都浪费了。见学术不端行为。

研究方案（Protocol）：详细撰写的研究计划。例如，在研究方案中指定仅有英语达到八级水平的研究对象才可以被纳入。

研究假设（Research hypothesis）：由研究者对主要研究因素，包括研究人群、预测和结局变量以及预期结局进行的概括性陈述。出于统计目的，人们按照建立统计学假设检验基础的方式陈述研究假设，通常包括无效和备择假设。例如，研究假设为偏头痛至少增加 20%的卒中风险。

研究问题（Research question）：研究项目欲回答的问题。好的研究问题应该包括研究者感兴趣的预测变量和结局变量，以及欲研究的目标人群。研究问题一般采取的形式为"A 与B 是否在 C 人群中存在关联？"或（对于临床试验）"在 C 人群中 A 是否导致 B？"例如，"经常使用牙线的糖尿病患者中是否能减少冠心病事件的风险？"

阳性预测值（Positive predictive value）：见预测值，阳性。

样本（Sample）：参与研究的总体子集。例如，在一项哮喘新治疗的研究中，目标总体是所有患哮喘的儿童，可获得总体是研究者所在城市今年患哮喘的儿童，研究样本是被纳入研究的研究者所在城市的患儿。

样本量（Sample size）：这个术语有两个意思。它可以指参加一项研究的参与者数量，或研究者确保研究成功所需参与者的估计数量。例如，研究者估计她需要的样本量为 54 名受试者，以在 90%的效能前提下，获得如下结果：三年级男生暴露于暴力电子游戏会使其发生攻击性行为的风险增加了 1 倍。

一致性（Concordance）：两个（或以上）观察者观察到某一现象发生的一致程度的测量。例如，影像科医生 A 和 B 诊断大叶性肺炎的一致性为 96%，对心脏肥大的诊断一致性仅为 76%。见 kappa 值。

医学检验研究（Medical test studies）：学用术语用于评价某项检测（或一系列检测）识别患者是否有特定诊断或结果的能力的研究。例如，研究者通过诊断试验来确定用典型心绞痛（定义为劳力型胸骨后疼痛或压迫）的发生与否诊断冠状动脉疾病的似然比。

异质性（Heterogeneity）：指在不同研究间或不同亚组间预测变量与结局变量间的关联不一致的情形。例如，关于绝经后雌激素对情绪和认知影响的研究间有很大异质性，一些研究显示积极的影响，一些研究显示不利影响，一些例显示没有影响。

抑制（Suppression）：一类混杂，由于混杂因素与预测变量相关且与结局变量反向相关而削弱了预测变量和结局变量之间显著关联。例如，如果研究中吸烟者比较年轻，并且由年龄造成的混杂未被控制，那么吸烟与皮肤皱纹的关联可能被忽略（"抑制"）。

意向性治疗分析（Intention-to-treat analysis）：在随机试验中，即使受试者没有接受与分配的一样的治疗，也要基于其被随机分组的情况进行比较，这是最严谨的分析方式。例如，研究者采用意向性治疗分析以确定被随机分配到对照组使用减压小册子的受试者，是否比随机分配到实验组接受6个月的心理治疗的受试者更好地改善了焦虑症状。见按方案分析。

因变量（Dependent variable）：见结局变量。

因果倒置（Effect-cause）：结果是导致预测变量变化的原因，而不是相反的情况。例如，虽然一个病例对照研究观察到暴露于吸入支气管扩张剂与患间质性肺疾病的风险增加有关，其最可能的解释是因果倒置，即间质性肺疾病的患者更有可能已经（错误地）接受了吸入器治疗。见因果。

因果（Cause-effect）：即预测变量导致结局的发生或增加了结局事件出现的可能性。大多数观察性研究的目的是说明因果关系，然而除非原因（如某种治疗）是随机分配的，否则很难证明。例如，研究者实施了一个病例对照研究来说明饮酒（因）和胰腺癌（果）之间的因果关系。见混杂和因果倒置。

阴性预测值（Negative predictive value）：见预测值，阴性。

应答率（Response rate）：合格参与者回答问卷或一个特定条目的比例。低应答率会降低研究的内部效度并使结果产生偏倚。例如，在一项对高中生的调查中，大麻使用问题的应答率仅为20%，提示该结果可能不是在学生中真正的大麻使用率的有效估计。见缺失数据。

有序变量（Ordinal variable）：一种有逻辑顺序的分类变量。例如，将饮酒状况按有序变量处理：其值分别为不饮酒、每周饮酒1~2次、每周饮酒2~7次、每天饮酒1~2次、每天饮酒大于3次。见名义变量。

预测变量（Predictor variable）：在研究两个变量之间的关联时，首先发生的，或在生物学机制上更可能导致另一个发生的变量为预测变量。例如，在一项为了确定肥胖是否与睡眠呼吸暂停风险增加相关的研究中，肥胖将是预测变量。在使用意向性治疗进行分析的随机试验中，预测变量为分配的组别。

预测试（Pretest）：在研究开始前对研究工作人员操作的具体问卷、测量或程序进行评估。目的为评估测量的功能、适用性和可行性。例如，预测试数据录入和数据库管理系统的预测试就是使研究人员完成有缺失值、异常值和不符合逻辑数据的表格，以确保数据编辑系统可以识别出这些错误。

预测效度（Predictive validity）：描述测量基于预测相关结局的能力，能较好代表预测量的潜在现象的程度术语。例如，如果抑郁症的测量结果与后期自杀风险相关，那么就可以强化抑郁症测量的预测效度。

预测值阳性（Predictive value，positive）：测试结果为阳性的人患病的概率。例如，在前列腺癌患病率为10%的男性人群中，前列腺特异抗原（PSA）＞4.0 ng/mL的阳性预测值为30%。见患病率、先验概率、灵敏度和特异度。

预测值，阴性（Predictive value，negative）：测试结果为阴性的人未患疾病的概率。例如，男性前列腺癌患病率为10%的人群中，前列腺特异抗原（PSA）≤4.0 ng/mL的阴性预测值为91%。见患病率、先验概率、灵敏度和特异度。

预期样本（Intended sample）：研究者打算纳入研究的一组受试者，正如研究方案中所描述的。例如，研究的预期样本包括：于朗维尤医院且在2013年1月1日到2014年6月30日期间，在星期一或星期四（研究者或她的研究人员工作的日子）开始治疗的患乳腺癌的女性，且距离初次诊断不超过6个星期。见可获得人口和样本。

预实验（Pilot study）：用来确定开展全面研究是否可行的小型研究，还可以优化全面研究的逻辑并使其效率最大化。例如，为预防伴有胰岛素抵抗患者患糖尿病的复原瑜伽进行的预实验的可能目的在于证明胰岛素抵抗测量的可行性、完善和标准化瑜伽的干预，以及说明招募和随机分配研究对象到瑜伽组和对照组的可能性。

Z检验（Z test）：通过比较比例大小来确定它们之间的差异是否有统计学意义的统计检验。和总是双侧检验卡方检验不同，Z检验通常为单侧假设。例如，单侧Z检验可以被用于确定犯人患糖尿病的比例是否显著大于自由的人患糖尿病的比例。同理，双侧Z检验（或者卡方检验）可以被用于确定犯人患有糖尿病的比例是否明显不同于（例如小于或大于）不在监狱生活的人。

招募（Recruitment）：识别并纳入合格的研究对象的过程。招募方法因研究性质而不同。例如，招募包括识别符合某些指定临床标准的患者，在传单和报纸上宣传，以及使用网络和社交媒体网站。

诊断试验研究（Diagnostic test study）：观察某个医疗过程的结果是否可以评估患者某个特定诊断的可能性的一种研究设计。例如，采用诊断试验评价血清碳酸氢盐水平是否可以用于诊断发热的脓毒血症患者。

整群抽样（Cluster sampling）：一种以组为单位而不是个体为单位选择研究对象的抽样技术。常为从大样本人群进行抽样时提供便利。例如，对用药率感兴趣的研究者采用整群抽样纳入了300位患者。首先，她通过从地区代码中选择10个三位数的前缀（如285-、336-等）来确定潜在的研究对象；然后从每个三位数整群中使用随机数找到30位愿意参与的研究对象。

整群随机（Cluster randomization）：将一组参与者（称为一个整群）随机分配到不同治疗的技术，而不是将每一个参与者作为一个个体进行分配。例如，在噪声降低与心脏术后恢复的研究中，研究者使用整群随机的方法将40所不同医院的重症监护病房分配至"术后安静"的干预组或"常规护理"的对照组。

证实偏倚（Verification bias）：也称作检查偏倚或转诊偏倚，当研究对象中部分根据研究检验本身结果来选择性地采用金标准进行疾病确证时，检测试验的准确性评估就会发生偏倚。例如，如果胸部叩诊诊断肺炎的准确性的研究仅包括有胸部 X 线片的患者，以及如果那些叩诊浊音的患者更可能有 X 线片，那么叩诊的灵敏度将被错误地增加，而且由于证实偏倚会错误地导致特异度降低。

P 值（P value）：基于统计学检验，如果无效假设是真的，在某项研究中发现效应的概率（更精确地说，是检验统计量的值）等于（大于）偶然性。例如，如果无效假设是喝咖啡与心肌梗死风险无关，并且研究发现喝咖啡的人患心肌梗死的相对风险是不喝咖啡的人的 2 倍（$P=0.10$），意思是如果喝咖啡和心肌梗死实际上没有关系的话，本研究中相对危险度为 2.0 或更大的可能性为 10%。

指导委员会（Steering committee）：在多中心研究中，为研究提供全面监管的委员会。通常由每个分中心的主要研究者、协调中心、和项目发起人代表组成。例如，研究指导委员会决定是否进行辅助研究。

指示性混杂（Confounding by indication）：混杂因素的一种特殊形式，其中某种治疗的标示是混杂因素；通常发生在一种治疗与一个结局关联的观察性研究中。例如，某个观察性研究的审稿人关注已报告的双相型障碍的某种新治疗与自杀风险的关联，可能是由于更多的患有严重基础疾病的患者被选择性地采用新药治疗而存在。

质量控制（Quality control）：确保研究以最高质量实施的过程，包括招募、测量、实验室程序和数据管理分析。例如，研究者通过在操作手册中为所有的研究测量准备明确的书面程序来控制数据收集的质量，并不定期地监督研究人员以确保他们按要求进行。

置信区间（Confidence interval）：一个经常被误解的概念，置信区间是对精确度最好的描述方式：置信区间越窄，估计的精确度越高。置信区间与统计学意义息息相关：$(1-\alpha)\%$ 的置信区间（近似）包括没有统计学显著性差异（以 α 为显著性水平）的观察值范围。置信区间通常作为指示语句被错误地解释为后验概率（如真实值有 95% 的可能性被包含在 95% 置信区间内）。这种错误是由于后验概率依赖于研究之外的其他信息。例如相对危险度为 1.6，95% 置信区间为 0.9~2.8，$\alpha=0.05$ 时没有统计学显著性，因为区间包含"无效应"（相对危险度为 1.0）。见 α 和 P 值。

中介变量（Mediator）：由关注的预测变量引起，也可影响结果的变量；它至少可以部分地解释预测变量是如何导致结局发生的。例如，在研究肥胖对卒中风险的影响时，研究者并没有控制糖尿病，因为他们认为，肥胖能导致中风的机制是因为肥胖是引起糖尿病的中介变量。

中位数（Median）：将样本或总体分为（约）相等的两部分的变量值，中位数相当于第 50 个百分位数。常用于含有几个会严重影响平均值的极高（或极低）值的连续变量中。例如，54 名医生的年收入的中位数为 225 000 美元。见平均值和标准偏差。

主关键字（Primary key）：在关系型数据库中，在某个特定表中能唯一标识每行的字段或字段组合。例如，研究者创建唯一的访问编码作为门诊访视表格的主关键字。

转化研究（Translational research）：旨在将科学发现转化为改善健康的研究。转化研究是旨在检验实验室基础科学发现到临床患者（通常称为"实验室到床旁"研究或"T1"研究）或将临床研究结果应用于改善人群健康（通常称为"床旁到人群"研究或"T2"研究）。例如，一项确定遗传缺陷导致小鼠先天性耳聋的研究是否在人类中也有类似效果就是 T1 研究；一项旨在确定在全国范围内用对声音的皮层反应测试来诊断听力损伤开展新生儿筛查可以改善学校表现的研究将是 T2 研究。

准确度（Accuracy）：测量值能准确反映其真实值的程度。例如，与使用校准的电子秤测量的体重相比，自我报告体重是准确度较低的测量。

字段（Field）：关系型数据库表格中的列，该列包含记录的特定属性的数据。例如，在 Encounter 表格中的两组字段，分别为受试者 ID（链接到受试者的特定信息）和 WghtKg（体重，单位 kg）。

总体（Population）：具有指定特性的完整人群集。例如，美国患有 2 型糖尿病的成年人可能被定义为所有服用降糖药或者空腹血糖水平＞125 mg/dl 的美国成年人。

组间设计（Between-groups design）：用于比较两组（或多组）间研究对象特征或结局的研究。例如，研究者使用组间设计比较全天在重症监护室的患者与在病房内使用电子监护患者之间的住院死亡率。见组内设计。

组内设计（Within-group design）：一种研究设计，对一组研究对象的多次测量进行比较，最常见两个不同时点的测量。这种设计可以消除混杂，因为每个研究对象可以作为其自身的对照。但是，组内设计容易受到学习效应、向均数回归以及长期趋势的影响。例如，使用组内设计，在开始锻炼前和项目结束后对一组患有糖尿病的人群检测空腹血糖水平，来确定锻炼是否可以降低空腹血糖水平。见组间设计、单样本 t 检验、时间序列设计。

索 引

A

α（alpha） 48
安全性（safety） 136，147
安慰剂（placebo） 137，272
安慰剂导入设计（placebo run-in） 159
安慰剂对照（placebo control） 147
昂贵（expensive） 135

B

β（beta） 48
帮助有需求的人（help people in need） 272
保持联系（stay in touch） 95
保密（confidentiality） 218，245
保密证书（confidentiality certificate） 212
报告（report） 245
报销记录（reimbursement record） 245
暴露（exposure） 95
贝叶斯（Bayesian） 51
备份（backup） 244，245
备选方案（alternatives） 218
备择假设（alternative hypothesis） 45，53，70
本土参与（local participation） 271
比较组（comparison group） 147
比例更高（higher proportion） 285
比值（odds） 92，95
比值比（odds ratio） 57，93，98，182
避免抽样和测量偏倚（avoid both sampling and measurement bias） 108
避免贴错标签和换位的错误（avoiding mislabeling and transposition errors） 255

变量标签（variable label） 238
变异（variability） 49，53，55，70，157
变异系数（coefficient of variation） 34，173
便携式无线设备（portable wireless device） 239
标本（specimens） 39
标识（label） 259
标书（proposal） 273，285
标书大纲（outlining a proposal） 286
标书模板（model proposal） 286
标题（title） 276
标准（criteria） 196
标准差（standard deviation） 68，70
标准的药物治疗（standard care drug） 137
标准化（standardize） 95，229
标准化操作流程（standard operating procedures, SOP） 253，259
标准化测量方法（standardize the measurement method） 35，38
标准化的操作方法（standardized method） 40
标准化效应值（standardized effect size） 55
标准库（standard pools） 259
表格（form） 259
表格和数字（tables and figures） 281
表面效度（face validity） 38，41，228
病例报告表（case report form） 238
病例对照研究（case-control study） 36，107，121，173
病例交叉研究（case-crossover study） 108，122
病例系列（case series） 87，95，96
病例组（cases） 107
拨款（grant） 282

345

补充研究（ancillary study） 190，194
不安全（unsafe） 142
不被察觉（unobtrusive） 41
不端行为（scientific misconduct） 206，218
不可逆（irreversibly） 130
不可行（not practical） 182
不良反应（adverse effect） 139，147，180
不配对的（unpaired） 66
不平等权力结构（unequal power structure） 272
不受干扰的（tamperproof） 143
不同人群（diverse populations） 20
不完全（incomplete） 103
不依从（do not adhere） 164
部门主管（the department chair） 21

C

Cox 比例风险模型（Cox proportional hazards model） 61，162，178
Cox 回归分析（Cox regression analyse） 93
材料（materials） 41
财务管理（financial management） 268
财务和行政管理（financial and administrative practices） 272
彩排（dress rehearsal） 251
参考文献（references） 280
参与者（participants） 135，207
参与者风险最小化（minimal risk to participants） 208
参与者偏倚（subject bias） 37
操作定义（operational definition） 35，40，251
操作手册（operations manual） 10，11，35，40，42，250，259
测量（measurement） 117，245，259
测量尺度（measurement scale） 32
测量精确度（precision of measurement） 116
测量偏倚（measurement bias） 108
测量误差（measurement error） 101
测量值范围（range of value） 41
测量指标（measurement） 157，194
查看（view） 242
查询（query） 234，242
差异性测量偏倚（differential measurement bias） 127
差异性错分（differential misclassification） 101
差异性偏倚（differential bias） 38
掺合偏倚（incorporation bias） 171
阐明因果关系（demonstrate causality） 135

长期趋势（secular trend） 153
常见错误（common error） 54
场地（space） 258
巢式病例队列（nested case-cohort） 96，106，108
巢式病例对照研究（nested case-control study） 41，96，102，108
成本（cost） 180，185
成功的标书（successful proposal） 275
成为大型全球卫生社区的一部分（being part of a larger global health community） 272
持续时间（duration） 152
重复（repetition） 36，40，41
重复测量（repeated measurement） 245
抽象的变量（abstract variable） 231
抽象概念（abstract concept） 226
抽样（sampling） 23，30
抽样偏倚（sampling bias） 108
抽样误差（sampling error） 9
出版和发表（publications and presentations） 258
储存血清（store sera） 194，201
储存影像（store images） 41，143
处理整群和配对数据（clustered and paired data） 70
创新（novel） 16，21
创新（innovation） 278，282，286
创造性（creativity） 16
次要假设（secondary hypothesis） 52
次要研究问题（secondary research question） 19
从小的研究开始（starting small） 271
篡改数据（falsification） 214，218
存档（archive） 244，245

D

DNA 201
大额资助（large source） 286
大纲（outline） 278，281
大修正（major change） 252
代笔作者（ghost authorship） 215
代表（representative） 27，28，30
单病例随机对照试验（N of one trials） 154
单侧备择假设（one-side alternative hypothesis） 45，54
单侧或双侧统计学检验（one or two-sides statistical test） 49
单侧 Z 检验（one-sided Z test） 56

单样本配对 t 检验（one sample paired t test） 66
单一表格（single table） 235
单一的主要结局（single primary outcome） 22，138，147
单一的主要研究问题（single primary research question） 19
单一干预措施（single intervention） 136
当地经济和政治现实（local economic and political reality） 270
当地研究（local research） 265
当地优势（local advantage） 271
导入期（run-in period） 159
导师（mentor） 16，21
道德诚信（ethical integrity） 218
登记（registry） 192
等效试验（equivalence trials） 61，70，137，151，163
低收入和中等收入国家（low-and middle-income countries，LMICs） 264
地理标准（geograple criteria） 25
地区差异（regional variation） 201，271
递归划分算法（recursive partitioning） 178
电脑文档（computer file） 16
电子表格（spreadsheet） 234，245
电子病历记录（electronic medical records） 200
电子病例报告表（eCRFs） 239
电子化（electronic） 192
电子设备（electronic device） 225，231
电子数据采集（electronic data capture） 245
电子邮件（e-mail） 231，268
电子邮件问卷（e-mailed questionnaire） 230
调整（adjust） 128，130
定期报告（periodic report） 259
定义（definition） 207
丢失的研究对象和缺失数据（missing subject and data） 70
独立（independent） 21，123，197
独立抽样（separate sampling） 99
队列设计（cohort design） 88，174
队列维持（cohort retention） 85
队列研究（cohort study） 85，95，201
对象（subject） 184
对照组（controls） 108
多 PI（multiple-PI） 274
多变量风险比（multivariate hazard ratio） 95

多表格关系型数据库（multi-table relational database） 235
多个不相关假设（multiple unrelated hypothesis） 52
多个结局（more than one outcome） 108，147
多个结局变量（several outcome variables） 138
多条目量表（multi-item scales） 226，231
多元校正（multivariate adjustment） 70
多中心试验（multicenter trial） 285
多中心协作研究（collaborative multicenter study） 259
多重参照偏倚（differential verification bias） 184
多重队列研究（multiple-cohort design） 85，95，121
多重假设（multiple hypothesis） 53

E

儿童（children） 218
二次数据分析（secondary data analysis） 190
二分类（dichotomous） 33，40，69

F

"FINER" 3
发表（publish） 274
发表偏倚（publication bias） 201
发病率（incidence rate） 93，95
发病率（incidence） 86，88，95
发病密度（incidence-density） 105
发病密度病例对照（incidence-density case-control） 96，103
发现（findings） 201
反复过程（iterative process） 19，22，275
范式（paradigm） 15
范围（scope） 17
范围（range） 231
方案（protocol） 259，285
方案大修正（major protocol revision） 259
方案小修正（minor protocol revision） 259
方便样本（convenience sample） 27，30
方法（approach） 278，282，286
访谈（interview） 220，229，230
非差异性错分（nondifferential misclassification） 101
非等比分配（unequal allocation） 145
非劣效界值（non-inferiority margin） 152，165
非劣效试验（non-inferiority trial） 61，70，137，151，163，165
非随机化设计（nonrandomized designs） 153

费用（cost） 157，164，185
分层（stratification） 30，124，128，130，141
分层区组随机化（stratified blocked randomization） 144，147
分层随机抽样（stratified random sample） 28
分类变量（categorical variable） 33，40，70
分类改善度（reclassification improvement） 185
分类和回归树［Classification and Regression Tree（CART）］ 178
分配职责（assigning responsibility） 275
分析（analysis） 234，245
分析计划（plan for analysis） 279
分析阶段（analysis phase） 130
分析结果（analytic finding） 198
分析性研究（analytic study） 70
分析性研究和实验研究估算样本量（sample size estimate for an analytic study or experiment） 54
分支问题（branching question） 223
丰富个人的文化经历（enriching one's cultural experiences） 272
丰富职业生涯（enrich career） 271
风险（risk） 92，95，180，218
风险比（risk ratio） 57，93，183，185
风险集（risk sets） 103
封闭式问题（closed-ended questions） 220，230
非随机化（non-random） 149
符合方案分析（per protocol） 162，164
符合伦理（ethical） 16，12
负担不起的治疗（treatments that may be unaffordable） 272
附件（appendices） 280
复合结局（composite outcome） 147
复合问题（double-barreled question） 230
复杂假设（complex hypothesis） 44
副标题（subheading） 281，286

G

改变（change） 277
改变试验设计（change the design） 152
改进工具（refining the instruments） 35，38
改进或使用自动化测量仪器（refine and automating the instruments） 41
概率抽样（other probability sampling） 30
干预（intervention） 6，135，157，259，271

干预的选择和剂量（choice and dose of intervention） 147
干预的依从性和随访（adherence to the intervention and follow-up） 149
干预效应（effect modification） 142
高风险（high risk） 140，147
格式（format） 230
个人捐助者（individual donor） 282
个人识别信息（personal identifier） 245
更常见的结局（common outcome） 70
更多信息（more informative） 32
更换导师（changing mentor） 16
工具（tools） 20
工具（instruments） 157，220，230
工具变量（instrumental variables） 123，130
公平（justice） 207，218
公司（corporation） 284
共同研究者（co-investigators） 274
共享效应（shared effect） 127
沟通（talking） 273
沟通（communication） 268
构成比（proportion） 70
骨矿物质密度（bone mineral density，BMD） 191
固定效应模型（fixed-effectmodel） 202
固定样本量（fixed sample size） 54
顾问（consultant） 280
关联（association） 8，129
关联强度和一致性（consistency and strength of the association） 130
关系型数据库（relational database） 242，245
关注现象（phenomena of interest） 7
观察（observation） 16
观察性设计（observational design） 184
观察性研究（observational study） 129，185
观察者变异（observer variability） 34
观察者间变异（inter-observer variability） 172，185
观察者内变异（intra-observer variability） 171，185
观察者偏倚（observer bias） 37
官僚主义障碍（bureaucratic obstacle） 271
管理部分（administrative part） 286
管理能力（administration capacity） 269
管理数据（administrative data） 234，245

管理数据库（administrative database） 201
广泛（broad） 41
规范化（normalization） 237，245
国际研究（international research） 264，265，271，272
过度拟合（overfitting） 171，178，185
过度影响（undue influence） 210

H

罕见不良事件（rare adverse events） 192，201
罕见疾病（rare diseases） 96，108
行（rows） 234，244
好标书（good proposal） 286
好的研究问题（good research question） 286
耗时（time-consuming） 135
合并分析（pooled analyse） 200
合同（contract） 249，282，285
合作（collaboration） 264，272
合作者（collaborator） 272
合作者权益（treatment of collaborator） 269
横断面（cross-sectional） 85，94
后台（back end） 241
互斥的（mutually exclusive） 230，239
怀疑态度（skeptical attitude） 15
环境（environment） 282
患病率（prevalence） 86，95
回顾性测量（retrospective measurement） 99
回顾性的（retrospective） 96
回顾性队列（retrospective cohort） 85
回忆偏倚（recall bias） 101
汇总数据（tabulate data） 255
汇总数据（aggregate data） 201
汇总数据集（aggregate data sets） 192
会议（meeting） 286
会议（conference） 21
混杂（confounding） 92，115，128，129，147，185
混杂变量（confounding variable） 6
混杂因素（confounders） 60
豁免（exempt） 208
获得资助（get funded） 273
获益（benefit） 160，164
获益最大且伤害最小（most benefit and the least harm） 147

J

机构发起（institute-initiated） 282
机构指南（agency guideline） 286
机构资源（institutional resources） 249
机会性研究设计（opportunistic study design） 120，128，130
基本原则（underlying principles） 43
基金和合同（grants and contract） 286
基金会和学会（foundation and societie） 286
基金会和专业学会（professional societies） 284
基金会网站（foundation's website） 284
基金会中心（The Foundation Center） 284
基线变量（baseline variable） 147
基线和结局变量（baseline and outcome variable） 135
基于经验（educated guess） 69
基于人群（population-based） 108
基于社区的参与研究（community-based participatory research，CBPR） 267
基于实践的研究网络（practice-based research networks） 265
绩效考核（performance review） 259
及早终止（stop early） 164
极端水平（extremes） 224
疾病谱（spectrum） 184
疾病谱偏倚（spectrum bias） 170
集成的桌面数据库（integrated desktop database） 242
集中培训（centralized training） 258
几个剂量水平（several doses） 136
计算机辅助电话访谈［computer-assisted telephone interviewing（CATI）］ 229，231
计算机化编辑（computerized editing） 257
记录（record） 234，244
技术专长（technical expertise） 17
剂量（dose） 163
剂量反应（dose-response） 129，130
既有的研究项目（existing research project） 200
既有工具（existing instruments） 231
假设（hypothesis） 53，278
假设产生（hypothesis generation） 52
坚持不懈（tenacity） 282
监测、流行病学及预后计划（Surveillance, Epidemiology, and End Results, SEER） 191

监察（monitor） 234，245
检查时间安排（exam schedule） 245
检验准确性（accuracy of test） 185
减少样本量（minimize sample size） 163
减少样本量（decrease sample size） 147
简单的干预措施（simple intervention） 137
简单假设（simple hypothesis） 44
简单随机抽样（simple random sample） 27，30
简介（biosketch） 277
简约（parsimony） 39，41
建议（advice） 11，19
健康保险机构的领导（the leader of a managed care organization） 21
健康风险（health risk） 271
将构成比误解为百分比（misinterpreting proportions expressed as percentage） 70
将确定和判断结局时发生的偏倚最小化（minimize biased ascertainment and adjudication of outcome） 146
交叉（cross-over） 149，162
交叉设计（crossover design） 154，163
交互式语音应答［interactive voice response（IVR）］ 229
交互项（interaction terms） 125
交互作用（interaction） 121，130，141，164
交流（communication） 272
焦点小组（focus group） 227
较短的标书（short proposal） 284
较少的成本和精力（little cost and effort） 201
教学（teaching） 16，21
校准仪器（calibrating the instrument） 38，41
接受治疗（as-treated） 162
捷径（shortcut） 56
节约时间、花费并避免失访的问题（avoid the time, expense, and dropout problems） 95
结构化查询语言（SQL） 245
结构效度（construct validity） 38，41，228
结局（outcome） 169
结局变量（outcome variable） 5，117，259
结局的确认和判定（ascertaining and adjudicating outcome） 149
结局发生前测量预测变量（measurement of the predictor made prior to the outcome） 108
结局和不良反应（outcome and adverse effect） 135

结局事件（outcome event） 157
截点值（cut point） 171
解剖学（anatomy） 11
金标准（gold standard） 37，173，185，228
经费（funding） 18，258
经济（inexpensive） 96，108
经济且便于实施（inexpensive and easy to implement） 11
经验（experience） 282
精确的测量（precise measurement） 70
精确度（precision） 9，32，40
净再分类改善度［net reclassification improvement（NRI）］ 177
局限性（limitation） 280
拒绝被告无罪（reject the presumed innocence） 46
拒绝无效假设（reject the null hypothesis） 47
具体问题（narrow question） 135
具体指南（specific guidelines） 273
距离（distance） 268
均等（equipoise） 153，217，218

K

K基金（"K" awards） 282
卡方检验（the chi-squared test） 56，70，162
开放式问题（open-ended questions） 147，220，230
科学性（scientific quality） 281
科研经费管理主管（postaward manager） 249
可观的资助率（favorable funding rate） 286
可获得总体（accessible study sample） 24，30
可获取的电子数据库（electronically accessible data sets） 27
可接受性（acceptability） 164
可靠性（reliability） 34
可逆（reversible） 128
可行性（feasibility） 3，16，21，156，164，169，180，279
可重复性（reproducibility） 34，169，230，231
克隆巴赫系数（Cronbach's alpha） 226
客观性（objectivity） 39，41
空间距离（physical distance） 264
控制协调员（quality control coordinator） 259
快速（quickly） 190，285，286
快速回复（respond rapidly） 284

L

logistic 回归（logistic regression） 178
来源效应修饰（source of effect modification） 93
Ⅰ类错误（type Ⅰ error） 47，53，70，116，129
Ⅱ类错误（type Ⅱ error） 47，23，70，129
离散变量（discrete variable） 40
离散数值变量（discrete numeric variable） 33
李克特量表（Likert scales） 226
理解（comprehension） 210
利益冲突（conflict of interest） 206，218
利用率（utilization rate） 192，201
连接（join） 242
连续变量（continuous variables） 33，40，70
连续变量优先于分类变量（prefer continuous over categorical） 33
连续样本（consecutive sample） 27，30
联邦法规（federal regulations） 206，218
联邦政府的健康隐私规则（Health Insurance Portability and Accountability Act，HIPAA） 212，218
联合（combination） 137
联合干预（co-intervention） 137，146，147
联合试验（tandem testing） 173
联合药物（combination of drugs） 147
联系（connection） 21
联系该机构的科研管理者（contact a scientific administrator） 286
良好的沟通和长期承诺（good communication and long-term commitment） 270
两个国家的伦理审查委员会（ethical review boards in both countries） 269
两样本 t 检验（two sample t tests） 66
谅解备忘录（Memoranda of Understanding，MOUs） 267
疗效比较试验（comparative effectiveness trial） 151
列（column） 234，245
列出研究（list study） 196
临床工作（clinical activity） 258
临床过程（clinical procedure） 246
临床结局（clinical outcome） 138
临床决策的影响（effects on clinical decision） 169
临床前期（preclinical） 156
临床试验（clinical trial） 5，26，185，201
临床试验的实施（conduct of clinical trial） 149
临床数据管理员（clinical data manager） 234
临床相关的结局（clinically relevant outcome） 147
临床研究场地（clinical research space） 247
临床研究方法（clinical research method） 22
临床研究者（clinical investigator） 20
临床研究中心（clinical research center） 247
临床意义（clinically meaningful） 69
临床预测规则（clinical prediction rule） 177
灵活（flexibility） 125
灵敏（sensitive） 39，141
灵敏度（sensitivity） 63，169，175，185
领导（leadership） 258
流行病学（epidemiology） 271
漏斗型（funnel shape） 199
率（rate） 92，93，95
率比（rate ratio） 93
伦理审查委员会［institutional review board （IRB）］ 2，206
伦理审查委员会审查（IRB review） 218
伦理审查委员会批准（IRB approval） 259
伦理问题（ethical issue） 182，272
伦理原则（ethical principle） 206，218
逻辑跳转（skip logic） 239

M

meta 分析（meta-analysis） 195，201
盲法（blinding） 38，41，95，108，135，137，143，145，147，184，216，259
盲法重复（blinded duplicates） 259
没有统计学显著性的结果（nonsignificant result） 49
孟德尔随机化（Mendelian randomization） 123，130
面对面（in-peson） 230
面面俱到（exhaustive） 221
描述（description） 147，245
描述性统计（descriptive statistics） 184
描述性研究（studies that are primarily descriptive） 54
描述性研究（descriptive study） 4，70，85
敏感（sensitive） 224
敏感性分析（sensitivity analyse） 200，201
名称（name） 245
名义变量（nominal variable） 33，40

明确（specific） 53
明确（clear） 230
明确的假设（specific hypothesis） 44
明确的因果推断（definitive causal inference） 147
冥想（daydream） 21
模棱两可的术语（ambiguous term） 230
模拟参与者（mock subject） 251
某一时期（certain period of time） 225
目标总体（target population） 23，30

N

NIH 资助（NIH-funded） 91
内部基金（intramural funds） 286
内部一致性（internal consistency） 226，231
内部真实性（internal validity） 6，11
内容效度（content validity） 38，41，228
能力（capacity） 264
捏造数据（fabrication） 214，218

O

偶然（chance） 9，30，115，127，129

P

P 值（P value） 49
PI 的领导力（leadership of the PI） 248
排除标准（exclusion criteria） 5，26，30，141
排除合理怀疑（beyond a reasonable doubt） 46
排序（sort） 242
判断（judgement） 28，129
判断（adjudication） 147
培训并认证观察者（training and certifying the observers） 35，38，40
配对（paired） 66
配对测量（paired measurement） 70
配对随机化（randomization of matched pairs） 145
匹配（match） 108，120，128，130
偏倚（bias） 9，47，115，127，129，185
剽窃（plagiarism） 214，218
频数匹配（frequency matching） 121
平面文件（flat file） 235
评估效力（assess efficacy） 164
评审程序（review process） 282
普查或注册登记（census or registry） 91

Q

Ⅰ期（phaseⅠ） 156，163
Ⅱ期（phaseⅡ） 156，164
Ⅲ期（phaseⅢ） 156，164
Ⅳ期（phase IV） 164
期限（duration） 163，164
期中分析（interim analyse） 152
期中监察（interim monitor） 149，160，164
其他挑战（additional challenge） 267
启动（start-up） 258
前端（front end） 241
前期数据（preliminary data） 279
前期研究（previous research） 286
前瞻性队列研究（prospective cohort study） 85，88，95
潜在的混杂因素（potential confounder） 93
潜在获益（potential benefit） 218
潜在危险（potential harm） 135
强度（strength） 129
倾向评分（propensity scores） 126，128，130
清单（checklist） 254，274
清晰的表述（clarity of presentation） 281，286
囚犯（prisoner） 218
求职者（job applicant） 248
区域差异（regional variation） 192
区组随机化（blocked randomization） 144
权衡（trade-off） 11，286
权力不均衡（unequal balance of power） 268
全国健康与营养体检调查（NHANES） 191
全国数据集（national data sets） 191
全国死亡索引（National Death Index） 191
全面（exhaustive） 230
全球卫生外交（global health diplomacy） 271
缺点（disadvantage） 190，195，200，220，221
确定（specify） 23
确定结局（outcome ascertainment） 147
确认所有合格研究（identify all eligible studies） 201

R

R 基金（"R" awards） 282
ROC 曲线（ROC curves） 185
人群研究者（population-based investigatior） 22
人时（person-time） 93

认证（certification） 259
认知障碍（cognitive deficits） 218
韧性（tenacity） 16
日记（diary） 225
容易实现（easily accomplish） 259
如何撰写（how to write） 273
入选标准（inclusion criteria） 5，25，30，140
弱势群体（vulnerable populations） 218，272

S

筛查访视（screening visit） 159
筛选（filter） 242
筛选器（screener） 223
删除（censore） 93
伤害（harm） 160
设计（design） 11，135
设计阶段（design phase） 130
设盲（blinded） 108，147，184，216，259
社会地位弱势者（social disadvantage） 218
社区参与（community participation） 266
社区研究（community research） 27，264，265
深入探索（further afield） 193
审查（reviewe） 286
审核（audit） 244
生存分析（survival analysis） 70
生活质量（quality of life） 34，185
生理学（physiology） 11
生态学谬误（ecological fallacy） 193，201
生态学研究（ecological study） 92，201
生物学合理性（biologic plausibility） 129，130
失访（loss to follow-up） 93，164
时间标准（temporal crietria） 25
时间表（timetable） 274，280，286
时间单位（unit of time） 224
时间和金钱成本（cost in time and money） 17
时间框架（time frame） 85
时间序列设计（time series design） 153，163
时序性（temporal sequence） 129
实地考察（site visit） 258，268
实际研究（actual study） 11
实际研究样本（actual study sample） 24
实践指南（practice guideline） 195
实施（implementation） 246
实施干预的测量依从性（measure adherence to the intervention） 158
实施试验（conducting a trial） 164
实验室测量（laboratory measurements） 102
实验室过程（lab procedure） 246，259
实验室研究人员（laboratory-based investigator） 20，22
使用不被察觉的测量（making unobtrusive measurement） 38
使用二分类结局变量（dichotomous outcome variable） 65
试验设计（trial design） 149
视觉模拟评分（visual analog scale，VAS） 221
视觉设计（visual design） 223
适当的署名（appropriate authorship） 218
适当数量（appropriate number） 43
适合（appropriate） 39，41，230
适合的干预（appropriate intervention） 218
适宜的对照组（appropriate comparison group） 269
适应性设计（adaptive design） 163
适应性随机化（adaptive randomization） 144
收尾（closeout） 259
收益（yield） 179
手持电子设备（handheld electronic device） 230
首次担任 PI 者（first-time PIs） 274
受保护的健康信息（protected health information） 212
数据编辑（data edit） 244
数据表格（data tables） 234
数据管理（data management） 157，246，259，279
数据和安全监察委员会（DSMB, Data and Safety Monitoring Board） 152，161，164，216
数据库（database） 192，234，244，259
数据库查询（database query） 245
数据库管理软件（database management software） 234，245
数据类型（data type） 245
数据录入（data entry） 234，244
数据录入系统（data entry system） 245
数据收集表格（data collection form） 250
数据字典（data dictionary） 237
数量（number） 163
数值变量（numeric variables） 33，40
双侧备择假设（two-sided alternative hypothesis）

45，53

双重队列设计（double-cohort design） 91

双重金标准偏倚（double gold standard bias） 184

双重数据录入（double data entry） 239

顺序（hierarchy） 40

私人基金会（private foundation） 284

死亡率（mortality） 185

死亡证明登记（death certificate registry） 191，192，201

似然比（likelihood ratio） 169，185

随访（follow-up） 95，147，158，159

随访和依从性最大化（maximize follow-up and adherence） 157

随访可行性（availability of follow-up） 108

随机分配（randomly assign） 135，143

随机分配治疗（allocate treatment randomly） 143

随机化（randomization） 6，135，145，147，149

随机化盲法试验（randomized blinded trial） 4，135，146

随机试验（randomized trials） 182

随机误差（random error） 9，11，34，40，116，129

随机效应模型（random-effects model） 202

随时间发生改变（vary over time） 103

随时间改变（change over time） 108

所在机构（home institution） 193

锁定（locked） 243

T

t 检验（t test） 70，162

太多数据（too much data） 258

探索（probe） 229

讨论研究计划（discuss the plan） 274

特邀作者（guest authorship） 215

特异（specific） 39，41

特异度（specificity） 63，169，175，185

特征（characteristics） 197，201

提高当地研究能力（increase local research capacity） 270

提高精确度（increase precision） 40

提高准确度的策略（the strategy of increasing accuracy） 41

提前构建（formulated in advance） 53

提前确定（predetermine） 70

替代标志物（surrogate marker） 138，147

替代方法（alternative approach） 280

填补缺失值（impute missing value） 256

填充数据表（populate the data table） 238

挑战（challenge） 264，272

条形码（bar codes） 255

通话记录（call log） 245

同事（colleague） 70

同行（peers） 254

同行评审（peer review） 216，282

同质的（homogeneous） 198

统计方法（statistical methods） 151，201

统计分析（statistical analysis） 85

统计检验（statistical test） 53，54，70

统计软件包（statistical package） 242，245

统计学（statistics） 279

统计学部分（statistical aspects） 195

统计学显著性水平（level of statistical significance） 47，48

统计学意义（statistical significance） 6

图表（tables and diagrams） 286

团队（team） 286

团队会议（team meeting） 259

推断（inferences） 24

脱落（dropout） 59，70

U

U 型模式（U-shaped pattern） 34

W

外部真实性（external validity） 6，11

外推（generalize） 30

外推性（generalizability） 6，23，185，256

完成研究方案（finalize the protocol） 246

完整的方案（complete protocol） 157

完整性（completeness） 259

网络（network） 271

网络电话（Skype） 268

网站（website） 231

网站问卷调查（questionnaire on website） 230

危害（harm） 164，185

危险比（hazard ratios） 93，183，185

危险因素（risk factor） 108

未发表的研究（unpublished study） 198
伪随机（pseudorandom） 153
委托项目（RFPs） 282
委员会（subcommittees） 259
文化差异（cultural differences） 264，268，271，272
文献（literature） 70
问卷（questionnaire） 220，229，230
问题不匹配的答案选项（answer options that do not match the question） 230
无成本扩展（no-cost extension） 249
无法控制（no control） 190
无疗效的治疗（no active treatment） 137
无效假设（null hypothesis） 45，48，53，54，90
无意义（futility） 164
无应答（nonresponse） 29
误差（error） 30

X

吸烟史（pack years） 223
析因设计（factorial design） 163
洗脱（washout） 154
系列调查（serial surveys） 95
系列横断面调查（serial cross-sectional survey） 87
系统抽样（systematic sample） 28
系统检索（extensive search） 68
系统误差（systematic error） 9，36，41，129
系统综述（systematic review） 15，21，190，195
先验概率（prior probability） 51，53
限定（conditioning） 127
限定共享效应（conditioning on shared effects） 130
限制（specification） 120，128，130
详尽的（exhaustive） 239
相对患病率（relative prevalence） 86
相对危险度（relative risk） 57
相关（relevant） 16，21
相关系数（correlation coefficient，r） 58
相关性（relevance） 3，147
相互排斥的（mutually exclusive） 221
相同的方式（same way） 108
响应分布（distribution of response） 39
向均数回归（regression to the mean） 153
项目负责人（principal investigator，PI） 191，247，274，286
项目官员（project officer） 274
项目小结（project summary） 275
小改动（minor change） 251
小组委员会（subcommittee） 258
效标效度（criterion-related validity） 38，41
效度（validity） 231
效果（effectiveness） 192，201
效力（efficacy） 147，192
效率（efficiency） 30，39，96
效能（power） 6，48，53，70，127，200
效能最大化（maximizing the power） 54
效应修饰（effect modification） 121，124，130，141，142，147，149，163，164
效应值（effect size） 47，53，55，70，157
协调中心（coordinating center） 258
协作机构（collaborating institution） 281
新的测量（new measurement） 201
新的临床预测规则（new clinical prediction rule） 185
新方法（new method） 21
新技术（new technology） 15，41
新研究者（new investigator） 274，286
新药（new drug） 163，286
信息（information） 40
信息不足（insufficient information） 54
性病研究实验室（Venereal Disease Research Laboratory，VDRL） 183
修订既有测量（modify existing measures） 231
修改方案（protocol revision） 246
需要谨慎使用（should be used judiciously） 130
需治疗人数（number needed to treat，NNT） 69
许可（permission） 193
选择受试者（select study participant） 147
选择资助机构（choice of funding agency） 286
学科带头人（opinion leader） 285
学术背景（scholarship） 15，21
学术不端行为（scieutific miscondnct） 206，218
学术水平（scholarship） 271
学习效应（learning effect） 153
血清（sera） 143
循证医学（evidence-based medicine） 147
训练（derivation） 178

Y

亚组（subgroup） 124，142，201

亚组分析（subgroup analyse） 149，162，164，200
延迟治疗对照组（wait-list control） 155
延滞效应（carryover effect） 154，163
严重不良反应事件（serious adverse events, SAE） 147
研发一个新工具（devise a new one） 231
研究（research） 286
研究不端行为（research misconduct） 214
研究部门（study sections） 282
研究测量（study measurement） 279
研究策略（research strategy） 278，286
研究大纲（study outline） 10，11，22
研究对象（study subjects） 117，135，279
研究对象变异（subject variability） 34
研究对象识别编码（subject identification number） 234
研究对象数量（number of subject） 17
研究方案（study protocol） 10，11
研究访视（study visit） 158，279
研究计划（study plan） 11，14，18，21，286
研究假设（research hypothesis） 43
研究流程（study procedure） 279
研究启动（study start-up） 246，249，259
研究数据库（study database） 245
研究所（institute） 283
研究所需时间（time required） 156
研究团队（research team） 286
研究问题（research question） 11，14，21，201，286
研究项目的性质（nature of the project） 218
研究兴趣（research interest） 14
研究者（investigator） 282
研究者的判断能力与品质（judgment and character of the investigator） 208
验证（validate） 178，185
验证核查（validation check） 239
阳性导入（active run-in） 159
阳性预测值（positive predictive value） 175
样本（sample） 7，23，27，30，117
样本量（sample size） 6，28，116，140，152，157，164
样本量和效能（sample size and power） 279
样本量计划（sample size planning） 43，52

药品和设备厂家（manufacturers of drugs and devices） 286
药物临床实验质量管理规范（Good Clinical Practice, GCP） 156，246，253，259
一般人群的概率抽样（probability samples of general populations） 141
一般水平（the average） 224
一对多（one-to-many） 235
一小部分研究对象（small number of study subjects） 108
一致（consistent） 128
一致的测量（consensus measure） 259
一致性（consistency） 34
一种特定的检验是否需要开展以及在哪类人群中开展（studying whether, and in whom, a particular test should be performed） 169
医疗保险（medicare） 192
医疗设备（medical device） 286
医务主管（the chief of the medical staff at an affiliated hospital） 21
医学检验（medical test） 184
依从性（adherence） 158
依从治疗（adhere to treatment） 147
仪器变异（instrument variability） 34
仪器偏倚（instrument bias） 37
遗传和分子流行病学（genetic and molecular epidemiology） 40
已有证据（previous evidence） 129
异地存储（off-site storage） 244，245
异质性（heterogeneity） 198，201
抑制（suppression） 128
易读（easy to read） 230
易发生偏倚（susceptibility to bias） 99
易于回答（easier to answer） 221
易于制表（easier to tabulate） 221
意向性治疗（intention to treat） 149，158，162，164，182
意义（significance） 11，18，278，282，286
因果（cause-effect） 95，129
因果倒置（effect-cause） 115，129
因果关联证据较弱（weaker evidence for causality） 95
因经济成本而无法在东道国人群验证治疗（testing treatments that are unlikely to be economically

accessible to the population of the host country) 269
阴性预测值（negative predictive value） 175
引用完整性（referential integrity） 237
隐藏的假设（hidden assumption） 230
应用他们的发现（applying their findings） 271
影响（impact） 278
影响公众健康（impact on public health） 271
影像（images） 39，194，201
优点（merits） 286
优点（advantage） 190，200，285
优于（superior） 151
有利（beneficence） 207，218
有趣（interesting） 3，16，21
有效（effective） 271
有效率的（efficient） 108，150
有效性（efficacy） 136
有序变量（ordinal variables） 33，40
语言（language） 268，272
预测变量（predictor variable） 5，117，178，259
预测试（pretest） 231，251，259
预测效度（predictive validity） 38，41，228
预测值（predictive value） 173，185
预防性（preventive） 136
预后检验研究（prognostic test study） 174
预期研究样本（intended study sample） 24
预实验（pilot studg） 22，68，149，164，286
预算（budget） 249，259，277
预算说明（budget justification） 277
预先（apriori） 196
域（domain） 238
阈值（threshold） 34
元数据（metadata） 237
员工（staff） 258
员工会议（staff meeting） 248
员工培训（staff training） 259
允许范围值（range of allowed value） 245
孕妇（pregnant woman） 218

Z

灾害（catastrophe） 271
在线表格（online form） 239
在线调查（online survey） 220，223
增加（add） 194

摘录数据（abstract data） 201
摘要（abstract） 275，286
掌握主要数据、统计分析（control over the primarydata and statistical analysis） 216
招募（recruitment） 23，258，259
针对性（targeted） 147
真实性（validity） 32，38，41
真实性（integrity） 259
整个队列随访（follow-up of the entire cohort） 94
整合资源（assemble resources） 246，258
整洁（neat） 223
整理（organize） 242
整群抽样（cluster sample） 28，30，60，70
整群随机化（cluster randomization） 163
证实偏倚（verification bias） 184
政策（policy） 201
政治因素（political issue） 264
支持函（letter of support） 281
知情同意（informed consent） 206，218
执著追求（tenacious pursuit） 21
直接录入（key directly） 239
职业发展（career development） 286
纸质表格（paper forms） 223，238
指导委员会（steering committee） 191，258
指南（guideline） 274，286
指示性混杂（confounding by indication） 126，130，181
志愿者偏倚（volunteer bias） 181
质量（quality） 164，201
质量控制（quality control） 246，258，259，280
致残率（morbidity） 185
置信区间（confidence interval） 62，70，116，127，169，198
95%置信区间（95% confidence interval） 129
置信水平（confidence level） 70
中间标志物（intermediate marker） 138
中间结局（intermediary outcome） 147
中介变量（mediator） 120
中立（neutral） 230
肿瘤登记（tumor registrg） 191，201
重要影响（significant impact） 22
逐步增高剂量的有效药物（active drug is titrated） 136

主关键字（primary key） 234
主题句（topic sentence） 281
主要变量（major variable） 227
主要假设（primary hypothesis） 52，53
主要结局（primary outcome） 138
主治医生（treating physician） 213
著者要求（authorship requirement） 285
专家（expert） 15，19
转化研究（translational research） 19，22，40
撰写方案（written protocol） 201
准确（accuracte） 32
准确度（accuracy） 9，36，38，41，169，259
资金（funding） 272
资金制约（funding constraint） 264
资深同事（senior colleague） 193
资源（resources） 21，277
资助（funding） 268
自动化仪器（automate the instrument） 36，38
自给自足（self-sufficiency） 271
自然实验（natural experiment） 123，130
自上而下的模式（top-down model） 267，272
自填问卷（self-administered questionnaire） 231
自下而上的模式（bottom-up model） 267，272

自由（free） 220
自由发表研究结果（freedom to publish finding） 216
自由申请（RFAs） 282
字段（fields） 234，245
纵向（longitudinal） 85
总分（score） 226
总结声明（summary statement） 284
总体（population） 7，23，30
总体估计（summary estimate） 198
总体效应估计（summary effect estimate） 202
总体效应估计及置信区间（summary effect estimate and confidence interval） 198，201
足够的样本量和精确度（adequate sample size and precision） 129
足够留白（plenty of space） 223
组间设计（between-group design） 135，149
组内设计（within-group design） 149
组织框架（organizational chart） 280
尊重个体（respect for persons） 207，218
遵循方案（per-protocol） 149
作者署名（authorship） 206